张子明　著

张子明临证用方精选

中国中医药出版社

全国百佳图书出版单位

·北京·

图书在版编目（CIP）数据

张子明临证用方精选 / 张子明著. -- 北京：中国
中医药出版社，2025．4.

ISBN 978-7-5132-1024-9

Ⅰ．R289.5

中国国家版本馆 CIP 数据核字第 20253W9D93 号

中国中医药出版社出版

北京经济技术开发区科创十三街 31 号院二区 8 号楼

邮政编码　100176

传真　010-64405721

河北品睿印刷有限公司印刷

各地新华书店经销

开本 880×1230　1/32　印张 17.5　彩插 0.25　字数 429 千字

2025 年 4 月第 1 版　2025 年 4 月第 1 次印刷

书号　ISBN 978-7-5132-1024-9

定价　89.00 元

网址　www.cptcm.com

服 务 热 线　**010-64405510**

购 书 热 线　**010-89535836**

维 权 打 假　**010-64405753**

微信服务号　**zgzyycbs**

微商城网址　**https://kdt.im/LIdUGr**

官 方 微 博　**http://e.weibo.com/cptcm**

天猫旗舰店网址　**https://zgzyycbs.tmall.com**

如有印装质量问题请与本社出版部联系（010-64405510）

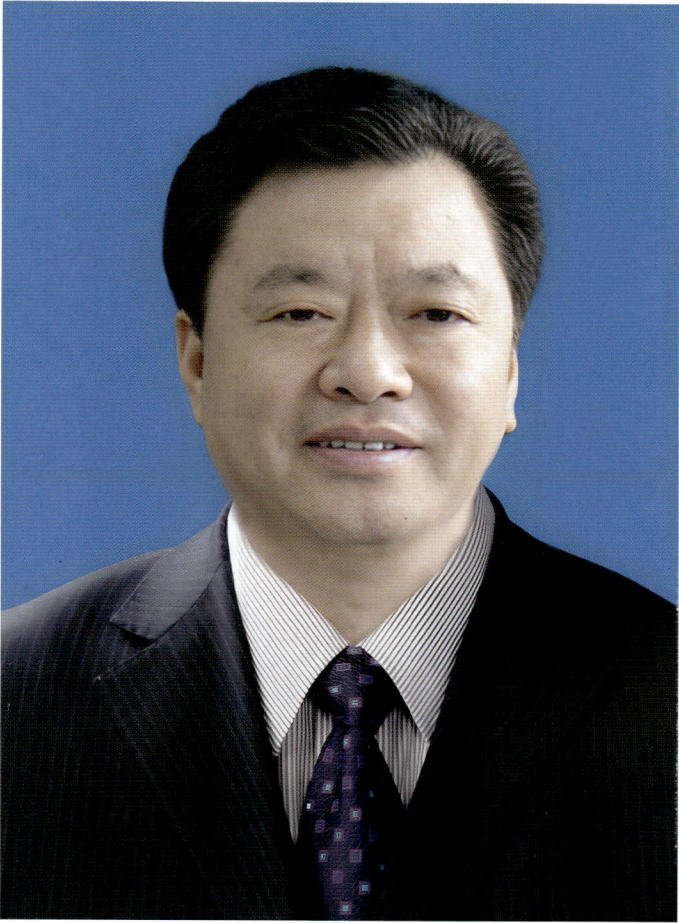

张子明主任医师

张子明简介

张子明，主任医师，河北省首届名中医，第六批全国老中医药专家学术经验继承工作指导老师，全国名老中医药专家张子明传承工作室指导老师。

从事中医临床50余年，学验俱丰，临证强调辨病与辨证相结合，倡导专病专方论，善用经验方及经方，用药强调药专力宏，首重临床疗效。擅长治疗心脑血管病、咳喘病、脾胃病、肾病、风湿免疫病等内科疑难病证。尤其在治疗中风病方面建树颇丰，首创中医治疗中风病的"三期十法"，并于2003年创建了具有中医特色中西医结合治疗脑血管病的卒中单元模式，提高了该病的临床疗效，减轻了致残程度，改善了患者的生存质量。

李 序

我与张子明先生的认识始于2008年河北省首届名中医表彰会，之前对他作为邯郸市中医院科研组负责人在"中医药治疗中风急症的临床研究"这一科研项目中取得的优异成绩及之后子明先生在邯郸中医界的影响已早有耳闻。21世纪初，他又以超人的魄力毅然辞去邯郸市中医院副院长之职，创办邯郸明仁医院，使其快速发展壮大，在河北颇有盛誉，使我肃然起敬。

结识后，我们有过几次交往，我曾先后两次受邀到邯郸明仁医院参观并做学术交流，对子明先生的学识和中医情怀也有了较深的了解。

张子明先生为河北省首届名中医、第六批全国老中医药专家学术经验继承工作指导老师。他天资聪颖，悟性很高，精研经典，勤奋好学，曾师从著名老中医查文安教授、王筠棠教授和中西医结合专家郭晓庄教授，并深得王筠棠教授厚爱，尽得其家学，后又深造于中国中医研究院（现中国中医科学院，下同）研究生院，得到方药中、陈可冀、刘渡舟、焦树德、晁恩祥等十几位名家指导，其学验俱丰。子明为医以临证见长，尤擅经验方的应用，倡导专病专方，临证遣方圆机活法，用药则药专力宏，常常手到病除，屡起沉疴。

今秋其将自己编写的《张子明临证用方精选》书稿示余，余先睹为快。本书简要且清晰地阐述了张子明临证思想与方法，分门别类地介绍了张子明先生善用的100首方剂的组成、主治病证、加减办法和组方原理，并列以医案加以示例，这充分体现了张子明先生倡导的专病专方论治思想。每方组方严谨，运用要点明确易学，理法方药，丝丝入扣，读后使人畅然快然。医论医话言语朴实，立意高古，思路清晰，颇能启迪人。相信本书的出版会对提高临证辨治水平大有裨益。

张子明先生为人谦诚，尊师重教，厚以待人，视患如亲；课业授徒，总是悉心相授，从不保守。交往多年，深知其学验俱丰，治学严谨，远非浅尝浮躁者可比。其大作《张子明临证用方精选》即将刊行，十分高兴，欣慰之余，聊弁数语为之序。

国医大师　李佃贵

河北中医药大学教授

2024 年 12 月 10 日

前　言

张子明，男，1951年生，河北临漳县人，邯郸明仁医院创始人、原院长，主任中医师，河北省首届名中医，河北省第二、第三、第四批名老中医药专家学术经验继承工作指导老师，第六批全国老中医药专家学术经验继承工作指导老师。

张老师早期师从著名老中医查文安教授、王筠棠教授和中西医结合专家郭晓庄教授，后又深造于中国中医研究院研究生部，学验俱丰，以高尚的医德、高超的医术和显著的临床疗效享誉省内外。他擅长治疗内科疑难病证，尤其擅长心脑血管病、肺系疾病和消化系统疾病。

2022年经国家中医药管理局批准，在邯郸明仁医院设立张子明全国名老中医药专家传承工作室。张老师临证强调辨病与辨证相结合，擅长专病专方论治，重四诊，详辨证，善守病机。临证治病，理法方药，丝丝入扣，常常能起沉疴、愈痼疾；课徒授业，从不保守，认真严谨而平易近人；谈医论道，总能释深奥于浅显，给予后学以启迪。

中医治病的重要手段之一就是用方遣药，而张老师业医长于用方，所用方剂半是其老师所传，半是张老师自己所创，其效甚是灵验。

《张子明临证用方精选》，首先简要阐述了张老师的临证思维与方法。其次介绍张老师所学和所悟各类经验方100首，分肺系病证、心血管病证、头面脑系病证、脾胃病证、肝胆病证、肾系病证、气血津液病证和肢体经络皮肤病证八类，并以方统病（症）进行论述。每方分述方剂组成、主治病证、加减变化和组方原理四部分，并列数则医案加以示例，同时在案后附有张老师方药运用心得，以期能够阐释张老师临床辨治思路，意在使读者能够掌握其组方原理和运用要点。最后精选张老师的医论和医话十八篇，为其对中医辨证论治理论体系及部分疾病辨证论治和用药用方规律的论述或观点。

《张子明临证用方精选》即将付梓，特别感谢国医大师李佃贵教授为本书赐序增辉。

全国名老中医药专家张子明传承工作室

2025 年 1 月 10 日

目　录

第一章　从医经历

我生于1951年11月，河北省邯郸市临漳县人。1974年2月毕业于唐山煤矿医学院中医系（现华北理工大学中医学院），毕业后留校任教，在著名中医专家查文安教授、王笃棠教授及中西医结合专家郭晓庄教授的精心指导下，从事临床和教学工作，工作积极主动，认真负责，勤奋学习，恭听善思，得到了各位老师的厚爱和精心培养。我利用在学院工作的有利条件，还系统学习了西医内科专业的全部课程，为以后的临床工作奠定了坚实的基础。

1976年5～9月，南京中医学院（现南京中医药大学）受国家卫生部委托，举办了全国第一届师资进修班，目的是为全国各大医学院校培养中医专业教学人才，本人有幸被选送参加。进修结束后我立即回到唐山，投身于大地震灾后重建工作。10月份的北方即将进入寒冷的冬季，做好防寒过冬工作是当务之急。夏季搭建的防震棚四面透风，不能保暖，有几位满腹经纶、身怀绝技的老师没有修房盘灶、烧炕取暖的能力，有的还在震中受伤，又年老体弱，整天忧心忡忡，担心冬季难熬过去。我当时暗下决心，一定要把这些德高望重的老师照顾好，帮他们解决冬季御寒问题，于是我组织了几位高年级在校实习生，克服重重困难，共同奋战了一个多月，终于修好了缺乏保暖功能的防震棚，解除了老师们的后顾之忧，几位老师甚是感激。在此后的工作中，他们对我的学习进步非常关心，给了很多指导，并把自己的宝贵经验毫无保留地传授给我，使我终身获益。

特别是王筠棠老师，可谓我一生中的良师益友。王老师师承天津名医于东川（1883—1979）。他是于老的孙女婿，青年时期聪慧好学，文化基础好，悟性高，深得于老器重，于1950年正式拜在于老门下，成为于老入室弟子，侍诊8年，刻苦学习经典名著，珍惜侍诊中的经验传授，并及时记录整理，牢记于心。王老师家学深厚，临床经验丰富，擅用专病专方，对内科、妇科造诣尤深，遇疑难重症，有胆有识，屡起沉疴。在唐山大地震中，他腰部受伤严重（腰椎压缩性骨折），当时他只身一人在唐山市工作，生活多有不便。我从南京进修回到唐山，医院领导有意安排我与王筠棠老师同住一个宿舍，以方便利用业余时间照顾王老师的生活起居。我有幸与这样一位德高望重的老师同住一室达数年之久，建立了深厚的师生情义。他指导我学习理论知识，并倾囊传授非常宝贵的临床经验。唐山地震后，电力缺口较大，每天晚上8点后停电是常态，所以我们总是晚饭后在没有灯光的单身宿舍进行交谈，除谈论一天的趣闻外，大多时间是王老师给我口授临床经验。他结合病案讲述经方验方，指导如何辨证用好中药，进而讲述怎样把师传的专病专方通过反复使用变成自己的经验方。并叮嘱我，这是家传的宝贵经验，千万牢记于心。次日早晨起来，我会马上记在笔记本上。记得一个星期天的上午，王老师拿出一个笔记本告诉我，这是他整理好的《家传效方选编》，让我抄写，我如获至宝，非常感动，便认真抄写，仔细研读，并且用于临床实践。此后这些经验方就成了我临证治病的法宝，治愈了数以万计的患者。1980年我调到邯郸市中医院，1981年王老师调到天津中医学院附属医院，各自忙着自己的工作，但深厚的师生情义难以割舍，经常电话、信件交流。我曾多次去天津探望王老师，常常交谈到深夜。2001年秋，我邀王老师携师母到邯郸小住，我和我爱人陪同二老到山东泰山等地旅游，感情深厚，如同一家人。

1980年3月起，我在邯郸市中医院任内一科主任，由于有在教学医院的工作经历，中西医功底扎实，专业特长得到较好发挥，在医疗、教学、科研等方面均取得显著成绩。作为科主任，我非常重视学科建设，培养了一批技术骨干和学科带头人，创建了脑血管病专科，目前该科是国家级重点专科。在担任内一科主任期间，我坚持读书学习，掌握本专业前沿学术动态，勤于实践，坚持进行教学查房，定期进行疑难病例讨论和专题讲座。经过数年的努力，所带科室综合影响力在全院名列前茅。撰写的论文《分期分型辨证治疗脑血栓形成240例小结》获全国优秀论文奖，于1985年10月在长春参加"全国第二届中风研讨会"做大会论文宣讲并进行论文答辩。组织大会的专家是王永炎、任继学、张学文、孙塑伦等全国著名中医脑病专家。该论文内容选载于《建国40年中医药科技成就》一书。1988年5月，我受邀参加在陕西省汉中市召开的"全国第三届中风研讨会"，并宣读论文《辨证治疗急性缺血性中风71例》，受到专家的好评。

1985年4月，河北省卫生厅中医处组织石家庄市中医院、邯郸市中医院、保定市中医院成立科研协作组，承担"中医药治疗中风急症的临床研究"课题。我作为邯郸市中医院科研组负责人，积极参与科研方案设计，认真观察病历，定期在石家庄市中医院参加项目进度与质量标准调度会议，以促进项目开展。在1988年项目结题时，邯郸市中医院科研组完成的病历最多，各项观察指标完成得最好，受到河北省卫生厅中医处的表扬，该项目因此荣获河北省科技成果二等奖。

　　1989年12月，接河北省卫生厅中医处通知，要在全省选两名优秀中医临床人才，参加中国中医研究院研究生部举办的"全国中医临床高级研修班"的学习，全国共选招40名，学期一年半。基本条件是大学本科学历，职称主治医师以上，年龄在40岁以下，有一定临床科研能力，已获得科技成果奖的优先选送。我被选上了，于1990年3月入学。

　　这个班的授课老师都是当时全国著名的中医大家或中青年才俊，有方药中、陈可冀、刘渡舟、焦树德、晁恩祥、印会河、施奠邦、赵绍琴、王琦、翁维良、陈士奎、肖德馨、张树生、高思华等数十位，授课内容都是他们毕生的临床经验和理论研究成果。在学习期间，我经常跟随老师参加西苑医院内科查房，并随专家伺诊。我曾跟方药中教授每周二上午出专家门诊，学到了方老治疗肝病和各种疑难杂症的经验。方老教导我们，一定要博览群书，熟读经典，治学要严谨，要重视临床实践，只有辨证细致，遣方用药精当，方能疗效显著。在中国中医研究院研究生部一年半的学习，我进一步夯实了中医基础理论，通过学习专家的临床辨证思路与方法，特别是重点学习国家级知名专家在中医内科方面的研究成果和治疗经验，我的知识储量和知识结构有了质的提升。

　　1991年9月，我学习期满回到邯郸市中医院任副院长，主管全院的医疗、护理、科研、教学工作，分管大部分临床科室。在工作中强化制度建设，严格进行"三基训练"，发挥专科专病优势，采取多种方式培养了一批学科带头人和技术骨干，为医院发展增添了后劲。1992年，邯郸市中医院提出创建国家"三级甲等"中医院的目标，任务艰巨，难度很大。我作为业务院长，自感身上的担子很重，必须全身心投入。于是我充分发挥组织管理特长，学标准，定职责，促进度，废寝忘食，工作在第一线，从严从细做好评审准备，1993年7月顺利通过了国家"三级甲等"中医院评审。

作为业务院长，在做好本职工作的同时，我始终没有脱离临床工作，坚持周一、四上午出专家门诊，定期在脑血管病科查房，坚持不懈地学习专业知识，掌握最新学术动态，使自己的知识不断丰富提高。曾多次参加全国性学术研讨会，在大会做论文宣讲。主编出版的著作《中风临床指南》《中风临床与康复》《中华养生药膳大典》都很有学术内涵。主持"语言散治疗中风语言障碍""降脂口服液治疗高脂血症""中医中药治疗急性缺血性中风"等科研课题9项。特别是主持研究的"语言散治疗中风语言障碍"临床研究，被专家评价为"国内首创"。香港一家研究机构还因此邀请我赴港商谈联合开发事宜，在港期间邀我做了两次大型学术讲座，讲授了"中医治疗中风的三期十法""眩晕症的中医治疗经验"，受到香港学术界的高度赞誉，并被授予"紫荆花杰出医学成就奖"，被聘请为国际卫生研究院香港现代医学研究中心高级研究员。

1999年3月，邯郸市卫生局成立了邯郸市中医药发展中心，我被任命为该中心主任。1999年6月，又创办了邯郸市中西医结合专家会诊中心，两年后更名为邯郸明仁医院，同时改制为民办非营利性医院。20多年来，医院由创建之初的300多平方米用房，15张床位，10多名医护人员，发展成为建筑面积5.6万平方米，设置床位800张，科室齐全，专科特色鲜明，梯队建设完善，技术实力雄厚，中西医结合优势突出，管理优质的一所现代化三级甲等中西医结合医院。

由于工作成绩突出，我被评为邯郸市劳动模范，立功受奖达10多项。1996年被评为"邯郸市十大名中医"，2008年被评为"河北省首届名中医"，并分别被河北省中医药管理局确定为第二批、第三批和第四批河北省老中医药专家学术经验继承工作指导老师，2016年被国家中医药管理局确定为第六批全国名老中医药专家学术经验继承工作指导老师。先后带教培养出市级优秀学员30余名，省级师承学员4名，国家级师承人员2名。其中师承学员樊建平已被评为第三批全国优秀中医临床人才、第三届河北省名中医、第六批河北省老中医药专家学术经验继承工作指导老师。

回首半个多世纪的职业生涯，我积极进取，珍惜时光，常怀济民之心，常念患者之痛，始终坚持仁心仁术，千方百计为广大患者解除病痛，为中医药事业做出积极的贡献。

近年来，我国中医药事业飞速发展，国家非常重视中医药传承工作，开展了"全国名老中医药专家传承工作室建设项目"，我被确定为2022年全国名老中医药专家传承工作室建设项目专家，于2022年在邯郸明仁医院成立了"全国名老中医药专家张子明传承工作室"。我每周一、三、五上午出诊，认真带教学员，诊余则整理自己所学、所得、所感以及运用经验方的临床经验，我的学生也积极协助整理，逐渐成集，即为此著。

由于笔者才疏学浅，其中不当之处在所难免，恳请同道斧正。

张子明

2024 年 11 月

第二章　临证思维与方法

第一节　重四诊，详辨证，守病机

在中医临床中，一定要坚持中医临床思维，注重四诊合参，切忌以现代医学思路搜集病史资料而忽视中医舌脉等，也不可以单以脉诊或望诊、问诊代替其他方式搜集病史资料。中医望闻问切，相互补充，相互佐证，缺一不可。在临床思维过程中，要注意四诊资料的完整性和统一性，要重视四诊资料之间的特异性或者矛盾处，对于舌脉不一或者症脉不一等现象要结合病史，权衡取舍，或舍脉从症，或舍症从脉，不可胶柱鼓瑟。

需要强调的是，搜集四诊资料一定要按照中医临床思维去收集，而不是简单地将西医学的临床资料加上舌诊和脉诊就是四诊了。比如一个肺炎患者，现代医学重视诱因，临床表现主要重视咳嗽性质，咳痰的性状，有无胸痛，发热的热型，病原体或者细菌培养等资料，却不会去关注有无出汗，恶风、恶寒还是恶热，大小便情况等，因为这些对西医的诊断和治疗是没有什么意义的，而对于中医诊断和辨证用药却非常重要。

在问诊方面，需要强调的是问诊一定要详细全面，不可偏颇。同时强调，陈修园的"十问歌"永远都不过时，我们必须要重视，它的内容对于辨别表里寒热是非常有帮助的。《医学实在易·问证诗》云："一问寒热二问汗，三问头身四问便，五问饮食六问胸，七聋八渴俱当辨，九问旧病十问因，再兼服药参机变，妇人尤必问经期，迟速闭崩皆可见，再添片语告儿科，天花麻疹全占验。"这个十问歌几乎涵盖了临床应该问到的问题，其中"再添片语告儿科，天花麻疹全占验"一句，指的是要问传染病史，包括既往是否患过传染病、是否接触过传染病患者或到过疫区等临床信息。十问歌对于初入临床的中医师培养正确的中医临床思维有着非常好的引导和帮助作用。

问诊最重要的是要问清楚主诉症状的特点和性质，问清楚鉴别症状和患者隐饰的乃至难言之处，这些对于辨证都是非常重要的。还要注意问诊的方式及环境，保护好患者的个人隐私。

在望诊方面，很多青年医生容易把望诊内容狭隘于望舌象一端，而忽略患者的神色形态。比如一中风病患者，同样的体型肥胖和舌脉，面色潮红和正常是大不一样的，面色潮红者多阳亢，正常者多风痰。除此之外，还要注意患者大小便、痰涎等代谢物或者分泌物的性状和颜色。

闻诊是通过耳鼻获得临床信息的诊断手段，不只是耳闻，还要注意嗅到的一些信息，如咳痰腥臭和无明显异味等。这些信息对于我们最终去辨别寒热虚实是非常有帮助的。

切诊亦然，不仅是切脉，还要触摸腹部、颈项、四肢等，触摸病灶的大小、软硬及其皮表温度等，这对于诊断和辨证都有着非常重要的价值。如《伤寒杂病论》就有"按之心下满痛者，此为实也""下利后更烦，按之心下濡者，为虚烦也"等通过按腹部来辨别虚实的切诊方法。

四诊是相辅相成的，不是孤立的，要相互参考，相互为用。如上面所引条文所述，"下利后更烦"，这是问诊得到的信息，那么，这个烦是不是因下利致虚导致的呢？不一定，通过"按心下"以佐证或者说鉴别，这是结合了切诊，通过切诊发现"心下濡"，是软弱的，两者相参，可以准确地得出"虚烦"这个结果。

注重按照中医临床思维去收集临床资料，不等于现代医学的临床资料就不重要，恰恰相反，现代医学的临床资料正是临床诊疗依据的重要组成或参考部分，是中医四诊的延伸和补充，有时也是判断疗效的客观指征。

在临证中，要重视辨证的详尽和准确，准确而全面的辨证分析是把握病机的必要条件。正如《伤寒论》所云："观其脉症，知犯何逆，随证治之。"辨证要详尽，要辨出疾病现阶段的核心病机即主要矛盾。辨证这一关，就是中医理法方药思维中"理"的阶段，法（治法）是随理（通过辨证而得出的证候类型）而出的，所以，辨证是中医临床思维过程中的第一步。辨证不详，病机不准确，就难以有正确的治疗方法，更不会有正确的方药了，这样病就无法得以治愈。

辨证除了要辨出病机外，还要辨别疾病尤其是复杂疾病中的标本缓急，这个在诊疗过程中非常重要。比如一个恢复期的脑梗死患者，突然出现了肺部感染，痰喘咳嗽，高热神疲，我们就应该遵仲景"夫病痼疾，加以卒病，当先治其卒病，后乃治其痼疾也"之训，也就是"急则治其标"，先对其发热咳喘进行辨治，待肺部感染痊愈后方可继续治疗其脑梗死。不然，老年人会因肺部感染加剧，进而引发心脏功能衰竭而死亡。

《素问·至真要大论》"谨守病机，各司其属，有者求之，无者求之，盛者责之，虚者责之，必先五胜，疏其血气，令其条达，而致和平"提示我们在诊治过程中要守病机。其一，就是我们必须先进行辨证，来辨别其病机，确定为某证候类型，再立法处方，以期达到气血调达、脏腑和平的无病状态。其二就是守住核心病机，将其贯穿治疗的始终。临证中，对慢性或难治性疾病的治疗，即便开始服药无效者，也常常要守住主方不变，到时会收到意想不到的疗效。也就是说，对于慢性疑难疾病的治疗，在辨证准确的基础上，要善守病机，不要轻易改变治疗方向和方法。因为疾病日久，阴阳气血和脏腑功能的紊乱和不协调根深蒂固，疾病矛盾的转化是需要通过药物干预慢慢实现的，很难在短时间内达到治疗的目的，这就要守住核心病机，待其逐渐转愈。

　　总之，只有重视四诊，望闻问切不偏颇，在中医理论的指导下，全面详细地收集临床资料，相互补充和参考，方能为辨证论治提供更为丰富的资料，这是辨证准确的基础。辨证务详以求准确，病机分析务必合理，守机而作，方能做到疗效显著。

第二节　辨病与辨证相结合

　　中医学与西医学是在不同历史时期和不同文化背景下发展起来的两大医疗体系，医疗模式不同，临床思维不同。西医学是随着近几百年科学技术的飞速发展而不断发展的，属于实验医学，重视解剖、生理、生化、病理等；临床诊断过程是根据患者的临床表现(病史、症状及体征)、辅助检查(影像学相关检查、血液相关检查及其他检查)进行分析判断，提出诊断和鉴别诊断，最后确定为具体疾病；治疗方法包括药物、手术、介入、放射等治疗。中医学起源于中国，历代医家经过艰苦的探索，经历了两千多年的实践而形成，属实践医学，特点是整体观念和辨证论治。其论治方法，首先对患者各种症状和体征进行细心辨析，探求病因，揭示病机，确立证候，然后据证立法，因法定方选药，这个过程充分体现了中医学理、法、方、药的一致性。在病与证的划分上，中医学并不十分严格，有的病名本身就是证名。在科学技术高度发达的今天，中医学在临床工作中很难回避运用医疗设备所获得西医"病"的认识。如何处理好辨病与辨证的关系，更好地发挥辨证论治之长，成为现代中医学工作者需要研究的课题。

1. 辨病与辨证相结合的必然性

现代已经不同于古时中医看病"三个指头，一个枕头"的时代，很多有一定文化水平的患者"久病成医"，其深入细致地掌握了很多现代医学知识，知晓的知识比我们还深入细致，对我们现代中医医生是一个极大的挑战。作为中医临床工作者，除了具备扎实的中医学功底以外，还必须掌握一定的现代医学知识。因此辨病(西医学的病)与辨证(中医学的证)相结合成为当前临床工作者必须采用的一种方式。中医学的证注重整体，对局部病变的认识往往不够深入，而西医则注重病因、病理形态和病理生理的改变，对疾病发生发展的物质基础了解得很具体，但往往注重局部病变而忽视整体变化。中西医二者各有所长，各有所短，所以应把二者结合起来，互相取长补短，是时代的需要，也是必然趋势，其优越性有以下六个方面：

（1）有利于明确诊断。中医学讲的病有时比较模糊与笼统。例如中风，包括了西医学的面神经炎、脑梗死、脑出血、脑肿瘤、脑动脉炎、高血压性脑病等。如果对上述疾病单纯运用中医学的中风概括，显然过于粗疏，对疾病的治疗难以做到准确精致。

（2）有利于疾病的早期发现。西医学运用各种先进的仪器与检测方法，使很多潜在的疾病能够被早期发现，如诊断早期肿瘤、隐匿性肾病、早期肝硬化等，这些都不是单纯靠望、闻、问、切四诊所能确诊的。借助西医的现代诊断技术，才能做到早诊断、早治疗。

（3）有利于观察疗效，总结经验。以眩晕为例，我们观察某种方药的疗效时，在没有确定是耳源性眩晕、高血压性眩晕还是其他原因造成的眩晕时，就不可能进行科学统计与分析。再如我们判断某些疾病是否治愈，不能仅靠临床症状的消失，还必须复查各种检验结果，如肾小球肾炎，水肿消退不代表病已治愈，还要看尿液中的白蛋白、白细胞、各类细胞管型及肾功能等检查的结果。

（4）有利于明确疾病的症结所在，弥补辨证的不足。辨证可以宏观地把握正邪相争的态势，识阴阳消长之机，也能由证求"因"，但对疾病的症结所在不明晰，影响辨证论治的效果。例如黄疸，主要症状为巩膜及皮肤黄染、小便黄，在没有辨病的情况下可以按阳黄、阴黄辨证论治，部分患者可以取得一定疗效。如果加上辨病的思维方式，就可以分清是肝细胞性黄疸还是阻塞性黄疸，或者两种因素都有。一旦明确了疾病的症结所在，对疾病的认识就较为全面，治疗的针对性就更强。通过长期的不断实践，总结经验，摸索规律，找出治疗疾病的专方专药，就会不断丰富我们辨病与辨证相结合的经验。

（5）有利于对疾病转归做出客观判断，识病性，定病位，知进退，估转归。中医学在长期与疾病做斗争过程中积累了一定经验，但在对疾病转归做出客观判断方面与现代医学相比还有一定差距。现代影像医学、核医学、生化检验、重症监护等技术的快速发展为疾病的定性、定位提供了可靠依据，明确疾病的性质及发生部位对病情的预后转归也就有了大概判断。以咯血为例，一般炎症可很快治愈，肺结核治疗周期长需规范抗结核治疗，预后较好；支气管扩张则反复发作，部分患者很难彻底治愈，预后尚好；恶性肿瘤则病势凶险，易转移到脑及其他部位，治疗难度大，预后多不好。

（6）中医学的长处是整体观念和辨证论治，这是西医无法比拟的。辨证论治把人身的阴阳失调和外部环境结合起来，综合分析，强调因人、因时、因地制宜。证是动态演变的，治疗既有规矩法度，又能随机应变，即使西医学难以明确诊断的疾病，运用辨证论治依旧可以分析处理，这就是辨证论治的优势。目前中医临床上有一种倾向，即在中医学病名后制定几个协定处方，然后"对号入座"选方，不管阴阳、表里、寒热、虚实，也不管脏腑气血的功能变化。其认为一旦明确了病的诊断，辨证就简单了，这是对辨证论治的极大误解。如果为某个病的病名所拘束，炎症选用几味苦寒"消炎药"，病毒感染选用几味"抗病毒药"，恶性肿瘤选用几味所谓有"抗癌"作用的药，无异于取消了辨证论治。提倡辨病与辨证相结合，是对辨证论治提出的更高要求，从西医学角度把疾病诊断清楚，并纳入辨证论治的综合分析判断的轨道上，而不是让辨证服从于辨病。明确了疾病却不辨证，是生搬硬套，常胡乱用药。辨证是绝对的，辨病是相对的，辨证要识病，但辨证不能拘泥于病，辨病与辨证必须是更高层次的有机结合，而不是简单的凑合。

2. 辨病与辨证相结合在临床运用中的基本形式

（1）在辨病的前提下分型辨证。在明确西医学"病"的诊断之后，将病划分为若干证型，然后分型论治。这种方式的优点是大体总结了某一种病演变的主要证候特征，便于对某病证候有大致的了解，适合"西学中"人员临床运用。但证候处在动态演变的过程，不是若干证型能全部概括的，分型辨证容易使辨证论治刻板化、简单化，束缚辨证论治思维。应该既辨明了病，了解常有的证候类型，同时不为其所拘，知常达变，细心辨证，充分发挥中医学的长处。

（2）以辨证为主，辨病做参考。大部分中医采用这种方法。其着眼点在于辨证，不太考虑"病"的诊断，有什么证就辨什么证，临床上也能达到一定疗效。但因不了解疾病的症结所在，对疾病的定性、定位了解不深，不利于深入地辨证论治，尤其对疑难危重患者难以掌握疾病的进退与转归。随着时代的发展，中医医生也必须汲取新知，具备相当的现代医学知识。

（3）宏观整体辨证与辨病用药相结合。宏观整体辨证是一个复杂而有层次的过程，著名中西医结合专家肖德馨老师按照辨证阶段的几个环节，依照逻辑顺序概括为四句话：先辨病因外感内伤，六腑五脏定位定向，八纲分型定性定量，病机病证论治有方（何绍奇著《现代中医内科学》）。通过宏观整体的辨证得出结论，以理定法，以法定方，以方定药，从而选用针对"病"的有效药物，做到中医学辨证论治与专方专药相结合。古代积累了不少治病的专方专药，如茵陈治黄疸、常山治疟疾、百合病首选百合等。现代又发掘了很多专方专药，但是值得强调的是宏观辨证用药与微观辨病用药不应该是机械相加，应该是有机结合。必须全盘考虑阴阳消长的态势、表里寒热虚实、脏腑气血盛衰的变化，有分寸有选择地应用。如肾阳虚衰加用苦寒直折，痰火炽盛反用参茸大补，脾胃虚寒兼用滋腻之品，则无异是雪上加霜。

辨证与辨病相结合是中医学研究的重点课题之一，如何使辨证与辨病更好地结合，有待不断地探索和总结。大致方向是提高中医学术水平，娴熟掌握辨证论治技巧，同时掌握一定的现代医学知识，科学运用并有机结合中西医的长处，提高临床疗效，使更多的患者得到最佳医疗效果。

第三节　专病专方论治

徐灵胎云："一病必有一主方，一方必有一主药。"中医从《内经》时代就有了专病专方的应用。早在武威汉代医简上就记载着治病专方30多种，《伤寒杂病论》堪称为主病主方论治的典范，比如虚劳虚烦不得眠的酸枣仁汤证，咳而上气、喉中水鸡声的射干麻黄汤证等，均是以主症选方来治疗的，并且症和方之间有着深度的契合，临床运用简便，疗效确切可靠。近代医家根据临床实践总结出了很多卓有成效的专病专方。能够在辨病辨证论治思想指导下，熟练地运用专病专方，是提高临床疗效的有效途径。

《伤寒论》开宗明义将辨病脉证并治列于篇名，并在每篇中都详论主病、主证、主方；同样在《金匮要略》中以专病专证成篇，也以"病脉证治"为题。二者皆是在专病专证专方基础上进行辨证论治的著作，为后世提倡这一学术思想奠定了基础。如：太阳病中风桂枝汤主之，太阳病伤寒麻黄汤主之，阳明病经热证白虎汤主之，阳明病腑实证承气汤主之；痉病属刚痉者葛根汤主之，痉病属柔痉者栝楼桂枝汤主之等。这些皆以病概证，以证明治，治有专方，形成了病证方药的统一。像百合病特设百合剂治疗，疟母用鳖甲煎丸治疗，柴胡证由小柴胡汤主之，五苓散证由五苓散主之等，病证各有专方，为辨病论治与专方专药的应用树立了典范。

近几十年来，通过文献、临床及实验研究，研制出更有效的专方专药，如青蒿素治疗疟疾，雷公藤治疗类风湿病，丹参滴丸、通心络治疗冠心病等，都是专病专方学术思想的具体运用和发展。这些专方的显著疗效，充分体现了专病专方的科学性。

在中医临床上，除辨证论治外，辨病论治也是中医理论体系中的重要组成部分。因此在临证时，要先辨病，后辨证，再论治。其理由是，每种疾病的基本矛盾决定疾病的发生、发展和预后，证候之寒热表里虚实等，仅是从属基本矛盾的不同表现，所以，先辨病是要了解疾病的本质和特殊性，以便解决疾病基本矛盾；后辨证是要了解证候的属性，以助基本矛盾的解决；再论治是要找出解决矛盾的方法。三者是密切相关的统一体，只不过有主次先后而已。但是病是本、是纲，证是标、是目，证依附于病。根据本标原委、纲举目张之理，在临证时不能停留于辨识证候，避免本末倒置，以偏概全，务必以辨病为重心。首先辨明疾病，然后辨病的证候属性，病证既明，再辨古今专方专药的应用。

如一患者，辨病为黄疸，用专方专药茵陈剂治疗，辨证属于阳黄者茵陈蒿汤主之，若属于阴黄者茵陈四逆汤主之。是凡先辨病后辨证的，则认病准，辨证明，方药专，疗效高。否则，一味辨证，必被繁杂的症状所迷惑，心无定见，莫衷一是，致使方药朝更夕改，病无起色，诚为医者不得其要也。

专病专方治疗，是在辨证论治的基础上发展起来的，不但与辨证论治不相违背，而且是相辅相成的。所谓辨证论治就是根据四诊八纲、脏腑经络辨认病证，再依据病证予以相应的方药治疗。而专病专方的初始阶段恰源于辨证论治，一旦形成了"专病专方"就发展了辨证论治。因此，专病专方论治思想是辨证论治的升华。

辨病论治指导下的专病专方是在众多方剂中通过不断筛选、去粗取精才产生的，凝练出中医对于疾病的一种定见，应在临床上熟练使用这些专病专方。专病专方本身有着精练、简便、有效的特点，不但可以直接使用，还可以作为基础方加减使用，因其针对疾病的根本矛盾，往往效如桴鼓。

第三章 用方经验

第一节 肺系病证用方

一、表里双解汤加味治疗高热

○ **方剂组成**

柴胡30g，葛根30g，羌活12g，白芷12g，生石膏30～90g（先煎），黄芩15g，金银花30g，连翘30g，板蓝根30g，知母12g，陈皮15g，清半夏15g，桔梗12g，白芍15g，甘草10g。

○ **主治病证**

1.各种感染引起的发热，症见高热，壮热难退，可伴微恶风或恶寒，喘息，口干欲饮，肌肉酸痛，小便短赤，大便干，舌质红，苔黄，脉数或紧。

2.非感染类疾病（如中枢性高热、慢性消耗性疾病等）引起的发热症状。

○ **加减变化**

1.咳嗽，咳黄痰者，加川贝母、芦根。

2.大便干者，加大黄、瓜蒌。

3.兼湿者，加紫苏梗、藿香、滑石、通草。

○ 组方原理

体温超过39℃即称为高热，是临床常见急症之一，中医称"壮热""实热""身大热"，常属中医学外感热病范畴。

中医学认为，发热原因分为外感、内伤两大类，内伤发热多是低热，高热多见于外感热病。外感热病为感受外来六淫邪气而致。外感热病的理论肇始于《黄帝内经》（简称《内经》）。东汉张仲景沿袭《内经》对于外感热病的论述，创"六经辨证"以辨治"伤寒"，及至明清之际，温病学派兴起，出现了以"卫气营血辨证""三焦辨证"辨治温病，从而形成了相对完善的外感热病的辨治体系。"伤寒"三阳经发热，可以见到太阳发热之发热恶寒并存，阳明发热之发热无寒及少阳发热之往来寒热；"温病"发热，在卫分发热微恶风，在气分则壮热，入营血则发热夜甚而阴血受伤。无论伤寒还是温病，其辨治思想和辨治方法，都是探究病邪侵袭人体后，在人体内传变的规律及治疗的方法。伤寒由寒邪而致，自太阳（表）化热入里，由三阳及三阴，终成虚寒证；温病由温热病邪而致，自卫分（表）沿气分、营分、血分传变，终致真阴耗伤。治疗的基本原则是"祛除病邪""保护正气（胃气和阴液）"，治疗的方法都是就近祛邪外出，在表则汗之、在里则清之、半表半里则和之等，如伤寒中"当发其汗"、温病中"在卫汗之可也"。

基于以上观点，笔者认为发热的本质是正邪交争，只有在邪气亢盛而正气不亏的状态下，邪正势均力敌方会症见"高热"，否则正胜则邪气退却，热退身安，邪胜则病邪长驱直入，正气无所抵抗，热必不甚。无论伤寒还是温病，病邪侵袭人体之后，其传变的阶段及层次虽然具备各自的规律（六经、三焦、卫气营血），但是人身的禀赋状态不同、季节不同、病邪强弱不同，使得疾病各个阶段之间的界限不是十分分明，往往太阳病未能完全解，而阳明热已经壮盛，或者气分证与营分证并见"气营两燔"。高热一证，伤寒已入阳明，温病亦在气分肺胃，二者虽病邪各异，然在此阶段正邪奋起交争则是相同病机，故治疗以清其内热，使得邪去正安。然寒凉之品有遏邪之弊，故用"入营犹可透热转气"中"犹可"之义，于清热之剂中加入和利机枢、辛散开郁及轻清之药，使得邪热自内而清，自外而透，清热无冰伏之患，遂拟表里双解汤一方。

　　方中石膏性辛而寒，辛能散，寒可清热。眼下多以石膏为大寒，人畏之伤阳，岂不知《本经》列石膏为中品，言其性微寒，且为矿石之药，以其清热，用量固不可小。黄芩性苦寒，清上焦肺胃之热。二药合用，直清其热为君。柴胡少阳经药，性寒能解肌，和利机枢；葛根、羌活太阳经药，能散太阳之邪；白芷阳明经药。四药同用，解利三阳经气。银花、连翘轻清之品，走上焦，达卫表。六药合用疏理经气，使得邪热得散于外，有"火郁发之"之义，共为臣药。知母性寒，能清热养阴，板蓝根清热凉血，二药共用，以防伤阴入营，是为"先安未受邪之地"；桔梗助银花、连翘宣布肺气；陈皮、半夏一消热灼阴津之热痰，一有纠诸寒凉药性之义；白芍助知母固护营阴，此为佐药。使以甘草，调和诸药，固护胃气。全方表里通解，又兼顾胃气、营阴，故能使得壮热速退。

　　○　医案选录

1. 急性支气管炎高热案

姜某，男，28岁，邯山区自由职业者。门诊号00010541。2021年10月8日初诊。

主诉：发热、咳嗽10天，加重2天。

现病史：患者于10天前受凉后出现恶寒、发热、咳嗽，体温为38.2℃，伴有咽痛，咳少量黄黏痰，自服"头孢拉定胶囊、清开灵胶囊、对乙酰氨基酚片"等药物，效果差，体温仍波动在38.8～39.2℃。5天前于社区卫生中心查血液，白细胞12.5×10⁹/L，中性粒细胞89.5%，C-反应蛋白65.32mg/L，呼吸道病毒三项"阴性"。患者继续服用"头孢拉定胶囊"治疗。2天前体温升高至39.0～39.5℃，伴咽痛，口干，口苦，多饮，仍有咳嗽，咳黄黏痰，痰多，小便短赤，大便干结，纳呆。

刻下症：发热，体温39.0℃，咽痛，口干口苦，多饮，咳嗽，咳黄黏痰，痰多，小便短赤，大便干结，纳呆，睡眠差。

舌脉：舌质红，苔黄略厚，脉紧数。

西医诊断：急性支气管炎。

中医诊断：外感高热，邪热壅肺证。

治法：解肌清热，宣肺止咳。

处方：柴胡30g，葛根30g，羌活12g，白芷12g，生石膏60g（先煎），黄芩15g，金银花30g，连翘30g，板蓝根30g，知母12g，川贝母6g，鱼腥草30g，桔梗12g，白芍15g，陈皮15g，清半夏15g，甘草10g。3剂，每日一剂，水煎服。

二诊：2021年10月11日。

患者体温37.8～38.5℃，咳嗽，咳痰仍较多，口干口苦减轻，小便基本正常，大便仍有干结，食欲好转。

上方加枳实10g，3剂，每日一剂，水煎服。

三诊：2021年10月14日。

患者2日来无发热，体温正常，咳嗽、咳痰减轻，痰液易咳出，无口干口苦，大小便正常。

上方去柴胡、葛根、羌活、白芷、生石膏，加白术10g，党参

10g，3剂，每日一剂，水煎服。

四诊：2021年10月17日。

患者已无咳嗽、咳痰，症状消失，停药。

随访2个月未发热。

2．不明原因高热案

王某，女，32岁，磁县人。门诊号00001035。2018年8月6日初诊。

主诉：发热1个月。

现病史：患者于1个月前无明显诱因出现发热，体温最高达39.8℃，伴有恶寒及双小腿酸痛感，不伴咳嗽、咳痰，不伴呕吐、腹泻，不伴头痛等症状。患者自服"藿香正气软胶囊""布洛芬缓释胶囊"后体温可降至正常，然药力退却旋即体温再次升高。患者因发热先后就诊于村卫生室、县人民医院，综合检查后考虑"病毒感染"，先后给予"奥司他韦颗粒""四季抗病毒合剂"等药物治疗，效果差，患者仍发热。遂就诊于市内某三甲医院，住院期间查血液分析、肝肾功能、风湿四项、免疫五项等均未见异常，诊断为"发热待查"。住院期间曾尝试给予"甲强龙"静脉点滴治疗，亦给予口服中药汤剂治疗，效差。患者住院治疗2周，仍有发热，最高体温达40.2℃，患者自动出院，为求中医治疗遂来诊。

刻下症：往复发热，尤以午后至午夜发热为甚，体温可达41℃，发热前患者自觉微恶风，且周身肌肉关节酸软不适，伴有头痛及轻度恶心。服用"布洛芬缓释胶囊""对乙酰氨基酚片"后可以汗出热退，自觉恶寒，咽干欲饮，纳呆，寐差，二便尚可。

舌脉：舌质红，苔薄黄，脉弦滑。

辅助检查：血液分析：白细胞7.5×10^9/L，中性粒细胞

67.3%。C–反应蛋白7.26mg/L。呼吸道病毒三项阴性。降钙素原阴性。

西医诊断：发热，原因待查。

中医诊断：外感发热，三阳郁热证。

治法：表里双解，清热散邪。

处方：柴胡30g，葛根30g，羌活12g，白芷12g，生石膏40g（先煎），黄芩15g，金银花30g，连翘30g，板蓝根30g，知母12g，陈皮15g，清半夏15g，桔梗12g，白芍15g，麦冬10g，沙参20g，甘草10g。3剂，每日一剂，水煎服。

二诊：2018年8月9日。

服上方后发热好转，于当日夜间体温最高上升至38.5℃，患者自服"对乙酰氨基酚片"后体温下降，且发热前恶风及肌肉酸痛症状减轻。于服药后两日，患者夜间体温最高达37.8℃，患者自觉发热可"忍受"，未服用退烧药，至晨起体温正常。口干、纳呆已不明显。

上方加乌梅10g，3剂，水煎服。

三诊：2018年8月12日。

患者体温正常，夜间已无发热，唯自觉轻度乏力，鼻咽干燥，周身肌肉酸软。

上方去陈皮、半夏，加太子参20g，3剂，水煎服。

嘱患者清淡饮食。

后随诊3月患者未再发热。

3．癌症高热案

苗某，女，50岁，丛台区人。门诊号00031022。2022年11月2日初诊。

主诉：肺癌术后2个月，发热2周。

现病史：患者于2个月前体检时发现"右肺占位"，遂就诊于北京某肿瘤医院诊断为"右肺腺癌"，行微创手术治疗。患者术后返回当地医院进行化疗。2周前患者常规化疗周期结束后出现发热症状，体温波动在37.8～39.5℃，自服退烧药体温可短暂降至正常，伴见咳嗽、咳痰（痰黄量少且质地黏腻），口苦口干，喜冷饮，胸胁胀满。曾给予对症治疗，效果差，为求中医治疗遂来就诊。

刻下症：发热，体温38.6℃，伴见咳嗽，咳痰（痰黄量少且质地黏腻），口苦口干，喜冷饮，胸胁胀满，周身紧皱感，乏力，纳呆，夜寐差。

舌脉：舌体瘦小，舌质红，苔黄略厚，脉弦数。

西医诊断：肺癌术后，癌性发热。

中医诊断：癌症发热，邪热壅滞，卫气同病。

治法：解表散邪，清泄里热。

处方：柴胡30g，葛根30g，羌活12g，白芷12g，生石膏40g（先煎），黄芩15g，金银花30g，连翘30g，板蓝根30g，玄参15g，浙贝母15g，生牡蛎30g，桔梗12g，白芍15g，甘草10g。3剂，每日一剂，水煎服。

二诊：2022年11月5日。

患者发热减轻，仅在午后及前半夜体温升高，波动在37.6～38.0℃，晨起时患者体温可以降至正常。咳嗽症状略好转，痰液较前易于咳出，周身紧皱感消失。仍口苦口干，喜冷饮，胸胁胀满，乏力，纳呆。

上方加青蒿8g，炒栀子10g，5剂。

三诊：2023年11月10日。

发热症状已于服用此方第三日未再发生，全天体温正常，口干喜饮症状消失，偶有咳痰，口苦及胸胁胀满症状减轻，纳食渐增，仍有乏力症状。

以竹叶石膏汤加减调理善后。

嘱患者继续规范肿瘤治疗，随访3个月未再出现发热。

按语：

案1为急性支气管炎发热，患者为青壮年，感受外邪，外邪袭表，肺先受之。病邪在表，正邪相争则发热，肺失宣降，故见恶寒、咽痛、咳嗽、咳痰。外邪化热，痰热壅肺，治当解肌清热，化痰止咳，药物以表里双解汤加减。患者咳嗽、黄痰较重，加用川贝母、鱼腥草清热化痰。二诊时，患者恶寒、发热症状减轻，仍大便干结，加枳实理气、化痰、通便。三诊时，患者已无发热，咳嗽、咳痰减轻，故去柴胡、葛根、羌活、白芷、生石膏，加白术10g，党参10g，以减轻疏散之力，并健脾补气，恢复正气。

案2为青年患者，虽无明确感邪之因，然初起发病发热、恶寒，可知邪在太阳，治疗中频频使用退烧药及糖皮质激素反复发汗，以致病邪入里，壅遏三阳，迁延往复。热作之前恶风寒，是太阳之邪未尽；恶心、纳呆乃因邪郁少阳；口干欲饮为阳明受热伤津液，因此投以表里双解方，清三阳表里之热。二诊之时，病势渐退，加乌梅以"酸苦泄热"助内热外达，又有助阴之义。三诊时患者发热已解，然考虑病久气津两伤，故去半夏、陈皮之温燥，加太子参益气养阴，又嘱患者清淡饮食，以防食复。

案3为肺癌发热，患者内热壅盛，咳嗽，咳痰，且痰黄量少、质地黏腻，此为肺受热邪所遏。口干苦，喜饮，且胸胁胀满，为邪在胆、胃气分。周身紧皱感，乃热郁肌腠而卫气不伸。故投是方清气分郁热，疏散卫分热郁，妙在银花、连翘有"轻清透转"之义。二诊，加青蒿清透少阳郁热，疏利机枢，加炒栀子以清内热。三诊热退，以竹叶石膏汤善后。

纵观全案诊治，在外辛凉开郁，在内清气分积热，又佐以轻清透邪，疏利机枢之品，使得邪退有路，故而取效。

二、清金化痰汤加味治疗上呼吸道感染

○ **方剂组成**

紫苏叶12g，枇杷叶12g，炙麻黄10g，炒苦杏仁10g，射干15g，黄芩15g，栀子12g，知母12g，桑白皮15g，瓜蒌20g，川贝母6g，清半夏12g，桔梗12g，甘草10g。

○ **主治病证**

1.上呼吸道感染，症见咳嗽，咳痰，痰稠色黄，咳之不爽，舌质红，舌苔薄黄或黄腻，脉滑数。

2.其他呼吸系统感染引起上述症状者。

○ **加减变化**

1.肺热盛者，加生石膏。

2.痰多者，加天竺黄、竹茹、胆南星。

○ **组方原理**

上呼吸道感染以鼻塞、流涕、咽喉肿痛、咳嗽、咳痰为主要症状，可伴有发热、全身酸痛、乏力等症状，属于中医的"感冒""咳嗽"范畴。

感冒，是由风邪侵袭人体所引起的一种外感疾病。《黄帝内经》中对病因及症状进行了描述，"风从外入，令人振寒，汗出，头痛，身重，恶寒"（《素问·骨空论》）。张景岳首次提出"感冒"病名，"人有感冒外邪者，当不时即治"（《景岳全书》），指出感受触冒外邪的疾病，称为"感冒"。当卫外功能减弱，肺卫调节失

常，而外邪乘袭时，则易受邪发病。如气候突变，寒温失常，六淫及时行之邪肆虐，侵袭人体，卫外之气不能调节应变，则本病的发病率升高；或生活起居不当，寒温失调，以及过度劳累，而致肌腠不密，外邪侵袭为病。若体质偏弱，卫表不固，稍不谨慎，吹风受凉之后，则可见体虚感邪。如肺经素有痰热、伏火，或痰湿内蕴，肺卫失于调节，则亦每易感受外邪。如素体阳虚者易受风寒，阴虚者易受风热、燥热，痰湿偏者易受外湿。因此在禀赋素质有所偏差失调的情况下，最易内外因相引而发病。清代李用粹《证治汇补·伤风》云："肺家素有痰热，复受风邪束缚，内火不得舒泄，谓之寒暄，此表里两因之实证也。有平昔元气虚弱，表疏腠松，略有不谨，即显风证者，此表里因之虚证也。"

笔者在辨证感冒、咳嗽时，认为痰热伏肺、外邪束表证型较常见，所谓外邪束肺，金实不鸣，治疗以疏散外邪、清热宣肺、止咳化痰为主，使外邪得以疏散，痰热得以清化，痰热及外邪消散，则病情痊愈，遂拟清金化痰汤加味一方。

方中苏叶疏风散邪，枇杷叶清降肺气、止咳平喘，半夏燥湿化痰、降逆止呕、消痞散结，共为君药；麻黄发汗解表、宣肺平喘，杏仁降气止咳、化痰平喘，麻黄和杏仁配伍，能够发挥宣肺平喘、化痰止咳的作用，共为臣药；射干清热解毒、利咽消痰、散结消肿，黄芩、栀子、桑白皮清泻肺火、泻肺平喘，知母清热泻火、滋阴降火、生津润燥，瓜蒌仁、贝母、桔梗清热涤痰、宽胸开结，共为佐药；甘草补土而和中，为使药。全方可疏散外邪，清热宣肺，止咳化痰。

○ 医案选录

1. 急性上呼吸道感染案

周某，女，62岁，邯山区退休工人。门诊号00452151。2023

年3月12日初诊。

主诉：咽痛、咳嗽1个月，加重5天。

现病史：患者于1个月前受凉后出现周身酸痛，咽痛，咳嗽，咳少量白黏痰，恶寒，发热，体温波动在37.2～38.2℃，自服"感冒""止咳化痰"药物症状时轻时重，反复不愈。5天前咽痛、咳嗽加重，咳黄黏稠痰，痰黏难咳，胸闷，气短，伴发热，体温波动在38.5～38.8℃，体温不易下降，尿色黄赤，大便干，来我院检查血液，白细胞8.5×10^9/L，中性粒细胞70.5%，呼吸道合胞病毒抗体阳性，余阴性。胸部X线正位片未见明显异常。自服"蒲地兰颗粒"及退热药物，症状无好转，遂来诊。

刻下症：发热，咽痛，咳嗽，咳黄黏稠痰，痰黏难咳，胸闷，气短，周身时有酸痛，喜冷饮，面色红赤，尿色黄赤，大便干。

舌脉：舌质红，舌苔薄黄，脉紧数。

西医诊断：急性上呼吸道感染。

中医诊断：咳嗽，热邪伏肺证。

治法：清热宣肺，止咳化痰。

处方：紫苏叶12g，枇杷叶12g，炙麻黄10g，炒苦杏仁10g，石膏40g（先煎），黄芩15g，栀子12g，知母12g，桑白皮15g，瓜蒌20g，川贝母6g，射干15g，桔梗12g，清半夏12g，淡竹叶10g，甘草10g。3剂，每日一剂，水煎服。

二诊：2023年3月15日。

服药后体温下降，多数体温波动在37.2～38.0℃，咽痛、咳嗽减轻，痰液较前易咳出，仍有胸闷、气短，面色红赤，尿色黄赤，大便干，舌质红，舌苔薄黄，脉紧数。

上方加枳实10g，2剂，每日一剂，水煎服。

三诊：2023年3月17日。

患者服药后，症状明显减轻，近两日未发热，体温正常，咽痛及周身酸痛消失，痰液减少，大小便正常，舌质淡红，舌苔略黄，脉紧。

上方去石膏，2剂，每日一剂，水煎服。

2剂后患者症状消失，停药，随访2个月，未复发。

2．支气管哮喘伴支气管感染案

王某，女，38岁，邯山区自由职业者。门诊号0004511。2018年4月21日初诊。

主诉：咳嗽、喘息1周。

现病史：患者于1周前受凉后出现咽痛，咳嗽，咳黄黏稠痰，痰黏难咳，喘息，气促，无发热，自服"感冒、止咳化痰"药物5天症状无好转。昨日来我院检查血分析白细胞12.3×10^9/L，中性粒细胞78.2%，胸部正位片示双肺纹理增粗，自服"止咳化痰"药物，症状无好转。

刻下症：咽痛，咳嗽，咳黄黏稠痰，痰黏难咳，喘息，气促，尿色黄赤，大便干。

舌脉：舌质红，舌苔薄黄，脉紧数。

既往史：哮喘5年，间断发作喘息，平素胸闷、气短，喜冷饮。

西医诊断：①急性支气管炎；②支气管哮喘。

中医诊断：咳嗽，痰热壅肺证。

治法：清热化痰，宣肺止咳。

处方：紫苏叶12g，枇杷叶12g，炙麻黄10g，炒苦杏仁10g，射干15g，黄芩15g，栀子12g，知母12g，桑白皮15g，瓜蒌20g，川贝母6g，淡竹叶10g，桔梗12g，清半夏12g，黄连6g，甘草10g。5剂，每日一剂，水煎服。

二诊：2018年4月26日。

5剂药后咽痛、咳嗽减轻，痰液较前易咳出，仍有喘息、气促，尿色黄赤，大便干，舌质红，舌苔薄黄，脉紧数。

上方加大黄6g（后下），3剂，每日一剂，水煎服。

三诊：2018年4月29日。

患者服药后，症状明显减轻，喘息减轻，咳嗽、痰液减少，咽痛消失，大小便正常，舌质淡红，舌苔略黄，脉紧。

上方去大黄，再予3剂，每日一剂，水煎服。

3剂后患者症状消失，停药，嘱其饮食调护。

按语：

以上两个案例，都是感受外邪所致，外邪化热，郁闭于肺，肺失宣降，痰热内生。

案1为老年患者，感受外邪，外邪不解，正邪相争则发热，外邪不解久则化热，邪热伏肺，肺卫失宣，则痰浊内生，故见咳痰。痰热互结，则见痰黄黏稠。治以清热宣肺、止咳化痰为主，药物以清金化痰汤加减。患者大便干，里热较重，加石膏、淡竹叶加大清热之力。二诊患者体温下降，体温波动在37.2～38.0℃，咽痛、咳嗽减轻，痰液较前易咳出，仍有胸闷，气短，面色红赤，尿色黄赤，大便干，舌质红，苔薄黄，脉紧数，为腑热壅滞，加用枳实通腑理气。三诊时已无热象，腹气通顺，故去生石膏。

案2为支气管哮喘患者，素有痰浊伏肺，肺卫失宣，感受外邪，正邪相争则发热，外邪引动宿痰，则形成痰热壅肺之证，治以清热化痰、宣肺止咳为主，药物以清金化痰汤加减。此患者痰热较重，加黄连、淡竹叶清热。二诊时大便仍干，加用大黄清热通便。三诊时，诸症状减轻，大便通畅，去大黄。

三、止嗽散合小青龙汤治疗肺寒久咳

○ **方剂组成**

桔梗10g，荆芥10g，紫菀12g，百部12g，白前12g，陈皮12g，干姜10g，桂枝10g，炙麻黄10g，白芍12g，细辛6g，清半夏10g，五味子10g，甘草10g。

○ **主治病证**

1.久咳，症见咳嗽，咳痰，痰白质稀而凉，或伴乏力、气短，舌质淡暗，舌苔薄白，脉弱。

2.其他呼吸系统疾病引起的上述症状者。

○ **加减变化**

1.痰多者，加瓜蒌、竹茹、浙贝母。

2.湿重者，加苍术、藿香、佩兰、薏苡仁。

3.气虚者，加党参、黄芪。

4.畏寒肢冷者，去半夏，加制附子。

○ **组方原理**

中医对咳嗽的认识源远流长，早在《黄帝内经》中便阐述了咳嗽发生的原因、咳嗽发病的机制以及久咳所带来的危害。"五脏六腑皆令人咳，非独肺也。""皮毛者，肺之合也。皮毛先受邪气，邪气以从其合也。其寒饮食入胃，从肺脉上至于肺，则肺寒，肺寒则外内合邪，因而客之，则为肺咳。""五脏之久咳，乃移于六腑。"咳嗽发病的一个重要原因是"感寒"。明代张景岳将咳嗽分为内伤、外感两大类，并主张辨治之时要以阴阳虚实为纲，"咳嗽之要，止唯二证，何为二证，一曰外感，一曰内伤而尽之矣"（《景岳全书·杂证谟·咳嗽》）。明代龚居中提出了不同病邪导致咳嗽的症状及治疗原则。"外邪致咳，风则始必鼻塞声重，自汗恶风,法当解之。寒则始必恶寒无汗,声清气壮,法当散之。"(《红炉点雪·痰火咳嗽》)"感寒"可分为两个途径,外感风寒邪气(外寒)与恣食生冷、寒从中生(内寒)两种情况,"外寒"与"内寒"相合为咳嗽发生的重要机制之一。咳嗽日久,致肺脾肾虚弱,迁延难愈。久咳是中医常见病证,可见于各类呼吸道疾病。

笔者认为,肺寒久咳一证,或因外受寒邪,或因素体阳虚复感于邪,以致肺失宣肃而作咳嗽。初病新咳,或失治,或误治,或反复受邪,则成久咳。肺受寒邪,水聚成痰,或阳虚水湿不化成痰,复受寒邪于肺,寒与痰并举,搏结于肺,则久咳,痰白日久不消,故拟止嗽散合小青龙汤治之。

方中麻黄辛温散肺寒,兼以宣肺气,桂枝辛温,合麻黄宣肺散寒,并温肺化饮,共为君药;细辛温少阴,干姜暖太阴,以助阳散寒,陈皮、半夏共能燥湿化痰,荆芥、桔梗宣肺以散邪,百部、白前、紫菀温肺祛痰降气,与桔梗相合,疏利肺气,使肺气宣肃正常,共为臣药;白芍、五味子共同能敛肺止咳,以防宣发肺气太过,共为佐药;使以甘草。诸药合用,共奏温肺散寒、化痰理气止咳之效。

○ 医案选录

1. 感染后咳嗽案

王某,女,65岁,邯山区农民。门诊号0013732。2019年9月5日初诊。

主诉:间断咳嗽3个月。

现病史:患者于3个月前受凉后出现咽痛、咳嗽、咳痰,咳少量白黏痰,伴恶寒、发热,体温波动在37.8～38.0℃,于邯郸某医院检查血液,白细胞12.9×10⁹/L,中性粒细胞77.8%,C-反应蛋白52.45mg/L,呼吸道病毒三项阴性,胸部X线片未见明显异常，于社区卫生服务中心用"头孢曲松、喜炎平"等治疗，治疗3天后患者无发热，仍有咳嗽、咳痰，伴胸闷、气短，反复不愈。1周前来我院门诊检查血液分析、C-反应蛋白、胸部X线片、心电图等，均未见异常，为求进一步中医治疗，遂来诊。

刻下症：面色㿠白，胸闷，气短，乏力，消瘦，咳嗽连连，咳白稀痰液，痰液较多，喜热饮，纳差，呃逆，欲吐，大小便正常。

舌脉：舌质淡，舌体胖，舌苔薄白而滑，脉浮紧。

西医诊断：感染后咳嗽。

中医诊断：咳嗽，寒饮伏肺证。

治法：温化痰饮，宣肺止咳。

处方：桔梗10g，荆芥10g，紫菀12g，百部12g，白前12g，陈皮12g，干姜10g，桂枝10g，炙麻黄10g，白芍12g，细辛6g，清半夏10g，党参15g，黄芪30g，五味子10g，甘草10g。5剂，每日一剂，水煎服。

二诊：2019年9月11日。

服药后咳嗽、咳痰减轻，仍有胸闷、气短、乏力，饮食差，舌脉同前。

上方加炒白术10g，鸡内金10g，5剂，每日一剂，水煎服。

三诊：2019年9月16日。

患者服药后，症状明显减轻，咳嗽、咳痰基本消失，胸闷、气短、乏力减轻，饮食差，舌脉同前。

上方再予5剂，每日一剂，水煎服。

5剂后患者无咳嗽、咳痰，无胸闷、气短、乏力，可正常活动。随访半年，患者未再出现咳嗽、咳痰。

2. 支气管哮喘发作期案

谢某，女，40岁，邯郸市工人。门诊号0005792。2018年6月16日初诊。

主诉：反复喘息3年，加重伴咳嗽2周。

现病史：患者于3年前受凉后出现咽痛，喘息，喉中伴有哮鸣音，自行服用"化痰"药物，症状持续1个月不缓解，遂就诊于市内某三甲医院，诊断为"支气管哮喘"，给予"解痉平喘"药物，症状反复发作。近两年来畏寒。2周前，因进食生冷食物后出现喘息发作，伴咳嗽，咳稀白痰，喘息，气促，胸闷，无发热，反复应用"解痉平喘、止咳化痰"药物症状无好转，为求中医治疗，遂来诊。

刻下症：胸闷，喘息，喉中哮鸣音，咳嗽，咳稀白痰，痰多易咳，纳呆，腹胀，寐差，大小便正常。

舌脉：舌质淡，舌苔薄白，脉细紧。

西医诊断：支气管哮喘发作期。

中医诊断：喘证，痰饮伏肺，兼风寒袭肺证。

治法：疏散外邪，止咳化痰，宣肺平喘。

处方：桔梗10g，荆芥10g，紫菀12g，百部12g，白前12g，陈皮12g，干姜10g，桂枝10g，炙麻黄10g，白芍12g，细辛6g，清半夏10g，炒苦杏仁10g，白果10g，五味子10g，甘草10g。3剂，每日一剂，水煎服。

嘱其避免生冷饮食，避免受凉。

二诊：2018年6月19日。

3剂药后咳嗽减轻，痰液仍较多，仍有胸闷、喘息、气促，小便正常，大便干，舌质淡，舌苔薄白，脉细数。

上方加瓜蒌20g，3剂，每日一剂，水煎服。

三诊：2018年6月22日。

患者服药后，症状明显减轻，喘息减轻，咳嗽、痰液减少，仍有气短、乏力，大小便正常，舌质淡，舌苔薄白，脉细数。

再予5剂，每日一剂，水煎服。

5剂后患者症状明显减轻，随访1年未发作。

按语：

案1为老年患者，不慎感寒，肺先受之，营卫失和，故见恶寒、发热、咳嗽、咳痰。寒邪伏肺，痰饮内生，日久不散，故成久咳。痰饮宿疾咳嗽不易根治，多遇寒再发。患者咳嗽连连，咳白稀痰液，痰液较多，喜热饮，舌质淡，舌体胖，舌苔薄白而滑，脉浮紧，为寒饮伏肺之象，故治疗应用止嗽散合小青龙汤以温肺化饮、宣肺止咳。患者面色㿠白、胸闷、气短、乏力，为肺脾两虚之象，加党参、黄芪以健脾补气。二诊时，患者仍有胸闷、气短、乏力，饮食差，肺脾两虚，加炒白术、鸡内金，健脾补气，助消化。三诊时，症状减轻，继服上方。

案2为患有支气管哮喘，患者受凉后出现喘息，为寒邪袭肺，肺失宣降。平素怕冷，乃卫阳受损。肺脾两虚，痰浊内生，遇寒则引动痰饮而发病，内有痰饮，加之外寒束表，则见喘息、咳嗽，治当疏散外邪，止咳化痰，宣肺平喘，药物以止嗽散合小青龙汤加减。患者胸闷、喘息，加炒苦杏仁、白果宣肺平喘。二诊时，患者咳痰仍较多，加瓜蒌化痰。三诊时，症状减轻，继服原方，症状消失。

四、麻杏石甘汤合银翘散加减治疗肺热咳喘

○ 方剂组成

炙麻黄10g，炒苦杏仁10g，生石膏30～50g（先煎），甘草

10g，金银花30g，连翘30g，黄芩12g，鱼腥草30g，荆芥12g，牛蒡子15g，桔梗12g，竹叶6g，芦根20g，薄荷6g（后下），款冬花15g，紫菀15g。

○ **主治病证**

肺热咳喘，症见身热不解，咳喘气急，鼻翼扇动，口渴，或咳黄痰，有汗或无汗，舌质红，舌苔薄黄或黄腻，少津，脉滑数。

○ **加减变化**

1.肺热甚者，加桑白皮、蒲公英。

2.恶风者，加苏叶、桑叶。

3.痰黄而兼胸闷者，加瓜蒌、川贝母。

○ **组方原理**

呼吸系统的感染性疾病以咳喘为主症者，可归于中医的"风温""咳嗽""喘证"等范畴。咳乃肺气上逆作声，喘为喘息，二者都是肺脏疾病常见症状。虽咳、喘各异，且发病有虚实之别，内伤外感之分，然在肺热一证中皆因热郁肺脏，气不得宣，而上逆作咳喘症状。肺中热盛，气逆伤津，所以有汗而身热不解，喘逆气急，甚则鼻翼扇动，口渴喜饮，脉滑而数。

笔者认为，肺热咳喘，病在肺卫气分，因风寒、风热病邪，邪在卫表，又渐入里而成。外感风温自口鼻中人，卫气相传自不必说。伤于风寒，膀胱经受邪，皮毛为邪之所凑，肺与皮毛相合，则邪束卫气，肺不得宣。因此两者皆可伤肺，卫表不解入内，则在肺脏气分，故发肺热喘咳，治当清热解毒、宣通肺气，使得肺卫气机顺畅，则咳喘自除，遂拟麻杏石甘汤合银翘散加减。

方中麻黄、生石膏能宣肺而泄邪热，"火郁发之"，使宣肺而不助热，清肺而不留邪，肺气肃降有权，喘急可平，为君药；

杏仁降肺气，助麻黄、石膏清肺平喘，又与石膏合而生津止渴，清泄肺热，金银花、连翘既能疏散风热、清热解毒，又可辟秽化浊，黄芩、鱼腥草清热化痰、宣肺平喘，薄荷、牛蒡子味辛而性凉，疏散风热，清利头目，且可解毒利咽，芦根清肺生津以止渴，竹叶清泄上焦以除烦，以上均为臣药；桔梗、款冬花、紫菀润肺下气、止咳化痰，荆芥解表散邪，为佐药；甘草为使，调和药性，护胃安中。诸药合用，辛凉宣泄，清热解毒，宣肺平喘。

○ 医案选录

1. 支气管哮喘伴急性感染案

薛某，女，46岁，邯郸市工人。门诊号0003832。2018年4月8日初诊。

主诉：反复喘息5年，加重伴发热、咳嗽2周。

现病史：患者于5年前因烟雾呛咳后出现喘息，喉中伴有哮鸣音，遂就诊于市内某三甲医院，诊断为"支气管哮喘"，给予"解痉平喘"药物，症状反复发作。2周前，因受凉后出现喘息发作，伴咽痛、咳嗽，咳黄色黏痰，喘息，气促，胸闷，恶寒，发热，体温波动在37.5～38.5℃，反复应用"解痉平喘、止咳化痰"药物症状无好转。3天前检查血液，白细胞13.2×10^9/L，中性粒细胞86.7%，C-反应蛋白48.45mg/L，呼吸道病毒三项阴性。症状反复不缓解，为求中医治疗，遂来诊。

刻下症：胸闷，喘息，喉中哮鸣音，咳嗽，咳黄黏痰，痰多易咳，恶寒，发热，寐差，大小便正常。

舌脉：舌质淡红，舌苔薄黄，脉紧。

西医诊断：①支气管哮喘急性发作；②急性上呼吸道感染。

中医诊断：喘证，寒邪袭肺，邪热壅塞证。

治法：宣肺平喘，清热化痰。

处方：炙麻黄10g，炒苦杏仁10g，生石膏30g（先煎），甘草10g，金银花30g，连翘30g，黄芩12g，鱼腥草30g，荆芥12g，牛蒡子15g，桔梗12g，芦根20g，薄荷6g（后下），款冬花15g，紫菀15g，防风10g。3剂，每日一剂，水煎服。

二诊：2018年4月11日。

3剂药后咳嗽减轻，痰液仍较多，恶寒减轻，体温波动在37.2～37.8℃，仍有胸闷、喘息、气促，小便正常，大便干。

上方加枳实10g，厚朴10g，3剂，每日一剂，水煎服。

三诊：2018年4月14日。

患者服药后，症状明显减轻，喘息减轻，咳嗽、痰液减少，无恶寒，体温已正常2日，仍有气短、乏力，大小便正常，舌质淡，舌苔薄白，脉紧。

上方再予5剂，每日一剂，水煎服。

5剂后患者症状基本消失，随访2年未发作。

2．急性化脓性扁桃体炎案

李某，男，38岁，邯山区自由职业者。门诊号0001076。2018年2月15日初诊。

主诉：咽痛、发热1周。

现病史：患者于1周前受凉后出现咽痛、咳嗽，咳少量白黏痰，自服"感冒"药物3天，症状无好转，且咽痛加重，咳黄黏痰，并出现恶寒、发热，体温38.5℃，伴头痛、胸闷，于市内某三甲医院诊断为"化脓性扁桃体炎"，给予"青霉素"肌内注射3日，又服"牛黄解毒丸"，症状无缓解，遂来门诊。

刻下症：咽痛，咳嗽，咳黄黏痰，恶寒，发热，体温38.3℃，伴头痛，胸闷，面色红赤，双侧扁桃体Ⅱ度肿大，可见白色分泌物。

舌脉：舌质红，舌苔黄，脉滑数有力。

辅助检查：白细胞 $14.3 \times 10^9/L$；中性粒细胞81.3%，C-反应蛋白32.62mg/L，呼吸道病毒三项阴性。

西医诊断：急性化脓性扁桃体炎。

中医诊断：喉痹，邪袭肺卫，痰热内生证。

治法：清热宣肺，止咳化痰。

处方：炙麻黄10g，炒苦杏仁10g，生石膏50g（先煎），甘草10g，金银花30g，连翘30g，黄芩12g，鱼腥草30g，荆芥12g，牛蒡子15g，桔梗12g，芦根20g，薄荷6g（后下），款冬花15g，紫菀15g，桑白皮10g。3剂，每日一剂，水煎服。

二诊：2018年2月18日。

3剂后患者无恶寒、发热，咽痛、咳嗽减轻，仍有胸闷，黄黏痰仍较多，口干、口渴。

上方加川贝母6g，枳壳10g，5剂，每日一剂，水煎服。

5剂后患者诸症消失。

按语：

案1为中年女性，外邪袭肺，肺卫受损，肺失宣降，加之素体虚弱，不能祛邪外出，致寒邪壅肺，日久化热，邪热壅肺，炼液化痰，痰浊内生，痰热互结，肺气失宣，故可见喘息、喉中哮鸣音。外邪袭表，则外有寒邪，内有痰热。治以宣肺平喘、清热化痰为主，方药以麻杏石甘汤合银翘散。患者恶寒，表证仍在，加用防风疏散表邪。二诊时患者胸闷、喘息、气促、大便干，肺气胀满，腑气不通，加用枳实、厚朴理气通腑。

案2为青年男性，急性发病，感受外邪，正邪相争则见恶寒、发热。咽喉为肺之门户，则可见扁桃体肿大，伴脓性分泌物。外邪壅肺化热，肺热已成，炼液化痰，痰浊内生，痰热互结，则见咳嗽、咳黄黏痰。患者外邪未解而里热已成，舌质红，苔黄。脉滑数有力为痰热之象。观其脉症，此寒邪袭肺，肺热为表寒所束，所谓寒包火是也，治当清热宣肺，止咳化痰，切不可忽视表证而专事清热，药物以麻杏石甘汤合银翘散。此患者痰热较重，加用桑白皮清热化痰。二诊时，无恶寒、发热，痰热仍较重，肺气不利，加川贝母、枳壳清热化痰，宽胸理气。

五、苓桂术甘汤合二陈汤加味治疗痰湿阻肺咳嗽

○ 方剂组成

桂枝10g，白术15g，茯苓15g，甘草10g，陈皮15g，清半夏12g，厚朴10g，炒苦杏仁10g，桔梗10g，海浮石15g，白芥子10g，紫苏子10g，炒莱菔子10g，川贝母10g。

○ 主治病证

1.痰湿阻肺证之咳嗽，症见咳嗽反复发作，咳嗽声重浊，痰量多，痰质黏稠，不易咳出，痰色白，舌质淡，舌苔白腻或白滑，脉滑濡。

2.哮喘、慢性心衰出现咳喘等上述症状者。

○ 加减变化

1.痰多胸闷者，加瓜蒌、白前。

2.神倦乏力者，加党参、黄芪。

3.水肿者，加炙麻黄、猪苓、车前子、冬瓜皮。

○ 组方原理

咳嗽是临床常见病证之一，《黄帝内经》中曾设专篇进行论述。《黄帝内经》奠定了咳嗽辨治的理论基础，认为咳嗽主要责

之肺脏，然而"五脏六腑皆令人咳，非独肺也"。张仲景在《金匮要略》中设两篇对"痰饮""肺痈"等疾病所致的咳嗽加以论述，并给出方药。《金匮要略·肺痿肺痈咳嗽上气病脉证治第七》云："咳而脉浮者，厚朴麻黄汤主之。"咳嗽往往与肺、脾、肾有关，正所谓脾为生痰之源，肺为贮痰之器，肾为生痰之本。脾脏最怕受困，一是气困，二是湿困。脾脏为全身气机的中央枢纽，负责水谷的转输。如果思虑过重，耗伤元气，则生气不布，困厄脾阳；如久居湿地，外湿内侵，则津液转输不利，困厄脾阳。脾阳困厄，则水湿凝滞成痰，可上输于肺。同时，脾亦受痰湿之困，愈加重气困。两因相缠，则脾愈虚，痰愈盛。肺主呼吸，调节气的出入和升降。当邪气侵袭肺时，容易导致肺内的津液凝聚成痰。

笔者认为，肺脾为子母之脏，虽病在肺，症见咳嗽，然其根在脾。人体的水液代谢，必赖三焦运化输布，尤其是中焦脾脏尤为重要，或内伤生湿，或外受湿邪，或久病，必使脾失健运，方成痰湿。湿邪上渍犯肺，以致肺失宣肃作咳嗽。因而治当祛痰湿，理气机，祛邪健脾，肺气重得宣肃，则咳嗽自止，故拟苓桂术甘汤合二陈汤加味。

方中茯苓健脾益气利湿，为君药；白术健脾，兼能祛湿，桂枝温阳化饮，两药助茯苓以健脾气，化利水湿，陈皮、半夏燥湿邪，使得湿去脾运，白芥子助痰排出，宣达肺气，苏子降气化痰，莱菔子下气化痰，三子使得气和，上下通利，气机和畅，炒苦杏仁降肺气止咳嗽，桔梗利肺气止咳，厚朴合入，上、中、下三焦气机同调，共为臣药；海浮石性咸寒，能消肺化痰，散"老痰"，川贝化痰止咳，为佐；使以甘草。全方合用，健脾燥湿，止咳化痰，则痰饮病自愈。

○ **医案选录**

1. **急性支气管炎案**

张某,男,72岁,磁县农民。门诊号0002897。2017年2月23日初诊。

主诉:咳嗽、咳痰1个月,加重1周。

现病史:患者于1个月前受凉后出现咳嗽、咳痰,痰色白质黏,痰量较多,进食后痰量增多,无咯血,无发热,间断服用"止咳化痰、解痉平喘"药物,症状反复发作。1周前,因受凉后出现咳嗽,咳痰加重,痰量增多,伴咽痛,痰色黄质黏,不易咳出,晨起及进食后咳痰增多,伴喘息、气促、胸闷,无发热,于当地医院检查血液,白细胞8.5×10^9/L,中性粒细胞67.5%,C-反应蛋白10.2mg/L,呼吸道病毒三项阴性。胸部CT:双肺多发微小结节,肺气肿,左肺上叶可见索条病变。

刻下症:咳嗽,咳痰,痰黄色质黏,不易咳出,晨起及进食后咳痰增多,伴喘息、气促、胸闷,无发热,腹胀,呃逆,纳呆,进食后痰液增多,寐差,小便正常,大便黏腻不爽。

舌脉:舌质淡,舌苔白腻,脉濡滑。

西医诊断:急性支气管炎。

中医诊断:咳嗽,痰湿阻肺证。

治法:健脾燥湿,宣肺止咳。

处方:桂枝10g,白术15g,茯苓15g,甘草10g,陈皮15g,清半夏12g,厚朴10g,炒苦杏仁10g,桔梗10g,海浮石15g,白芥子10g,紫苏子10g,炒莱菔子10g,川贝母10g,炒麦芽10g,鸡内金10g,大腹皮10g。3剂,每日一剂,水煎服。

二诊:2017年2月27日。

药后咳嗽减轻,痰液仍较多,仍有胸闷、喘息、气促,小便正常，大便干。

上方加葶苈子10g，3剂，每日一剂，水煎服。

三诊：2017年3月2日。

患者服药后，症状明显减轻，喘息减轻，咳嗽、痰液减少，仍有气短、乏力，大小便正常。

上方去葶苈子，再予5剂，每日一剂，水煎服。

5剂后患者症状基本消失，再予5剂，症状消失，随访3个月无咳嗽、咳痰。

2．冠心病心力衰竭案

刘某，男，45岁，永年区自由职业者。门诊号0011035。2019年10月10日初诊。

主诉：活动后胸闷、气喘1年，加重伴咳嗽、咳痰5天。

现病史：患者于1年前出现活动后胸闷、气喘，夜间不能平卧，平卧则胸闷、气短，坐起可缓解，就诊于我院心内科，诊断为"冠状动脉粥样硬化性心脏病，心功能Ⅲ级"，经治疗后好转出院。出院后长期服用"螺内酯片、美托洛尔片、缬沙坦胶囊"治疗，平素可进行轻体力活动。5天前劳累后胸闷、气短加重，平走50米则胸闷、气喘，伴咳嗽、咳痰，痰色白质黏稠，不易咳出，无发热，腹胀，尿少，纳呆，时有恶呕，胸部CT：双侧胸腔少量积液，心影增大。心脏彩超：左心扩大，室间隔肥厚，左室功能轻度下降，LVEF（左室射血分数）45%。心电图：窦性心律，大致正常心电图。给予利尿、抗感染治疗效果差，为求进一步中医治疗，遂来门诊。

既往有高血压病史。

刻下症：胸闷，气喘，伴咳嗽、咳痰，痰色白质黏稠，不易咳出，无发热，腹胀，尿少，纳呆，时有恶呕，大便干。

舌脉：舌质淡，舌苔白，脉弦紧。

西医诊断：①冠状动脉粥样硬化性心脏病，心力衰竭，心功能Ⅲ级；②高血压病，3级，极高危。

中医诊断：心衰，痰湿阻肺，水饮凌心证。

治法：健脾燥湿，止咳化痰，温阳化饮。

处方：桂枝10g，白术15g，茯苓15g，甘草10g，陈皮15g，清半夏12g，厚朴10g，炒苦杏仁10g，桔梗10g，海浮石15g，白芥子10g，紫苏子10g，炒莱菔子10g，党参20g，葶苈子10g，猪苓20g，大腹皮10g。3剂，每日一剂，水煎服。

嘱其少量饮水，忌饱餐，继续服用螺内酯片、美托洛尔片、缬沙坦胶囊。

二诊：2019年10月14日。

患者胸闷、气喘减轻，平卧后仍胸闷、气喘，尿量增多，仍有咳嗽、咳痰，痰液色白黏稠，无发热，腹胀减轻，仍呃逆，纳呆。

上方加鸡内金10g，砂仁6g（后下），5剂，每日一剂，水煎服。

三诊：2019年10月19日。

患者诸症减轻，夜间可平卧，咳嗽、咳痰减轻，无腹胀，进食好转。

继服上方5剂。

服药5剂后症状消失，停药。随访1年，症状未发作。

按语：

案1为老年男性，感受外邪，肺失宣降，则见咳嗽、咳痰。肺脾虚弱，痰饮内生，进食后痰液增多，为脾虚痰浊内蕴之象。肺脾两虚，痰湿阻肺，治当健脾燥湿，宣肺止咳，药以苓桂术甘汤合二陈汤加味。此患者腹胀、呃逆、纳呆，脾虚较重，加用炒麦芽、鸡内金、大腹皮健脾除胀。二诊时患者胸闷、喘息、气促较重，加用葶苈子泻肺平喘。三诊时喘息减轻，停用葶苈子。

案2为冠心病、心衰患者，长期胸闷、气短，心气不足，日久水饮不化而水饮凌心肺，痰湿内生，故见咳嗽、咳痰、胸闷、气短，治当健脾燥湿，止咳化痰，温阳化饮，药以苓桂术甘汤合二陈汤加味。此患者气虚，水饮较重，无明显热象，去川贝母，加用党参、葶苈子、大腹皮、猪苓以益气泻肺利水。二诊时患者胸闷、气短减轻，仍呃逆，纳呆，脾胃功能差，加用鸡内金、砂仁助消化和胃。

以上两个案例，案1为急性支气管炎，老年人，肺脾两虚，痰湿阻肺。案2为心衰，仍有痰湿阻肺，痰湿阻肺则见咳嗽、咳痰，痰液黏稠不易咳出。两个案例异病同治，皆以健脾燥湿、止咳化痰为主。

六、补肺汤合玉屏风散加减治疗肺气虚损咳嗽

○ 方剂组成

人参15g（另煎），黄芪30g，紫菀15g，五味子12g，熟地黄20g，桑白皮12g，白术15g，防风12g，当归12g，枳实10g，茯苓15g，陈皮15g，清半夏10g，甘草10g。

○ 主治病证

咳嗽无力，声音低微，痰多质稀，伴气短气促，神疲乏力，自汗畏风，易于感冒，舌淡，舌苔薄白，脉虚弱。

○ 加减变化

1.胸闷、气短、乏力重者，加巴戟天、黄精，重用人参、黄芪。

2.痰多者，加炒莱菔子、紫苏子、葶苈子。

3.自汗多者，加浮小麦、麻黄根。

○ 组方原理

咳嗽，是指肺气上逆作声，或兼见咳吐痰液者。见于上呼吸道感染、咳嗽变异性哮喘、慢性咽喉炎、胃食管反流病、肺炎、支气管炎、肺癌、支气管扩张、肺间质纤维化等多种疾病。对于咳嗽原因，《黄帝内经》早有论述，《素问·咳论》言："五脏六腑皆令人咳，非独肺也。"然肺为气之主，诸气上逆于肺则呛而咳，是咳嗽不止乎肺，而亦不离乎肺也。实咳者，多因邪壅于肺、肺气上逆所致。虚咳者多因病久体虚、先天禀赋不足等导致正气虚衰，无力宣肃而作咳，主要涉及肺、脾、肾三脏。临床上咳嗽日久，多可造成肺脾气虚，甚则肾不纳气之咳，其咳多因虚而致，或因虚而甚。

笔者认为，肺气虚损之咳嗽，无论外感、内伤病，总归于本虚而标实。咳嗽所作因肺气宣降失常，气上逆而发生。肺主一身之气，有赖宗气以行其用，以肾气助其摄纳，宗气为清气，水谷所成，故久咳肺虚涉及肺、脾、肾三脏，因肺为气之主，脾为气之源，肾为气之根，气虚则水津不布生痰，因此作咳嗽。"缓则治其本"，故拟补肺汤合玉屏风散加减。

方中人参甘平，健脾补肺，能大补元气，黄芪性甘温，能补中气，助卫气，二药合用，健脾益气，补肺气之本源，熟地甘温滋补肾精，固摄肾元，纳气平喘，三药共为君药，以补肺、脾、肾三脏；白术、茯苓健脾兼以祛湿，二陈（陈皮、半夏）燥湿化痰，防风为风药之润剂，宣肺气止咳，又合白术、黄芪以固表止汗，助卫气，当归补肝肾精血，助熟地黄益气之根，共为臣药；桑白皮、枳实理肺气，紫菀辛润止咳，五味子酸温敛肺，四药合用，止咳利肺，共为佐药；甘草调和诸药，为使药。全方肺、脾、肾三脏同治，健脾敛肺固肾，补虚宣敛并用，共奏补虚、化痰、止咳之功。

○ 医案选录

1. 慢性支气管炎急性加重案

袁某，男，57岁，临漳县农民。门诊号0002025。2018年9月11日初诊。

主诉：咳嗽、气喘10年，加重1周。

现病史：患者于10年前因受凉后出现咳嗽、咳痰，痰液为白色稀痰，曾多次于当地医院住院，诊断为"慢性支气管炎"。逐渐出现消瘦、乏力，伴有胸闷、气短，大便不成形，间断服用"止咳化痰"药物。1周前无明显诱因出现咳嗽、气喘加重，痰液仍为白色稀痰，痰量增多，行走50米则气短、乏力，伴头晕，食欲差，睡眠差，小便正常，大便干，3～5天一次。3天前上述症状仍不缓解，于县医院检查血液，白细胞6.3×10^9/L，中性粒细胞58.4%，C-反应蛋白16.3mg/L。胸部CT：双肺多发微小结节，部分钙化，肺气肿，左侧胸膜增厚。为求进一步中医治疗，遂来诊。

刻下症：消瘦，咳嗽，咳痰，痰液为白色稀痰，痰量增多，行走50米则气短、乏力，伴头晕，食欲差，睡眠差，小便正常，大便干，3～5天一次。

舌脉：舌质淡，舌苔薄白，脉细弱。

西医诊断：慢性支气管炎急性加重。

中医诊断：肺胀，肺脾两虚证。

治法：补脾益肺，止咳化痰。

处方：人参15g（另煎），黄芪30g，紫菀15g，五味子12g，熟地黄20g，桑白皮12g，白术15g，防风12g，当归12g，枳实10g，茯苓15g，陈皮15g，清半夏10g，龙眼肉10g，木香6g，砂仁6g（后下），干姜8g，大枣10g，甘草10g。7剂，每日一剂，水煎服。

嘱其避风寒。

二诊：2018年9月18日。

药后咳嗽无明显减轻，白稀痰液仍较多，头晕减轻，仍有活动后胸闷、喘息、气短，小便正常，大便2～3天一次，仍干结。

上方加胆南星10g，7剂，每日一剂，水煎服。

三诊：2018年9月25日。

患者服药后，咳嗽、咳痰症状明显减轻，活动后仍有胸闷、喘息、气短，基本无头晕，大小便正常。

上方再予15剂，每日一剂，水煎服。

15剂后患者症状基本消失，停药。随访2年无明显咳嗽、咳痰、气喘。

2. 鼻炎案

常某，男，72岁，复兴区退休工人。门诊号00023013。2018年11月2日初诊。

主诉：鼻塞、流涕1个月。

现病史：患者于1个月前受凉后出现鼻塞、流涕，伴头痛，以前额疼痛为主，鼻涕较多，自服"氨咖黄敏胶囊、鼻炎康、止咳宝"等药物，症状不缓解。近10天出现鼻塞、流涕加重，并出现咳嗽，胸闷，气短，咳白色稀痰，伴神疲乏力，腹胀，不欲进食，便溏，为求进一步治疗来诊。

既往2型糖尿病10余年。

刻下症：鼻塞，头痛，鼻涕较多，咳嗽，胸闷，气短，咳白色稀痰，神疲乏力，腹胀，不欲进食，寐差，小便正常，便溏。

舌脉：舌质淡暗，舌苔白略腻，脉细。

西医诊断：①鼻炎；②2型糖尿病。

中医诊断：鼻渊，肺气虚弱证。

治法：补肺益气，宣通鼻窍，止咳化痰。

处方：人参15g（另煎），黄芪30g，紫菀15g，五味子12g，熟地黄20g，桑白皮12g，白术15g，防风12g，细辛3g，苍耳子10g，茯苓15g，陈皮15g，清半夏10g，当归12g，枳实10g，甘草10g。5剂，每日一剂，水煎服。

继续服用降糖药物，糖尿病饮食，监测血糖。

二诊：2018年11月7日。

5剂后患者鼻塞、头痛减轻，鼻涕减少，咳嗽、胸闷、气短减轻，痰液减少，仍神疲乏力、腹胀，进食差，寐差，小便正常，便溏。

上方加炒山药10g，鸡内金10g，诃子10g，10剂，每日一剂，水煎服。

10剂后患者诸症消失，停药，随访1年未复发。

按语：

案1为慢性支气管炎患者，长期咳嗽。素体虚弱，日久则肺脾两虚，故见长期咳嗽、气短。日久气血不足，动则胸闷、乏力。脾虚则腹胀，不欲进食。治当补脾益肺，止咳化痰，药以补肺汤合玉屏风散加减。患者气血不足，加龙眼肉、木香、砂仁、干姜、大枣以健胃养血补气。二诊时，患者咳嗽、咳痰仍较多，加用胆南星化痰。三诊时症状减轻，给予守方。

案2为老年患者，既往有糖尿病史，素体虚弱。感受外邪，肺开窍于鼻，故感受外邪，鼻先受之，故见鼻塞、流涕、头痛。

肺气失宣则咳嗽。肺气不足，则祛邪无力，症状反复。肺脾两虚，则腹胀、纳差、便溏。故治以补肺益气、宣通鼻窍、止咳化痰为主，药物以补肺汤合玉屏风散加减，加用细辛、苍耳子宣通鼻窍。患者腹胀，纳呆，便溏，为脾胃虚弱，二诊加用鸡内金、炒山药以健脾开胃，诃子既能补肺虚又可涩肠止泻，全方可健脾补肺，宣通鼻窍，止咳化痰。

七、利肺清痰汤治疗邪热蕴肺顽固性咳嗽

○ **方剂组成**

炙麻黄10g，炒苦杏仁10g，桔梗12g，茯苓20g，陈皮15g，清半夏12g，瓜蒌20g，炒莱菔子12g，金银花30g，连翘30g，黄芩15g，款冬花15g，紫菀15g，白前12g，甘草10g。

○ **主治病证**

顽固性咳嗽，症见反复咳嗽、咳痰，痰液色黄或白，痰液较黏，量少，不易咳出，舌红，舌苔黄，脉紧。

○ **加减变化**

1.咽痒重者，加牛蒡子、枇杷叶。

2.兼外感者，加桑叶、菊花。

○ **组方原理**

顽固性咳嗽指咳嗽时间超过8周，频繁、慢性的咳嗽。慢性咳嗽对患者的工作、生活和社会活动造成严重影响。

顽固性咳嗽中医也称"久咳""久嗽"，其病程较长，病机复杂。顽固性咳嗽的病位主要在肺，但与胃、肾、肝、脾、心等脏腑功能失调密切相关。张仲景在《金匮要略》中设二篇对"痰饮""肺痈"等疾病所致的咳嗽加以论述，并给出方药，如"咳而

脉浮者，厚朴麻黄汤主之"（《金匮要略·肺痿肺痈咳嗽上气病脉证治第七》）。隋代巢元方将咳嗽分为十种。金元时期，张从正以为天之六气皆能引发咳嗽，并非仅是寒邪，补充了《黄帝内经》中关于咳嗽病因的认识。"岂知六气皆能嗽人？……岂可专于寒乎"（《儒门事亲·嗽分六气毋拘以寒述》）。咳嗽日久不愈，或失治、误治，必成久咳，久病入络，长期治疗不愈的久咳，多夹有瘀血，故多数学者主张治疗慢性咳嗽时加用活血化瘀药物。

　　肺为清虚之脏，主宣肃，咳嗽的发生为肺气宣肃失常所致。肺合皮毛，又宣布卫气，外邪中人"肺卫"首当其冲。如初病之时治疗得当，则邪去正安，疾病痊愈，反之，则邪入于肺，每易成久咳。寒温等病邪，停郁肺脏，使得肺气失宣，郁而成热生痰，故久咳多痰而咳痰，痰不易咳出。治疗当清热化痰，宣布肺气，痰热除，肺气之郁得解，则咳嗽自止，拟定利肺清痰汤。

　　方中麻黄辛苦性温，入肺经，宣散肺邪，炙后辛散稍减，更宜久病所用，苦杏仁苦温，降气止咳，二药合用宣肺止咳，共为君药；陈皮、清半夏、茯苓燥湿健脾化痰，金银花、连翘、黄芩性寒，清上焦肺脏之热，又制麻黄、苦杏仁之温，使全方归于辛凉，共为臣药；桔梗助麻黄、苦杏仁宣肺气，又助排痰，莱菔子下气化痰，清热化痰，瓜蒌润而助痰排出，款冬花、紫菀、白前宣肺止咳，共为佐药；甘草调和诸药，为使药。诸药合用，共奏宣肺止咳、清热化痰之效。

　　○ 医案选录

　　1. 急性支气管炎后咳嗽案

　　李某，男，36岁，成安县自由职业者。门诊号0010023。2018年3月8日初诊。

　　主诉：咳嗽3个月。

现病史：患者于3个月前受凉后出现咳嗽、咽痒、咳痰，伴发热，体温波动在37.5～38.5℃，痰液为黄黏痰，无咯血、盗汗，症状反复，于镇医院给予"林可霉素注射液、双黄连注射液"肌内注射1周，患者体温正常，仍遗有咳嗽、咳痰，咳痰夜间较重，症状不缓解，伴有胸闷、呃逆、腹胀。3天前来我院检查血液，白细胞 5.8×10^9/L，中性粒细胞55.2%，C-反应蛋白8.9mg/L，呼吸道病毒三项阴性。胸部CT：双肺多发微小结节，部分钙化，右侧胸膜增厚。为求进一步中药治疗，遂来诊。

刻下症：咳嗽，咳痰，痰液为黄黏痰，痰量增多，夜间咳痰较重，伴有胸闷，呃逆，腹胀，食欲差，睡眠差，小便正常，大便干，2～4天一次。

舌脉：舌质红，舌苔黄略腻，脉紧。

西医诊断：感染后咳嗽。

中医诊断：顽固性咳嗽，邪热蕴肺证。

治法：宣肺止咳，清热化痰。

处方：炙麻黄10g，炒苦杏仁10g，桔梗12g，茯苓20g，陈皮15g，清半夏12g，瓜蒌20g，炒莱菔子12g，金银花30g，连翘30g，黄芩15g，款冬花15g，紫菀15g，白前12g，白术10g，砂仁6g（后下），甘草10g。7剂，每日一剂，水煎服。

嘱其避免辛辣刺激之品。

二诊：2018年3月15日。

药后咳嗽、咳痰减轻，痰液减少，仍有胸闷，气短，小便正常，大便2～3天一次，仍干结。

上方加当归10g，7剂，每日一剂，水煎服。

三诊：2018年3月22日。

患者服药后，咳嗽、咳痰明显减轻，基本无痰，咽痒、胸闷、气短减轻，大小便正常。

上方再予10剂，每日一剂，水煎服。

10剂后患者症状基本消失，停药，随访半年未发作。

2．反流性食管炎案

范某，男，52岁，丛台区工人。门诊号0003032。2019年2月5日初诊。

主诉：咳嗽2个月。

现病史：患者于2个月前出现咳嗽、咽痒，无咳痰、发热，无鼻塞、流涕、头痛，曾服用"复方甘草片、蜜炼川贝枇杷膏、氨溴索片、复方鲜竹沥液"等药物，时轻时重，症状反复。曾查血液分析、肺部CT、呼吸道病毒等均未见异常。近1周来咳嗽加重，以平卧后为甚，坐起后缓解，无发热、咳痰，伴有口干、烧心，为求进一步中医治疗来诊。

刻下症：咳嗽，咽痒，平卧后加重，坐起后缓解，无咳痰，伴有口干、烧心，食欲一般，寐差，大小便正常。

舌脉：舌质红，舌苔黄腻，脉紧。

辅助检查：胃镜检查示反流性食管炎、慢性非萎缩性胃炎。

西医诊断：反流性食管炎。

中医诊断：咳嗽，胃火上扰，肺失宣降证。

治法：清胃泻热，宣肺止咳。

处方：炙麻黄10g，炒苦杏仁10g，桔梗12g，茯苓20g，陈皮15g，清半夏12g，瓜蒌20g，炒莱菔子12g，金银花30g，连翘30g，黄芩15g，款冬花15g，紫菀15g，白前12g，竹茹10g，黄连6g，甘草10g。5剂，每日一剂，水煎服。

二诊：2019年2月10日。

药后患者咳嗽、咽痒减轻，伴有口干、烧心，食欲一般，寐差，大小便正常。

上方加栀子8g，7剂，每日一剂，水煎服。

7剂后患者诸症消失，停药，随访1年未复发。

按语：

案1为急性支气管炎感染后咳嗽，患者急性支气管炎经早期抗感染治疗，炎症已愈，但邪热蕴肺不解，以致长期咳嗽、咳痰，痰液色黄而黏。痰热蕴肺日久，肺气失宣，则致脾胃运化失司，脾胃失司则脾胃虚弱，故见胸闷，呃逆，腹胀，食欲差，大便干。治当宣肺止咳，清热化痰，药以补利肺清痰汤加减。患者脾胃虚弱，加白术、砂仁以健胃养胃。二诊时患者症状减轻，仍有胸闷，患者病情日久，痰热郁久，气滞血瘀，故加当归活血理气。

案2为中老年患者，症状以咳嗽、咽痒为主，症状反复2个月之久，经过止咳化痰药物治疗，效果差，结合患者平卧后咳嗽加重，故考虑胃食管反流病，查胃镜为反流性食管炎、慢性非萎缩性胃炎，故之前治疗无效。患者口干、烧心、舌红、苔黄腻，为胃热之象，辨证为胃火上扰，肺失宣降，治当清胃泻热，宣肺止咳，药物以补利肺清痰汤加减，加用竹茹、黄连清胃热。二诊时患者胃热仍较重，加用栀子清胃热。

八、麻黄附子细辛汤合升降散治疗哮喘

○ 方剂组成

炙麻黄10g，制附子10g（先煎），细辛6～9g，橘红10g，炙枇杷叶10g，竹茹12g，白僵蚕12g，蝉衣10g，姜黄10g，大黄6～10g（后下），当归12g，枳实10g，甘草10g。

○ 主治病证

哮喘、喘息性支气管炎，症见喘息，气短，喉中痰鸣音，伴咳嗽，咳痰，咳痰色黄，痰液较黏，舌暗，舌苔薄黄或黄厚，脉滑。

○ 加减变化

1.痰热盛者，加海浮石、鱼腥草。

2.痰多者，加胆南星、紫苏子。

○ 组方原理

哮喘属中医"哮病""喘证"范畴。

哮喘是由于宿痰伏肺，遇诱因或感邪引触，以致痰阻气道，肺失肃降，痰气搏击所引起的发作性痰鸣气喘疾患。哮喘症状早在《黄帝内经》中就有描述，发作时喉中哮鸣有声，呼吸气促困难，甚至喘息不能平卧。《素问·阴阳别论》云："阴争于内，阳扰于外，魄汗未藏，四逆而起，起则熏肺，使人喘鸣。"这描述了哮喘的症状，即气喘伴有声音。《金匮要略》提出"伏饮"致喘咳的概念。张景岳认为哮喘是由于"宿痰"伏肺，外感或七情诱发，《景岳全书》云："喘有夙根，遇寒即发，或遇劳即发者亦名哮喘。未发时以扶正气为主，既发时以攻邪气为主。"

笔者认为，哮病的发生，为宿痰内伏于肺，每因复感外邪而引触。其病机为外邪束郁肺气，以致痰阻气道，肺失肃降，肺气上逆，痰气搏击而发出痰鸣气喘声。哮喘日久，宿痰郁而化热，故多见黄痰。哮喘急性期临床多以痰邪郁肺、肺气失宣为主，治宜宣肺泻郁，化痰平喘，遂拟定麻黄附子细辛汤合升降散加减。

方中以白僵蚕辛苦咸平，清热解郁，化痰散结；蝉衣辛咸凉，宣肺开窍以清郁热，共为君药。姜黄辛苦温，行气散结；大黄苦寒，攻下热结，泻火解毒；橘红、炙枇杷叶、竹茹清热化痰，止咳平喘；当归补血活血；枳实行气化痰，共为臣药。制附子温阳，炙麻黄、细辛助温阳解表，以防清热之力太过，共为佐药。甘草调和诸药，为使药。诸药合用，共奏宣肺泻郁、化痰平喘之效。

○ 医案选录

1．支气管哮喘案

万某，男，33岁，临漳县自由职业者。门诊号0001402。2017年2月8日初诊。

主诉：间断喘息5个月，加重1周。

现病史：患者于5个月前因吸入大量烟雾后出现喘息，喉中有哮鸣音，伴咽痒、咳嗽、咳痰，无发热，于当地给予"止咳化痰平喘"治疗（具体不详），效果差。3个月前就诊于市内某三甲医院，经胸部CT、肺功能、血分析等检查，考虑为"哮喘"，给予"氨溴索片、孟鲁司特钠片、沙美特罗替卡松吸入剂"治疗，症状持续存在。近1周来，受凉后喘息反复，伴胸闷、气短、咳嗽，咳黄黏痰，时有恶寒，无发热，于县医院检查血液，白细胞6.2×10^9/L，中性粒细胞54.8%，C-反应蛋白30.4mg/L，呼吸道病毒三项阴性。胸部CT未见明显异常。

刻下症：喘息，伴胸闷，气短，咳嗽，咳黄黏痰，时有恶寒，无发热，食欲差，睡眠差，小便正常，大便干，2～4天一次。

舌脉：舌质暗，舌苔黄厚，脉滑。

西医诊断：支气管哮喘发作期。

中医诊断：喘证，肺卫失宣，痰邪内阻证。

治法：宣肺解表平喘，清热化痰。

处方：炙麻黄10g，制附子10g（先煎），细辛6g，橘红10g，炙枇杷叶10g，竹茹12g，白僵蚕12g，蝉衣10g，姜黄10g，大黄10g（后下），当归12g，枳实10g，防风10g，炒白术10g，甘草10g。3剂，每日一剂，水煎服。

嘱其避免受凉，忌食辛辣刺激之物。

二诊：2017年2月12日。

药后喘息、胸闷、咳嗽、咳痰减轻，仍有咽痒、恶寒，小便正常，大便2～3天一次。

上方加射干10g，肉桂5g，3剂，每日一剂，水煎服。

三诊：2017年2月15日。

患者服药后，喘息发作明显减少，咳嗽、咳痰基本消失，仍有咽痒、胸闷、气短，恶寒减轻，大小便正常。

上方再予7剂，每日一剂，水煎服。

7剂后患者症状基本消失，停药，随访半年未发作。

2．喘息性支气管炎案

李某，女，20岁，邯郸学院学生。门诊号0003125。2019年4月8日初诊。

主诉：发热、喘息2周。

现病史：患者于2周前受凉后出现发热、喘息，体温38.0～38.6℃，伴胸闷、气短，无咳痰，伴鼻塞、流涕、头痛，曾服用"对乙酰氨基酚片、阿莫西林胶囊、复方鲜竹沥液"等药物症状不缓解。2天前受凉后出现恶寒、自汗，汗出较多，来我院检查血液，白细胞10.6×10^9/L，中性粒细胞76.4%，C-反应蛋白28.4mg/L，呼吸道病毒三项阴性。胸部DR片示双肺纹理多乱。

刻下症：发热，恶寒，喘息，伴胸闷，气短，自汗，汗出较多，寐差，大小便正常。

舌脉：舌质暗，舌苔黄薄，脉浮滑。

西医诊断：喘息性支气管炎。

中医诊断：喘证，邪热郁肺，兼肺卫失宣证。

治法：宣肺泻郁，固表止汗。

处方：炙麻黄10g，制附子10g（先煎），细辛6g，橘红10g，炙枇杷叶10g，竹茹12g，白僵蚕12g，蝉衣10g，姜黄10g，大黄5g（后下），当归12g，枳实10g，浮小麦30g，桂圆肉10g，甘草10g。3剂，每日一剂，水煎服。

二诊：2019年4月11日。

3剂后患者体温正常，仍有喘息、胸闷、出汗、恶寒，寐差，大小便正常。

上方加桂枝8g，5剂，每日一剂，水煎服。

5剂后患者诸症消失。

按语：

案1为哮喘，患者冒触烟雾后出现喘息。外邪袭肺，肺失宣降，痰浊内生，日久痰浊化热。患者平素怕冷、恶寒，为卫外不足之体，感受外邪后出现喘息加重，病机为痰热郁肺，肺失宣降，治当宣肺解表平喘，清热化痰，处方以麻黄附子细辛汤合升降散。患者易感外邪，加用防风、白术补气健脾，固护卫气。二诊时，患者喘息、胸闷、咳嗽、咳痰减轻，仍有咽痒、恶寒，加用射干清热利咽，加肉桂以温阳祛邪外出。

案2为青年患者，感受外邪后邪热郁肺不解，加之阳虚，则出现发热、喘息，伴胸闷、气短，恶寒，自汗，汗出较多，舌暗，苔黄厚，脉浮滑，为肺失宣降，痰热郁肺，治当宣肺泻郁，固表止汗，药物以麻黄附子细辛汤合升降散，加用浮小麦固表止汗，桂圆肉以温阳。二诊患者仍有出汗，加桂枝以助温阳。

九、补肾定喘方治疗支气管哮喘缓解期

○ **方剂组成**

炙麻黄10g，白果12g，款冬花12g，桑白皮12g，炒苦杏仁10g，桔梗10g，茯苓20g，橘红10g，清半夏12g，紫苏子12g，人参15g（另煎），黄芪30g，山萸肉15g，熟地黄15g，炙甘草10g。

○ **主治病证**

1.哮喘缓解期，症见畏寒自汗，气短，动则为甚，咳嗽痰多而黏，痰色白或黄。

2.慢性支气管炎见上述症状者。

○ **加减变化**

1.肺气虚，易感冒者，加白术、防风。

2.乏力，便溏者，加炒山药、白术。

3.痰黏难咳者，加瓜蒌、芦根、川贝母。

○ **组方原理**

哮喘属中医"哮病""喘证""痰饮"之范畴。

"哮喘"之名，首创于朱丹溪，并倡"专主于痰"。对本病的认识始于《黄帝内经》，其认为哮有宿根，乃肺脾肾不和，导致痰饮留伏，遇外邪引动伏痰而发。《金匮要略》提出"伏饮"致喘说，并对症状做了具体描述，"咳而上气"，"喉中水鸡声"，奠定了后世"宿痰"论的基础。《景岳全书》认为哮喘的发病是由夙根所致，并主张未发时扶正为主，发病时祛邪为主。

哮喘一证颇多危急病情，须辨证精确，治疗及时。大要分为实喘与虚喘两大类。实喘的基本病理为"清浊相干……气乱于肺"（《灵枢·五乱》），如外感六淫，水饮痰浊壅阻于肺，使肺气失于宣降，此为实喘。禀赋虚弱或元气亏损，使肺主气的功能明

显减弱，以致肾不纳气，则为虚喘。实喘以祛除病邪为大法，虚喘当补元摄纳为主。

笔者认为，哮喘缓解期并无喘息、喘促不得卧之候，然多有气短、乏力、咳痰，其病机为肺气不宣，肾虚欠纳，脾虚痰生，因而当治其痰，理肺、脾、肾三脏之气，以宣肺、健脾、补肾为治法，遂拟补肾定喘方。

方中人参、黄芪，补气固本培元，益气平喘，山萸肉、熟地黄滋补肾阴，共为君；麻黄宣降肺气以定喘，兼解表寒，白果敛肺止咳，化痰平喘，橘红、半夏、茯苓健脾燥湿化痰，桔梗、桑白皮宣肺平喘化痰，共为臣药；杏仁、苏子、款冬花降气化痰平喘，以防宣肺之过，共为佐药；甘草为使。全方共奏补气益肾、止咳平喘之效。

○ 医案选录

1. 支气管哮喘案

张某，男，45岁，邯郸市工人。门诊号0000931。2016年5月10日初诊。

主诉：间断喘息2年。

现病史：患者于2年前因受凉后出现喘息、胸闷、气短，伴喉中哮鸣音、咽痒、咳嗽，咳少量白黏痰，无发热，无咯血、盗汗。就诊于市内某三甲医院，检查胸部CT未见明显异常，肺功能检查示限制性通气功能障碍，诊断为"支气管哮喘"，给予"氨溴索片、茶碱缓释片、沙美特罗替卡松吸入剂"等治疗，症状反复。1年前出现畏寒自汗。患者平素喘促气短间断发作，影响工作。

刻下症：畏寒自汗，喘促气短不甚明显，活动量较大后为甚，乏力，间断咳嗽，咳痰少而黏，痰色白，伴食少，寐差，大小便正常。

舌脉：舌淡，舌苔薄，脉沉细。

西医诊断：支气管哮喘，缓解期。

中医诊断：喘证，痰浊郁肺，肺肾两虚证。

治法：补益肺肾，化痰平喘。

处方：炙麻黄10g，白果12g，款冬花12g，桑白皮12g，炒苦杏仁10g，桔梗10g，茯苓20g，橘红10g，清半夏12g，紫苏子12g，人参15g（另煎），黄芪30g，山萸肉15g，熟地黄15g，胆南星10g，紫苏子10g，炙甘草10g。7剂，每日一剂，水煎服。

注意避免受凉，忌食辛辣刺激之物。

二诊：2016年5月17日。

药后患者畏寒、自汗明显减轻，乏力好转，仍有活动后喘促气短，咳嗽减轻，咳痰减少，进食好转，寐差，大小便正常。

上方继续7剂，每日一剂，水煎服。

三诊：2016年5月24日。

患者服药后，无畏寒，无自汗，仍有乏力、活动后喘促气短，咳嗽减轻，无咳痰，进食好转，寐差，大小便正常。舌淡，舌苔薄，脉沉细。

上方加阿胶3g（烊化），21剂，每日一剂，水煎服。

21剂后患者症状基本消失，停药。随访1年，无明显胸闷、喘息发作。

2．慢性支气管炎案

邢某，女，60岁，峰峰矿区工人。门诊号0002437。2018年1月12日初诊。

主诉：咳嗽、咳痰5年。

现病史：患者于5年前受凉后出现咳嗽、咳痰，痰液为白黏痰，无发热、胸痛、咯血，症状反复出现，多于冬春季节发病，曾于当地医院检查，胸部CT示双肺纹理多乱，左上肺索条影，左上肺局限性肺气肿。多次住院治疗，诊断为"慢性支气管炎"。2年来患者逐渐出现畏寒，神疲乏力，间断喘促气短，逐渐出现腰膝酸软，动则为甚，咳嗽，痰多而黏，痰色白，为求进一步中医治疗来诊。

刻下症：咳嗽，咳痰，痰多而黏，痰色白，畏寒，神疲乏力，喘促气短，腰膝酸软，动则为甚，伴食少，寐差，大便溏稀，小便正常。

舌脉：舌淡暗，舌苔薄略黄，脉沉细。

西医诊断：慢性支气管炎。

中医诊断：咳嗽，脾肾两虚，痰浊郁肺证。

治法：健脾补肾，益肺化痰平喘。

处方：炙麻黄10g，白果12g，款冬花12g，桑白皮12g，炒苦杏仁10g，桔梗10g，茯苓20g，橘红10g，清半夏12g，紫苏子12g，人参15g（另煎），黄芪30g，山萸肉15g，熟地黄15g，补骨脂10g，炒山药10g，炒白术10g，炙甘草10g。5剂，每日一剂，水煎服。

嘱其避免受凉，忌冷凉食物。

二诊：2018年1月17日。

5剂后患者无咳嗽，喘息减轻，仍有胸闷、乏力、自汗，食欲一般，寐差，大小便正常。

上方加防风10g，7剂，每日一剂，水煎服。

7剂后患者诸症消失，停药。

按语：

案1为哮喘患者，症状反复。外邪袭肺，肺失宣降，痰浊内生，日久不愈，宿痰郁肺，故反复喘息、咳嗽。日久肺肾两虚，肾不纳气，故见怕冷自汗，乏力，喘促气短，动则为甚。治当补益肺肾，化痰平喘，处以补肾定喘方。患者痰液较多，加用胆南星、紫苏子祛痰理气。二诊时，患者症状好转，继服原方。三诊时，患者无畏寒，无出汗，乏力好转，仍有喘促气短，动则为甚，为气血不足，加用阿胶补气养血。

案2为中老年患者，感受外邪后邪郁肺卫，痰浊内生，肺失宣降，故见咳喘。日久脾肾两虚，故见神疲乏力，喘促气短，腰膝酸软，动则为甚，伴食少，寐差。辨证为脾肾两虚，痰浊郁肺，治当健脾补肾益肺，化痰平喘，处以补肾定喘方。患者大便溏稀，加用补骨脂、炒山药、炒白术健脾固摄。二诊时，患者仍有出汗，加防风固表止汗。

十、利肺滋补膏方治疗慢阻肺稳定期

○ 方剂组成

黄芪300g，白术120g，防风90g，红景天120g，熟地黄120g，山萸肉120g，山药150g，茯苓150g，陈皮90g，清半夏90g，当归90g，紫苏子90g，炒苦杏仁90g，桔梗90g。

以上药物浓煎3次，去渣滤汁，浓缩，加入西洋参粉45g，川贝粉30g，鹿角胶50g，阿胶90g，蜂蜜适量，黄酒适量，按膏方制作要求收膏、包装。每次服1袋，每日2袋。本方为成人一月量。

○ 主治病证

1.慢性阻塞性肺疾病稳定期，症见咳嗽，胸闷，气短，咳痰无力，痰液色白稀薄，伴怕冷自汗，腰膝酸软，食少，消瘦，舌色偏淡，舌苔薄，脉缓无力或沉细。

2.平素易感冒，以及顽固性咳嗽、肺结核等伴有上述症状者。

○ 加减变化

1.出汗多者，加浮小麦、五味子。

2.痰白质稀者，加胆南星、干姜。

3.纳呆食少者，加鸡内金、炒麦芽。

○ 组方原理

慢性阻塞性肺疾病（COPD）是一种以持续气流受限为特征的常见呼吸系统疾病。

慢性阻塞性肺疾病基本病机是气机的升降出纳失常，初期病位在肺，若外邪袭肺，或他脏病邪上犯，皆可使肺气壅塞，肺失宣降，呼吸不利而致喘促，或使肺气虚衰，气失所主而喘促。若肺病及脾，子病犯母，子盗母气，则脾虚失运，聚湿生痰，上渍于肺，肺气壅塞，气津失布，血行不畅，形成痰浊血瘀。肾为气之根，与肺同司气之出纳，若迁延不愈，母病及子，累及于肾，则呈现肾失摄纳、痰瘀伏肺之肾虚肺实之证候。

慢性阻塞性肺疾病属慢性虚损性疾病，膏方作为中医四时养生的主要手段之一，是调治慢性虚损性疾病的重要的方法。COPD主要从肺肾两脏辨证论治，在补益肺气的同时加入滋阴补肾之药，肺肾同治，通过化痰药去除有形之痰，通过补肺益肾的方法滋补无形之气，标本兼顾的同时又无伤害正气之虞。慢阻肺稳定期病机以肺肾两虚、痰浊蕴肺为主，治当补肺益气补肾，健脾化痰止咳，拟定利肺滋补膏方。

方中黄芪、白术、防风，为玉屏风散，提高机体卫外之力，益气固表，西洋参补气养阴，清热生津，共为君药；鹿角胶温阳益精，滋补肝肾，补益气血；阿胶滋阴补血；红景天补血益气，通脉平喘；熟地黄、山萸肉、山药补肺健脾益肾，治疗本虚，为臣药；川贝清热润肺化痰，茯苓、陈皮、半夏燥湿化痰，理气和中，紫苏子、杏仁、桔梗降气平喘，祛痰止咳，当归滋阴补虚，共为佐药。全方标本兼顾，既可补肺益气，养血补肾，又可健脾化痰，止咳平喘。

○ 医案选录

1. 慢阻肺稳定期案

付某，男，53岁，峰峰矿区农民。门诊号0002136。2018年10月8日初诊。

主诉：咳嗽、咳痰、气喘12年。

现病史：患者于12年前因受凉后出现咳嗽、咳痰，痰液为白色稀痰，伴胸闷、气喘，多次于当地医院住院，诊断为"慢性阻塞性肺疾病"。近半年来出现咳嗽、胸闷、气喘加重，白色稀痰，痰量多，无发热、胸痛、咯血，伴头晕，腰膝酸软，动则汗出，食欲差，睡眠差，小便正常，大便干，3～5天一次。患者为求进一步缓解症状，遂来诊。

刻下症：咳嗽，胸闷，气喘，咳白色稀痰，痰量时多时少，伴头晕，腰膝酸软，动则汗出，食欲差，睡眠差，小便正常，大便干，3～5天一次。

舌脉：舌质淡，舌苔薄白，脉细弱。

辅助检查：白细胞5.4×10^9/L，中性粒细胞60.3%，血红蛋白138g/L，C–反应蛋白5.8mg/L。胸部CT：双肺多发微小结节，部分钙化，肺气肿。

西医诊断：慢性阻塞性肺疾病，稳定期。

中医诊断：肺胀，肺肾两虚，痰饮阻肺证。

治法：补肺益肾，健脾益气，化痰止咳。

处方：黄芪300g，白术120g，防风90g，红景天120g，熟地黄120g，山萸肉120g，山药150g，茯苓150g，陈皮90g，清半夏90g，当归90g，紫苏子90g，炒苦杏仁90g，桔梗90g，远志90g，胆南星60g。

以上药物浓煎三次，去渣滤汁浓缩，加入西洋参粉45g，川贝粉30g，鹿角胶50g，阿胶90g，蜂蜜适量，黄酒适量，按膏方制作要求收膏、包装。每次服1袋，每日2袋。此为1个月的量。

二诊：2018年11月17日。

1个月后患者诸症明显缓解。

上方继续1个月。

三诊：2018年12月19日。

患者服药后，咳喘明显好转，仍有气短、乏力，进食、睡眠好转，大小便正常。再服1个月。

服3个月后患者生活质量明显提高。随后2年中，每年冬季服药2个月，其间无明显胸闷、喘息发作。

2. 反复感冒案

梁某，女，47岁，邯山区工人。门诊号0003290。2019年4月16日初诊。

主诉：反复流涕、咳嗽、咳痰2年。

现病史：患者于2年前受凉后出现流涕、鼻塞、打喷嚏，之后出现咳嗽、咳痰，痰液为白黏痰，服用"感康、复方甘草片"等药物症状好转。此后2年来症状反复，每次持续半个月左右，无发热、胸痛、咯血，服用"感冒"药物症状可缓解。半年前于我院检查胸部CT示双肺散在微小结节。患者平素畏寒，乏力，面色苍白，纳呆食少，寐差，大小便正常，为求进一步中医治疗来诊。

刻下症：反复流涕、鼻塞、喷嚏，咳嗽，痰多而黏，痰色白，怕冷，乏力，面色苍白，纳呆食少，寐差，大小便正常。

舌脉：舌淡暗，舌苔薄白，脉细。

西医诊断：①亚健康状态；②肺结节。

中医诊断：感冒，肺脾两虚，痰浊壅塞证。

治法：补肺益气，健脾化痰。

处方：黄芪300g，白术120g，防风90g，红景天120g，熟地黄120g，山萸肉120g，山药150g，茯苓150g，陈皮90g，清半夏90g，当归90g，紫苏子90g，炒苦杏仁90g，桔梗90g，鸡内金90g，炒麦芽90g，麦冬90g。

以上药物浓煎三次，去渣滤汁浓缩，加入西洋参粉45g，川贝粉30g，鹿角胶50g，阿胶90g，蜂蜜适量，黄酒适量，按膏方制作要求收膏、包装。每次服1袋，每日2袋。此为1个月的量。

二诊：2019年5月17日。

服用1个月后患者鼻塞、咳嗽症状消失，进食增多，精神好转，睡眠一般，大便正常，小便正常。随后每年冬季服1个月。随访2年患者未再出现鼻塞、流涕、咳嗽等症状。

按语：

案1为慢阻肺患者，患者症状反复，稳定期咳嗽、咳痰减轻，伴头晕，腰膝酸软，动则出汗，食欲差，睡眠差，为肺肾两虚、痰饮阻肺之证，治当补肺益肾，健脾益气，化痰止咳，故给予利肺滋补膏方，加用远志安神，胆南星祛痰。

案2为中年患者，反复感冒，出现流涕、鼻塞、喷嚏、咳嗽等症状，患者肺卫失固，日久肺病及脾，子病犯母，子盗母气，则脾虚失运，聚湿生痰，上渍于肺，肺气壅塞，气津失布，辨证为肺脾两虚，痰浊壅塞，治当补肺益气，健脾化痰，药用利肺滋补膏方，加用鸡内金、炒麦芽健脾消食，麦冬养阴。

十一、清化痰瘀散结汤治疗肺结节

○ **方剂组成**

茯苓20g，陈皮15g，清半夏12g，浙贝母20g，玄参30g，生牡蛎30g（先煎），柴胡12g，当归12g，川芎12g，赤芍12g，桃仁10g，红花10g，莪术12g，炒苦杏仁10g，桔梗10g，甘草10g。

○ **主治病证**

1.肺结节，症见咳嗽，咳痰，痰液色白或黄，或无症状者。

2.慢性支气管炎等疾病见上述症状者。

○ **加减变化**

1.痰白而稀者，加干姜、细辛。

2.痰色黄者，加鱼腥草、芦根。

3.湿重者，加苍术、佩兰、薏苡仁。

4.气虚者，加党参、炒白术、黄芪。

○ **组方原理**

肺结节临床多无症状，偶有咳嗽。严格意义上说，肺结节并非疾病名称，而是一种影像学表达。

肺结节的病因主要有外感及内伤，其中外感为感受六淫邪气或雾霾废气等秽浊之邪，内伤为情志失调或饮食劳逸失常。病理产物为痰、湿、瘀、毒。内外病因等均可导致气机不畅，肺失宣肃，肺络不通，津液失布，痰饮、水湿、瘀血停聚，发为肺结节。

笔者认为，肺结节根本病机为痰结血瘀，交结气络。其中脏腑失和责之肺脾两脏，肺结节病位在肺，首责肺失宣肃，不得外拒淫邪、内安气血，致使肺络不畅，发展至影像学可见结节。痰与瘀相互搏结，相互为病，而使痰愈滞，血愈瘀，久则形成占位性病变，故痰瘀互结为肺结节的基础证型，治当活血化痰散结，痰瘀同治，拟清化痰瘀散结汤。

方中茯苓、陈皮、半夏为二陈汤，善于燥湿化痰，为君药；浙贝母、玄参、牡蛎清润化痰，软坚散结，杏仁、桔梗既可以化痰利肺，又可以作为引经药载药上浮而归肺，共为臣药；柴胡、当归、川芎、赤芍、桃仁、红花为血府逐瘀汤，用以治疗胸中血瘀之证，莪术破血除癥，增加散结之功，共为佐药；甘草为使，调和药性。诸药同用，共奏和中化痰、清化瘀毒之效。

○　医案选录

1. 肺结节案

叶某，男，45岁，邯郸市自由职业者。门诊号0021123。2021年3月8日初诊。

主诉：体检发现肺结节半年。

现病史：患者于半年前在我院体检时发现胸部微小结节，胸部CT：双肺多发微小结节，最大者位于左肺下叶背段约0.3cm。无咳嗽、咳痰等症状。2日前复查胸部CT示：双肺多发微小结节，最大者位于左肺下叶背段约0.3cm。为求中医治疗遂来诊。

既往吸烟史20年，每天约20支。

刻下症：晨起咽痒，伴恶心，口苦，食欲一般，睡眠差，小便正常，大便干，3～5天一次。

舌脉：舌质暗，舌苔白腻，脉弦。

西医诊断：肺结节。

中医诊断：肺结节，痰瘀互阻证。

治法：健脾化痰，消瘀散结。

处方：茯苓20g，陈皮15g，清半夏12g，浙贝母20g，玄参30g，生牡蛎30g（先煎），柴胡12g，当归12g，川芎12g，赤芍12g，桃仁10g，红花10g，莪术12g，炒苦杏仁10g，桔梗10g，白术10g，竹茹10g，甘草10g。7剂，每日一剂，水煎服。

嘱其戒烟。

二诊：2021年3月15日。

7剂后患者无不适，舌脉同前，继续服用1个月。

三诊：2021年4月17日

患者无不适，再服药两个月。

服3个月后患者复查胸部CT示：双肺多发微小结节，最大者位于左肺下叶背段约0.2cm。分别于1年后、2年后复查肺CT均无明显变化。

2．慢性支气管炎合并肺结节案

范某，女，49岁，成安县工人。门诊号0013032。2022年1月16日初诊。

主诉：间断咳嗽、咳痰3年。

现病史：患者于3年前受凉后出现咳嗽、咳痰，痰液为白黏痰，服用"复方氨酚烷胺片、复方甘草片"等药物症状好转。曾于县医院查胸部CT：双肺散在微小结节，最大者位于右肺上叶基底段约0.4cm。此后症状反复，痰液时多时少，时黄时白，无发热、胸痛、咯血。1周前，患者受凉后咳嗽、咳痰加重，痰液为白黏痰，量多，无发热，于成安县医院检查胸部CT示双肺慢性支气管炎，双肺结节较前无明显变化。血液检查：白细胞4.6×10^9/L，中性粒细胞58.6%。C-反应蛋白2.7mg/L。为求进一步中医治疗来诊。

刻下症：咳嗽，咳痰，痰多而黏，色白，伴胸闷，乏力，面色苍白，纳呆食少，寐差，大小便正常。

舌脉：舌淡暗，舌苔薄白，脉弦。

西医诊断：①慢性支气管炎；②肺结节。

中医诊断：咳嗽，肺脾两虚，痰瘀互阻证。

治法：补肺健脾，止咳化痰，消瘀散结。

处方：茯苓20g，陈皮15g，清半夏12g，浙贝母20g，玄参30g，生牡蛎30g（先煎），柴胡12g，当归12g，川芎12g，赤芍12g，桃仁10g，红花10g，莪术12g，炒苦杏仁10g，桔梗10g，党参10g，枳壳10g，甘草10g。7剂，每日一剂，水煎服。

二诊：2022年1月23日。

7剂后患者咳嗽、咳痰明显减轻，进食增多，精神好转，睡眠一般，大便正常，小便正常。

上方7剂，每日一剂，水煎服。

三诊：2022年1月31日。

患者咳嗽、咳痰明显减轻，偶有咳痰，痰液色白，胸闷、气短减轻。

上方14剂，每日一剂，水煎服。

药后患者诸症消失，停药。随访2年患者未再出现咳嗽等症状，复查肺CT：双肺散在微小结节，最大者位于右肺上叶基底段约0.3cm。

按语：

案1为肺结节，患者无症状，体检时发现肺结节，舌质暗，苔白腻，脉弦，辨为痰瘀互阻证，治当健脾化痰，消瘀散结，药用清化痰瘀散结汤，患者口苦、恶心，加用白术、竹茹健脾清热。

案2为中年患者，反复咳嗽、咳痰，痰多而黏，痰色时黄时白，面色苍白，纳呆食少，寐差，大小便正常，舌淡暗，苔薄白，脉弦，辨证为肺脾两虚，痰瘀互阻，治当补肺健脾，止咳化痰，消瘀散结，药用清化痰瘀散结汤，患者胸闷、气短，加用党参、枳壳健脾理气。

第二节　心血管病证用方

一、瓜蒌薤白半夏汤合冠心2号方治疗痰瘀型冠心病

○ 方剂组成

瓜蒌20g，薤白10g，清半夏12g，丹参30g，降香10g，川芎12g，赤芍15g，红花10g，枳实12g，当归12g，茯苓20g，炙甘草10g。

○ 主治病证

胸痹心痛病，症见阵发性胸闷、胸痛，或伴有心悸、气短、口唇发绀等症，舌质暗红，苔白腻，脉滑涩。

○ 加减变化

1.兼痰热者，加用黄连、竹茹。

2.瘀血重者，加三七、桃仁。

3.阳虚者，加肉桂、干姜。

○ 组方原理

冠心病心绞痛属于中医"胸痹心痛病"范畴。胸痹相关的记载最早见于《内经》，书中对胸痹的病位、症状做了论述，"邪在心，则病心痛"（《灵枢·五邪》），"心病者，胸中痛，胁支满，胁下痛，膺背肩胛间痛，两臂内痛"（《素问·藏气法时论》）。张仲景首次提出"胸痹"的名称，认为"阳微阴弦"为胸痹基本病机，并对胸痹的辨治思路及方药进行了专门的论述。"胸痹之病，喘息咳唾，胸背痛，短气，寸口脉沉而迟，

关上小紧数，瓜蒌薤白白酒汤主之。""胸痹不得卧，心痛彻背者，瓜蒌薤白半夏汤主之。"（《金匮要略·胸痹心痛短气病》）明代医家提出情志、痰饮、瘀血引发胸痹，并提出芳香温通、活血化瘀治法。清代医家多次记载用活血化瘀法治疗胸痹，如陈修园使用丹参饮治心腹诸痛，唐容川应用血府逐瘀汤治疗胸痹心痛等。

笔者认为，胸痹心痛的根本病机特点为本虚标实。心绞痛（胸痹心痛）为发作性疾病，发作时必为邪阻心脉，使得气血壅遏，脉道不畅，从而发生心痛如绞、心痛彻背等症状。引发疾病的病邪为内生的瘀血、痰浊，因此治疗之时急则治其标，当急急祛邪为要，待心痛缓解后再徐徐治其本虚，遂拟瓜蒌薤白半夏汤合冠心2号方治疗痰瘀交阻型冠心病心绞痛。

方中瓜蒌甘寒，功能祛痰散结，薤白辛苦温而滑窍，《名医别录》谓其"温中散结气"，二药合用，开胸中痹结，散痰气，宣阳气，使得痹阻的心脉复畅，共为君药。半夏化痰降逆，丹参、赤芍、红花、川芎、降香活血化瘀止痛，共为臣药。当归补血活血，枳实行气化痰，茯苓健脾化痰，共为佐药。炙甘草调和诸药。诸药同用，共奏通阳化痰、活血通络之效。

○ 医案选录

1. 胸痹案

张某，男，65岁，邯郸市临漳县农民。门诊号0048127。2017年12月4日初诊。

主诉：阵发性胸闷、胸痛1个月。

现病史：患者1个月前晨起活动中出现胸闷痛，伴有大汗，持续十余分钟缓解，随后到市内某三甲医院就诊，冠脉造影示"三支病变，累及前降支、回旋支、右冠状动脉"，建议冠脉搭桥治疗，患者选择内科保守治疗，口服"阿司匹林肠溶片、替格瑞洛片、阿托伐他汀钙片、单硝酸异山梨酯片"等药物治疗1月余，但胸闷痛仍每日发作数次，数分钟后可自行缓解。

刻下症：阵发胸闷痛，气短乏力，体胖痰多，大便黏腻不爽，口干。

既往史：2型糖尿病史10年。

舌脉：舌质暗，苔黄厚腻，脉滑。

辅助检查：2017年11月3日冠脉造影：①冠脉分布呈右优势型。②左主干未见明显狭窄，前降支近段钙化，节段性狭窄50%，中段弥漫性狭窄70%～80%，前向血流TIMI3级；回旋支近段局限性狭窄90%，远段弥漫性狭窄85%～90%，钝缘支近段节段性狭窄70%～90%，远段节段性狭窄85%，前向血流TIMI3级。③右冠近中段节段性狭窄70%，后降支近中段弥漫性狭窄50%，左室后支近中段弥漫性狭窄50%，前向血流TIMI3级。

超声心动图示左室运动幅度减低，LVEF42%。

西医诊断：冠心病，不稳定型心绞痛。

中医诊断：胸痹，痰浊壅塞，心血瘀阻证。

治法：通阳豁痰，活血通脉。

处方：瓜蒌20g，薤白10g，清半夏12g，丹参30g，降香10g，川芎12g，赤芍15g，红花10g，枳实12g，当归12g，茯苓20g，炙甘草10g，黄连6g，竹茹10g。7剂，水煎服，每日一剂，分两次温服。

二诊：2017年12月11日。

1周内胸闷痛发作3次，日常活动耐量增加，舌暗红，黄厚腻苔渐退，脉滑。效不更方，守方7剂。

三诊：2017年12月18日。

患者心绞痛约一周发作一次，日常活动正常，目前西药仍服用"阿司匹林肠溶片、阿托伐他汀钙片、单硝酸异山梨酯片"治疗。舌淡红，苔薄白，脉滑。

痰热退去，上方去黄连、竹茹，再进14剂。

先后加减服用此方30余剂。停药后随访3个月，心绞痛未再复发。

2．胸痹案

陈某，女，52岁，邯郸市某公司高管。门诊号0048846。2018年10月22日初诊。

主诉：阵发性胸闷、胸痛6个月。

现病史：患者6个月前因劳累出现胸闷痛，数分钟缓解，当地医院行冠脉造影未见明显狭窄，诊断为"冠心病微血管性心绞痛"。此后患者坚持服用"美托洛尔、麝香保心丸"等，但患者胸闷、胸痛仍频繁发作，每日均有发作，尤其劳累后发作明显。今为寻求中医治疗来我院就诊。

刻症：阵发胸闷、胸痛，偶伴有心悸，肥胖，平素痰多气短，倦怠乏力，纳呆便溏。

既往史：高血压病史2年余。

舌脉：舌质暗红，舌苔白腻，脉滑。

辅助检查：2018年4月10日冠状动脉造影：①冠脉分布呈右优势型。②左主干未见明显狭窄，前降支未见明显狭窄，前向血流TIMI3级；回旋支未见明显狭窄，前向血流TIMI3级。③右冠未见明显狭窄，前向血流TIMI3级。

超声心动图示左心室稍大，三尖瓣少量反流。

西医诊断：冠心病，微血管性心绞痛。

中医诊断：胸痹，痰浊壅塞，心血瘀阻证。

治法：通阳豁痰，活血通脉。

处方：瓜蒌20g，薤白10g，清半夏12g，丹参30g，降香10g，川芎12g，赤芍15g，红花10g，枳实12g，当归12g，茯苓20g，炙甘草10g。7剂，水煎服，每日一剂，分两次温服。

二诊：2018年10月29日。

患者胸闷、胸痛发作频率明显下降，数日发作一次。上方继服7剂。

服完后未再发作，气短、纳呆、便溏亦明显好转，守方又服14剂。随访3个月，心绞痛未再复发。

按语：

胸痹心痛常见胸部闷痛，甚则胸痛彻背。二案均为痰瘀阻络证型。案1为痰瘀兼痰热患者，原方加用黄连、竹茹清热化痰。案2为痰瘀阻络证，无兼症，故使用原方。笔者于辨治之时抓住其"痰瘀互结、心阳痹阻"的基本病机特点，采用涤痰通阳、散瘀宣痹的方法，因其切中病机而取效。

二、黄芪生脉散合冠心2号方治疗气虚血瘀型冠心病

○ 方剂组成

黄芪30g，党参20g，麦冬15g，五味子12g，丹参30g，赤芍15g，川芎12g，红花10g，降香10g，当归12g，黄精30g，炙甘草10g。

○ 主治病证

胸痹心痛病，症见心胸阵阵隐痛或刺痛，兼气短，动则益甚，心中动悸，倦怠乏力，神疲懒言。

○ 加减变化

1.气虚重者，加大黄芪用量，改党参为人参。

2.瘀血重者，加用乳香、没药、郁金。

3.阳虚者，加用制附子、肉桂、干姜。

○ 组方原理

冠心病心绞痛属于中医"胸痹心痛病"范畴。

笔者认为，胸痹心痛的根本病机特点为"本虚标实"，即仲景在《金匮要略》中所言"阳微阴弦"。心绞痛发作时以开痹通阳、恢复心脉气血运行为主要目的。对于气虚较重继而出现痰瘀痹阻胸痛的患者，笔者主张"宣痹通阳在气血，扶正旨在散痰瘀"，使得驱散痰瘀之邪的同时而不伤正气，补益气血之时有助于痰瘀病邪的消散，遂拟黄芪生脉散合冠心2号方治疗气虚血瘀型冠心病心绞痛。

方中黄芪补气健脾，党参补脾益气，两药合用，大补中气，为君药。麦冬、五味子养阴敛气，当归甘温和血，补血之不足，张景岳称其为"血中圣药"，黄精善补气阴，《名医别录》谓其"补中益气"，四药相合，助参、芪大补气血，且补而不滞，为臣药。丹参、赤芍、川芎、红花、降香活血化瘀止痛，散因虚而致的心脉瘀血痹阻，共为佐药。炙甘草补中，兼调和诸药。诸药合用，共奏益气养血、活血化瘀之效。

○ 病案选录

1. 胸痹案

陈某，男，68岁，邯郸市永年县人。门诊号S0005439。2016年7月4日初诊。

主诉：阵发性胸闷、胸痛6个月。

现病史：患者6个月前饱食后出现胸痛，伴有大汗，持续半小时不能缓解，随后到我市某三甲医院就诊，诊断为"急性前壁心肌梗死"，给予"介入治疗"后胸痛缓解，病情好转后出院。此后患者仍有阵发性胸痛，含"服硝酸甘油片"数分钟后均可以缓解，复查冠脉造影与之前无明显变化。为寻求中医治疗遂来就诊。

刻症：阵发胸痛，气短乏力，体瘦口干，纳差。

舌脉：舌质暗红，苔薄白，脉细。

辅助检查：心电图提示窦性心律，陈旧性前壁心肌梗死。超声心动图示左室运动幅度减低，LVEF45%。

西医诊断：冠心病，不稳定型心绞痛，PCI术后。

中医诊断：胸痹，气阴两虚，心血瘀阻证。

治法：益气养阴，活血通脉。

处方：黄芪30g，党参20g，麦冬15g，五味子12g，丹参30g，赤芍15g，川芎12g，红花10g，降香10g，当归12g，黄精30g，炙甘草10g。7剂，水煎服，每日一剂，分两次温服。

二诊：2016年7月11日。

患者服药后心绞痛发作一日数次减为数日一次，日常活动耐量增加，舌暗红，黄薄白，脉细滑。守方7剂。

三诊：2016年7月18日。

服药后患者心绞痛未再发作，日常活动正常，目前西药服用"阿司匹林肠溶片、氯比格雷片、阿托伐他汀钙片、单硝酸异山梨酯片"治疗。舌淡红，苔薄白，脉滑。守方14剂。

随访3个月心绞痛未再复发。

2. 胸痹案

刘某，女，58岁，邯郸市磁县人。门诊号S0072156。2018年12月3日初诊。

主诉：阵发性胸闷痛12个月，加重1周。

现病史：患者12个月前因劳累出现胸闷痛，数分钟缓解，当地医院行冠脉造影未见明显狭窄，诊断为"冠心病，微血管性心绞痛"。此后患者坚持服用"美托洛尔、麝香保心丸"等。1周前患者因情绪波动出现胸闷胸痛频繁发作，发作时心电图提示"窦性心律，胸导联ST段轻度压低"。为寻求中医治疗遂来就诊。

刻症：阵发胸闷痛，每日均有发作，持续数分钟至半小时不等，形体偏瘦，平素气短乏力，纳呆便溏，口干。

既往史：高血压病史2年。

舌脉：舌质暗红，苔薄白，脉细涩。

辅助检查：2017年12月1日（外院）冠脉造影：①冠脉分布呈右优势型。②左主干未见明显狭窄，前降支未见明显狭窄，前向血流TIMI3级；回旋支未见明显狭窄，前向血流TIMI3级。③右冠未见明显狭窄，前向血流TIMI2级。

超声心动图示左心房稍大，二、三尖瓣少量反流。

西医诊断：冠心病，微血管性心绞痛。

中医诊断：胸痹，气阴两虚，心血瘀阻证。

治法：益气养阴，活血通脉。

处方：黄芪30g，党参20g，麦冬15g，五味子12g，丹参30g，赤芍15g，川芎12g，红花10g，降香10g，当归12g，黄精30g，炙甘草10g，香附10g，陈皮20g。7剂，水煎服，每日一剂，分两次温服。

二诊：2018年12月10日。

服药后患者自感胸痛发作频率明显下降，7剂服完后未再发作，情绪稳定。守方10剂。

随访3个月心绞痛未再复发。

按语：

二案均为胸痹之气阴两虚、瘀血阻络证型。案1为无兼症，故使用原方。案2为气阴两虚、瘀血阻络证，兼有气滞，原方加用香附、陈皮。本方主治气阴两虚、瘀血阻络型冠心病心绞痛，气短乏力，体瘦，舌质暗红，苔薄白，脉细涩为辨证要点。

三、补心四合方治疗老年复杂型冠心病

○ **方剂组成**

瓜蒌20g，薤白10g，清半夏12g，茯苓15g，陈皮12g，黄芪50g，太子参30g，麦冬15g，五味子12g，丹参30g，赤芍15g，川芎12g，红花10g，降香10g，炙甘草10g。

○ **主治病证**

老年人胸痹心痛病，症见阵发性胸闷痛，伴有心悸、大汗，或仅见气短、乏力活动受限，或饱食后胸膈满闷，或双下肢水肿等，舌质暗红，苔厚腻，脉沉细无力。

○ **加减变化**

1. 兼痰热者，加黄连、竹茹。

2. 瘀血重者，加三七、桃仁。

3. 阳虚者，加肉桂、干姜。

○ **组方原理**

冠心病属于中医"胸痹心痛病"范畴。冠心病是心脏冠状动脉发生粥样硬化引起血管严重阻塞或闭塞，从而导致心肌缺血或坏死的心脏病。老年冠心病患者有时不具备典型症状，没有典型心痛，甚至无症状，或者仅表现为恶心、呕吐等胃肠道症状，或者只有乏力、食欲减退、活动减少等不典型症状，亦可见到呼吸

困难等。

笔者认为，老年人群冠心病的特点是"虚实夹杂，虚重于实"，无论是痰湿、瘀血、寒凝都是在老年之人脏腑气血亏虚的生理基础上发生的，单纯的攻伐病邪，甚至攻补各半都难免损伤患者脏腑气血，故临床辨治时，总以补益气血为主，兼以化痰、散瘀，故制补心四合方以治之。

方中黄芪味甘而性温，大补元气，《日华子本草》言其"助气壮筋骨，长肉补血"；太子参益气健脾，补气益血；薤白辛苦温，入手少阴经，理气通阳，散结开胸。三药合用，大补气血之虚，又以薤白温通，一散痰邪，二通寒凝阳痹，再则助黄芪、太子参化气生血，使之补而不滞，共为君药。麦冬、五味子养阴敛气，助参、芪用事；陈皮、半夏燥化痰湿，茯苓健脾利湿，瓜蒌性味甘寒，理气宽胸散化痰邪，四药助薤白治痰；丹参、赤芍、红花、川芎、降香活血化瘀，行气理血。以上共为臣药。使以甘草，补益中气，调和诸药。全方共奏益气养血、祛邪宣痹之效。

○ 医案选录

1．胸痹案

张某，男，76岁，邯郸市临漳县。门诊号00049723。2018年10月15日初诊。

主诉：阵发性胸闷痛5个月。

现病史：患者5个月前晨起如厕时出现胸闷痛，伴有大汗，持续10余分钟缓解，中午患者再次出现上述症状，随后到当地医院就诊，冠脉造影示三支病变，累及前降支、回旋支、右冠脉，建议"冠脉搭桥"治疗。由于经济原因，患者选择内科药物治疗，持续口服"阿司匹林肠溶片、替格瑞洛片、阿托伐他汀钙片、单硝酸异山梨酯、曲美他嗪片"等药物治疗5个月余，其间患者心绞痛发作无明显减少，严重影响其正常生活。为寻求中医治疗就诊。

刻症：胸闷痛一日数发，气短乏力，体瘦，面色萎黄，口干，纳差。

既往史：2型糖尿病、高血压病史。

舌脉：舌体瘦，舌质暗红，舌苔厚腻，脉沉细无力。

辅助检查：2018年5月10日冠脉造影：①冠脉分布呈右优势型。②左主干未见明显狭窄，前降支近段钙化，节段性狭窄60%，中段弥漫性狭窄70%～80%，前向血流TIMI3级；回旋支近段局限性狭窄90%，远段弥漫性狭窄80%～90%，钝缘支近段节段性狭窄70%～95%，远段节段性狭窄80%，前向血流TIMI3级。③右冠脉近中段节段性狭窄70%，后降支近中段弥漫性狭窄50%，左室后支近中段弥漫性狭窄50%，前向血流TIMI3级。超声心动图：左室运动幅度减低，LVEF45%。

西医诊断：①冠心病，不稳定型心绞痛；②高血压病，3级，极高危；③2型糖尿病。

中医诊断：胸痹，气血两虚，痰瘀阻络证。

治法：补气养血，化痰活血通络。

处方：瓜蒌20g，薤白10g，清半夏12g，茯苓15g，陈皮12g，黄芪50g，太子参30g，麦冬15g，五味子12g，丹参30g，赤芍15g，川芎12g，红花10g，降香10g，炙甘草10g。7剂，水煎服，每日一剂，分两次温服。

二诊：2018年10月22日。

患者胸闷痛发作频率明显下降，1周发作4次，饮食增加，舌暗红，厚腻舌苔渐退，脉沉细无力。守方7剂。

三诊：2018年10月29日。

患者心绞痛未再发作，饮食较前增加，精神好转，日常活动自感有力，舌淡红，苔薄白，脉沉细。守方14剂。

此方先后共服用30余剂后停用中药，继续服用"阿司匹林肠溶片、替格瑞洛片、阿托伐他汀钙片、单硝酸异山梨酯、曲美他嗪片"等药物。随访3个月心绞痛未再复发。

2．胸痹案

李某，女，72岁，邯郸市邯山区人。门诊号00687532。2019年6月3日初诊。

主诉：阵发性胸闷、胸痛1年。

现病史：患者1年前晨起活动中出现胸闷痛，向左肩部放射，伴有汗出，约半小时缓解，即到市内某三甲医院就诊，行急诊冠脉造影检查提示严重三支病变，诊断为"冠心病，不稳定性心绞痛"。病情稳定后转北京某医院行冠脉搭桥手术。术后出院患者坚持服用"阿司匹林肠溶片、氯比格雷片、美托洛尔片、阿托伐他汀钙片、缬沙坦胶囊"等药物。服用以上药物患者心绞痛发作频率下降，但仍有劳累后发作。今为寻求中医治疗来我院就诊。

刻症：频发胸闷痛，左肩部放射痛，气短乏力，体瘦，面色萎黄，口干不欲饮，腹胀，进食差。

既往史：高血压病史2年余。

舌脉：舌体瘦，舌质暗红，苔厚腻，脉沉细无力。

辅助检查：超声心动图示左心室稍大，三尖瓣少量反流。

西医诊断：①冠心病，不稳定型心绞痛，冠脉搭桥术后；②高血压病，3级，极高危。

中医诊断：胸痹，气血两虚，痰瘀阻络证。

治法：补气养血，化痰活血通络。

处方：瓜蒌20g，薤白10g，清半夏12g，茯苓15g，陈皮12g，黄芪50g，太子参30g，麦冬15g，五味子12g，丹参30g，赤芍15g，川芎12g，红花10g，降香10g，炙甘草10g。7剂，水煎服，每日一剂，分两次温服。

服用5剂后胸闷痛发作频率明显下降，7剂服完后未再发作，精神、食欲明显好转，守方14剂。此后加减应用此方治疗4周。随访1年心绞痛未再复发。

按语：

胸痹心痛病多见于老年人群，老年患者脏腑气血衰弱，多是正虚邪实，病机错综复杂，故多以中药补益气血，扶正宣痹治疗。此二案均系严重冠脉血管病变患者。案1患者因故未能进行手术治疗，故予以补心四合汤益气养血，祛邪宣痹，以改善心脏功能治疗。案2患者因冠脉血管病变行手术治疗，术后仍有胸闷症状发作，此系手术耗伤正气，瘀血阻滞，导致心脏功能"衰减"所致，故治疗以此方补益气血，使得宗气充沛，气血冲和，脉道通畅，则症状自解。

四、参芪二陈汤加味治疗肺心病

○ 方剂组成

人参10g（另煎），黄芪30g，茯苓20g，陈皮15g，清半夏12g，白术15g，桔梗10g，杏仁10g，当归12g，枳实10g，苏子12g，葶苈子15g（包煎），丹参30g，川芎12g，炙甘草10g。

○ 主治病证

肺心病，症见咳嗽，咳痰，气急，面色晦暗，脘腹胀满，肢体浮肿等，甚则活动后心悸、呼吸困难、乏力，舌黯红，苔厚腻，脉细数。

○ 加减变化

1.水肿明显者，加车前子、玉米须。

2.喘促明显者，加炙麻黄、生石膏。

3.痰多清稀，四肢畏寒者，加干姜、细辛。

○ 组方原理

肺心病临床表现为喘咳痰多，心悸，面色晦暗，胸部膨满，脘腹胀满，下肢浮肿等，属于中医学"肺胀"范畴。

"肺胀"病名首见于《内经》。《内经》中对肺胀的病位、症状进行了明确的论述，"肺胀者，虚满而喘咳"，"肺手太阴之脉……是动则病肺胀满，膨膨而喘咳"（《灵枢·经脉》）。张仲景进一步指出肺胀的主症为"咳而上气，此为肺胀，其人喘，目如脱状"，"咳逆倚息，气短不得卧，其形如肿"（《金匮要略》）。隋代巢元方认为肺气虚复感外邪是造成肺胀的原因，"肺虚为微寒所伤则咳嗽，嗽则气还于肺间则肺胀，肺胀则气逆，而肺本虚，气为不足，复为邪所乘，壅否不能宣畅，故咳逆，短乏气也"（《诸病源候论》）。金元时朱丹溪认为肺胀病理因素主要是痰、瘀阻碍肺气所致，"肺胀而咳，或左或右不得眠，此痰夹瘀血碍气而病"（《丹溪心法·咳嗽》）。清代李用粹认为肺胀应当分虚实论治，"又有气散而胀者，宜补肺，气逆而胀者，宜降气，当参虚实而施治"（《证治汇补·咳嗽》）。

笔者认为，肺胀是一个缓慢的、长期的疾病过程，初始阶段是肺虚受邪，迁延日久则宗气亏虚，痰饮、瘀血壅遏上焦，导致心肺同病，出现喘促、咳嗽、咳痰，甚至气短、心悸、水肿等症状。因此肺胀的病机为"宗气亏虚，痰瘀交阻"，治疗应重肺、脾、肾三脏，又因脾为人身后天之本，气血有赖脾脏化生，水湿亦赖脾脏运化，故在肺胀治疗中主张"贵脾"。脾气健运，气血生化有源，痰湿生成无源，气血充足则宗气充盛，气血和利，肺胀症状自然好转，因而拟参芪二陈汤加味治疗肺胀。

方中人参、黄芪补益脾肺，大补宗气，为君；茯苓、陈皮、半夏、白术健脾化痰，桔梗、杏仁、苏子、枳实宣肺止咳平喘，葶苈子泻肺利水，共为臣药；丹参、川芎、当归活血祛瘀为佐；炙甘草调和诸药。此方针对肺胀的正虚、痰浊、血瘀，全方位调治，标本兼治，共奏补益脾肺、宣肺平喘、化痰祛瘀之功。

○ 病案选录

1. 心衰病案

张某，男，69岁，邯郸市临漳县。门诊号00678526。2017年11月8日初诊。

主诉：间断咳痰喘促10年，心悸、水肿1年。

现病史：患者10年前感冒后出现咳嗽、咳痰、发热，当地医院诊断为"慢性支气管炎"，此后间断出现咳嗽、咳痰，春冬季多发，长期使用"沙美特罗替卡松气雾剂、茶碱缓释片、氨溴索片"等药物治疗。1年前诊断为"肺心病，心力衰竭"，加用"螺内酯片、呋塞米片"口服。此后患者水肿、咳痰、喘促等症状反复发作，日常生活受限。今日为寻求中医治疗遂来就诊。

刻症：咳痰喘促，痰多，胸闷气短，口唇轻微发绀，腹胀纳差，小便少，双下肢水肿。

舌脉：舌质暗，苔厚腻，脉细数。

辅助检查：2017年11月8日NTPRO-BNP 6238pg/mL。超声心动图检查示中度肺动脉高压，右心室扩大。肺CT提示慢性阻塞性肺疾病、肺气肿、双侧胸腔积液。

西医诊断：慢性阻塞性肺疾病，肺心病，心力衰竭，心功能Ⅳ级。

中医诊断：肺胀，脾肺气虚，痰瘀阻肺证。

治法：补益脾肺，宣肺平喘，化痰祛瘀。

处方：人参10g（另煎），黄芪30g，茯苓20g，陈皮15g，半夏12g，白术15g，桔梗10g，杏仁10g，当归12g，枳实10g，苏子12g，葶苈子15g（包煎），丹参30g，川芎12g，炙甘草10g。7剂，水煎服，每日一剂，分两次温服。

低盐低脂饮食，禁食生冷肥甘之品，间断吸氧。

二诊：2017年11月15日。

患者服药后小便量逐渐增加，咳痰、喘促、气短减轻，腹胀减轻，进食稍改善，下肢水肿逐渐减轻，舌暗红，苔薄白，脉细数。效不更方，守方10剂。

三诊：2017年11月24日。

咳痰、喘促明显减轻，下肢水肿缓解，可以平卧，进食如初。当日复查NTPRO-BNP 2218pg/mL。超声心动图示轻度肺动脉高压，右心扩大。守方14剂。

此后以上方为基础前后调理3个月。随访1年，患者偶有间断咳嗽咳痰，轻微喘促，进食正常，未再因咳痰、喘促、水肿加重而住院治疗，病情稳定。

2．咳嗽案

孙某，女，72岁，邯郸市磁县人。门诊号00677428。2018年1月8日初诊。

主诉：间断咳嗽1个月。

现病史：患者1个月前受寒后出现咳嗽、咳痰、发热，于当地医院住院治疗，诊断为"大叶性肺炎"，给予抗感染、止咳化痰药物治疗后病情好转出院。此后患者出现间断咳嗽气短，少量白痰，活动后症状明显，口服"咳特灵片、复方甘草片、乙酰半胱氨酸颗粒"等药物，可暂时缓解数天，但咳嗽气短昼夜间断发作。今日为寻求中医治疗就诊。

刻症：咳痰，气短，消瘦，腹胀纳差，口干不欲饮。

既往史：慢性胃炎5年，平素纳差腹胀，消瘦，易感冒。

舌脉：舌质淡红，舌苔薄白，脉沉细。

辅助检查：超声心动图检查未见异常，肺CT提示支气管炎。

西医诊断：急性支气管炎。

中医诊断：咳嗽，脾肺气虚兼瘀证。

治法：健脾补肺止咳。

处方：人参12g（另煎），黄芪40g，茯苓20g，陈皮15g，清半夏12g，白术15g，桔梗10g，杏仁10g，当归12g，枳实10g，苏子12g，丹参30g，川芎12g，炙甘草10g。7剂，水煎服，每日一剂，分两次温服。

二诊：2018年1月15日。

患者咳痰、气短减轻，白痰减少，腹胀、口干消失，进食改善，舌暗红，苔薄白，脉沉细。效不更方，守方10剂。

三诊：2018年1月24日。

患者咳嗽、气短未再发作，纳差。以香砂六君子加减善后，调理2周。

随访3个月咳嗽未复发。

按语：

肺胀病临证多见咳痰喘促。案1，肺为华盖，脾主升清，肺脾气虚，肺气上逆，水湿运化不利，聚而生痰。水气停于胸肺，则咳痰喘促，痰多，胸闷气短；水气溢于肌表，故双下肢浮肿。证属脾肺气虚，痰瘀阻肺，使用专病专方，取得显效。案2，老年患者，咳嗽白痰2个月，加之老人平素中焦不足，耗伤气血，气虚日久必兼瘀滞，故出现口干不欲饮水、舌暗红等症，无水饮之象，故减去葶苈子以防泻肺伤气。因方证相符，长期咳嗽终获痊愈。又因平素中焦不足，使用香砂六君子固本以防复发。两例医案，一为肺胀，一为慢性咳嗽，使用参芪二陈汤加味均取得显效。肺胀病往往病程较长，病因复杂，虚实并见，应分阶段辨证论治，急则治其标，缓则治其本，辨证准确，耐心守方，长期调治，方能痊愈。

五、二麻息风汤治疗高血压病

○ 方剂组成

天麻15g，罗布麻30g，生石决明30g（先煎），钩藤20g（后下），夏枯草20g，川牛膝20g，地龙12g，白僵蚕10g，菊花30g，龙胆草12g，泽泻20g，黄芩10g，茯苓20g，甘草10g。

○ 主治病证

高血压病，症见头晕，头重脚轻，甚则如坐车船，或伴头痛，眼花，耳鸣，心悸失眠，肢体麻木等。

○ 加减变化

1.失眠，多梦者，加茯神、炒酸枣仁、珍珠母。

2.兼有瘀血者，加桃仁、红花、益母草。

○ 组方原理

眩晕是高血压的主要症状之一，因此高血压常归于"眩晕"病的范畴。

"高血压（眩晕）"相关的病因、症状及治疗历代医籍论述颇多。《内经》中便有"诸风掉眩，皆属于肝"的论述，认为眩为肝风所引发。刘完素认为眩晕的发生是风火上扰，"风火皆属阳，多为兼化，阳主乎动，两动相搏，则为之旋转"（《素问玄机原病式》）。对于眩晕的发生，朱丹溪认为是痰邪所致，其有"无痰则不作眩"的论断，提出"治痰为先"的方法。张景岳认为，眩晕的发生是"下虚"所致，强调"无虚不能作眩"，在治疗上认为"当以治虚"为主，"眩晕一证，虚者居其八九，而兼火、兼痰者不过十中一二耳"（《景岳全书》）。高血压所出现的症状多为肝系证候，故多从肝论治高血压病。

笔者认为，高血压为西医学名称，其"血管内压力"增高，与《内经》所言"血之与气，并走于上，则为大厥"的论述颇为相似。"气为血之帅"，血必需随气才能上升。又"诸风掉眩，皆属于肝"，肝脏为"厥阴风木"，最易生内风裹夹气血上冲，形成"并走于上"的状态，产生高血压。治疗上，息风理气，使得气机重归平和，则气血和顺，血压自然平稳，遂拟二麻息风汤。

方中天麻质润，养血息风；罗布麻甘苦微凉，凉血清热；钩藤轻清透达，清热平肝息风；石决明咸寒质重，平肝潜阳。四药合用一润、一清、一透、一镇，使得风息热散，气归于宁静，共为君药。地龙咸寒入血分，助天麻息风，泽泻、茯苓淡渗祛湿，牛膝引血下行，助石决明潜阳息风，僵蚕、菊花疏散风邪，助钩藤散风于外，诸药合用，清热、息风、引血下行，共为臣药。夏枯草、龙胆草、黄芩清肝泻火，热清风息，共为佐药。以甘草调和诸药，又取其甘缓以柔肝。全方清热息风，柔肝潜阳，使得上冲之气血归于平复，则血压可降。

○ **病案选录**

1. 眩晕案

白某，男，56岁，邯郸市临漳县人。门诊号00028146。2015年11月9日初诊。

主诉：间断性眩晕2年，加重1周。

现病史：患者2年前情绪激动后出现头晕，持续数小时不能缓解，县医院诊断为"高血压病3级"，血压最高达180/100mmHg。好转出院后长期口服"硝苯地平缓释片、厄贝沙坦氢氯噻嗪片"等药物治疗。此后患者头晕症状反复发作，血压波动在（190～170）/（110～90）mmHg，对降压药物反应越来越差。1周前患者头晕加重，伴有烦躁，失眠，多汗，为寻求中医治疗，遂来就诊。

刻症：眩晕，烦躁，失眠，易怒，额头、颈部汗出，四肢无汗。

既往史：2型糖尿病病史3年。

舌脉：舌质红，舌苔黄，脉弦滑。

辅助检查：甲状腺功能正常。心电图：窦性心动过速，左室肥厚劳损。超声心动图：左室肥厚，左室运动幅度稍减低，LVEF56%。

西医诊断：高血压病，3级，极高危。

中医诊断：眩晕，肝阳上亢证。

治法：平肝潜阳，息风定眩。

处方：天麻15g，罗布麻30g，生石决明30g（先煎），钩藤20g（后下），夏枯草20g，川牛膝20g，地龙12g，白僵蚕10g，菊花30g，龙胆草12g，泽泻20g，黄芩10g，茯苓20g，知母10g，石膏30g（先煎），甘草10g。7剂，水煎服，每日一剂，分两次温服。

低盐糖尿病饮食，禁食辛辣之品。

继续服用西药：硝苯地平缓释片20mg，每日2次；厄贝沙坦氢氯噻嗪片1片，每日1次。每日4次监测血压。

二诊：2015年11月16日。

服药后患者头晕逐渐减轻，睡眠改善，出汗减少，血压逐渐降至170/90mmHg左右。效不更方，守方7剂。

三诊：2015年11月23日。

门诊测血压150/86mmHg，头晕缓解，睡眠正常，多汗消失。以上方为基础前后调理2个月余。

随访1年，血压平稳。

2．头痛案

钱某，男，70岁，邯郸市成安县人。门诊号00183467。2018年10月8日初诊。

主诉：间断性头痛5年，加重1周。

现病史：患者5年前因家庭纠纷出现头痛，颠顶部为主，持续数小时不能缓解，县医院诊断为"高血压病，3级"，血压最高达180/120mmHg，长期口服"厄贝沙坦氢氯噻嗪片"药物治疗。此后患者头痛反复发作，血压波动在（180～160）/（110～90）mmHg，间断加用降压药物种类，但患者对降压药物反应越来越差。长期口服"硝苯地平控释片、厄贝沙坦氢氯噻嗪片、美托洛尔片、呋塞米片"等多种药物治疗。偶有肢体活动不利，多次住院治疗。1周前因情绪波动血压波动较多，头痛频发。为寻求中西医结合治疗遂来就诊。

刻症：头痛头胀，偶有夜间刺痛，烦躁失眠，多汗，腰膝酸软。

舌脉：舌质暗红，舌苔黄腻，脉弦涩。

辅助检查：心电图：窦性心动过速，左室肥厚劳损。头颅CT未见明显异常。

西医诊断：高血压病3级。

中医诊断：头痛，肝肾不足，肝阳上亢证。

治法：滋补肝肾，平肝潜阳。

处方：天麻15g，罗布麻30g，生石决明30g，钩藤20g（后下），夏枯草20g，川牛膝20g，地龙12g，白僵蚕10g，菊花30g，龙胆草12g，泽泻20g，黄芩10g，茯苓20g，杜仲20g，桑寄生30g，红花10g，益母草30g，甘草10g。7剂，水煎服，每日一剂，分两次温服。

低盐糖尿病饮食，禁食辛辣之品，调节情志。

继续服用西药：硝苯地平控释片60mg，每日1次；厄贝沙坦氢氯噻嗪片1片，每日1次。美托洛尔片50mg，每日2次。

二诊：2018年10月15日。

患者服药后头痛、头胀逐渐减轻，睡眠改善，血压逐渐降至170/90mmHg左右，肢体活动不利未再发作。效不更方，守方7剂。

三诊：2018年10月22日。

门诊测血压150/80mmHg，头痛缓解，睡眠正常。此后以上方为基础前后调理2月余。

随访1年，头痛未再发作，血压平稳。

按语：

两病案均为肝阳上亢证型。案1为中年患者，肝阴不足，阴不制阳，肝阳偏亢，则眩晕，烦躁失眠，易怒。额头、颈部汗出，四肢无汗，为阳明热盛。治宜平肝潜阳，息风定眩，兼清阳明里热，故原方加石膏、知母。案2为老年患者，三种降压药物治疗效果不佳，属于顽固性高血压，同为肝肾不足，肝阳偏亢证，不同之处在于兼有头部刺痛、舌质暗红、脉弦涩等瘀血之象，原方加杜仲、桑寄生、红花、益母草等补益肝肾、活血化瘀之品，终取良效。二麻息风汤治疗肝阳上亢类型高血压疗效确切，既能平稳控制血压，又可改善头痛、头晕等症状。本方以头痛、头晕、舌红、苔黄、脉弦为辨证要点。

六、补中益气汤合五子衍宗丸治疗低血压

○ **方剂组成**

柴胡15g，升麻12g，黄芪30～60g，生晒参15g（另煎），白术30g，当归12g，陈皮12g，覆盆子15g，车前子15g（包煎），五味子12g，枸杞子15g，菟丝子20g，炙甘草10g。

○ **主治病证**

低血压，症见时时头晕乏力，面白少神，精神萎靡，时有黑蒙或视物模糊，少寐多梦，甚则晕厥，舌质淡，脉沉细无力。

○ **加减变化**

1.面色萎黄，唇甲不华者，加阿胶、熟地黄，并重用黄芪。

2.五心烦热者，加鳖甲、知母、地骨皮。

3.四肢不温，形寒怯冷者，加附子、肉桂、鹿角胶。

○ **组方原理**

低血压是指各种原因导致的血压低于正常值的病证，多属于中医学"眩晕""虚劳"等范畴。

中医学虽无"低血压"的病名，然早在《内经》中便有了相关症状的记录，并且认为气血不能上养脑窍或肾精亏虚、髓海不充均可以导致眩晕的症状。"故上气不足，脑为之不满，耳为之苦鸣，头为之苦倾，目为之眩。"（《灵枢·口问》）"髓海不足，则脑转耳鸣，胫酸眩冒，目无所见，懈怠安卧。"（《灵枢·海论》）明代李中梓认为失血过后，血虚脉道失充，髓海失荣是眩晕的病因之一，"血为气配，气之所丽，以血为荣，凡吐衄崩漏产后亡阴，

肝家不能收摄荣气，使诸血失道妄行，此眩晕生于血虚也。"（《证治汇补·眩晕》）一般认为眩晕病虚证多是气血亏虚，不能上养，或者肾精亏虚，髓海不充。

　　笔者认为，低血压的基本病机为"气血亏虚"。气血作为人身的基本物质，对脏腑官窍、肢体经络起到充养作用。气血之间互生互用，"气为血之帅，血为气之母"，在脏腑的角度，"心主血脉"，"肺朝百脉"，心肺二脏是推动气血运行的关键脏器，但心肺推动血液运行功能的正常全赖胸中宗气充盛，宗气的生成又与肺、脾、肾三脏密切相关。"血压"降低，为宗气推动乏力，无法助心肺二脏运行血液所致。宗气是由清气、水谷精气、肾精三者共同作用形成的，宗气亏虚必责之纳清气之肺脏、化生水谷之脾脏、存肾精之肾脏。"治病不求于本"，因此治疗低血压以补益中气、肾精为法，以补中益气汤合五子衍宗丸治之。

　　方中黄芪、生晒参入脾肺经，补中益气，升阳固表，故为君药。白术补气健脾，枸杞子、菟丝子益精壮阳，覆盆子养阴固精，五味子补肾益气，车前子利小便，补中寓泻，补而不腻，补肾益精，共为臣药。当归养血和营，协人参、黄芪补气养血，陈皮理气，补而不滞，柴胡归少阳经，补左升之气，升麻归阳明经，补右升之气，为佐药。炙甘草调和诸药。诸药同用，共奏补中气、益肾精之功。

　　○ 病案选录

　　1. 眩晕案

　　孙某，男，62岁，邯郸市人。门诊号S0015846。2023年8月14日初诊。

　　主诉：冠脉搭桥术后头晕乏力2周。

　　现病史：患者2周前因冠心病心绞痛在北京某医院行"冠脉

搭桥术"，术后第5天转回邯郸明仁医院心内科继续治疗。住院期间，患者持续头晕乏力，心慌失眠，"多巴胺"静脉泵入患者血压可以维持在80/50mmHg左右，无心绞痛发作，肾功能正常，诊断为"冠脉搭桥术后，低心排血量综合征"。

刻症：血压84/50mmHg，头晕乏力，精神萎靡，面色少神，腰膝酸软，少寐多梦。

既往史：2型糖尿病病史。

舌脉：舌质淡，舌苔薄白，脉沉细无力。

辅助检查：NTPRO-BNP 238pg/mL。心电监护提示窦性心动过速，未见ST-T异常。

西医诊断：冠心病，冠脉搭桥术后，低心排血量综合征。

中医诊断：眩晕，中气亏虚，肾精不足证。

治法：补益中气，填补肾精。

处方：柴胡15g，升麻12g，黄芪60g，生晒参15g（另煎），白术30g，当归12g，陈皮12g，覆盆子15g，车前子15g（包煎），五味子12g，枸杞子15g，菟丝子30g，炙甘草10g。5剂，水煎服，每日一剂，分两次温服。

二诊：2023年8月19日。

患者头晕乏力明显缓解，睡眠改善，精神好转，心电监护提示血压90/60mmHg，心率90次/分，已停用多巴胺静脉滴注。效不更方，守方5剂。

三诊：2023年8月24日

患者无头晕乏力，精神同术前状态，睡眠、饮食如前，血压96/60mmHg，心率86次/分。守方7剂。

此后患者血压正常，头晕乏力等症未再复发，顺利出院，随访2月病情稳定。

2．眩晕案

陈某，女，52岁，邯郸市魏县人。门诊号S0015896。2023年9月2日初诊。

主诉：焦虑、抑郁伴头晕、乏力2年。

现病史：患者2年前在心理科诊断为中度焦虑、重度抑郁，长期口服"艾司西酞普兰、艾司唑仑"等药物治疗。头晕、失眠、乏力明显，加之家务繁忙，疲劳过多，消瘦明显，面色萎黄，血压在80/50mmHg左右，偶有视物不清、黑蒙发生，不能正常生活，曾口服"生脉饮、人参归脾丸"等药物，效果不佳，为求中医诊治就诊。

刻症：头晕乏力，消瘦，精神萎靡，面色萎黄，少寐多梦，血压84/50mmHg。GAD-7焦虑症筛查量表评分18分，PHO-9抑郁症筛查量表评分18分。

既往史：4年前曾诊断为更年期综合征、疲劳综合征等。

舌脉：舌质淡，舌苔薄白，脉沉细无力。

西医诊断：①低血压；②中度焦虑。

中医诊断：眩晕，中气亏虚，肾精不足证。

治法：补益中气，填补肾精。

处方：柴胡15g，升麻12g，黄芪60g，生晒参15g（另煎），白术30g，当归12g，陈皮12g，覆盆子15g，车前子15g（包煎），五味子12g，枸杞子15g，菟丝子30g，炙甘草10g。7剂，水煎服，每日一剂，分两次温服。

低盐糖尿病饮食，减少饮水，调节情志，西药服用同前。

二诊：2023年9月9日。

患者头晕、乏力明显缓解，睡眠改善，精神好转，脉象较前有力，血压90/60mmHg。守方7剂。

三诊：2023年9月16日。

患者症状缓解，血压100/60mmHg，心率86次/分。守方7剂。

此后患者血压正常，头晕、乏力等症未再复发，恢复日常生活，原方巩固1个月。随访6个月病情稳定。

按语：

临床许多疾病都可合并低血压状态。流行病学调查表明，女性、消瘦及年龄大等人群容易发生低血压。低血压患者容易发生疲乏、虚弱、头晕等症状，急性血压下降甚至可诱发心绞痛及脑卒中。也有研究认为低血压与抑郁及慢性疲劳综合征相关。案1为冠脉搭桥术后，宗气损伤明显，加之肾精亏虚，不能维持正常血压。案2为焦虑、抑郁患者，长期劳作，暗耗肾精，元气亏虚。两案皆因肺、脾、肾三脏亏耗，继而气血精血不足，脉道失充，脑窍失养所致，使用补中益气汤合五子衍宗丸疗效显著。诸药合用，共奏益气养血、益肾填髓、荣养脑窍之效。

七、天王补心丹加减方治疗病毒性心肌炎

○ **方剂组成**

人参15g（另煎），黄芪30g，生地黄30g，当归12g，赤芍15g，川芎10g，红花10g，丹参30g，桂枝10g，炒酸枣仁15g，远志10g，柏子仁15g，麦冬15g，五味子12g，炙甘草10g。

○ **主治病证**

病毒性心肌炎，症见心悸气短，手足心热，咽干口燥，四肢乏力，舌红少苔，脉结代或沉细。

○ **加减变化**

1.血虚者，加熟地黄、阿胶。

2.汗出肢冷，阳虚者，加制附子，干姜。

3.阴虚者，加知母、沙参。

○ 组方原理

病毒性心肌炎是由柯萨奇病毒、流感病毒及埃可病毒引起的心肌病变，心脏病理改变为心肌间质增生、水肿、充血及炎性细胞浸润等。通常在发病前有感染史，随即出现胸闷、胸痛、心悸、气短等症状。本病可以归属于中医学"心痹""胸痹""心悸"范畴。

病毒性心肌炎的发生多由素体虚弱，正气不足，复感于邪，内舍于心而成。"脉痹不已，复感于邪，内舍于心"，"心痹者，脉不通，烦则心下鼓，暴上气而喘，嗌干善噫，厥气上则恐"（《素问·痹论》）。《内经》明确记载本病发病机制是"荣卫之气亦令人痹乎？……不与风寒湿气合，故不为痹"，说明心痹的发生是风寒湿邪侵入人体，内舍于心，引起心肌营卫气血失调所致。这与西医学的"感染"观点是一致的。

笔者认为，既然是外感病邪内舍于心而发病，必是"邪之所凑，其气必虚"，本虚标实、虚实夹杂是本病的基本病机特点，病位在心脏。心脏以气血用事，受邪后气血失和，伤损气血则可以见到心悸、气短乏力。因气血失和产生的痰浊、瘀血病邪则会引发胸闷、胸痛等症状。因此在治疗上笔者主张气血同治，攻补兼施，用天王补心丹加减治疗本病。

方中人参甘温，大补元气，黄芪善补胸中宗气，地黄上养心血、下滋肾水，三药合用，补气养阴固元，共为君药。桂枝温通心阳，开痹止痛，当归甘温和血，助地黄补益心阴，赤芍、川芎、红花、丹参活血化瘀，共为臣药。炒酸枣仁、远志、柏子仁养血安神，麦冬、五味子养阴收敛，共为佐药。炙甘草调和诸药。诸药同用，共奏益气养阴、活血散瘀之效。

○ 病案选录

1. 心悸案

郑某，男，24岁，邯郸市武安人。门诊号00128693。2016年7月4日初诊。

主诉：间断性心悸气短2个月。

现病史：患者2个月前出现发热，咳嗽，社区门诊给予感冒药物治疗后体温正常（具体药物不详），此后患者逐渐出现心悸、气短，随后到市内某三甲医院就诊，诊断为"病毒性心肌炎"，给予"干扰素、甲泼尼龙、辅酶Q_{10}、腺苷"等药物治疗，患者心悸、气短等症状无明显缓解，为寻求中医治疗就诊。

刻症：心悸，气短，乏力，心烦，失眠，体瘦，口干。

舌脉：舌质红，苔少，脉细数。

辅助检查：心电图：窦性心动过速，频发室早。超声心动图：左室运动幅度减低，LVEF45%。

西医诊断：病毒性心肌炎，心律失常，频发室性期前收缩。

中医诊断：心悸，气阴两虚，兼血瘀证。

治法：益气养阴，活血化瘀。

处方：人参15g（另煎），黄芪30g，生地黄30g，当归12g，赤芍15g，川芎10g，红花10g，丹参30g，桂枝10g，炒酸枣仁15g，远志10g，柏子仁15g，麦冬15g，五味子12g，炙甘草10g。7剂，水煎服，每日一剂，分两次温服。

二诊：2016年7月11日。

患者心悸、气短、乏力逐渐缓解，睡眠改善，舌淡红，舌苔薄黄，脉细。心电图提示窦性心律，偶发室性期前收缩。效不更方，守方7剂。

三诊：2016年7月18日。

患者诸症消失，睡眠正常，舌淡红，苔薄白，脉滑。心电图提示窦性心律，偶发室性期前收缩。心脏彩超未见异常。守方14剂。

随访6个月，心悸等症未再复发。

2．心衰案

李某，男，20岁，邯郸学院学生。门诊号00236985。2017年4月3日初诊。

主诉：咽痛、发热2周，心悸、气短1天。

现病史：患者2周前出现发热，咽痛，校医给予"感冒药物"治疗后体温正常，但仍有咽痛，1天前出现心悸，胸闷气短，失眠烦躁，口干明显，今日来我院就诊。

刻症：咽痛，心悸乏力，胸闷气短，口干烦躁。

舌脉：舌质红，花剥苔，脉细数。

辅助检查：心电图：窦性心动过速。心肌酶：CK230U/L，CK-MB82U/L。NTPRO-BNP3238pg/mL。超声心动图：左室扩大，LVEF44%。

西医诊断：病毒性心肌炎，心力衰竭，心功能Ⅲ级。

中医诊断：心衰，气阴两虚，热毒内盛证。

治法：益气养阴，清热解毒。

处方：生晒参15g（另煎），黄芪30g，桂枝10g，当归12g，金银花30g，黄芩15g，连翘30g，丹参30g，地黄30g，炒酸枣仁15g，远志10g，柏子仁15g，麦冬15g，五味子12g，炙甘草10g。7剂，水煎服，每日一剂，分两次温服。

二诊：2017年4月10日。

咽痛逐渐消失，体温正常，心悸、胸闷、气短逐渐缓解，睡眠改善，舌红，舌苔薄黄，脉细。心电图提示窦性心律，频发室早。热象渐退，心功能稍好转，守方7剂。

三诊：2017年4月17日。

患者仍有心悸、乏力，余症消失，舌淡红，苔薄白，脉滑。心电图：窦性心律，偶发室早。邪气渐去，上方去金银花、连翘、黄芩，以免苦寒伤正。

四诊：2017年4月24日。

患者无不适，舌脉同前。心电图提示窦性心律，正常心电图。心脏彩超未见异常。NTPRO-BNP248pg/mL。守方14剂。

3个月后复查心电图、心脏彩超均未见异常。

按语：

病毒性心肌炎常由病毒感染引起，急性期可以并发心律失常、急性心力衰竭甚至心源性休克，恢复期可出现慢性心力衰竭、心律失常。案1为恢复期患者，以心律失常为主，方证一致，使用原方。案2为年轻患者，正邪交争剧烈，并发心力衰竭、心律失常，故原方加用金银花、连翘、黄芩清热解毒。

八、炙甘草汤合补阳还五汤治疗心律失常

○ **方剂组成**

炙甘草20g，人参10g（另煎），生地黄30g，麦冬12g，火麻仁12g，桂枝10g，干姜10g，阿胶15g（烊化），黄芪30g，赤芍15g，川芎10g，当归12g，桃仁10g，红花10g，苦参20g。

○ **主治病证**

心悸，症见心中急剧跳动，惊慌不安者，或伴有气短、胸闷，甚至眩晕、喘促、晕厥，脉象或数，或迟，或节律不齐。

○ **加减变化**

1.气短明显者，加大黄芪用量，加白术、茯苓。

2.失眠者，加龙眼肉、炒酸枣仁。

3.瘀血者，加三七、乳香、没药。

○ 组方原理

心律失常属于中医"心悸"范畴，表现为自觉心中跳动，惊慌不安，不能自主，亦称"心怵惕""心动悸"。

《内经》对"心悸"称为"惊""惕"，并且对其症状进行了描述，"惊则心无所倚，神无所归，虑无所定，故气乱矣"（《素问·举痛论》），并且认为发病的原因为火、热病邪，"诸病惊骇，皆属于火"（《素问·至真要大论》）。汉代张仲景提出了"悸"与"惊悸"的病名，且对病机进行了详细的阐释，认为发病原因是惊扰、水饮、虚劳及汗后受邪等，《金匮要略·惊悸吐衄下血胸满瘀血病》篇还对惊悸做了专门论述，指出："寸口脉动而弱，动则为惊，弱则为悸。"宋代严用和认为怔忡病因为心血亏虚，心脉失养，并指出外感、饮食亦能令人怔忡，"真血虚耗，心帝失辅，渐成怔忡"（《济生方·怔忡论治》）。金元朱丹溪提出了心悸"责之虚与痰"的理论，认为血虚与痰火是怔忡发病的根本原因，"怔忡者血虚，怔忡无时，血少者多。有思虑便动，属虚。时作时止者，痰因火动"（《丹溪心法·惊悸怔忡门》）。清代王清任认为瘀血可以导致心悸，并使用血府逐瘀汤治疗心悸怔忡，"心跳心慌，用归脾安神等方不效，用此方（血府逐瘀汤）百发百中"（《医林改错》）。

笔者认为，心悸发病的根本原因为气血亏虚。气血亏虚，血不养气，气少而无力行血，血行缓慢则渐渐壅滞脉道形成瘀血；再者气虚则气化不及，水湿内聚，日久则形成水饮之邪，进而瘀血、水饮痹阻，心脉失养，则发作心悸。因而辨治心悸需抓住气血亏虚这一病机特点，采用益气养血治法，使得气血充盛，则瘀血、水饮病邪消散，心悸症状得以平复，以炙甘草汤合补阳还五汤治疗。

方中黄芪甘温，能大补胸中宗气，与生晒参合用大补心气，生地黄、阿胶滋阴养心阴，益血脉，四药合用，益气养心，同为君；麦冬、火麻仁、当归并用，助生地黄养心阴、益心血，桂枝、干姜、川芎、桃仁、红花、赤芍振奋心阳，兼能行气活血，共为臣药；苦参苦寒，清心经虚热以定悸，《本草经百种录》言其"专治心经之火"。全方益气养阴，大补宗气阴血为主，兼以通阳散瘀。

○　病案选录

1．心悸案

钱某，女，65岁，邯郸市成安县人。门诊号S0005136。2019年6月3日初诊。

主诉：间断性心悸2年，加重1周。

现病史：患者2年劳累后出现心悸，县医院心电图诊断为心律失常、频发室性期前收缩，口服"美托洛尔片"等药物治疗后室性期前收缩消失。此后患者反复出现心悸，多与劳累后发病，先后口服"美托洛尔片、胺碘酮片"等药物，效果不佳，并逐渐出现焦虑，失眠多梦，食欲下降。1周前因家事繁杂，身心疲惫，患者心悸加重，伴有轻微胸闷，气短，纳差，焦虑，失眠多梦。为寻求中医治疗遂来就诊。

刻症：心悸，轻微胸闷，气短，纳差，焦虑，失眠多梦，体瘦，面色萎黄。

舌脉：舌暗红，舌苔薄白，脉细涩，偶发结代。

辅助检查：2019年6月2日24小时动态心电图提示：窦性心律，平均心率是61次/分。最小心率50次/分，发生于23：26。

最大心率是80次/分，发生于18：38。室性期前收缩有11036个，有4阵室速。动态心电图可见T波低平改变。超声心动图：左房稍扩大，左室运动幅度稍减低，LVEF56%。

西医诊断：冠心病，缺血性心肌病，心律失常，频发室早。

中医诊断：心悸，气血亏虚，瘀血阻络证。

治法：益气养血，活血通络。

处方：炙甘草20g，人参10g（另煎），生地黄30g，麦冬12g，火麻仁12g，桂枝10g，干姜10g，阿胶10g（烊化），黄芪30g，赤芍15g，川芎10g，当归12g，桃仁10g，红花10g，苦参10g。7剂，水煎服，每日一剂，分两次温服。

避免劳累，调节情志，禁食生冷之品。

二诊：2019年6月10日。患者心悸较前稍有减轻，胸闷气短缓解，舌暗红，苔薄白，脉细。配合心理疏导，效不更方，守方7剂。

三诊：2019年6月17日。

患者心悸偶发，无胸闷气短，睡眠改善，仍有多梦，进食可。上方14剂。

此后患者前后调理2月余，2019年8月26日复查24小时动态心电图：窦性心律，平均心率是66次/分。最小心率50次/分，发生于23：26。最大心率是100次/分，发生于10：35。室性期前收缩有136个。动态心电图可见T波低平改变。

随访6个月心悸等症未再复发。

2．心悸案

王某，男，14岁，邯郸市育华中学学生。门诊号S0008136。2019年8月7日初诊。

主诉：间断性心悸1年，加重1天。

现病史：患者1年前跑步中出现心悸，伴有气短乏力，休息后症状逐渐缓解，患者未予系统诊治。此后患者反复出现心悸，多于劳累后发病，持续数小时至1天不等。1天前因劳累患者心悸再发，伴胸闷气短，遂到市内某三甲医院就诊，诊断为"心律失常，频发室性期前收缩"。家长寻求中医治疗就诊。

刻症：心悸频发，轻微胸闷，气短，体瘦。

既往史：慢性胃炎病史3年，纳差，消瘦，面色萎黄。

舌脉：舌暗红，舌苔薄白，脉沉细，偶发结代。

辅助检查：心电图提示窦性心律，频发室性期前收缩。超声心动图未见异常。

西医诊断：心律失常，室性期前收缩。

中医诊断：心悸，气血亏虚兼瘀证。

治法：益气养血活血。

处方：炙甘草20g，太子参20g，生地黄30g，麦冬12g，火麻仁12g，桂枝10g，干姜10g，黄芪30g，赤芍15g，川芎10g，当归12g，桃仁10g，红花10g。7剂，水煎服，每日一剂，分两次温服。

少食多餐，加强营养。

二诊：2019年8月14日。

心悸消失，进食改善，舌暗红，苔薄白，脉细。效不更方，守方7剂。

随访1年心律失常复发。

按语：

案1为心肌缺血引起的心律失常，频发室早，患者气血亏虚明显，脾虚纳差，无热象，原方阿胶、苦参减量。案2为少年患者，平素中焦虚弱，纳差体瘦，加之学业劳累，气血亏虚明显，日久兼瘀，心脉失养，发为心悸。患者平素中焦虚弱，虚不受补，故原方人参改为太子参，减去黏腻之阿胶、苦寒之苦参，以防阻碍中焦气机。两案虽体质迥异，但辨证相同，均取显效。

九、抗心梗合剂治疗急性心梗缓解期

○ 方剂组成

党参30g，黄芪30g，黄精30g，当归12g，赤芍15g，川芎10g，丹参30g。

○ 主治病证

急性心梗缓解期，症见胸闷、气短、心悸等症，舌淡红，苔薄白或厚腻，脉细无力。

○ 加减变化

1.气短，汗出者，增加黄芪、党参用量。

2.心悸，不寐者，加茯神、炒酸枣仁。

3.咳痰者，加瓜蒌、薤白、半夏。

○ 组方原理

冠心病心肌梗死属于中医"胸痹心痛病"范畴，属于胸痹重症。缓解期为急性心肌梗死患者经各种治疗后病情平稳的阶段。

《内经》对胸痹的病位、症状以及预后都做了详细的论述，"邪在心，则病心痛"（《灵枢·五邪》），"心病者，胸中痛，胁支满，胁下痛，膺背肩胛间痛，两臂内痛"（《素问·藏气法时论》），"真心痛，手足清至节，心痛甚，旦发夕死，夕发旦死"（《灵枢·厥论》）。汉代张仲景首次提出"胸痹"的名称，认为"阳微阴弦"为胸痹基本病机，对胸痹的辨治思路进行了专门的论述，用瓜蒌薤白类方进行治疗，"胸痹之病，喘息咳唾，胸背痛，短气，寸口脉沉而迟，关上小紧数，瓜蒌薤白白酒汤主之。""胸痹不得卧，心痛彻背者，瓜蒌薤白半夏汤主之。"(《金匮要略·胸痹心痛短气病》)明代医家提出情志、痰饮、瘀血引发胸痹，并提出芳香温通、活血化瘀治法。清代医家多次记载用活血化瘀治疗胸痹，陈修园使用丹参饮治心腹诸痛。

随着医疗技术进步，真心痛患者多数会平稳度过危险期，进入缓解期，此时患者常常出现胸痛、胸闷、气短、心悸焦虑，失眠等症状。这是由于真心痛猝发之时，病位在心脏，彼时脉闭阳郁，血滞不通；经急性期治疗，血流恢复，但仍有心脉已开通，心血仍不足，瘀血易再生之状，故治疗上应气、血、瘀并治，制抗心梗合剂。

方中党参、黄芪合用，补中益气，为君，重在治气；当归补血活血，赤芍、川芎、丹参活血化瘀，共治血、瘀；黄精补气养阴健脾，为佐。诸药合用，共奏补气活血之功。全方使得心脏气血得复，心血得气以循行正常，心气得心血充养，气血循环不懈，则心脏功能恢复。

○ 病案选录

1. 胸痹案

陈某，男，68岁，邯郸市邯山区河沙镇人。门诊号17005278。2017年12月6日初诊。

主诉：急性心肌梗死介入治疗后阵发性胸痛1周。

现病史：患者1周前因持续性胸痛入住我院，诊断为"急性前壁心肌梗死"，急诊给予介入治疗后持续性胸痛缓解。但患者仍间断出现轻微胸痛，伴有乏力，心悸，失眠焦虑，生命体征平稳，神清。

刻症：阵发性胸痛，伴心悸大汗，气短乏力。

舌脉：舌淡红，舌苔薄白，脉沉细无力。

辅助检查：心电图提示窦性心律，急性前壁心肌梗死。

西医诊断：冠心病，急性前壁心肌梗死，PCI术后，心肌梗死后心绞痛。

中医诊断：真心痛，气虚血瘀证。

治法：补气活血。

处方：人参15g（另煎），黄芪30g，黄精30g，当归12g，赤芍15g，川芎10g，丹参30g。3剂，水煎服，每日一剂，分两次温服。

二诊：2017年12月9日。

药后心绞痛未再发作，气短减轻。守方7剂。

三诊：2017年12月16日。

心绞痛未再发作，日常活动正常，继续服用拜阿司匹林肠溶片、氯比格雷片、阿托伐他汀钙片、单硝酸异山梨酯片药物治疗。守方10剂巩固疗效。

随访3个月心绞痛未再复发。

2．郁证案

宋某，男，38岁，邯郸市临漳县人。门诊号00752782。2018年10月12日初诊。

主诉：阵发性心悸、气短2个月，加重1周。

现病史：2个月前患者因家事繁多出现阵发性胸闷、气短，伴有多汗，持续数分钟可以自行缓解，于县医院住院治疗，查冠脉CTA未见异常，发作时心电图正常，诊断为"心脏神经官能症"，给予口服"艾司唑仑、艾司西酞普兰"治疗无效。患者担心不能正常工作生活，胸闷、气短频繁发作，失眠、心悸逐日加重，为求中医治疗来诊。

刻症：胸闷气短，焦虑失眠，体瘦口干，易汗。

舌脉：舌淡红，苔薄白，脉细涩。

辅助检查：心电图提示窦性心律，胸导联ST-T异常。

西医诊断：心脏神经官能症。

中医诊断：郁证，气虚血瘀证。

治法：补气养血，活血安神。

处方：党参20g，黄芪30g，黄精30g，当归12g，赤芍15g，川芎10g，丹参30g，茯神20g，炒酸枣仁30g。7剂，水煎服，每日一剂，分两次温服。

二诊：2018年10月25日。

患者自述服后患者睡眠改善，焦虑情绪有所缓解，出汗减轻，舌脉同前。守方7剂。

随访3个月未再复发。

按语：

案1患者急性心梗后出现心绞痛发作，提示患者仍存在局部心肌缺血，结合舌脉，乃正气仍不足、瘀血易再生之因，果断使用抗心梗合剂获得显效。案2患者胸闷、气短症状频发，症似胸痹，实则郁证，郁证多由肝郁气滞引起，气虚血瘀型郁证临证少见，应用抗心梗合剂调治，获得良效，亦为"异病同治"。

十、益气活血利水方治疗慢性心力衰竭

○ 方剂组成

黄芪30g，党参20g，茯苓20g，白术15g，桂枝12g，薤白10g，猪苓30g，泽泻20g，丹参30g，赤芍15g，当归12g，川芎10g，红花10g，降香10g，炙甘草10g。

○ **主治病证**

心衰，症见双下肢水肿，动则胸闷喘促，气短咳嗽，甚则不能平卧，纳差腹胀，舌淡红或暗红，苔薄白，脉沉细。

○ **加减变化**

1.水肿重者，加车前子、大腹皮。

2.瘀血重者，加益母草、泽兰。

3.阳虚畏寒者，加制附子、干姜。

○ **组方原理**

慢性心力衰竭多见气喘、心悸、水肿等症状，因而可以归属中医"心悸""怔忡""水肿"等范畴。

中医学"心衰"病名首见于《脉经》，其云"心衰则伏，肝微则沉，故令脉伏而沉"。本病在《内经》中称为"水"，根据不同症状分为风水、石水、涌水等，并对其症状做了详细描述，"水始起也，目窠上微肿，如新卧起之状，其颈脉动，时咳，阴股间寒，足胫肿，腹乃大，其水已成矣。以手按其腹，随手而起，如裹水之状，此其候也"（《灵枢·水胀》），认为本病的发生与肺、脾、肾三脏关系密切，"故其本在肾，其末在肺"（《素问·水热穴论》），"诸湿肿满，皆属于脾"（《素问·至真要大论》）。汉代张仲景在《金匮要略》中称之为"水气"。隋代巢元方认为水肿的发生与脾虚有关，"肾者主水，脾胃俱主土，土性克水，脾与胃合，相为表里，胃为水谷之海，今胃虚不能传化水气，使水气渗溢经络，浸渍府脏……故水气溢于皮肤而令肿也"（《诸病源候论·水肿候》）。金元朱丹溪将本病分为阴水、阳水两大类。明代李中梓以虚实寒热为纲分辨水肿，提出"阳证必热，热者多实；阴证必寒，寒者多虚"（《医宗必读·水肿胀满》）。

心主血，以宗气用事，胸中的宗气是推动心脏行血、协助肺脏"朝百脉"的原动力。心衰就是"心气（宗气）衰"。人一身气血津液皆有赖于气机的升降出入才能维持正常的生理代谢。心气亏虚，则血行缓慢，从而产生瘀血；气不行水，则水湿内聚形成水肿；水肿与瘀血反作用于已衰之心气，使得心力更衰，从而出现气短胸闷、乏力纳呆、水肿等症状。心水病的根本病机在于心气亏虚、水湿瘀血作祟，因此临床治疗以益气利水、活血散瘀为主，遂拟益气活血利水方。

方中黄芪、党参合用，大补胸中宗气，以助心肺行血，为君药。茯苓、白术、猪苓、泽泻健脾利湿，薤白、桂枝辅助参、芪温通心阳，散脉道之湿遏。当归补血活血，使心气有所生，丹参、赤芍、川芎、红花、降香活血化瘀，共为臣药。炙甘草补中气，且调和诸药。诸药同用，共奏益气活血、温阳利水之效。

○ 病案选录

1. 心衰案

陈某，男，70岁，邯郸市临漳县人。门诊号00089435。2015年11月9日初诊。

主诉：间断性下肢水肿2年，加重伴胸闷、气短、腹胀1周。

现病史：患者2年前劳累后出现双下肢水肿，在当地县医院住院治疗，诊断为"冠心病、慢性心力衰竭"，住院好转后长期口服"阿司匹林肠溶片、阿托伐他汀钙片、单硝酸异山梨酯片、依那普利片、美托洛尔片、螺内酯、呋塞米片"等药物治疗。此后患者反复出现水肿，且对利尿剂敏感性逐渐下降。1周前患者水肿加重，伴有胸闷，气短，喘促，腹胀，纳差，为求中医治疗遂来就诊。

刻症：双下肢水肿，胸闷喘促，气短乏力，小便不利，腹胀纳差。

既往史：2型糖尿病史6年。

舌脉：舌质暗，苔薄白，脉弦数。

辅助检查：2015年1月8日检查NTPRO-BNP10238pg/mL。心电图：窦性心动过速，胸导联ST-T异常。超声心动图：左室扩大，左室运动幅度稍减低，LVEF39%。

西医诊断：冠心病，慢性心力衰竭，心功能Ⅳ级。

中医诊断：心衰，气虚血瘀，水饮内停证。

治法：益气活血，温阳利水。

处方：黄芪30g，党参20g，茯苓20g，白术15g，桂枝12g，薤白10g，猪苓30g，泽泻20g，丹参30g，赤芍15g，当归12g，川芎10g，红花10g，降香10g，炙甘草10g。7剂，水煎服，每日一剂，分两次温服。

低盐糖尿病饮食，减少饮水，吸氧，调节情志，西药按原方案服用。

二诊：2015年11月16日。

患者服用3剂后小便量较前明显增加，仍有胸闷、气短、腹胀，下肢水肿，进食稍改善，舌暗红，苔薄白，脉弦。上方黄芪加量至50g，7剂，水煎服。

三诊：2015年11月23日。

患者胸闷、气短明显减轻，下肢水肿减轻，可以平卧，进食如前。复查NTPRO-BNP2218pg/mL。超声心动图：左室扩大，左室运动幅度稍减低，LVEF50%。效不更方，守方14剂。

此后以上方为基础前后调理2个月余。随访1年水肿、胸闷等症未再复发。

2．水肿案

王某，女，52岁，邯郸市磁县人。门诊号00090413。2016年

11月7日初诊。

主诉：间断性颜面部及下肢水肿1年。

现病史：患者1年前劳累后出现颜面部轻度水肿，伴有气短乏力，休息后症状逐渐缓解，此后患者间断出现颜面部水肿，严重时伴有双下肢水肿，多于劳累后发病。辗转本地县市多家医院就诊，未明确水肿病因，诊断为"特发性水肿"，间断口服"氢氯噻嗪片、螺内酯片"等药物，症状减轻，为求中医治疗遂来就诊。

刻症：颜面及双下肢水肿，四末不温，面色萎黄，气短乏力，纳差，口干不欲饮。

既往史：体健。

舌脉：舌暗红，舌苔薄白，脉细涩。

辅助检查：2016年11月6日超声心动图：左室运动幅度稍减低，LVEF58%。肝、胆、胰、脾、肾彩超检查未见异常。尿液分析正常。NTPRO-BNP238pg/mL。

西医诊断：特发性水肿。

中医诊断：水肿，气虚血瘀，水饮内停证。

治法：益气活血利水。

处方：黄芪30g，党参20g，茯苓20g，白术15g，桂枝12g，薤白10g，猪苓30g，泽泻20g，丹参30g，赤芍15g，当归12g，川芎10g，红花10g，降香10g，炙甘草10g。7剂，水煎服，每日一剂，分两次温服。

二诊：2016年11月14日。

患者服药后小便量逐日增加，水肿明显减轻，气短、乏力缓解，舌暗红，苔薄白，脉滑。守方7剂。

按语：

心衰病水肿临证多见，常伴有胸闷气短、腹胀纳差、小便不利。本病病机总属本虚标实，本虚以心气虚，气化不利为主，内生痰饮、血瘀为标。案1为老年患者，冠心病多年，心力衰竭，水肿明显，证属气虚血瘀水停证，无兼症，故使用原方。案2为中年女性，间断性水肿，劳累后发病，虚证无疑。气虚则津液运行乏力，水饮内生。日久兼瘀，口干不欲饮、舌暗红、脉涩具为瘀滞之象。患者虽无冠心病等基础疾病，但辨证为气虚血瘀，水饮内生，故应用益气活血利水方，获显效。

十一、黄芪桂枝五物汤治疗雷诺综合征

○ 方剂组成

黄芪60g，桂枝30g，白芍30g，当归12g，干姜12g，大枣12枚，炙甘草10g。

○ 主治病证

雷诺综合征，症见受凉或情绪激动后手指或脚趾逐渐出现变白、变紫、潮红等颜色变化，可伴有局部麻木、疼痛、发冷、灼热感等。

○ 加减变化

1.表虚畏风，平素易感外邪者，增加黄芪用量，加防风。

2.血虚明显者，增加当归、白芍用量。

3.兼血瘀者，加桃仁、红花、鸡血藤。

4.体痛甚者，加羌活、独活、秦艽。

○ 组方原理

雷诺综合征发病的病因病理尚不明确，治疗上只是针对诱发疼痛、皮肤变色的原因进行预防，如注意保暖。本病依据症状可以参照中医"痹证"进行辨治。

中医学对于"痹证"的记载最早见于《内经》，其认为痹证的病机特点是正虚外感，"风寒湿三气杂至，合而为痹，其风气盛者为行痹，寒气盛者为痛痹，湿气盛者为着痹"（《素问·痹论》），这一观点对后世医家辨治痹证有着深远的影响；同时也提出了使用"甘药"补之的治疗原则，"阴阳形气俱不足，无取以针，而调以甘药"（《灵枢·邪气脏腑病形》）。张仲景对"血痹"的病机进行了阐述，并且给出了治疗方药，"血痹，阴阳俱微，寸口关上微，尺中小紧，外证身体不仁，如风痹状，黄芪桂枝五物汤主之"（《金匮要略·血痹虚劳病脉证并治》）。

笔者认为，雷诺综合征凉、痛、麻木、色紫等症皆为寒邪凝滞脉道，气血不能温达四肢末梢所致。本病以虚为本。虽然患者症状在四肢末端，然而病在血脉，且多是迁延不愈，"久痹多虚"，虚在气血，气血不和，卫外失常，则受邪而血脉凝涩，出现青紫、苍白、疼痛等症状。患病日久，病邪深伏脉络之中，便成了"久病入络"。治疗上"新邪宜速散，宿邪宜缓攻"，以温养气血为主，兼以通阳，散伏于血脉中的寒邪，临床常以黄芪桂枝五物汤加减治疗。

方中黄芪甘温，补中益气，桂枝散风寒而温经通痹，与黄芪配伍，益气温阳，和血通经；黄芪得桂枝，益气固表而不致留邪，两药相合，共为君药。当归、芍药活血养血而通血痹，与桂枝合用，调营卫而和表里，为臣。干姜辛温，散寒于内，以助桂枝温通经络，使得阳气能够达于四肢末梢；大枣甘温，养血益气，以资黄芪、芍药之功；共为佐使。炙甘草调和诸药。诸药合用，共奏益气和血、温阳通痹之效。

○ 病案选录

血痹案

张某，女，38岁，临漳县乡村医生。门诊号00034621。2013年12月4日初诊。

主诉：间歇性手足寒冷麻木2年。

现病史：患者2年前生产，接触冷水后出现双手手指麻木感，未予重视。此后患者每于冬季受冷后便出现双手十指麻木感，且逐渐加重，出现皮肤苍白，伴有刺痛，得温则症状可缓解。曾于市内某三甲医院诊断为"雷诺综合征"，口服"利血平、硝苯地平"等药物效果欠佳，症状仍时有发作，为求中医治疗遂来就诊。

刻症：受凉后手指皮肤苍白，伴有麻木及刺痛感，月经量少，色暗。

舌脉：舌质暗红，舌苔薄白，脉细。

西医诊断：雷诺综合征。

中医诊断：血痹，气血亏虚，寒湿阻络证。

治法：益气和血，温阳通痹。

处方：黄芪60g，桂枝30g，白芍30g，当归12g，干姜12g，大枣12枚，淫羊藿15g，巴戟天15g，炙甘草10g。7剂，水煎服，每日一剂，分两次温服。

避风寒，勿受凉。

二诊：2013年12月11日。

患者诉受凉后仍有皮肤苍白，然刺痛缓解，麻木感亦减轻。守方7剂。

三诊：2013年12月18日。

患者痛麻症状缓解，可做家务，受凉后手指苍白症状亦较前减轻。继服上方14剂。

随访1年，手足寒冷麻木及手指痛麻发紫等症未再发生，已能正常工作。

按语：

本案患者受凉后双手皮肤发作性苍白，伴有刺痛，麻木得温则缓解，诊为"血痹"（雷诺综合征）。因患者生产后气血亏虚，受凉引发本病，故在原方之中加入淫羊藿、巴戟天温肾散寒，取"益火之源，以消阴翳"之义。

第三节 头面脑系病证用方

一、疏风汤治疗风寒久郁头痛

○ **方剂组成**

苍耳子10g，川芎10～15g，白芷10～15g，细辛3～6g，炒蔓荆子15g，羌活12g，白菊花15g，槟榔6g，干姜10g，荆芥10g，防风10g，炙甘草10g。

○ **主治病证**

急慢性头痛，如血管性头痛、紧张性头痛、三叉神经痛、外伤后头痛、部分颅内疾病、神经官能症及某些感染性疾病、五官科疾病所致的头痛等，症见头痛连及项背，常喜裹头，恶风寒，遇冷风则疼痛加剧，舌质暗，苔薄白，脉紧或浮紧。

头痛日久，久治不愈，不论脉弦或缓，均系风寒久郁所致。

○ **加减变化**

1.风寒夹湿，头痛如裹者，加苍术、藁本、半夏、陈皮。

2.项背发僵而酸楚者，加藁本、葛根。

3.兼阳虚者，加人参、附子、桂枝。

4.兼气虚者，加太子参、茯苓。

5.若寒邪侵犯厥阴经脉，引起颠顶痛，甚则四肢厥冷，苔白，脉弦者，加吴茱萸、生姜、大枣。

6.咳嗽，痰多者，加杏仁、苏子、半夏。

○ 组方原理

头痛分为外感和内伤头痛，病因多为风寒湿热之邪外袭，或痰浊瘀血湿热阻滞，或肝阳郁火上扰清空，或气虚清阳不升，或血虚脑髓失荣等所致。

头为诸阳之会，凡五脏精华之血，六腑清阳之气，皆上会于此。六淫外袭，上犯颠顶，或为寒遏络脉，或为热扰清空，或为湿蔽清阳，均能导致头痛。但一般感受外邪，多必夹风，正如清代医家汪昂在《医方集解》中说道："高颠之上，唯风可到。"太阳主一身之表，足太阳膀胱经循项背，上行颠顶，风寒外袭，邪客太阳经脉，循经上犯，故头痛连及项背，若沿孙络窜留于少阳，则产生偏侧头痛。风寒伏留经筋，卫阳被伤，故恶风寒。寒为阴邪，得温则减，遇冷风则疼痛加剧。舌质黯，苔薄白，脉紧或浮紧，为风寒外袭，寒凝血涩之象。针对风寒久郁头痛，笔者常用疏风汤治疗，并认为头痛日久，久治不愈，不论脉弦或缓，均系风寒久郁所致。

方中川芎味辛，行血中之气，祛血中之风，上行头目，为止头痛之要药；羌活辛温疏风散寒，治太阳经头痛及项背不舒。两药同用，为君。荆芥、防风辛温疏风散寒，治太阳经头痛及项背不舒，苍耳子、白芷、细辛疏风散寒止痛，治头面部诸风百疾，用以为臣。菊花、蔓荆子辛凉，轻扬升浮，可清利头目；槟榔辛散苦泄，善行胃肠之气，使胃和降则清阳易升；干姜温中痰饮，又善止呕。以上诸药合用，共奏祛风解表、散寒通络止痛之功。

○ 医案选录

1. 偏头痛案

弓某，女，56岁。门诊号S0187816。2023年5月22日初诊。

主诉：间断头痛30余年，加重1周。

现病史：患者于30余年前出现头痛，以左侧偏侧为主，疼痛呈搏动性，伴有恶心、呕吐，每遇天气变化，或着急生气后出现，经休息或口服药物"布洛芬"可缓解。曾于门诊检查头颅CT未见异常。患者每周发作3～5次。近1周受凉后再次发作，口服"布洛芬"无效，且每日均有发作，患者痛苦难忍，遂来就诊。

刻下症：左侧搏动性头痛，伴有恶心，平素怕冷，夜间有汗出，手足心热，纳可，夜寐欠安，小便正常，大便干燥。

舌脉：舌质淡红，舌苔白，脉沉弦。

西医诊断：偏头痛。

中医诊断：头痛，风痰上扰证。

治法：祛风散寒，化痰止痛。

处方：细辛6g，白芷12g，川芎20g，苍耳子10g，蔓荆子12g，羌活10g，菊花20g，干姜10g，槟榔10g，知母12g，栀子10g，郁李仁12g，香附10g，白芍15g，炙草10g，白僵蚕10g。7剂，水煎服日一剂，分两次温服。

调情志，避风寒，卧床休息。

二诊：2023年5月29日。

头痛间断发作，一周发作3次，疼痛程度减轻，精神可，纳可，夜眠欠安。舌质淡，苔白，脉沉。上方继服7剂。

三诊：2023年6月5日。

头痛好转，仅发作一次，夜间汗出，睡眠差，舌质淡，苔白，脉沉。

上方加炒酸枣仁20g，五味子15g，川芎加至30g，7剂，每日一剂，水煎服。

四诊：2023年6月12日。

头痛未再发作，睡眠好转，无汗出，舌质淡，苔白，脉沉。上方继服7剂。

随访1年，患者头痛未再发作。

2．神经性头痛案

郭某，女，36岁。门诊号00013567。2019年10月8日就诊。

主诉：头后部疼痛7天。

现病史：患者于7天前情绪激动后出现头后部疼痛，呈窜痛，走窜右侧头部，如过电样疼痛，受寒加重。口服药物"正痛片"，效果不佳，于门诊做头颅CT未见异常，测血压120/80mmHg，遂来就诊。

刻下症：头后部疼痛，向右侧放射，表情痛苦，阵发性加剧，精神紧张，纳可，平素易腹胀，夜寐欠安，二便正常。

舌脉：舌质淡红，苔白，脉滑。

西医诊断：神经性头痛。

中医诊断：头痛，风寒郁络证。

治法：祛风散寒，通络止痛。

处方：细辛6g，白芷15g，川芎20g，苍耳子10g，蔓荆子12g，羌活12g，菊花20g，槟榔6g，干姜10g，白芍12g，珍珠母30g（先煎），五味子12g，炙甘草10g。7剂，每日一剂，水煎服。

二诊：2019年10月15日。

患者头痛明显减轻，腹胀缓解，夜间睡眠好，舌质淡红，苔白，脉滑。上方继服7剂。

药后病愈。

按语：

以上两案，疾病不一。案1为偏头痛，为血管收缩舒张功能障碍所导致的头痛。案2为神经性头痛，虽疾病不同，但均有风寒郁络之表现，故选用此方治疗，此即中医"异病同治"之理。

案1因疾病日久，久病怪病多责之于"痰"，风痰阻络，日久化热，故加用知母、栀子清内热。久病成瘀，故加用郁李仁活血化瘀。着急后出现头痛，有情志不遂的诱因，故加用香附、白芍疏肝解郁。复诊诉仍夜汗多，睡眠差，加用炒酸枣仁、五味子，清热养血安神。头痛反复发作，川芎用量至30g，行气开郁止痛。辨证准确，药专力宏，患者30年头痛得愈，随访1年无复发。

案2为神经性头痛，辨证为风寒郁络，治当祛风散寒，通络止痛。平素睡眠不佳，故加用珍珠母、五味子安神定志，平肝潜阳。平素易腹胀，舌苔薄白，为脾胃虚寒之征，故加用干姜温中健脾，白芍缓急止痛。笔者认为，头痛日久，久治不愈，不论脉弦或缓，均系风寒久郁所致，从风寒痰郁论治往往可获良效。

二、柔肝息风汤治疗颠顶头痛

○ 方剂组成

藁本12g，天麻12g，白芷12g，生地黄15g，白芍15g，怀牛膝20g，白菊花20g，钩藤20g（后下），白僵蚕10g，当归12g，珍珠母30g（先煎），炙甘草10g。

○ 主治病证

1.急慢性头痛，如血管性头痛、紧张性头痛、三叉神经痛、外伤后头痛、部分颅内疾病、神经官能症及某些感染性疾病、五官科疾病所致的头痛、高血压头痛等，症见头胀头痛，或伴眩晕，或双侧或头顶甚或全头痛，呈持续性头痛或阵发性加剧，伴见心烦易怒，少寐多梦，面红目赤，口苦，舌红，苔薄黄，脉弦有力。

2.颠顶作痛者。

○ 加减变化

1.肝肾阴亏，水不涵木者，加龟甲、鳖甲、知母、黄柏。

2.腑实便秘者，加全瓜蒌、枳实、大黄。

3.肝火盛者，加龙胆草、丹皮。

4.若跳痛重，舌质紫而瘀斑者，加水蛭、桃仁等。

○ 组方原理

颠顶头痛是临床上常见的一种头痛类型，其特点是疼痛位于头顶部位，常给患者带来极大的痛苦和生活困扰。

颠顶头痛的常见病因：外感风寒，风寒之邪易侵袭颠顶，凝滞血脉，壅滞经络，导致不通则痛；肝阳上亢，多由情志不遂，郁而化火等因素引发；痰浊阻络，由于脾失健运，水湿停聚而生痰，痰湿互结，上蒙清窍，痰湿之邪凝滞经脉，导致颠顶部气血不能畅通，引起疼痛；血瘀阻络，由外伤、寒邪侵袭等原因导致颠顶部气血凝滞不通形成颠顶痛；气血不足，失于濡养，及肾脏精气亏损，髓海空虚，均可致颠顶痛。因足厥阴肝经"与督脉会于颠"，故颠顶头痛与肝经及督脉有密切关系。

笔者临证所见，颠顶头痛多与肝经和督脉的气血失调有关。情志不遂，肝郁化火，上扰清窍，出现颠顶痛。因肝经循行联系眼和脑，开窍于目，故可伴随头晕、眼痛、眼干涩、耳鸣、失眠等疾患。另外现代随着生活节奏加快，工作压力增大，常因情志不遂引发肝阳上亢，肝风内动，气血不和，而发颠顶头痛。因此笔者在治疗时注重平息肝风，调和气血，选取验方柔肝息风汤进行治疗，此方剂有很好的平肝息风、养血活血止痛的功效。

本方以藁本去太阳经颠顶之风，天麻息风止痉、平抑肝阳、祛风通络，共为君药。钩藤息风止痉，清热平肝；白菊花疏散风热，平抑肝阳，清肝明目，清热解毒；珍珠母平肝潜阳，清肝明目，安神定惊；白僵蚕祛风化痰，通络止痛。此四药共用，平息肝之内风。当归养血活血，既助白芍柔肝，又兼和血止痛；白芍养血柔肝，缓急止痛；生地黄清热凉血，养阴生津。此三药滋补肝阴。怀牛膝补肝肾，强筋骨，活血通经，引血下行。诸药共用，有平肝息风、养血活血止痛功效。

○ 医案选录

1. 高血压病案

张某，52岁，男。门诊号S0019356。2019年8月1日就诊。

主诉：间断头晕、头痛3年，加重5天。

现病史：患者于3年前间断出现头晕、头痛，以头顶部疼痛为著，呈胀痛，当时测血压为170/100mmHg，后服药降压药物"复方利血平氨苯蝶啶片，每次1片，每日1次"，血压可控制在130/80mmHg左右，头晕、头痛减轻。近5天来，患者情绪激动后头晕、头痛加重，部位及性质同前，血压为180/100mmHg，口服"复方利血平氨苯蝶啶片、氨氯地平片"效果不佳，血压仍在160/90mmHg左右波动，遂来我院就诊。

刻下症：头晕，头胀痛，心烦易怒，少寐多梦，面红目赤，口干口苦，便秘，小便正常。

舌脉：舌红，苔薄黄，脉弦有力。

西医诊断：高血压病3级，极高危。

中医诊断：头痛，肝阳上扰证。

治法：平肝息风止痛。

处方：藁本12g，天麻12g，白芷12g，生地黄15g，白芍15g，怀牛膝20g，白菊花20g，钩藤20g（后下），白僵蚕10g，当归12g，珍珠母30g（先煎），炙甘草10g，瓜蒌20g，枳实10g，大黄6g（后下）。7剂，每日一剂，水煎服。

同时继续口服降压药物，复方利血平氨苯蝶啶片1片，氨氯地平片5mg，每日1次。

二诊：2019年8月8日。

患者头晕、头痛减轻，血压140/90mmHg，口干、口苦及心烦明显减轻，夜间睡眠差，舌红，苔薄黄，脉弦有力。

上方加炒酸枣仁15g，首乌藤30g，补肝养血，宁心安神。7剂，每日一剂，水煎服。

三诊：2019年8月15日。

头晕、头痛明显减轻，血压控制在130/80mmHg，口干、口苦、心烦缓解，睡眠改善，舌红，苔薄黄，脉弦。继服上方7剂。

随访半年患者未再复发，血压控制在140/90mmHg以下。

2．紧张性头痛案

张某，36岁，男。门诊号00031251。2022年7月2日初诊。

主诉：头晕、头痛2个月，加重1天。

现病史：患者于2个月工作紧张劳累后出现头痛、头晕，头痛以头顶及后枕部为著，胀痛，伴有颈肩部疼痛不适感，血压在正常范围内，头颅核磁检查未见异常，颈椎核磁检查显示颈椎间盘突出，颈椎骨质增生。曾于门诊口服"颈复康颗粒"，效果不佳。患者从事会计工作，平素工作紧张，压力较大，长期在电脑前伏案工作。

刻下症：头晕胀痛，颈肩僵硬疼痛不适感，心烦易怒，口干口苦，失眠，眼干眼涩，无恶风恶寒，无汗出，纳可，寐可，二便调。

舌脉：舌暗红，苔薄黄，脉弦有力。

西医诊断：紧张性头痛。

中医诊断：头痛，风阳上扰证。

治法：平肝息风止痛。

处方：天麻12g，白芷12g，生地黄15g，青葙子10g，白芍15g，怀牛膝20g，白菊花20g，钩藤20g（后下），白僵蚕10g，当归12g，珍珠母30g（先煎），川芎20g，桃仁10g，葛根30g，炙甘草10g。7剂，每日一剂，水煎服。

二诊：2022年7月9日。

患者头痛头晕减轻，颈项僵硬好转，眼干眼涩减轻，余症均减，舌暗红，苔薄黄，脉弦。上方继服7剂。

三诊：2022年7月16日。

患者头痛、头晕消失，颈项僵硬缓解，失眠好转，舌暗红，苔薄白，脉弦。上方继服7剂。

随访3个月，症状无复发。

按语：

以上两案，分别为高血压和颈椎病，患者均表现为头痛、头晕，均有颠顶疼痛表现，平素均有焦虑、紧张、劳累、情绪激动等诱因。烦劳思虑，气郁化火，肝阴暗耗，常导致肝阳上亢，风阳上扰。

案1为高血压患者，患者平素阴虚阳亢，情绪激动后出现阳亢化风，循经上扰，出现头痛、头晕。气郁化火，扰乱心神，故心烦易怒，少寐多梦。肝胆火旺，面红目赤，口干口苦。治疗使用柔肝息风汤平肝息风，养血清热。平素大便干燥，腑实热结，加用瓜蒌、枳实、大黄通腑泄热。案2为紧张性头痛患者，长期工作紧张劳累，使得阳郁化火，肝阳上亢，风阳上扰，气血失和，而发头晕、头痛，治疗给予平肝息风，清热泄火。舌质紫暗，多合并瘀血，故加桃仁活血化瘀；颈肩不适，加葛根通经活络，引药入经。诸药同用，使阳亢平息，血脉得养，故而临床效果显著。

三、救睛汤治疗肝经郁火头痛

○ 方剂组成

龙胆草12g，黄芩10g，连翘20g，决明子20g，石决明20g（先煎），白菊花20g，白蒺藜12g，防己12g，川芎15g，木贼草15g，茺蔚子20g，川牛膝15g，白芍15g，炙甘草10g。

○ 主治病证

急慢性头痛，如血管性头痛、紧张性头痛、三叉神经痛、外伤后头痛、部分颅内疾病、神经官能症及某些感染性疾病、五官科疾病所致的头痛、高血压头痛等，症见头胀头痛，或伴眩晕，或双侧或头顶甚或全头痛，持续性或阵发性加剧，心烦易怒，少寐多梦，面红目赤，眼干，眼胀，畏光，眵多或视物不清，口苦，舌红，苔薄黄，脉弦有力。每因情志变化而诱发加重。

○ 加减变化

1.兼肢体困重，纳差，苔腻，脉濡，加厚朴、薏苡仁、竹茹、枳实。

2.兼耳鸣虚烦，头晕少寐，加何首乌、枸杞子、黄精、酸枣仁。

○ 组方原理

肝经郁火性头痛的发生大多有忧郁、焦虑、紧张等诱因，致肝失条达，肝气郁结，郁而化火。另外当今物质生活丰富，今人过多摄入肥甘厚腻、辛辣刺激性食物，会导致脾胃运化失常，水液代谢障碍，从而易生湿生热。肝火夹湿热上攻头面则发生头痛。《灵枢·经脉》言："肝足厥阴之脉……布胁肋，循喉咙之后，上入颃颡，连目系。""胆足少阳之脉，起于目锐眦，上抵头角，下耳后，循颈……入缺盆，其支者，从耳后入耳中，出走耳前，至目锐眦后。"故而肝胆经的病变易出现于身体侧面，如头颈两侧、两侧胁肋或少腹等处，问诊时尤其要注重询问患者是否有这些肝胆经循行部位的胀、痛、灼热等不适感。笔者抓住肝经湿热郁火头痛的主要病机，临证使用救睛汤治疗，效果极佳。此方原为眼科良方，专治两目赤肿胬肉攀睛，后用此方治疗肝经湿热郁火性头痛，也能应手奏效。

方中龙胆草清热燥湿、清肝降火；黄芩清热燥湿、泻火解毒；连翘清热解毒、散结消肿；决明子清热明目、润肠通便。此四药共用，清利肝经湿热郁火。木贼草疏风清热、退翳明目；菊花疏散风热、清肝明目、清热解毒；白蒺藜疏肝解郁、平肝潜阳、明目退翳；石决明平肝潜阳、清肝明目。此四药共用，平息肝之风阳。茺蔚子能清泻肝火、明目退翳；川芎活血行气、祛风止痛；怀牛膝滋补肝肾、活血祛瘀、引血下行。诸药合用，共奏清肝息风、清利湿热之功。

○ 医案选录

1. 紧张性头痛案

高某，女，72岁。病案号S0018276。2019年4月23日就诊。

主诉：头痛1个月。

现病史：患者于1个月前着急生气后出现头痛，头部胀痛，绵绵不休，测血压160/90mmHg，自服"硝苯地平缓释片，每次20mg，每日2次"血压可控制在140/90mmHg以下，但仍头痛不止，夜寐不佳，遂来我院求治于中医。

刻下症：头痛头胀，自觉视物模糊，眼干，眼胀，畏光，眵多，口干口苦，睡眠欠佳，纳可，大便偏干，小便正常。

舌脉：舌红，苔薄黄，脉弦有力。

西医诊断：①紧张性头痛；②高血压病2级，中危。

中医诊断：头痛，肝经湿热，郁火上攻证。

治法：清热利湿，平肝息风。

处方：龙胆草12g，黄芩10g，连翘20g，决明子20g，石决明20g（先煎），白菊花20g，白蒺藜12g，防己12g，川芎15g，木贼草15g，茺蔚子20g，川牛膝15g，白芍15g，炙甘草10g。7剂，每日一剂，水煎服。

饮食清淡，调情志，卧床休息。

二诊：2019年4月30日。

头痛头胀减轻，视物模糊、眼干、眼胀、畏光、眵多、口干口苦症状均减，睡眠好转，舌红，苔薄黄，脉弦有力。上方继服7剂。

三诊：2019年5月7日。

头痛头胀消失，中药继服7剂，巩固疗效。

随访3个月未再复发。

2．胬肉攀睛案

张某，女，58岁，2018年5月12日初诊。病历号S0016732。

主诉：左眼视物模糊1年，头晕痛1个月。

现病史：患者于1年前出现左眼视物模糊，左眼内眦长出一白膜，内有淡红色细小血管，白色膜向外瞳仁生长，目干涩，迎风流泪，口干，大便干结，近1个月来出现头晕痛，头昏沉不适，遂来就诊。

刻下症：左眼内眦胬肉攀睛，视物模糊，头晕昏沉不适，口干口苦口黏，纳可寐可，大便干结，小便正常。平素脾气急躁，喜食辛辣肥甘之品。

舌脉：舌质红，苔黄腻，脉弦滑。

西医诊断：翼状胬肉。

中医诊断：胬肉攀睛，肝经湿热，风热上攻证。

治法：清肝胆湿热，祛风明目退翳。

处方：龙胆草12g，黄芩10g，连翘20g，决明子20g，石决明20g（先煎），白菊花20g，白蒺藜12g，防己12g，川芎15g，木贼草15g，茺蔚子20g，川牛膝15g，白芍15g，炙甘草10g，大黄6g（后下）。7剂，每日一剂，水煎服。

二诊：2018年5月19日。

患者头晕痛减轻，眼睛白膜范围减小，充血好转，双目干涩、视物模糊减轻，口中仍黏腻，有少量黏痰。舌质红，苔黄腻，脉弦滑。

上方加薏苡仁30g，竹茹10g，继服7剂。

三诊：2018年5月26日。

眼睛上的白膜已经明显缩小，接近消失，头晕痛减轻，口苦口黏好转，大便溏泻。

上方去生大黄，继服7剂。

四诊：2018年6月3日。

眼睛上的白膜已经明显缩小，接近消失，余诸症皆大减。继服10剂。

药后诸症愈，眼睛上的白膜已经完全消失。随访3个月，未再复发。

按语：

案1为紧张性头痛合并高血压病患者，病因病机在于情志不遂，肝气郁结，郁而化火，湿热内生，循经上扰清空，导致头痛绵绵不休。西医治疗虽能有效控制血压，但对于头痛症状缓解有限，故求治于中医。患者头痛头胀，视物模糊，眼干眼胀，畏光眵多，口干口苦，均为肝经湿热郁火上攻表现。舌红，苔薄黄，脉弦有力，亦为肝经湿热郁火之象。治疗给予救睛汤，清热利湿，平肝息风，祛风止痛，切中病机，故能取得显著疗效。

案2属胬肉攀睛，为肝经湿热、风热上攻之证。肝开窍于目，肝经湿热上蒸，则目生翳障；风热之邪上攻头目，则头晕头痛，视物模糊。患者左眼内眦白膜生长，目干涩，迎风流泪，均为湿热蕴结、风热侵袭之象。口苦口黏，大便干结，苔黄腻，脉弦滑等，为湿热内蕴之象。治当清肝胆湿热，祛风明目退翳。复诊时口中黏痰较多，仍为痰湿偏盛之征，加用薏苡仁、竹茹以增强清热利湿化痰之功，去生大黄以避免伤及脾胃之气。经过治疗，患者症状逐渐缓解，白膜逐渐缩小直至消失，头晕痛、视物模糊等症状亦明显减轻。随访3个月，患者病情稳定，未再复发。本案的成功治疗展示了救睛汤在肝经郁火性眼科疾病中治疗的作用和优势。

四、散偏汤加减治疗偏头痛

○ **方剂组成**

柴胡10g，川芎30g，白芍15g，白芷10g，白芥10g，香附10g，郁李仁10g，炙甘草6g。

○ **主治病证**

偏头痛，症见偏侧头痛，或如锥刺，或如鸡啄，局部搏动，时轻时重，情志不遂或逢阴雨之天可加重，舌苔薄白，脉弦。

○ 加减变化

1.病程久长症状顽固者，加白僵蚕、全蝎。

2.肝火偏盛，加丹皮、黄芩、栀子。

3.久病入络，加桃仁、丹参、红花。

4.便溏者，去郁李仁。

○ 组方原理

偏头痛是一种周期性发作的神经-血管功能障碍性疾病，以反复发作的一侧或两侧搏动性头痛为主要表现，具有病程长、间歇性反复发作、缠绵难愈的特点。偏头痛的病因尚未完全明了，其发生与遗传、内分泌、代谢、饮食、精神等因素有关。

《内经》云："新沐中风，则为首风……风气循风府而上，则为脑风。"明确指出风邪入侵是导致头痛的重要病因。《素问·太阴阳明论》中提出"伤于风者，上先受之"，风性轻扬，易袭阳位，风邪外袭，上犯清窍，阻遏清阳，气血受阻，脉络拘急或清窍失养，遂发为头痛。《症因脉治》言"伤风头痛或半边偏痛，皆因风冷所吹，遇风冷则发"，抑或外风夹杂痰瘀上扰，而发作偏头痛。《素问·阴阳应象大论》曰："风气通于肝。"王叔和在《脉经》中云："足厥阴与少阳气逆，则头目痛。"偏头痛部位以一侧头痛为主，为肝胆经循行之地，"经脉所过，主治所及"，"其病有时重有时轻，遇顺境则痛轻，遇逆境则痛重，遇拂抑之事而更加之风寒之天，则大痛而不能出户"。肝主疏泄，若肝疏泄失常，则阻滞气机，气血失和，不通则痛，或不荣则痛。同时气机不畅，易内生痰浊、瘀血，致经脉不通，发为头痛。笔者认为，本病主要因风邪上犯清窍，气机不畅，痰湿内生，阻滞肝胆之气，风痰瘀结，阻滞脑络，发为偏头痛。若遇感受外邪、情志不舒、疲劳等诱因，可致病情反复。

　　散偏汤出自清·陈士铎的《辨证录》，陈士铎认为头痛是风入肝胆，木气郁结，经气无法上养于头，发为头痛，为此创立了散偏汤解肝胆之郁气。

　　方中川芎祛风活血止痛，尤其擅长治疗少阳两侧、厥阴头顶痛，为君药；柴胡升清，入少阳经，合川芎为治少阳头痛要药；白芷芳香上行，走阳明经，助川芎止痛，为臣药；柴胡、白芍、甘草、香附疏肝解郁，为佐药；白芥子利气化痰散结，郁李仁利水消肿，二药合用，善搜皮里膜外之痰浊，为使药。诸药同用，可奏疏肝息风、化痰通络之功。

　　○ 医案选录

　　1. 三叉神经痛案

　　李某，女，45岁。病案号00013658。2020年3月15日初诊。

　　主诉：左侧颜面、颞部剧烈疼痛波及左牙10天。

　　现病史：患者于10天前着急后出现左侧颜面、颞部剧烈疼痛，波及左侧牙齿，呈阵发性、烧灼样跳痛，坐卧不宁，莫可名状，即入当地医院求治，被诊为"三叉神经痛"，给予"普瑞巴林、甲硝唑"及针灸等治疗，病不缓解，而急来求诊。

　　刻症：左侧颜面、颞部及上下牙齿阵发性、烧灼样跳痛，局部无红肿，坐立不宁，汗出不绝，大便干结，月经先期，每次月经前一晚皆失眠。

　　舌脉：舌淡红，苔薄白，脉虚细。

　　西医诊断：三叉神经痛。

　　中医诊断：头痛，肝郁气滞，风痰阻络证。

　　治法：疏肝息风，化痰通络。

　　处方：白芍12g，白芥子6g，郁李仁10g，川芎30g，香附10g，柴胡12g，白芷12g，炙甘草10g，丹参15g，五味子10g，炒枣仁15g，细辛6g。7剂，每日一剂，水煎服。

二诊：2020年3月22日。

服药7剂后，疼痛全止，可上班工作，3天前感冒，自觉恶风无汗，左侧头部稍有疼痛，舌质淡，苔薄，脉弦细。

上方加荆芥10g，防风10g，再服7剂。

3月后随访未复发。

2．偏头痛案

何某，65岁。病案号00014269。2021年3月2日初诊。

主诉：头痛40余年。

现病史：患者年轻时经常熬夜加班，作息不规律，工作紧张、情志不畅时会出现头痛，以偏侧头痛为多，自服"双鱼止痛片1片"可缓解。后随着年龄增加而头痛愈剧，发作日趋频繁，程度愈加剧烈，而止痛药亦渐加量。近10年，头痛每日必作，头痛如劈，烦躁欲死，服"双鱼止痛片8片"方有微效，因常年服大剂量止痛药造成血象异常，近期查血白细胞3.02×10^9/L，红细胞102×10^{12}/L，血小板85×10^9/L。

刻下症：形体消瘦，皮肤白，神情默默，眉头不舒，头痛每日发作，夜间为甚，以颠顶和颞侧头痛明显，呈搏动性疼痛，食欲不佳，夜不能寐，二便尚调。舌红瘦，中裂纹，苔薄白偏少，脉弦细。

西医诊断：偏头痛。

中医诊断：头痛，肝郁气滞，风痰阻络证。

治法：疏肝息风，化痰通络。

处方：川芎30g，白芍30g，白芷15g，白芥子10g，郁李仁10g，柴胡10g，香附10g，炙甘草10g，白僵蚕10g，全蝎5g。7剂，每日一剂，水煎服。

二诊：2020年3月29日。

服药后头痛减轻，服"双鱼止痛片4片"即可见效，仍寐差，食欲不佳。舌红瘦，中裂纹，苔薄白偏少，脉弦细。

上方加炒谷芽、麦芽各15g，继服7剂。

三诊：2020年4月5日。

头痛明显好转，不需再服用止痛药物，食欲增加，夜间睡眠好转。舌红瘦，中裂纹，苔薄白，脉弦细。

上方继服14剂。

四诊：2020年4月19日。

头痛缓解，纳可，寐可，舌红瘦，苔薄白，脉弦细，中药继服。

服14剂后，症状消失。门诊复查血白细胞5.12×10^9/L，红细胞120×10^{12}/L，血小板110×10^9/L，各项指标恢复正常。随访半年未再复发。

按语：

以上两案均为头痛，其病机均与肝胆气郁不舒有关，使用散偏汤加减治疗均获良效。其中案1，每次月经前均有心烦失眠，坐立不安，提示伴随内有瘀滞，故加用丹参活血化瘀，加细辛散风寒止痛，寐差，加用五味子，炒枣仁安神定志。案2，患者头痛每日发作，发作时疼痛剧烈，难以忍受，久病多责之于痰，故加用僵蚕、全蝎祛风化痰，通络止痛。复诊时兼有食欲不佳，为肝郁乘脾，脾虚食少，加用炒谷芽、麦芽，疏达肝气，开胃进食。患者初诊时血象异常，以头痛而来诊，头痛缓解，患者停服止痛药后，血液系统也恢复正常。

运用散偏汤治疗偏头痛，宜抓住以下三点：①把握肝胆气郁之病机，特点是偏头痛时轻时重，情志不遂可加重，舌苔多薄白，脉弦。②方中川芎用量要大，常可达到30g。③应中病即止，切勿过剂，痛止后或补肝肾，或益气血，随其体质之偏以投剂，使恢复气血阴阳之平衡，疗效方可巩固。

五、清眩汤治疗前庭性眩晕

○ **方剂组成**

菊花20g，天麻12g，荆芥10g，防风10g，清半夏12g，陈皮15g，茯苓20g，川芎10g，广藿香10g（后下），槟榔6g，白术20g，泽泻20g，炙甘草10g，生姜3片。

○ **主治病证**

1.前庭性眩晕，症见眩晕，耳鸣，身体不稳，行走困难，汗出呕吐等症，发作时面色苍白，缓解时面色萎黄，头重如蒙，胸闷，腹胀，频吐痰涎，不欲饮食，舌苔白腻，脉弦滑。

2.其他疾病见上述症状，或见阵发性或持续性大脑不清晰感，头昏、头沉、头胀、头部发紧等感觉，舌苔白腻，脉弦滑者。

○ **加减变化**

1.痰湿见有热象较重者，可加黄连、连翘、薏苡仁、胆南星等。

2.湿邪较重者，合达原饮或藿朴夏苓汤。

3.痰盛者，加天竺黄、僵蚕、鲜竹沥、竹茹等。

4.脾虚较重者，合补中益气汤加山药。

5.阳虚水饮偏盛者，合苓桂术甘汤或苓甘五味姜辛汤。

6.肝胆郁热，舌红心烦，加柴胡、黄芩；恶心、呕吐、胸闷、纳呆，加代赭石、竹茹、砂仁。

○ **组方原理**

前庭性眩晕属于中医眩晕病范畴，眩晕是以头晕目眩为主症的疾病，亦有表现为头目昏沉不清者，为临床常见病证。

　　人们或嗜食肥甘、醇酒、厚味，或暴饮暴食，损伤脾胃；生活和工作节奏加快，竞争日益激烈，可使人们或忧思伤脾，或情志抑郁，郁怒伤肝克脾；或久坐少动，脾阳不运。这些因素均致痰湿或痰热内生，中阻脾胃，清阳不升，浊阴不降，而发眩晕。今人多痰湿之体，目前眩晕的发生多因于痰湿。

　　脾胃为后天之本，气血生化之源，五脏六腑均赖后天脾胃以养，方能正常，脾胃有病，化源不足，则可致他脏受累。又五脏配五行，以五行生克制化形式维持五脏气血津液的正常运行，而脾胃居中州，为人体气机升降之枢，执中央以运四旁，主斡旋气机。心肾相交，水火既济，肝气升于左，肺气降于右，肺之通调水道，肾之气化蒸腾，亦无不以脾为枢纽。五脏之精，悉运于脾，脾旺才能使清气上升敷布。可见脾胃功能正常，则气机升降有序，脏腑气血运行和调。不然则升降失序，致清阳不升，浊阴不降，痰随逆乱之气，四处走窜，上扰清阳，则眩晕陡作。

　　临床眩晕所见证候纷繁复杂，但总不离脏腑气血失和，气机运动失常，元神被扰，清窍不利之机制。

　　基于以上认识，笔者在辨治眩晕时非常重视脾胃，治疗多从脾胃入手，临床治疗眩晕常运用调理脾胃、化痰疏风之法。就是对其他证型的治疗，也常常注意要顾护脾胃，如此，则眩晕缓解后不易复发，遂拟清眩汤一方。

　　方中以半夏白术天麻汤健脾和胃，化痰定眩；菊花清利头目，平肝疏风；荆芥穗、防风祛外风，且风药又能胜湿，助半夏白术天麻汤以除湿化痰；泽泻利水湿，行痰饮，合白术名泽泻汤，善治痰饮停聚，清阳不升之眩晕；槟榔辛散苦泄，善行胃肠之气，使胃和降则清阳易升；广藿香芳香温燥，可化湿和胃以助运化；川芎入血分，为血中之气药，上行头目，为引经药；生姜温化痰饮，又善止呕，对于眩晕病见有呕吐者为必用之品。诸药合用，共奏健脾化痰、和胃降逆、息风定眩之功。

○ 医案选录

1. 梅尼埃病案

曹某，女，43岁，邯郸市某公司会计。门诊号S0188157。2022年9月20日初诊。

主诉：间断性眩晕4年，加重3天。

现病史：3年前劳累后突然出现眩晕，视物旋转，耳鸣，呕吐，不敢活动，出汗，面色苍白，持续约2个小时缓解，缓解后头目昏沉，遂到市内某三甲医院就诊，经检查诊断为"梅尼埃病"，治疗后缓解（具体用药不详）。后反复发作，每年发作3～4次，均通过休息和口服中药而缓解，但听力逐渐下降。3天前因劳累而复发，眩晕，伴呕吐，耳鸣汗出，经口服"盐酸氟桂利嗪胶囊"，静点"倍他司汀"，口服中药"苓桂术甘汤合泽泻汤"治疗好转。

刻下症：视物旋转，耳鸣，恶心欲呕，微汗出，静卧则减，活动则加，行走困难，需人搀扶。面色萎黄，纳呆脘痞，气少乏力。查体可见双侧眼震。

舌脉：舌淡红，苔白腻，脉滑略弦。

西医诊断：梅尼埃病。

中医诊断：眩晕，湿痰郁滞证。

治法：健脾化痰，和胃降逆，息风定眩。

处方：党参15g，白菊花20g，天麻12g，荆芥穗10g，防风10g，清半夏12g，陈皮15g，茯苓20g，川芎10g，广藿香10g（后下），槟榔6g，白术20g，泽泻20g，炙甘草10g，生姜3片。3剂，水煎服，每日一剂，分两次温服。

饮食清淡，卧床休息，避风寒。

二诊：2022年9月23日。

药尽3剂，眩晕、耳鸣缓解，活动不受影响，纳谷有增，面色转润，二便调。舌淡红，苔白略腻，脉缓滑。

方以香砂六君善后，嘱其饮食忌生冷油腻。

随访1年未发。

2．短暂性脑缺血发作案

秦某，女，63岁，工人。门诊号12001869。2012年4月3日初诊。

主诉：发作性眩晕6天。

现病史：患者于6天前因劳累而突发眩晕，视物晃动，不敢行走，伴见恶心、汗出、心悸，休息约10分钟后缓解，缓解后无不适症状，遂就诊于某医院，经CT等检查诊断为短暂性脑缺血发作，收住院治疗，给予抗血小板、扩容等治疗，症状时有发作，每日1～2次。医生告知随时有形成脑梗死之虞，建议使用抗凝剂，患者拒绝，自动停用西药，求诊于中医。

刻下症：眩晕，视物晃动，不敢行走。

舌脉：舌淡红，苔厚腻水滑，脉沉滑略弦。

西医诊断：短暂性脑缺血发作。

中医诊断：眩晕，痰风内动，上扰清窍证。

治法：健脾化痰，和胃降逆，息风定眩。

处方：白菊花20g，天麻12g，荆芥穗10g，防风10g，清半夏12g，陈皮15g，茯苓20g，川芎10g，广藿香10g（后下），槟榔6g，白术20g，泽泻20g，炙甘草10g，生姜15g，全蝎5g。3剂，每日一剂，水煎，分两次温服。

避免情绪波动，忌食生冷油腻。

二诊：2012年4月6日。

服1剂后再未发作。舌苔不似前厚，脉不似前弦。守方再进5剂，劝其服用抗血小板药。

随访半年未发。

3.头晕头痛案

张某，女，52岁，临漳县干部。门诊号S0157155。2018年11月15日初诊。

主诉：头昏沉不清、头痛1年，加重半月。

现病史：患者于1年前无明显诱因出现头晕、头痛，每遇风或睡眠不好则痛发，休息数日头痛可以缓解，头晕减轻，但不能缓解，呈昏沉状。经多方检查未见异常。半月前因睡眠差而复发，经休息不得减轻，就诊于当地医院，予以口服中药（具体不详）治疗未效。

刻下症：头昏沉不清，头胀痛，困乏难寐，伴胃脘不适，饭后胀，面色黄甚。

舌脉：舌胖大，质淡红，有齿痕，苔白腻，脉沉。

西医诊断：头晕待诊。

中医诊断：眩晕，胆木疏泄不利，痰湿郁滞证。

治法：健脾化痰，和胃降逆，息风定眩。

处方：菊花30g，天麻15g，清半夏15g，陈皮10g，茯苓15g，荆芥穗10g，防风10g，川芎10g，炙甘草6g，干姜6g，茵陈30g，槟榔12g，蔓荆子12g，泽泻20g。7剂，水煎服，每日一剂，分两次温服。

忌食生冷油腻。

二诊：2018年11月22日。

症状大减，面色转润，近于常色。补诉足跟痛半年。舌红，有齿痕，苔黄，脉沉。

上方加白术20g，杜仲15g，继服7剂。

尽剂后诸症缓解。

按语：

以上三案，疾病不一，其案1为梅尼埃病，案2为短暂性脑缺血发作，案3为杂症，但均见有脾胃功能不调及痰湿证候，选用此方治疗均获捷效，此正是中医之"异病同治"之理法。

案1因呕吐、出汗3日，虑其必兼气虚，故以此方加党参以益气，方证契合，药到病除。该案贵在以香砂六君子善后，旨在健脾化痰，以杜痰湿之源，故此愈后一年未复。

案2为后循环系统短暂性脑缺血发作患者，为中风类疾病，所以加全蝎以增强息风之力。该病控制不好会有生命之虞，一般不敢单纯用中医治疗。由该病案可见，清眩汤虽多轻清之品，如防风、荆芥穗、广藿香等，若辨证准确，用于治疗中风类疾病，断无动风之患。

从案3患者临床表现来看当属中医眩晕范畴，且与清眩汤证相合，故选此方加减治疗，加蔓荆子以加重清利头目之功；因其面色黄甚，而郁病多兼木郁，故加茵陈以利胆泻黄。

六、补中益气汤合葛根芍药汤治疗颈源性眩晕

○ **方剂组成**

党参15g，白术15g，黄芪60g，升麻10g，柴胡10g，陈皮10g，当归12g，葛根30g，桂枝15g，白芍15g，炙甘草6g。

○ **主治病证**

颈源性眩晕，临床症状多表现为眩晕、枕项部痛和头痛，主

要为发作性眩晕，多在颈部转动或颈部屈伸时发作，伴有或不伴有猝倒、心悸、汗出、恶心欲呕等症状，可出现背部酸楚，上肢麻木，畏寒喜暖，有汗恶风，舌淡红，苔薄白，脉沉或弱。颈椎诱发试验（颈椎过屈、过伸或旋转试验）阳性。X线检查：颈椎正侧位片显示有不同程度的钩突关节增生及其他退行性骨质改变。

○　加减变化

1.伴上肢麻木者，加羌活、独活、木瓜、地龙。

2.伴颈肩疼痛较重者，加姜黄、延胡索。

3.伴下肢乏力者，加山萸肉、龟甲、熟地黄、山药。

4.血虚者，加当归、熟地黄。

5.气滞者，加枳壳。

6.痰郁者，加清半夏、制南星。

○　组方原理

眩晕为椎动脉型颈椎病主要临床症状。椎动脉型颈椎病占颈椎病的10%～25%。颈椎不稳定、椎间盘侧方突出以及钩椎关节增生，直接刺激椎动脉使之痉挛或压迫使之扭曲、狭窄、闭塞等，从而产生椎-基底动脉供血不足而导致一系列临床表现，以眩晕伴有头项强痛为主要表现，颈部过屈、过伸和扭转可以诱发眩晕。

现代很多人由于工作紧张，长期伏案工作且缺乏运动，日久则耗气伤神，从而出现气血不足、清阳不升、脑失所养而致颈源性眩晕，其病本于虚。另外太阳经枢不利则经气不能上荣脑窍，亦会发作眩晕。此外太阳表虚，易引致风邪外干，太阳经枢不利，则出现项背强几几，或头重或头晕目眩。针对以上病机，笔者在临床中常用补中益气汤合葛根芍药汤治疗颈源性眩晕。党参甘平，归脾、肺经，能补中益气，生津养血。白术苦甘温，归脾、胃经，能健脾益气，燥湿利水。黄芪甘微温，归脾、肺经，是补气要药，能升阳举陷，益卫固表。升麻辛微甘微寒，归肺、脾、胃、大肠经，能升阳举陷。柴胡苦辛微寒，归肝、胆经，能和解表里，疏肝解郁，升阳举陷。方中党参、白术、黄芪、升麻、柴胡补中益气，以升清阳，黄芪既善补气，又善升气，同时配合升麻升举阳气。陈皮理气健脾，燥湿化痰，调节气机，防止补益药物过于壅滞。当归甘辛温，归肝、心、脾经，养血和营。葛根甘辛凉，归脾、胃经，能解肌退热，升阳止泻。葛根重用，其升阳解肌之功，能直接作用于颈部肌肉，缓解颈肌紧张痉挛。白芍苦酸微寒，归肝、脾经，能养血调经，敛阴止汗，柔肝止痛，平抑肝阳。白芍与当归配伍，补血柔肝，使气血更加调和。葛根、桂枝、白芍解肌舒经，以和太阳经气。炙甘草能补脾益气，缓急止痛，调和诸药。诸药合用，共奏补中益气、解肌舒经之功。

○ 医案选录

1. 颈源性眩晕

张某，男，56岁。门诊号 S001654。2018年11月2日初诊。

主诉：间断头晕目眩5年。

现病史：患者于5年前出现头晕目眩，每月发作1～2次，每次发作数分钟至数小时，常常在颈部转动或姿势改变时出现，2013年9月10日就诊于市内某三甲医院检查头颅磁共振显像未见异常，经颅多普勒超声提示双侧椎动脉血液流速增快，曾诊为"后循环缺血"，经口服"氟桂利嗪、尼麦角林，静滴血栓通"等眩晕改善不明显。2013年10月20日进一步检查颈椎磁共振显像：颈椎体骨质增生，生理曲度消失，C4～C5椎间盘膨出，C6～C7椎间盘突出。诊断为"颈源性眩晕"，给予"颈复康"及针灸、理疗等治疗，效果不佳。近1个月，头晕目眩又有发作，遂求治于中医。

刻下症：头晕目眩，恶心欲呕，头颈向右侧转动时可诱发，劳累后亦加重，头项强硬不舒，纳可，寐安。其颈项屈伸活动受限。

舌脉：舌淡红，苔白，脉沉。

西医诊断：颈椎病。

中医诊断：眩晕，气血亏虚证。

治法：补中益气，解肌舒经。

处方：党参15g，白术15g，黄芪60g，升麻10g，柴胡10g，陈皮10g，当归12g，葛根30g，桂枝15g，白芍15g，炙甘草6g。7剂，每日一剂，水煎服，早晚温服。

二诊：2018年11月9日。

服药7剂后，头晕目眩完全缓解，颈项僵硬改善，其颈项屈伸活动自如，无恶心，纳可，寐安，舌淡红，苔白，脉沉。上方继进7剂。

嘱其低枕、避免低头位，坚持做颈椎保健操。

三诊：2018年11月16日。

患者无头晕目眩，颈项无强硬，颈项屈伸活动自如，舌淡红，苔白，脉沉。上方继服7剂。

随访1年，患者未发作头晕，颈项无僵硬，颈项屈伸活动自如。

2. 颈椎病

田某，女，69岁。门诊号S0022728。2020年3月5日初诊。

主诉：头晕，项背痛，双上肢麻木，活动后加重7年。

现病史：患者于7年前活动后出现头晕，表现为昏沉不适感，项背僵硬疼痛，双上肢麻木，伴失眠，便秘，2013年5月10日于市内某三甲医院查磁共振颈椎平扫：颈椎骨质增生，C3～C4、C4～C5椎间盘膨出，C6～C7椎间盘突出。间断使用针灸治疗及口服活血通络药物，效果不佳。近两周来头晕、双上肢麻木症状加重，遂来诊。

刻下症：头晕，项背僵硬疼痛，双上肢麻木，平素汗出怕风，失眠，便秘，纳可，小便正常，右足底胀，双膝关节以下酸沉。

舌脉：舌质淡红，苔薄白，脉沉弦。

西医诊断：颈椎病。

中医诊断：项痹，气血不足，太阳枢机不利证。

治法：健脾益气，解肌舒经。

处方：党参15g，白术15g，黄芪60g，升麻10g，柴胡10g，陈皮10g，当归12g，葛根30g，白芍15g，泽泻30g，黄柏12g，苏子15g，炙甘草10g。7剂，每日一剂，水煎服。

二诊：2020年3月12日。

头晕、颈痛、双上肢麻大减，但右足底胀，双膝关节以下酸沉稍有减轻，舌质淡红，苔薄白，脉沉弦。

上方加桑寄生30g，威灵仙20g，片姜黄10g。7剂，每日一剂，水煎服。

三诊：2020年3月19日。

头晕、颈痛、双上肢麻木明显减轻，右足底胀，双膝关节以下酸沉好转，舌质淡红，苔薄白，脉沉弦。上方继服14剂。

四诊：2020年4月2日。

诸症消失，再服上方14剂巩固疗效。

1年后随访，头晕、颈痛、肢麻未再发生。

按语：

案1为颈源性眩晕，患者头晕目眩长达5年之久，病情顽固。

此案眩晕，乃因太阳经枢不利，加之气血亏虚，不能上荣于头所致，故以补中益气汤合葛根芍药汤加减治疗，共奏补中益气、解肌舒经之功。患者服药7剂后，头晕目眩完全缓解，颈项强直亦得改善。嘱其继续服药，以巩固疗效，并注意低枕、避免低头位，坚持做颈椎保健操，以预防复发。

案2为颈椎病，颈椎病关键病理在于固定椎体的肌肉因疲劳而松弛，导致椎体局部内外平衡失调，椎体不稳，椎间隙变窄，或椎间盘突出、膨出，局部血管、神经受压，周围组织充血水肿渗出，进而出现麻木、疼痛等症状。脾主肌肉，故给予健脾益气、解肌舒经，使用补中益气汤合葛根芍药汤加减治疗取得良好疗效。此类患者常有劳累后症状加重的表现。本案患者加用泽泻、黄柏利水清热，以消除局部组织水肿渗出，改善其血液循环。患者上肢麻木，故加苏子以豁痰通络以治麻木。7剂药后，头晕、颈痛、上肢麻大减，唯右足底胀，双膝关节以下酸沉，此乃气血渐充，而经络尚未完全通畅，且兼肝肾不足之证。二诊加桑寄生、威灵仙、片姜黄，以强筋壮骨，祛风除湿，通络止痛。续服7剂，前症再减。三诊、四诊继服原方，诸症消失，病告痊愈。

七、除痰降火方治疗痰火郁结失眠

○ 方剂组成

柴胡15g，黄芩15g，清半夏12g，青皮12g，枳壳15g，龙胆草10g，栀子10g，珍珠母30g（先煎），青礞石30g（先煎），郁金15g，石菖蒲12g，远志10g，百合30g，乌药15g，天竺黄10g，甘草10g。

○ **主治病证**

1.痰火郁结失眠，症见失眠多梦，烦躁易怒，胸闷痰多，口苦咽干，大便秘结，舌红苔黄腻，脉象弦滑或弦滑数。

2.神经、精神疾患，如神经衰弱、癫痫、精神分裂症、梅尼埃病、后循环缺血等见上述表现者。

3.其他，如痰厥头痛、痰火癔症等。

○ **加减变化**

1.神经衰弱以失眠为主者，加炒枣仁、柏子仁、桑椹。

2.癔症、精神分裂症，加菖蒲、远志、莲子心。

3.梅尼埃病，去珍珠母、青礞石，加用蔓荆子、苍耳子、大青叶、菊花。

4.后循环缺血，加丹参、川芎、桃仁、红花。

5.痰厥头痛者，加入钩藤、菊花、白蒺藜、赤白芍、川芎。

○ **组方原理**

痰火郁结失眠的主要病因是情志不畅、饮食不节和外感邪热等因素导致的痰火内生，上扰心神。病理机制主要包括以下几点：①情志不畅，气郁化火：长期的情志不畅，如忧虑、抑郁、愤怒等，导致肝气郁结，肝气郁结日久，气郁则化火，形成内火。②痰火内生：由于饮食不节、过食肥甘厚味等原因，损伤脾胃，脾失健运，水湿内停，凝聚成痰，痰郁日久，与内火相结，形成痰火。③痰火扰心：痰火作为一种病理产物，随气上行，阻滞心窍，扰乱心神，心神不宁，则夜不能寐，还可能导致全身气机失调，出现胸闷、痰多、口苦咽干、大便秘结等。综上所述，痰火郁结失眠的病理机制为情志不畅导致气郁化火，与内湿凝聚成痰，痰火互结，上扰心神，引发失眠。笔者常用具有除痰泻火、镇静安神、疏肝解郁、宁心除烦之功的除痰降火方治疗该病，常获捷效。

方中柴胡、黄芩、龙胆草、栀子清泄肝胆郁火；清半夏、竹茹清降痰热；青皮、枳壳疏肝理气，消痰散结；重用珍珠母平肝潜阳，镇心安神定惊；青礞石降火逐痰；菖蒲、郁金、远志清心化痰开窍，行气解郁；百合、乌药行气散结，以梳理气机，使升降正常。诸药共用，共奏清热化痰、降火安神之功。

另外在日常调护上，患者还应注意改变不良饮食和生活习惯，避免痰火再生。患者应保持饮食清淡，避免肥甘厚味和辛辣刺激食物。保持情绪稳定，避免过度思虑和情绪激动，适当进行体育锻炼，有助于气血运行流畅。

○　医案选录

1. 精神分裂症案

杨某，女，40岁。门诊号0015497。2018年4月3日初诊。

主诉：精神错乱2个月余。

现病史：2个多月前与别人发生口角后，出现心情烦躁，精神错乱，有被害和自杀妄想，曾就诊于市内某医院精神病科，诊断为"精神分裂症"，口服"奋乃静"等药物，患者精神症状稍有好转，但因药物出现头晕的不良反应，已自行停药，停药后精神错乱症状明显。

刻下症：心情烦躁，精神错乱，失眠多梦，偶有幻听，有被害和自杀妄想，口干心烦，小便黄，大便干结不爽。

舌脉：舌尖红，苔黄腻，脉滑。

西医诊断：精神分裂症。

中医诊断：狂证，痰火郁结证。

治法：除痰降火，醒脑定惊。

处方：柴胡15g，黄芩15g，清半夏12g，青皮12g，枳壳15g，龙胆草10g，栀子10g，珍珠母30g（先煎），青礞石30g（先煎），郁金15g，石菖蒲12g，远志10g，胆南星10g，竹茹10g，合欢皮30g，首乌藤30g。7剂，每日一剂，水煎服。

清淡饮食，卧床休息，避免精神刺激。

二诊：2018年4月10日。

精神转佳，大便畅利，被害和自杀妄想减轻，思维清晰，对答切题，仍有睡眠不实，凌晨易醒，轻度头痛，舌尖红，少苔，脉弦滑。

上方加丹皮10g，莲子心3g，炒酸枣仁30g，五味子10g，7剂，每日一剂，水煎服。

三诊：2018年4月17日。

病情稳定，睡眠好转，可与家人、亲友正常交流，余症均减。舌尖红，苔黄腻，脉弦。上方继服7剂。

四诊：2018年4月25日。

精神状态正常，睡眠可，生活自理。舌淡红，苔薄，脉弦。上方继服10剂。

注意精神调养，劳逸结合。

随访3个月，日常生活均可自理，情绪稳定，睡眠可。

2．不寐案

张某，48岁。病案号00017535。2009年7月3日初诊。

主诉：失眠、多梦、心烦半年，加重1个月。

现病史：患者于半年前间断出现失眠，入睡困难，急躁易怒，夜间辗转反侧，白天昏昏沉沉，夜间仅能睡眠3小时左右，曾口服"艾司唑仑"等，效果不佳，遂来我院就诊。

刻下症：失眠多梦，头脑昏涨而痛，心烦易怒，白天困倦思睡，大便干燥，小便黄。

舌脉：舌质暗红，苔黄腻，脉弦滑数。

西医诊断：失眠。

中医诊断：不寐，痰火上扰证。

处方：柴胡15g，黄芩15g，清半夏12g，青皮10g，枳壳10g，竹茹10g，珍珠母30g（先煎），龙胆草15g，栀子10g，夜交藤30g，莲子心3g，天竺黄10g，胆南星10g。7剂，水煎服，每日一剂，分两次温服。

调情志，饮食清淡。

二诊：2009年7月10日。

失眠、心烦好转，睡眠时间较前延长，梦少，舌暗红，苔白脉弦滑。上方继服7剂。

三诊：2009年7月17日。

患者睡眠改善，夜间可连续睡眠5～6小时，情绪平稳，心烦易怒明显好转，舌暗红，苔白，脉弦滑。上方继服14剂。

随访3个月症状未复发。

按语：

痰火郁结失眠多由情志不畅、饮食不节等因素导致痰火内生，上扰心神所致。除痰降火方通过清热化痰、降火安神作用，能够有效清除体内痰火，恢复心神安宁，从而改善失眠症状。以上两案，案1为精神分裂症，案2为失眠，虽疾病不同，但中医病机均为痰火上扰，故选用除痰降火方治疗，均取得良好效果。

案1为情志过极后肝郁不达，风阳内动，痰火内生，内扰心神所致。复诊时睡眠不实，凌晨易醒，轻度头痛，舌质红，少苔，考虑仍为痰火较重，扰动心神，灼伤津液，故加用丹皮清热凉血，莲子心清心安神，炒酸枣仁养血安神，五味子收敛固涩，益气生津，四药合用，既能加强清除痰火之力，又可缓解失眠烦躁症状。

案2患者失眠多梦，烦躁易怒，胸闷痰多，口苦咽干，大便秘结，舌红苔黄腻，脉弦滑，均为痰热内扰心神之象，临证时可加用莲子心清心降火、解郁安神，天竺黄清热化痰，胆南星清热豁痰、息风定惊。

八、小柴胡汤合酸枣仁汤治疗虚烦失眠

○ 方剂组成

柴胡12g，黄芩10g，半夏10g，太子参30g，生龙骨30g（先煎），生牡蛎30g（先煎），夜交藤30g，炒酸枣仁20g，茯神15g，川芎10g，知母12g，远志10g。

○ 主治病证

1.焦虑、抑郁及失眠患者，症见失眠，情志抑郁，胸胁作胀，善太息，口干口苦，头昏头痛，脘闷，嗳气，纳差，舌苔薄白，脉弦。

2.其他疾病见上述症状者。

○ 加减变化

1.肝郁化火者，加香附、川楝子。

2.兼痰热内扰者，加远志、石菖蒲。

3.兼心脾两虚者，加党参、生白术。

4.头昏、头痛，加葛根、石决明。

5.心悸、怔忡，加远志、五味子。

6.多梦易惊，加百合、磁石。

○ 组方原理

失眠主要表现为睡眠时间、深度不足，轻者入睡困难，或寐而不酣，时寐时醒，重则彻夜不寐，常影响人们的正常工作、生

活和学习。

《内经》认为，睡眠是阴阳之气互相潜藏出入的过程，与人体的卫气循行和昼夜节律的阴阳盛衰有密切的关系。一日之间的天地阴阳盛衰消长产生了昼夜、晨昏变化，而天人相应，一日的人体阴阳消长出入产生了"寐"和"寤"的转换。人的正常睡眠是阴阳之气自然而有规律转化的结果，阴阳失调是失眠发生的关键。对于老年人，阴阳失衡尤为突出，阴气衰则阳气偏亢，所以，睡眠－觉醒周期性节律紊乱，阴不敛阳，阳不入阴，与自然界昼夜节律失于同步，故而患者入夜反感精神亢奋，烦躁不安，辗转反侧，得不到充分的休息和安定的睡眠，而白天又常感精神倦怠，思维迟钝，头晕，疲乏无力，甚至难应对正常工作和学习等。

失眠的病因很多，如心脾两虚、心肾不交、心胆气怯、肝火扰心、痰热扰心等，其病理性质有虚实之分。虚烦失眠大多由于情志所伤，肝失条达，气郁不舒，郁而化火，扰动心神，或阴虚阳亢，扰动心神而致失眠，以肝失疏泄、气机郁滞、肝血不足、虚热内生为主要病机。笔者针对以上发病机制，使用小柴胡汤合酸枣仁汤治疗虚烦失眠。

小柴胡汤源自《伤寒杂病论》，具有疏肝理气解郁的功效，能够调和气血，缓解因气机不畅导致的失眠。酸枣仁汤则通过养血安神，使心神得以安宁，从而改善失眠症状。小柴胡汤中柴胡苦辛微寒，轻清升散，黄芩苦寒清泄，二药配伍，一散一清，共解少阳之郁；半夏和胃降逆，疏理气机，又可助眠；人参味甘和中，补气生津，以助运化之力。以上诸药共用，可以和解少阳，疏理气机，有助于营卫正常运行。酸枣仁汤出自《金匮要略·血痹虚劳病脉证并治》，原文云："虚劳虚烦不得眠，酸枣仁汤主之。"方中重用炒酸枣仁，以其性味甘平，入心肝之经，养血补肝，宁心安神；茯苓宁心安神；知母滋阴清热，与枣仁相配，以助安神除烦之效；川芎调畅气机，疏达肝气，与酸枣仁相配，酸收辛散并用，相反相成，具有养血调肝之妙。诸药相伍，共奏疏肝解郁、养血安神、清热除烦之功。

○ 医案选录

1．原发性失眠案

牛某，女，63岁，教师。病案号0027431。2009年8月8日初诊。

主诉：反复失眠15年，发作性心悸1个月，口苦半个月。

现病史：患者15年前开始出现失眠症状，表现为入睡困难，每晚仅能睡眠2～3小时，每日口服"艾司唑仑1片"。近1个月来间断出现心悸，半月前出现晨起口苦，曾于门诊做心电图检查：窦性心律，偶有期前收缩。为进一步诊治来我院门诊。

刻下症：失眠，心悸，口苦，面色萎黄，怕冷怕热，口干喜凉饮，纳少，食后腹胀，大便正常，夜尿1次。

舌脉：舌暗红，苔薄，脉弦滑，偶有脉结代。

西医诊断：失眠。

中医诊断：不寐，肝郁化火，扰动心神证。

治法：疏肝解郁，清热安神。

处方：柴胡18g，清半夏9g，党参12g，茯苓20g，炒酸枣仁30g，川芎18g，知母18g，生龙骨15g（先煎），生牡蛎15g（先煎），炙甘草9g。7剂，每日一剂，水煎服。

调节情志，适量运动。

二诊：2009年8月15日。

服上方7剂后，睡眠明显改善，能深睡5小时，未口服艾司唑仑仍觉睡眠可，日间觉神清气爽，舌暗红，苔薄，脉弦滑。上方继服7剂。

三诊：2009年8月22日。

服药后失眠、心悸、口苦症状明显好转，睡眠好转，能睡眠5～6小时，舌淡暗，苔薄，脉弦滑。继服28剂。

随访3个月，睡眠恢复正常，未复发。

2．焦虑症案

陈某，女，52岁。病案号S0013456。2021年5月26日初诊。

主诉：心慌、胸闷、烦躁半年。

现病史：患者于半年前着急后出现心慌、胸闷、烦躁，曾做心电图检查，偶有期前收缩，当地医院诊断为"焦虑症"，曾服用多种药物（具体不详）治疗，效果不佳，遂就诊于我院。

刻下症：间断心慌不宁，胸闷气憋，精神不振，日间多汗，夜烦梦多，纳差，二便可。

舌脉：舌质暗红，苔黄白而腻，脉弦滑，偶有脉结代。

西医诊断：焦虑症。

中医诊断：郁证，肝郁化火，阴血不足证。

治法：疏肝解郁，养血安神。

处方：柴胡10g，太子参15g，法半夏10g，黄芩10g，知母10g，炒酸枣仁15g，茯苓20g，川芎10g，丹参15g，浮小麦30g，炙甘草10g。7剂，水煎服，每日一剂。

调情志，适量运动。

二诊：2021年5月26日。

心慌、胸闷、烦躁好转，余诸症减轻，舌质暗红，苔薄白，脉弦滑。效不更方，继服上方7剂。

三诊：2021年6月2日。

服药剂后睡眠安稳，胸闷、心慌、烦躁减轻，期前收缩基本控制，精神好转，食纳增加，汗出减少，舌质淡红，苔薄，脉弦滑。继以上方口服。

前后共服30剂，一切恢复正常。3个月后随访未复发。

按语：

此两案疾病不同，案1为失眠，案2为焦虑症，病机上均为肝郁化火，阴血不足，使用小柴胡汤合酸枣仁汤加减治疗，均取得显著的疗效。

案1主要病机为肝郁化火，阴血不足，加茯苓以增强宁心除烦之效。小柴胡汤合酸枣仁汤加减，既能和解少阳、疏肝解郁，又能养血安神、清热除烦，适用于肝郁化火、阴血不足、阴虚阳亢所致的失眠。此合方在临床上对于阴虚瘦弱之体或更年期综合征的烦躁、失眠、惊悸等症状具有良效。案2舌质暗，脉有结代，兼有瘀血阻滞经络，加用丹参活血化瘀；患者出汗量多，夜烦梦多，加浮小麦固表止汗，调和营卫。

九、牵正散合桃红四物汤治疗面神经麻痹

○ 方剂组成

白附子12g，白僵蚕10g，全蝎8g，生地黄20g，赤芍15g，川芎10g，当归15g，桃仁10g，红花10g，桑枝30g，丝瓜络15g，炙甘草10g。

○ 主治病证

1.面神经麻痹，症见一侧面部呆滞麻木，口唇鼻眼歪斜，闭目露睛，迎风流泪，鼓腮漏气流涎，额纹消失，咀嚼无力，嘴角滞食，舌质淡，苔薄，脉浮。

2.中风中经络，症见口眼歪斜，舌质淡，苔薄，脉浮。

○ **药物加减**

1. 风寒邪盛者，加桂枝、防风、羌活、白芷。

2. 风热邪盛者，加金银花、桑叶、竹叶。

3. 肝阳上亢者，加钩藤、菊花、夏枯草。

4. 兼气血虚者，加黄芪、党参、枸杞子、何首乌。

5. 痰湿偏重者，加炒白术、法半夏、苍术、茯苓。

○ **组方原理**

面神经麻痹，中医称为"口眼歪斜""口僻""吊线风"等，主要表现为口眼歪斜。口眼歪斜有两种情况：一种是风中于络，侵袭面部经络，经络之气痹阻、塞滞，经筋收缩无力，而出现的口眼歪斜，没有半身不遂之偏瘫症状，属面神经麻痹。另一种是因肝阳上亢、风痰上扰等出现半身不遂的中风证，口眼歪斜是其中的一种表现。

笔者认为，面神经麻痹的病因主要为正气不足和外邪侵袭。当人体正气不足时，络脉空虚，卫外不固，风邪容易趁机入侵，导致面部经络受损，气血痹阻，从而引发面神经麻痹。正气不足，一则为气血不足。气为血之帅，血为气之母，气虚无力推动血液运行，导致气血不畅，形成瘀血。二则为脾胃不足。脾主运化，与胃相表里，脾胃有恙，运化失司，脾虚湿盛，痰湿阻络，痰浊内阻即为面瘫发病的病理基础。劳伤中气，脾虚气弱，气虚卫外不固，虚易招风。气虚推动无力，痰瘀容易内生。风邪侵袭是引起面神经麻痹的主要诱因。无论是风寒还是风热，只要侵袭面部经络，都会导致气血运行不畅，面部肌肉失去濡养，出现口眼歪斜症状。面瘫多不离正气不足，风痰瘀血阻络之机制，故临证之时常使用牵正散合桃红四物汤加减治疗。

牵正散出自宋代《杨氏家藏方》，由白附子、僵蚕、全蝎组成，既可内服，又可外用。功能祛风痰，解痉通络，主治中风面瘫，口眼㖞斜。方中白附子、僵蚕祛风痰，佐全蝎祛风通络。桃红四物汤活血化瘀，养血行气，方中桃仁、红花活血化瘀，熟地黄、白芍补血养血，当归、川芎活血和营。加桑枝、丝瓜络祛风，通行血脉。诸药同用，共奏祛风活血、化痰通络之效。

○ 病案选录

1. 面神经麻痹案

王某，男，50岁。门诊号0028743。2018年8月1日就诊。

主诉：左侧口眼㖞斜1天。

现病史：1天前天气炎热，患者当晚出现左侧口眼㖞斜，面部紧绷不适，左眼不能闭合，流泪，嘴角向右㖞斜，口角流涎。

刻下症：左侧额纹明显变浅，不能蹙额、抬眉，左眼闭合不完全，鼻唇沟变浅，口角向右㖞斜，鼓腮漏气，不能吹口哨，耳后乳突有明显压痛。

舌脉：舌质红，苔黄腻，脉滑数。

西医诊断：面神经麻痹。

中医诊断：口僻，外感风热，痰热阻络证。

治法：祛风清热，化痰通络，活血解痉。

药物组成：白僵蚕10g，白附子5g，全蝎5g，桃仁10g，红花10g，生地黄12g，当归12g，川芎10g，赤芍12g，蝉衣10g，金银花15g，连翘15g，薄荷6g（后下），黄芩10g，甘草6g。7剂，每日一剂，水煎服。

二诊：2018年8月8日。

面部紧绷感消失，流涎和耳后疼痛感消失，左侧口眼㖞斜稍有减轻，舌质红，苔黄，脉滑数。效不更方，上方继服7剂。

三诊：2018年8月15日。

左侧口眼歪斜减轻，眼睑能闭合，鼓腮稍有漏气，舌质红，苔薄黄，脉滑。上方继服7剂。

四诊：2018年8月22日。

左侧口眼歪斜明显好转，只在微笑时口角稍有歪斜，舌淡红，苔薄，脉滑。继服7剂。

剂尽病愈。

2．面神经麻痹案

谢某，女，56岁。病案号S0015305。2006年3月4日初诊。

主诉：口眼歪斜20天。

现病史：患者于20天前汗出当风后突然出现左侧口眼歪斜，当时做头颅核磁显像提示颅内多发腔隙性脑梗死，曾在当地医院给予输液治疗（银杏叶提取物、丹参等活血化瘀药物），并服中药十余剂，针灸理疗2周，效果不显，而来院就诊。

刻下症：患者瘦弱体形，面色苍白，左侧鼻唇沟变浅，嘴角明显向右侧偏斜，面部刺激感觉减弱，左侧眼裂增大，流泪，闭眼困难，额纹变浅，嘴角流涎。

舌脉：舌质淡红，苔薄白，脉缓。

西医诊断：面神经麻痹。

中医诊断：面瘫，气虚血瘀，风痰阻络证。

治法：养血益气，祛风化痰通络。

药物组成：白附子15g，僵蚕12g，全蝎6g，天麻20g，当归15g，川芎10g，熟地黄20g，赤芍15g，白芍15g，红花6g，桃仁12g，党参20g，黄芪30g，鸡血藤20g。7剂，每日一剂，水煎服。

二诊：2006年3月11日。

患者左侧口眼歪斜减轻，流泪流涎明显减轻，舌质淡红，苔薄白，脉缓。效不更方，上方继服7剂。

三诊：2006年3月18日。

患者左侧口眼歪斜明显减轻，流泪流涎缓解，精神好转，舌质淡红，苔薄白，脉缓。上方继服14剂。

药后左侧面瘫症状基本消失。2个月后随访患者面瘫已愈。

按语：

案1为面神经麻痹，外感风热后出现面瘫，舌质红，苔黄，脉数，故使用牵正散加桃红四物汤化痰通络，活血解痉。患者外感风热病邪，加用金银花、连翘、黄芩清热解毒，蝉衣、薄荷疏风解表。

案2亦为面神经麻痹，患者体形瘦弱，面色苍白，脾胃虚弱，痰浊内生，气血不足，气虚血瘀，感受风邪，发为面瘫。治当养血益气，祛风化痰通络，使用牵正散祛风化痰通络，桃红四物汤养血活血。患者气虚症状明显，临床加用党参、黄芪健脾益气，加用天麻加强祛风之力，加鸡血藤行血活血、舒筋活络，加赤芍增强活血祛瘀之效。

十、散偏汤合牵正散加味治疗三叉神经痛

○ 方剂组成

柴胡10g，川芎30g，白芍15g，白芷10g，白芥子10g，香附10g，郁李仁10g，白附子10g，全蝎8g，白僵蚕10g，制南星15g，细辛6g，天麻15g，元胡10g，甘草10g。

○ 主治病证

1.三叉神经痛，症见三叉神经分布区域内单侧或双侧发作样疼痛，呈撕裂样、触电样、闪电样、针刺样、刀割样或烧灼样剧

痛，突发突止，间歇期正常。

2.面神经炎、神经性头痛等。

○ 加减变化

1.风寒型，症见舌苔白，脉浮数，加荆芥、防风。

2.风热型，症见舌质红，舌苔黄，大便干，小便黄，加黄芩、蒲公英。

3.肝郁胃热型，伴有大便秘结，加大黄、柴胡。

4.气滞血瘀型，头痛日久，或舌质偏暗，脉紧，加桃仁、红花。

○ 组方原理

三叉神经痛在中医典籍中无此病名，属中医"面痛""头痛""头风"范畴。三叉神经痛起病比较急骤，疼痛程度比较剧烈，特别是患者遭遇外部刺激，比如天气变化、局部受到触碰，均有可能引起痛疼发作。

头为诸阳之会，居于高位，风邪易袭阳位。故"面痛""头痛""头风"多由风邪所致，因此三叉神经痛应以祛风为主要治疗方法。导致疾病发生的风邪，既包括外风，也包括内部的血虚、气虚、痰浊、痰热等相关因素产生的内风。祛风的同时要注意养血、息风、止痉、化痰、止痛、通络。以上方法使用要结合患者舌苔、脉象等综合情况进行辨证，随症加减。

关于散偏汤，陈士铎在《辨证录》中指出："毋论左右头痛，一剂即止痛，不必多服。夫川芎止头痛者也，然而川芎不单止头痛，同白芍用之，尤能平肝之气，以生肝之血。肝之血生，而胆汁亦生，无干燥之苦，而后郁李仁、白芷用之，自能上助川芎，以散头风矣。况又益之柴胡、香附以开郁。白芥子以消痰，甘草以调和其滞气，则肝胆尽舒而风于何藏，故头痛顿除也。"强调了祛除风邪在治疗头面部急性疼痛中的重要作用。

散偏汤中重用川芎，其为血中气药，可上通于颠顶，下达于气海，祛风止痛，祛瘀通络。白芷祛风散寒，且有止头痛之长；香附为气中血药，行气止痛，入血分以助川芎祛瘀通络止痛；郁李仁理气解郁；柴胡引药入于少阳，且可载药升浮，直达头面。诸药合用，各展其长。牵正散方用白附子、白僵蚕祛风痰、解痉挛，佐以全蝎祛风止搐。两方联合，再加制南星、细辛、天麻、元胡，增强其祛风逐痰、行气止痛之效。诸药合用，共奏化痰通络、疏风止痛之功。

○ 医案选录

1．三叉神经痛案

刘某，女，62岁，邯郸市农民。门诊号S0025438。2022年1月6日初诊。

主诉：左侧面颊部反复疼痛1年，加重10天。

现病史：患者于近1年反复出现左侧面颊部疼痛，呈刀割、烧灼样剧痛，每次持续时间不等，数分钟至数小时，一天内可多次发作，疼痛突发突止，间歇期完全正常，无发热，无呕吐，曾经在县医院检查头颅MRI未见明显异常，诊断为"三叉神经痛"，曾交替服用"普瑞巴林胶囊、卡马西平片、布洛芬缓释胶囊"。10天前洗脸时再次出现左侧面颊部疼痛，疼痛程度同前，外院已给予"普瑞巴林胶囊"口服，并联合针灸治疗，疼痛间断缓解，仍有反复发作，发作频次较前增多。目前服用药物为普瑞巴林胶囊（300mg，每日2次）。

刻下症：洗脸时出现左侧面颊部疼痛，痛如刀割、烧灼，不寐，饮食量少，大便干，小便黄。

舌脉：舌质红，舌苔黄，脉弦。

西医诊断：三叉神经痛。

中医诊断：面痛，风痰阻络证。

治法：化痰通络，疏风止痛。

处方：柴胡10g，川芎30g，白芍15g，白芷10g，白芥子10g，香附10g，郁李仁10g，白附子10g，全蝎8g，白僵蚕10g，制南星15g，细辛6g，天麻15g，元胡10g，甘草10g。7剂，每日一剂，水煎，分两次温服。

调畅情志，避风寒，以减少对面颊部的刺激。

二诊：2022年1月13日。

患者服药后疼痛有所减轻，发作次数有所减少，舌质红，苔黄而干，脉弦。

上方加用黄芩10g，7剂，每日一剂，水煎服。

三诊：2022年1月20日。

患者面痛完全缓解，自觉面部略紧皱，舌质淡红，苔白略腻，脉弦。

上方去黄芩，加白术15g，陈皮15g，7剂，每日一剂，水煎服。

患者服药后未再面痛，面部紧皱感缓解，无其他不适。随访1年，未再复发。

2. 神经性头痛案

张某，男，45岁，工人。门诊号S0012658。2021年3月3日初诊。

主诉：发作性右侧头部疼痛7天。

现病史：患者于7天前受风后出现发作性右侧头部疼痛，呈刺痛，波及右眼及右侧颜面部，伴恶风，无恶心呕吐，自行服用"布洛芬缓释胶囊"，头痛可缓解，但5小时左右再次发作，每天症状及频次相似，为求进一步治疗，慕名来诊。

辅助检查：头MRI未见明显异常。大致正常脑电地形图。

刻下症：右侧头部疼痛，呈刺痛，伴恶风无汗，饮食可，二便调。

舌脉：舌淡红，舌苔白，脉浮数。

西医诊断：神经性头痛。

中医诊断：头痛，风痰阻络证。

治法：化痰通络，疏风止痛。

处方：柴胡10g，川芎30g，白芍15g，白芷10g，白芥子10g，香附10g，郁李仁10g，白附子10g，全蝎8g，白僵蚕10g，制南星15g，细辛6g，天麻15g，元胡10g，甘草10g，荆芥10g，防风10g。7剂，每日一剂，水煎，分两次温服。

调畅情志，避风寒。

二诊：2021年3月10日。

患者服药后头痛明显减轻，恶风好转，舌质淡红，舌苔白，脉弦。

继服原方7剂。

三诊：2021年3月17日。

患者偶有头痛，持续数分钟缓解，恶风缓解，舌质淡红，舌苔白，脉弦。

继服原方7剂。

随访2年，未再发作头痛。

3．面瘫（面神经炎）案

牛某，男，33岁，自由职业者。门诊号S0028946。2023年7月10日初诊。

主诉：右侧眼睑闭合不全、口角歪斜1天。

现病史：患者1天前受风后出现右侧眼睑闭合不全，口角歪斜，额纹消失，鼓腮漏气，无耳后疼痛，持续不缓解。

刻下症：右侧眼睑闭合不全，口角歪斜，额纹消失，鼓腮漏气，寐可，饮食量可，二便调。

舌脉：舌质淡红，舌苔白腻，脉弦。

西医诊断：面神经炎。

中医诊断：面瘫，风痰阻络证。

治法：疏风涤痰通络。

处方：柴胡10g，川芎30g，白芍15g，白芷10g，白芥子10g，香附10g，郁李仁10g，白附子10g，全蝎8g，白僵蚕10g，制南星15g，细辛6g，天麻15g，元胡10g，甘草10g，荆芥10g，防风10g。7剂，每日一剂，水煎，分两次温服。

配合针刺治疗。

调畅情志，避风寒。

二诊：2023年7月17日。

患者服药后右侧眼睑闭合不全、口角歪斜略有好转，额纹消失无变化，鼓腮漏气缓解，右侧面部出现轻微麻木感，舌质淡红，苔薄白，脉弦。继服上方7剂。

三诊：2023年7月24日。

患者诉服药后右侧眼睑闭合程度较前好转，口角歪斜明显好转，额纹有所恢复，右侧仍略浅，右侧面部麻木感缓解，舌质淡红，苔薄白，脉弦。继服上方7剂。

四诊：2023年7月31日。

患者诉服药后右侧眼睑闭合完全，口角歪斜较前明显好转，但未完全恢复，微笑时可见右侧口角幅度较小，额纹完全恢复，右侧面部麻木感缓解，舌质淡红，苔薄白，脉弦。继服上方14剂。

服药14剂后患者右侧眼睑闭合自如，口角歪斜完全缓解。

按语：

散偏汤与牵正散均是以疏风通络为主，两方合用以祛头面部风邪、涤经络痰浊见长，且随症加减，治疗三叉神经痛效果尤佳。

以上三案，分别为三叉神经痛、神经性头痛、面神经麻痹，依据证候，都有风痰阻络这一病机，故予以散偏汤合牵正散加味治疗。

案1患者为风痰阻络引起面痛，予以化痰通络、疏风止痛治疗，面痛程度及频次都有所减轻；但复诊时舌质红，苔黄而干，脉弦，考虑风痰互结，郁而化热，加用黄芩清热；再次就诊时舌质淡红，苔白略腻，脉弦，热象已去，痰湿加重，去黄芩，加白术、陈皮健脾化痰。

案2患者为风痰阻络引起的头痛，症见恶风，加用荆芥、防风祛风通络。

案3患者受风后出现面瘫，加用荆芥、防风，加大祛风力度。

综上，临床上遇见患者头面部疼痛且辨证为风痰阻络者，均可选用散偏汤合牵正散加味治疗。

十一、补阳还五汤加味治疗中风偏瘫

○ **方剂组成**

黄芪30～120g，当归12g，赤芍15g，川芎12g，地龙12g，桃仁12g，红花12g，天麻15g，白僵蚕12g，制首乌20g，羌活15g，怀牛膝20g，丹参30g，秦艽12g，甘草10g。

○ **主治病证**

1.中风病偏瘫，症见半身不遂，口舌歪斜，言语謇涩或不语，感觉减退或消失，面色㿠白，气短乏力，自汗，口角流涎，心悸，便溏，手足肿胀，舌质暗淡，或有齿痕，舌苔白腻，脉沉细。

2.其他疾病见气虚血瘀证者。

○ 加减变化

1.气虚胸闷明显者，加太子参、麦冬、五味子。

2.心悸气促者，加桂枝、茯苓。

3.肢体痉挛麻木者，加木瓜、伸筋草、全蝎。

4.大小便失禁者，加桑螵蛸、益智仁。

5.肢体畏寒者，加制附子。

6.脾胃虚弱者，加党参、白术。

7.痰多湿重者，加清半夏、天竺黄。

○ 组方原理

中风病，又称卒中，是以半身不遂、肌肤不仁、口舌歪斜、言语不利，甚则突然昏仆、不省人事为主要表现的病证。因其发病骤然，变化迅速，有"风性善行而数变"的特点，故名中风。西医学中的脑梗死、脑出血等属本病范畴。

中风病分多个阶段及多个证型，患病半个月即进入中风病恢复期。病程日久则易导致患者体虚，一般会出现气虚血瘀之证。中气不足，气血不能荣于面部则面色㿠白；气虚血瘀，手足筋脉肌肤失于温煦濡养则半身不遂，手足肿胀；气短、乏力、自汗均为气虚之象；舌质暗淡为气虚血瘀之象，脉沉为阳气不足的征象。治当益气活血，方选补阳还五汤。但仅有主方是不够的，因为中风病很多阶段和证型是相互交叉的，所以还需要酌情加用息风通络、补肝肾、强筋骨之品。

补阳还五汤出自《医林改错》，此方治半身不遂，口眼㖞斜，语言謇涩，口角流涎，下肢痿废，小便频数，遗尿不禁。方中重用生黄芪，甘温大补脾胃之元气，使得气旺血行，瘀去络通，为君药。当归活血，且有化瘀而不伤血之妙，是为臣药。川芎、赤芍、桃仁、红花助当归活血祛瘀，为佐药。地龙通经活络，力专善走，并引诸药之力直达络中，为佐使药。合而用之，则气旺、瘀消、络通，诸症可愈。此方重用补气，佐以活血，气旺血行，补而不滞。本方久服方能显效，故取效后多需继服以巩固疗效，防止复发。方中生黄芪用量独重，宜先用小量（30～60g），效果不显者逐渐增量。张锡纯《医学衷中参西录》云："至清中叶王勋臣出，对于此证，专以气虚立论，谓人之元气，全体原十分，有时损去五分，所余五分，虽不能充体，犹可支持全身。而气虚者经络必虚，有时气从经络处透过，并于一边，彼无气之边即成偏枯。爰立补阳还五汤，方中重用黄芪四两，以竣补气分，此即东垣主气之说也。然王氏书中全未言脉象何如，若遇脉之虚而无力者，用其方原可见效，若其脉象实而有力，其人脑中多患充血，而复用黄芪之温而升补者，以助其血愈上行，必至凶危立见，此固不可不慎也。"中风病多见元气损伤，经络空虚，重用黄芪补气，补其气分助其偏瘫恢复，但需结合脉象，不能无论脉象虚实均选此方，防止误治。

在补阳还五汤基础上，考虑到中风病还兼有风、痰、瘀等病邪，且与人体正气相争，损及精血。故加用天麻、僵蚕息风定惊、化痰散结；制首乌补益精血、强筋骨、化浊降脂；羌活舒展筋脉，促进气血流通；怀牛膝逐瘀通经、补肝肾、强筋骨、引血下行；丹参活血化瘀，缓解中风后引起的肢体关节疼痛；秦艽祛风邪、舒经络，缓解半身不遂、四肢拘急等症状。

补阳还五汤与加减之药物相合，其功效更为全面，应用于临床，效果比补阳还五汤单用更好。

○ 医案选录

1．中风病恢复期（脑梗死恢复期）案

周某，女，78岁，邯郸市退休干部。门诊号S0012576。2023

年3月3日初诊。

主诉：左侧肢体无力17天。

现病史：患者于17天前突发左侧肢体无力，左侧肢体可以勉强抬起，不能抓握，不能站立行走，伴有头晕，无言语不利，就诊于邯郸市中心医院，头颅CT检查显示多发腔隙性脑梗死、脑白质病变，以"脑梗死"住院治疗，予以"阿司匹林肠溶片、氯吡格雷片、阿托伐他汀钙片、普罗布考片、丁苯酞、银杏叶提取物"等药物治疗，患者头晕好转，仍有左侧肢体无力，左侧肢体可抬起，不能抓握，可站立，可在家属搀扶下行走。既往高血压病史3年，曾测得血压最高达210/115mmHg，平素未服降压药，7天前规律应用"硝苯地平控释片"，血压控制在140/85mmHg上下。

查体：神志清楚，言语流利，眼动充分，眼震阴性，左上肢肌力近端3级，远端2级，左下肢肌力近端3级，远端2级，右侧肢体肌力5级，左侧肌张力增高，右侧肌张力正常，左巴氏征阳性，右巴氏征阴性。左侧手足指凹性水肿。

目前服用的药物：阿司匹林肠溶片，100mg，每日1次；阿托伐他汀钙片，20mg，每日1次；硝苯地平控释片，30mg，每日1次。

刻下症：左侧肢体无力，左下肢肌肉痉挛，左侧手足肿胀，头晕，小便频，夜尿5～6次，每次尿量少，无排尿困难，便溏，面色㿠白，气短乏力，自汗。

舌脉：舌质暗淡，舌苔白腻，脉沉细。

西医诊断：脑梗死恢复期。

中医诊断：中风病，中经络，气虚血瘀证。

治法：益气活血通络。

处方：黄芪30g，当归12g，赤芍15g，川芎12g，地龙12g，桃仁12g，红花12g，天麻15g，白僵蚕12g，制首乌20g，羌活

15g，怀牛膝20g，丹参30g，秦艽12g，甘草10g，木瓜10g。7剂，每日一剂，水煎，分两次温服。

配合针灸治疗。

调畅情志，做好二级预防，配合康复训练。

二诊：2023年3月10日。

患者服药后左侧肢体较前有力，左下肢肌肉痉挛、左侧手足肿胀略有好转，头晕减轻，自汗减少，大便可，小便频不见好转。舌质淡红，舌苔白略腻，脉弦滑。查体：左上肢肌力近端3^+级，远端2^+级，左下肢肌力近端3^+级，远端2^+级，右侧肢体肌力5级，左侧肌张力增高，右侧肌张力正常，左巴氏征阳性，右巴氏征阴性，左侧手足指凹性水肿。

上方黄芪加至60g，加伸筋草30g，桑螵蛸15g，7剂，每日一剂，水煎服。

三诊：2023年3月17日。

患者服药后左侧肢体较前有力，左下肢肌肉痉挛、左侧手足肿胀好转，小便频好转，夜尿减至2～3次，头晕缓解，自汗缓解，舌质淡红，舌苔薄白，脉弦。查体：左上肢肌力近端4级，远端3级，左下肢肌力近端4级，远端4级，右侧肢体肌力5级，左侧肌张力增高，右侧肌张力正常，左巴氏征阳性，右巴氏征阴性。左侧手足轻度指凹性水肿。

上方黄芪加至90g，14剂，每日一剂，水煎服。

四诊：2023年4月1日。

患者左侧肢体明显较前有力，左下肢肌肉痉挛缓解，左侧手足肿胀消失，小便可，舌质淡红，苔白，脉弦。查体：神志清楚，言语流利，眼动充分，眼震阴性，左上肢肌力近端4级，远端4级，左下肢肌力近端4级，远端4级，右侧肢体肌力5级，左侧肌张力正常，右侧肌张力正常，左巴氏征阳性，右巴氏征阴性。

继服上方20剂。

五诊：2023年4月21日。

患者服药后左侧肢体略无力，稍显笨拙，舌质淡红，苔白，脉弦。查体：神志清楚，言语流利，眼动充分，眼震阴性，左上肢肌力近端5⁻级，远端5⁻级，左下肢肌力近端5⁻级，远端5⁻级，右侧肢体肌力5级，左侧肌张力正常，右侧肌张力正常，左巴氏征阳性，右巴氏征阴性。

通神复脑丸，1袋，每日3次，口服。

服药1个月后患者肢体活动自如。查体：神志清楚，言语流利，眼动充分，眼震阴性，左上肢肌力近端5级，远端5级，左下肢肌力近端5级，远端5级，右侧肢体肌力5级，双侧肌张力正常，左巴氏征阳性，右巴氏征阴性。

2．中风病恢复期（脑出血恢复期）案

任某，女，67岁，邯郸市农民。门诊号S0025469。2023年3月17日初诊。

主诉：右侧肢体无力5个月。

现病史：患者于5个月前在新西兰旅居时突发脑出血，出现右侧肢体无力，伴有意识模糊，言语含糊，就诊于当地某医院，头颅CT检查提示左侧丘脑出血，量约8mL，诊断为"脑出血"，经治疗，患者症状好转，意识转清，言语流利，仍有肢体无力。为求进一步治疗，慕名就诊。既往高血压病史5年，在家中曾测得血压最高达185/110mmHg，平素间断口服"吲达帕胺片"，服用频次无规律，血压未监测。目前患者意识清楚，言语流利，右上肢不能移动，右下肢可平移，不能抬起。查体：神志清楚，言语流利，眼动充分，眼震阴性，右上肢肌力近端0级，远端0级，右下肢肌力近端2级，远端2级，左侧肢体肌力5级，双侧肌张力正常，左巴氏征阳性，右巴氏征阴性。右侧肢体指凹性水肿。

目前服用厄贝沙坦氢氯噻嗪片，1片，每日1次。

辅助检查：头颅CT检查，2022年11月17日（新西兰），左侧丘脑出血，量约8mL。2023年1月15日（本院），左侧丘脑软化灶。

刻下症：右侧肢体无力，上肢不能移动，右下肢可平移，不能抬起，右侧肢体肿胀，小便频，便溏，面色㿠白，气短乏力，自汗。

舌脉：舌质暗淡，舌苔白腻，脉沉细。

西医诊断：脑出血恢复期。

中医诊断：中风病，中经络，气虚血瘀证。

治法：益气活血通络。

处方：黄芪30g，当归12g，赤芍15g，川芎12g，地龙12g，桃仁12g，红花12g，天麻15g，白僵蚕12g，制首乌20g，羌活15g，怀牛膝20g，丹参30g，秦艽12g，甘草10g，伸筋草30g，全蝎6g。7剂，每日一剂，水煎，分两次温服。

配合针灸治疗、康复训练。

调畅情志，按时服药。

二诊：2023年3月24日。

患者服药后症状好转，右侧肢体无力好转，右上肢可平移，右下肢可抬起，右侧肢体肿胀略减轻，但出现右侧肢体发凉。便溏好转，面色较前红润，气短乏力好转，自汗减轻，仍有小便频，舌质黯淡，舌苔白腻加重，脉弦滑。查体：右上肢肌力近端2级，远端2级，右下肢肌力近端3级，远端3级，左侧肢体肌力5级，双侧肌张力正常，左巴氏征阳性，右巴氏征阴性。右侧肢体轻度指凹性水肿。

上方黄芪加至75g，加制附子6g（先煎），清半夏12g，天竺黄10g，7剂，每日一剂，水煎服。

三诊：2023年3月31日。

患者右侧肢体功能进一步好转，右侧肢体发凉缓解，右侧肢体肿胀减轻。小便频，大便正常。舌质淡红，舌苔薄白，脉弦滑。查体：右上肢肌力近端2级，远端2级，右下肢肌力近端3级，远端3级，左侧肢体肌力5级。右侧肢体轻度指凹性水肿。

上方黄芪加至120g，加桑螵蛸10g，益智仁10g，7剂，每日一剂，水煎服。

四诊：2023年4月7日。

患者右侧肢体无力明显好转，右上肢可抬起，能抓握，右下肢可抬起，可抵抗重力，可在家属搀扶下行走，右侧肢体发凉缓解，右侧肢体肿胀消失。小便正常，大便正常。舌质淡红，舌苔薄白，脉弦。查体：右上肢肌力近端3⁺级，远端3⁺级，右下肢肌力近端4级，远端4级，左侧肢体肌力5级，双侧肌张力正常，左巴氏征阳性，右巴氏征阴性。

上方黄芪加至120g，20剂，每日一剂，水煎服。

五诊：2023年4月27日。

患者右侧肢体无力好转，右上肢活动自如，右下肢可自行行走，略有拖拽，舌质淡红，舌苔薄白，脉弦。

继服上方30剂。

六诊：2023年5月27日。

患者服药后右侧肢体活动自如，嘱其服用"通神复脑丸，6g，每日3次"1个月，继续口服降压药。

按语：

中风病恢复期是指急性发作的脑出血、脑血栓或脑栓塞后尚未恢复的肢体运动或感觉障碍及失语等而言，属中医学"半身不遂""偏枯"范畴。《景岳全书·非风》云："人于中年之后，多有此证，其衰可知……根本衰则人必病，根本败则人必危，所谓根本者，即真阴也。"说明人到中年以后，元气渐衰，功能渐退，气虚血运迟涩，瘀阻脑络，隧窍不利，元神失养，发为中风。中风病恢复期，无论脑出血恢复期还是脑梗死恢复期，均应以调理气血为基础。其基本病机为气虚血瘀，故益气活血为其治疗常法。然风痰二因素影响中风后遗症的转归。若单以补气活血，瘀血可祛，但风痰难除。故治疗本病在益气活血的基础上，宜合以祛风化痰、补益精血。

以上两案，分别为脑梗死恢复期、脑出血恢复期，均为气虚血瘀证，故选用补阳还五汤加味。

案1患者兼有下肢拘挛，故在原方基础上加木瓜、伸筋草舒筋活络；兼有大小便失禁，加用桑螵蛸补肾助阳缩尿。

案2患者肢体无力，加用伸筋草、全蝎息风通络；兼有右侧肢体发凉，加用制附子补火助阳散寒；舌苔厚腻加重，提示脾虚痰重，加用清半夏、天竺黄燥湿化痰；小便频不见好转，加用桑螵蛸、益智仁补肾助阳缩尿。

综上，临床上遇见患者中风偏瘫且辨证为气虚血瘀证者，均可选用补阳还五汤加减治疗。

十二、涤痰活血开窍方治疗中风语言障碍

○ 方剂组成

瓜蒌20g，胆南星10g，枳实15g，天竺黄12g，陈皮15g，清半夏12g，丹参30g，赤芍15g，当归12g，川芎15g，土鳖虫15g，石菖蒲20g，郁金12g，远志10g，黄芩12g，甘草10g。

○ 主治病证

1.中风病急性期，症见突发半身不遂，偏身麻木，口舌歪斜，便秘，头晕头痛，语言謇涩，吞咽不利，痰涎壅盛，胸脘满闷，舌苔黄腻，舌质紫暗，脉滑数或滑数有力。

2.中风病恢复期，症见头目昏沉，偏瘫失语，或心烦不寐，或认知障碍等症，舌暗或红绛，苔厚腻，脉滑数或滑数有力。

3.其他疾病见痰瘀互结证者。

○ 加减变化

1.风证表现突出者，加钩藤、石决明。

2.痰浊郁久化热者，加栀子、生石膏。

3.瘀血重伴心悸、胸闷者，加桃仁、红花。

4.头晕、头痛者，加菊花、夏枯草、怀牛膝。

5.肢体抽搐者，加蜈蚣、全蝎。

6.不寐者，加炒酸枣仁、珍珠母。

○ 组方原理

中风语言障碍为中风病引起脑功能障碍中的一种症状，也叫中风不语、言语不利。一般同时症见半身不遂、偏身麻木等。

中风的病因病机多种多样，《丹溪心法》谓"湿土生痰，痰生热，热生风"。在中风病变中，痰所引起的病理损害范围广，脏腑、经络皆可涉及。痰为津液之变，水饮与热煎熬可成痰，水湿内停可成痰。又《素问·生气通天论》谓"血之与气并走于上，则为大厥"。瘀血在中风中既是多种病因的产物，又是产生中风的原因。瘀血之因多见于离经之血，停滞于内；或脉中之血为痰湿阻塞；或为气虚血行缓慢，瘀滞经脉；或脾不统血，络破血瘀。笔者认为时人多嗜食肥甘厚味，饮食不节，致使脾胃功能受损，均可导致脾胃运化失职，以致聚湿生痰，痰浊壅滞经脉，血行不畅而生瘀血，痰瘀互结，闭阻清窍、经脉，引起言语謇涩、吞咽困难、口舌歪斜、半身不遂、偏身麻木。故语言障碍多由痰瘀互结阻滞舌本脉络，气不能煦，血不能濡，闭阻清窍而成。治以涤痰活血开窍之法。

本方用瓜蒌、胆星、天竺黄清化热痰、涤荡痰浊，是为君药。臣以枳实、石菖蒲、郁金、远志理气化痰开窍，丹参、土鳖虫、川芎、赤芍活血化瘀通络，陈皮、半夏健脾和胃、燥湿化痰。佐以黄芩清热化痰，当归养血活血。甘草调和药性。诸药合用，共奏涤痰活血、通络开窍之效。

○ 医案选录

1．中风病恢复期（脑出血恢复期）案

刘某，女，75岁，退休工人。门诊号S0152894。2022年3月2日初诊。

主诉：言语不利伴右侧肢体无力26天。

现病史：患者于26天前劳累后突发言语不利，右侧肢体无力，能正确表达语意，能理解家人问话，舌根发硬，语声含糊，右侧肢体可勉强抬起，不能抓握，不能站立行走，伴有右侧肢体麻木，无饮水呛咳及吞咽困难，就诊于市内某三甲医院，头颅CT检查显示左侧基底节区出血，出血量约10mL。住院输液治疗，住院期间发现高血压，最高210/120mmHg，予以"硝苯地平缓释片"降压，后血压控制在（130～140）/（80～90）mmHg。经治疗，患者言语不利略有治疗，右侧肢体可勉强抬起，不能抵抗重力。为求进一步治疗，慕名前来就诊。查体：神志清楚，构音障碍，无吞咽障碍，咽反射正常，右上肢肌力3级，右下肢肌力3级，左侧肢体肌力5级，右巴氏征阳性，左巴氏征阴性，右侧肢体痛温觉减退。

目前服用硝苯地平缓释片，20mg，每日2次。

辅助检查：2022年2月5日头颅CT检查：左侧基底节区出血，出血量约10mL。2022年2月28日，邯郸市第一医院头颅CT检查：左侧基底节区出血吸收后改变。

刻下症：其面色如常，言语謇涩，右侧肢体麻木无力，头目昏沉，不寐，大便干，小便正常。

舌脉：舌质红绛，舌苔黄腻，脉滑数。

西医诊断：脑出血恢复期。

中医诊断：中风病，中经络，痰瘀互结证。

治法：涤痰活血开窍。

处方：瓜蒌20g，胆南星10g，枳实15g，天竺黄12g，陈皮15g，清半夏12g，丹参30g，赤芍15g，当归12g，川芎15g，土鳖虫15g，石菖蒲20g，郁金12g，远志10g，黄芩12g，甘草10g，炒酸枣仁30g，珍珠母20g（先煎）。7剂，每日一剂，水煎，分两次温服。

配合针刺、推拿、康复训练。

清淡饮食，忌急躁易怒。

二诊：2022年3月9日。

患者服药后言语謇涩好转，含糊程度减轻，右侧肢体麻木无力略有好转，头目昏沉不见减轻，不寐好转。大便正常，小便正常。舌质红，舌苔薄黄，脉滑。查体：神志清楚，构音障碍，咽反射正常，右上肢肌力3⁺级，右下肢肌力3⁺级，左侧肢体肌力5级，右巴氏征阳性，左巴氏征阴性，右侧肢体痛温觉减退。

上方加菊花30g，夏枯草12g，7剂，每日一剂，水煎服。

三诊：2022年3月16日。

患者服药后言语謇涩继续好转，含糊程度明显减轻，右侧肢体麻木缓解，右侧肢体无力明显好转，头目昏沉缓解，睡眠正常。大便正常，小便正常。舌质红，舌苔薄黄，脉滑。查体：神志清楚，构音障碍，咽反射正常，右上肢肌力4级，右下肢肌力4级，左侧肢体肌力5级，右巴氏征阳性，左巴氏征阴性，右侧肢体痛温觉正常。

上方继服14剂，每日一剂，水煎服。

四诊：2022年3月30日。

患者服药后言语謇涩缓解，右侧肢体无力明显好转，右上肢可持物，可自行行走，睡眠正常。大便正常，小便正常。舌质淡红，舌苔薄白，脉弦。查体：神志清楚，言语流利，咽反射正常，右上肢肌力4级，右下肢肌力4级，左侧肢体肌力5级，右巴氏征阳性，左巴氏征阴性，右侧肢体痛温觉正常。舌质淡红，苔白，脉弦。

继服上方14剂。

五诊：2022年4月13日。

患者服药后言语较流利，自觉舌根轻度发硬，他人听不出吐字不清，可自己用筷子吃饭，略显笨拙，可自行行走，右下肢无明显拖拽，可做全部家务，舌质淡红，舌苔薄白，脉弦。

效不更方，守方继服30剂。嘱其坚持日常锻炼。

患者服药后言语流利，舌根发硬缓解，右侧肢体活动自如。随访1年，未再复发。

2．中风病恢复期（脑梗死恢复期）案

翟某，女，56岁，工人。门诊号S0015682。2023年4月10日初诊。

主诉：言语不利、右侧肢体无力4个月。

现病史：患者于4个月前突发言语不利、右侧肢体无力，不能理解家人问话，不能正确表达语意，就诊于市内某医院，头MRI显示左侧放射冠、半卵圆中心、基底节区新发梗死，当地医院予以"阿司匹林肠溶片、阿托伐他汀钙片、丁苯酞、银杏叶提取物"等药物治疗。有高血压病史10余年，曾测得血压最高达190/115mmHg，平素未规律监测血压，未曾服药，3个月前予以"左氨氯地平片"口服，血压控制在130/85mmHg上下。经治疗，病情未再加重，但症状不见好转，介入康复治疗后，仍不见好转。目前患者言语不利，不能理解家人问话，不能正确表达语意，右上肢不能移动，右下肢体可抬起，能抵抗阻力，可在家人搀扶下行走。查体：神志清楚，混合型失语，咽反射正常，右上肢肌力1级，右下肢肌力4级，左侧肢体肌力5级，双侧肌张力正常，右巴氏征阳性，左巴氏征阴性。

目前服用的药物：阿司匹林肠溶片100mg，每日1次；阿托伐他汀钙片20mg，每日1次；左氨氯地平片2.5mg，每日1次。

辅助检查：头MRI：左侧放射冠、半卵圆中心、基底节区新发梗死。

刻下症：言语不利，不能理解家人问话，不能正确表达语意，右侧肢体无力，上肢不能移动，右下肢可抬起，无肢体拘挛，大小便正常，面色如常。

舌脉：舌质红绛，苔白且厚腻，脉滑数。

西医诊断：脑梗死，恢复期。

中医诊断：中风病，中经络，痰瘀互结证。

治法：涤痰活血开窍。

处方：瓜蒌20g，胆南星10g，枳实15g，天竺黄12g，陈皮15g，清半夏12g，丹参30g，赤芍15g，当归12g，川芎15g，土元

15g，石菖蒲20g，郁金12g，远志10g，黄芩12g，甘草10g。7剂，每日一剂，水煎，分两次温服。

按时服药，调畅情志。

二诊：2023年4月17日。

患者服药后言语不利略有好转，能部分理解家人问话，偶有意愿表达，右上肢可平移，不能抬起，右下肢体可抬起，能抵抗阻力，可在家人搀扶下行走。大小便正常。舌质红绛，苔白略腻，脉滑。查体：神志清楚，混合型失语，咽反射正常，右上肢肌力2级，右下肢肌力4级，左侧肢体肌力5级，右巴氏征阳性，左巴氏征阴性。继服上方7剂。

三诊：2023年4月24日。

患者自觉心中烦热，口渴，言语不利继续好转，能大部分理解家人问话，意愿表达增多，能部分对答，右上肢可抬起，不能抵抗重力，右下肢体可抬起，能抵抗阻力，无须家人搀扶即可行走。大小便正常。舌质红绛，苔黄而干，脉滑。查体：神志清楚，混合型失语，咽反射正常，右上肢肌力3级，右下肢肌力5⁻级，左侧肢体肌力5级，右巴氏征阳性，左巴氏征阴性。

上方加栀子6g，生石膏30g（先煎），7剂，每日一剂，水煎服。

四诊：2023年4月30日。

患者服药后言语不利明显好转，能理解家人问话，意愿表达明显增多，部分对答较前增多，右上肢可抬起，能抵抗重力，不能抵抗阻力，右下肢体可抬起，无须家人搀扶即可行走。大小便正常。未再有心中烦热，口渴明显好转，舌质淡红，苔薄白，脉弦。查体：神志清楚，轻度混合型失语，咽反射正常，右上肢肌力4级，右下肢肌力5级，左侧肢体肌力5级，右巴氏征阳性，左巴氏征阴性。继服上方14剂。

五诊：2023年5月14日。

患者服药后言语不利继续好转，能正常交流对答，语声略有含糊，右侧肢体活动自如，无须家人搀扶即可行走。舌质淡红，苔薄白，脉弦。效不更方，守方继服30剂。

六诊：2023年6月13日。

患者服药后言语不利继续好转，语声含糊继续好转，右侧肢体活动自如。舌质淡红，苔薄白，脉弦。效不更方，守方继服30剂。嘱其坚持日常锻炼。

患者服药后，言语流利，语声含糊缓解，右侧肢体活动自如，完全恢复。随访1年，未再复发。

按语：

汉代张仲景在《金匮要略·中风历节病脉证并治》中首创中风之病名，并沿用至今。在病因病机方面，金元以前多以内虚邪中立论，唐宋之后，才开始有医家提出主火、主气、主痰、主虚诸论。戴思恭《证治要诀》云："中风之证，猝然昏倒，昏不知人，或痰涎壅盛，喉咙作声，或口眼歪斜，手足瘫痪，或半身不遂，或舌强不语。"对中风的临床表现进行了详细的描述，对后世医家诊断、鉴别中风病有重大指导意义。

两个医案，症状中均有语言障碍，虽一为脑出血，一为脑梗死，依据证型，均为痰瘀互结证，异病同治，故选用涤痰活血开窍方加减。案1患者兼有不寐，加用安神定志之品；头部昏沉不见缓解，加用息风止晕药物，效果显著。案2患者痰浊郁久化热，患者心中烦热、口渴，加用栀子、生石膏加强清热力度。此方随症加减，均效果良好。

十三、辛夷连翘汤治疗鼻炎、鼻窦炎

○ 方剂组成

辛夷12g（包煎），连翘30g，苍耳子10g，桔梗10g，防风12g，白芷10g，薄荷6g（后下），银花30g，黄芩10g，玄参30g，甘草10g。

○ 主治病证

1.鼻炎、鼻窦炎，症见反复鼻塞，流浊涕，嗅觉减退，头痛，头昏，舌质红，舌苔黄，脉数。

2.感冒后鼻窍不通者。

○ 加减变化

1.肺热明显者，加用蔓荆子、桑叶、栀子、鱼腥草。

2.胆经郁热者，加柴胡、龙胆草、蒲公英。

3.脾胃湿热者，加黄连、薏苡仁、藿香。

4.右脉洪数有力，体壮者，加生石膏。

○ 组方原理

鼻炎、鼻窦炎是以鼻塞、流浊涕、头昏、头痛、嗅觉减退为主要表现的疾病。临床可有急性、慢性之分。急性者治不彻底，可逐渐演变为慢性者，鼻窦内可发现多种细菌感染，致病菌以流感杆菌及链球菌多见。慢性者病程较长，可存在数年至数十年，反复发作，经久难愈。在中医属"鼻渊"范畴。鼻渊病名源于《内经》，因鼻流浊涕、量多不止而得名。

历代医家对其病机有不同观点。《素问·气厥论》云："胆移热于脑，则辛頞鼻渊。鼻渊者，浊涕下不止也。"此观点认为胆经郁热，郁久化火，上犯于鼻，蒸灼头脑，遂成鼻渊。《素问·至真要大论》云："少阴之复，懊热内作……甚则入肺，咳而鼻渊。"指出邪热入肺可致鼻渊。《杂病源流犀烛·鼻病》云："由风寒凝入脑户，与太阳湿热交蒸而成。或饮酒多而热炽，风邪乘之，风热郁不散而成。"认为肺开窍于鼻，因风寒袭肺，蕴而化热，肺气失宣，清肃失常，壅于鼻窍，发为鼻渊。《景岳全书·卷二十七·鼻证》云："此证多因酒醴肥甘，或就用热物，或火由寒邪，以致湿热上熏，津汁溶溢而下，离经腐败。"提出湿热上蒸而成鼻渊。

笔者认为，鼻为肺之窍，风热邪毒犯肺，肺热壅盛，循经上灼鼻窍，风热邪毒与气血相搏，化腐成脓，外溢鼻窍，故见流浊涕、涕黄或白且黏；邪壅鼻窍，故鼻塞、头痛、头昏；舌质红，舌苔黄，脉数，均为风热之征。故以辛夷连翘汤治疗此类疾病。本方中辛夷、防风、苍耳子疏散风邪；桔梗合辛夷、苍耳子通鼻窍，肺开窍于鼻，桔梗具有解毒排脓的作用，并能引诸药入肺经，直达病位；白芷还可以排脓止头痛；薄荷、银花解表清热，清利头目；连翘、黄芩、玄参清热解毒；甘草调和诸药。诸药合用，共为疏风清热、宣通鼻窍之效。

○ 医案选录

1. 慢性鼻窦炎案

赵某，男，31岁，工人。门诊号S0012589。2021年11月3日初诊。

主诉：间断鼻塞、流涕、头痛6年。

现病史：患者于6年前感冒后出现鼻塞、流涕，感冒好转后仍有间断鼻塞、流涕，经久不愈，遇寒加重，伴有头痛，嗅觉减退，曾在当地医院就诊，诊断为"慢性鼻窦炎"，给予"鼻炎片"口服，服药后症状时轻时重，未再规律诊治。1个月前感冒后上述症状加重，自行口服"香菊胶囊"7天，不见好转。

辅助检查：鼻内镜检查（2021年11月3日，本院）：鼻腔黏膜充血，下鼻甲肥大，鼻道内可见脓性分泌物附着。鼻窦CT检查（2021年11月3日，本院）：副鼻窦炎。

刻下症：鼻塞，流涕，涕色黄且黏稠而味臭，嗅觉减退，伴头痛，口苦，大便干，小便黄，面色如常。

舌脉：舌质红，苔薄黄，脉滑数。

西医诊断：慢性鼻窦炎。

中医诊断：鼻渊，风寒束表，内有郁热证。

治法：疏风清热，宣通鼻窍。

处方：辛夷12g（包煎），苍耳子10g，桔梗10g，防风12g，白芷10g，薄荷6g（后下），银花30g，连翘30g，黄芩10g，玄参30g，甘草10g。7剂，每日一剂，水煎，分两次温服。

避风寒，注意保暖。

二诊：2021年11月10日。

患者服药后鼻塞、流涕好转，涕色变浅，涕质变稀，味臭减轻，嗅觉略有恢复，头痛缓解，仍有口苦，大便可，小便略黄。舌质红，苔薄黄，脉滑。

上方加柴胡10g，龙胆草10g，7剂，每日一剂，水煎服。

三诊：2021年11月17日。

患者服药后鼻塞、流涕明显减轻，涕色略黄，涕质稀，嗅觉恢复，口苦缓解，二便调。舌质淡红，苔略黄，脉滑。

继服上方7剂。

四诊：2021年11月24日。

患者服药后偶有流涕，鼻塞缓解，涕清稀无臭味，舌质淡红，苔薄白，脉弦。

上方继服3剂。

随访1年，未再发作。

2．急性鼻窦炎案

牛某，女，33岁，邯郸市教师。门诊号S0015821。2021年6月15日初诊。

主诉：鼻塞、流涕、头痛15天。

现病史：患者于15天前感冒后出现鼻塞、流涕，鼻腔分泌物黏稠味臭，伴有间断头痛，我院耳鼻喉科诊断为"急性鼻窦炎"，服用"通窍鼻炎颗粒"3天，效果差，伴有食欲差，饮食量小。

辅助检查：鼻内镜（2021年5月31日，本院）：鼻腔黏膜充血，下鼻甲肥大，鼻道内可见脓性分泌物附着。鼻窦CT（2021年5月31日，本院）：副鼻窦炎。

刻下症：鼻塞，流涕，涕色黄质黏稠而味臭，头痛，食欲差，饮食量小，大便黏腻，小便可，面色潮红。

舌脉：舌淡红，苔黄腻，脉滑。

西医诊断：急性鼻窦炎。

中医诊断：鼻渊，风寒入里化热证。

治法：疏风清热，宣通鼻窍。

处方：辛夷12g（包煎），苍耳子10g，桔梗10g，防风12g，白芷10g，薄荷6g（后下），双花30g，连翘30g，黄芩10g，玄参30g，甘草10g。3剂，每日一剂，水煎，分两次温服。

避风寒，忌辛辣刺激食物。

二诊：2021年6月18日。

患者服药后鼻塞、流涕好转，涕色仍黄，涕质变稀，味臭减轻，头痛减轻，饮食量偏小、食欲差略有好转，大便可，舌淡红，苔黄腻，脉弦。

上方加黄连10g，薏苡仁20g，藿香10g。3剂，每日一剂，水煎服。

三诊：2021年6月21日。

患者服药后鼻塞缓解，流涕明显好转，涕色略黄，质稀无味，头痛缓解，食欲正常，饮食量增多，大便可，舌淡红，苔薄黄，脉弦。继服上方3剂。

四诊：2021年6月24日。

患者服药后偶有流涕，涕色略黄，食量正常，舌淡红，苔薄略黄，脉弦。继服上方3剂。

服药后流涕缓解。

按语：

案1为慢性鼻窦炎，伴有口苦、大便干、小便黄等症状，合并了胆经郁热，故在原方基础上，加用柴胡、龙胆草疏肝利胆，方药对证，取得良好效果。案2在基础辨证上兼有脾胃湿热者，加黄连、薏苡仁、藿香，以健脾胃，清湿热。

辛夷连翘汤疏风清热，宣通鼻窍，组方精巧，药效卓著，随症加减，常能药到病除。

十四、益气宣鼻方治疗过敏性鼻炎

○ **方剂组成**

黄芪30g，白术20g，防风15g，茯苓15g，猪苓15g，桂枝10g，泽泻15g，辛夷10g（包煎），苍耳子15g，桔梗10g，细辛6g，益母草20g，灵芝15g，甘草10g。

○ **主治病证**

1.过敏性鼻炎，突然出现、反复发作的鼻塞、鼻痒、喷嚏、流清涕，常伴有咽痒、目痒、嗅觉减退等症状，脱离变应原后症状便会缓解，舌质淡，舌苔白，脉浮。

2.气虚感冒等。

○ 加减变化

1.阴虚火旺者，加太子参、北沙参。

2.目痒、咽痒者，加蝉蜕。

3.体质虚弱者，加山药、炒白术。

○ 组方原理

过敏性鼻炎又称变态反应性鼻炎，中医学属"鼻鼽"范畴。《素问玄机原病式·六气为病》曰："鼽者，鼻出清涕也。"《素问·金匮真言论》云："肺，开窍于鼻。"《灵枢·脉度》云："肺气通于鼻，肺和则鼻能知香臭矣。"也就是说，肺气宣降正常，则鼻窍通利，呼吸顺畅，嗅觉正常；如果肺气宣降失常，则鼻窍不通，出现打喷嚏、流鼻涕、嗅觉异常。

历代医家对"鼻鼽"病因有不同观点。《明医指掌·卷八·鼻证》认为"肺热鼻塞流清水"，《景岳全书·卷二十七·鼻证》认为"鼻涕多者，多由于火"，此为火热致病的观点。清代《杂病源流犀烛·卷三十三·鼻病源流》说："又有鼻鼽者，鼻流清涕不止，由肺经受寒而成也。"此为寒邪致病的观点。《医林绳墨·卷七》说："清涕久而不已名曰鼻渊，此为外寒束而内热甚也。"此为外寒束内热学说。明代吴昆《医方考·卷之五·鼻疾门第六十三》"补脑散"曰："人身之上，天之阳也，故六阳之气皆会于首。若阳气自虚，则阴气凑之，令人脑寒而流清涕。"此为肾虚气衰致病的观点。

笔者认为造成"鼻鼽"的主要原因是患者为过敏体质，肺气虚弱，卫表不固，外邪等致病因素乘虚而入，从而引起鼻塞、打喷嚏、流鼻涕，甚至嗅觉减退、咽痒、目痒。其病变在肺，但其病理变化与脾肾相关。肺主皮毛，开窍于鼻，患者由于禀赋不足，肺气虚弱，腠理疏松，外邪由口鼻皮毛而入，首先犯肺，肺失宣肃，外应于鼻而发病。病程中可以由肺虚而伤及脾肾，脾肾不足，亦可损及于肺，从而导致复杂证候，反复发病，缠绵难愈。因此笔者以为脾肾虚损、肺失宣降是过敏性鼻炎反复发作的基础，故益气健脾、固表实卫、宣通鼻窍为其治法，拟定益气宣鼻方。

方中黄芪、白术、防风为玉屏风散组成，意在补益肺气、固护卫表，黄芪补肺脾元气，白术健脾，防风祛风，黄芪得防风则祛而外无所扰，得白术则补脾而内存所据，故邪自去，表自固。茯苓、猪苓、泽泻、桂枝温阳利水，健脾化湿；辛夷、苍耳子、细辛疏散风邪；肺开窍于鼻，桔梗合辛夷、苍耳子通鼻窍，且桔梗具有解毒排脓的作用，并能引诸药入肺经，直达病位；益母草清热解毒；灵芝益气理肺；甘草调和药性。诸药合用，共奏益气宣鼻之功。

○ 医案选录

1. 过敏性鼻炎案

张某，男，27岁，邯郸市自由职业者。门诊号S0012589。2020年5月3日初诊。

主诉：反复鼻塞、流清涕、鼻痒、打喷嚏3年，加重10余天。

现病史：患者近3年反复出现鼻塞、流清涕、鼻痒、打喷嚏，平素自行服用"氨咖黄敏胶囊"后，症状有所缓解。10余天前，因天气变化，再次出现鼻塞、流清涕、鼻痒、打喷嚏、嗅觉减退症状，服用"氨咖黄敏胶囊，2粒，每日3次"，效果不佳，遂来就诊。

辅助检查：鼻内镜（2020年5月3日，本院）：鼻黏膜苍白水肿，鼻道内有清稀涕液。

刻下症：鼻塞，流清涕，自汗，鼻痒，打喷嚏，嗅觉减退，无咳嗽咳痰，二便可，面色如常。

舌脉：舌质淡，苔白，脉浮缓。

西医诊断：过敏性鼻炎。

中医诊断：鼻鼽，肺气虚弱，风寒外袭证。

治法：益气理肺，宣鼻固表。

处方：黄芪30g，白术20g，防风15g，茯苓15g，猪苓15g，桂枝10g，泽泻15g，辛夷10g（包煎），苍耳子15g，桔梗10g，细辛6g，益母草20g，灵芝15g，甘草10g。7剂，每日一剂，水煎，分两次温服。

戒烟酒，避免接触冷空气、花粉、灰尘等。

二诊：2020年5月10日。

患者服药后鼻塞、鼻痒、打喷嚏、流清涕好转，仍有自汗、嗅觉减退，舌淡红，苔白，脉浮。效不更方，原方继服7剂。

三诊：2020年5月17日。

患者服药后鼻塞、打喷嚏、流清涕明显好转，自汗及嗅觉减退好转，鼻痒较前无明显改善，舌淡红，苔白，脉浮。

上方加蝉蜕10g，7剂，每日一剂，水煎服。

四诊：2020年5月24日。

患者服药后偶有流清涕，鼻塞、鼻痒、打喷嚏、自汗缓解，嗅觉恢复，舌淡红，苔白，脉缓。效不更方，继服原方7剂。

患者尽服7剂后，上述症状均缓解。随访2年，未发。

2．气虚感冒案

赵某，女，41岁，邯郸市会计，门诊号S0025461。2021年11月6日初诊。

主诉：感冒3天。

现病史：患者感冒3天，鼻塞，流涕，咳嗽，咳痰，痰色白质稀，伴有怕冷、手足发凉、周身无力，无发热，自行口服"复方氨酚烷胺片、阿莫西林胶囊"，无明显效果。患者自5年前消化道出血治愈后，身体虚弱，季节变换时，极易感冒，每年感冒3～4次，曾交替服用"感冒清颗粒、氨咖黄敏胶囊"，效果欠佳，每次持续1～2个月才缓解。

辅助检查：胸部CT检查未见明显异常。血常规检查正常。

刻下症：鼻塞，流涕，咳嗽，咳痰，痰色白质稀，怕冷，手足发凉，周身无力，大便不成形，小便清长，面色㿠白，形体消瘦。

舌脉：舌质淡，苔薄白，脉沉细无力。

西医诊断：上呼吸道感染。

中医诊断：感冒，气虚证。

治法：益气解表，宣肺化痰。

处方：黄芪30g，白术20g，防风15g，茯苓15g，猪苓15g，桂枝10g，泽泻15g，辛夷10g（包煎），苍耳子15g，桔梗10g，细辛6g，益母草20g，灵芝15g，甘草10g。3剂，每日一剂，水煎，分两次温服。

清淡饮食，避风寒。

二诊：2021年11月9日。

患者服药后鼻塞、流涕、咳嗽、咳痰明显好转，痰量减少，周身无力、怕冷、手足发凉缓解。小便可，大便仍不成形。面色红润，舌质淡，苔薄白，脉沉。

上方加山药15g，炒白术20g，3剂，每日一剂，水煎服。

三诊：2021年11月12日。

患者服药后鼻塞、流涕、咳嗽、咳痰缓解，大便可，面色红润，舌质淡红，苔薄白，脉沉。

患者此次感冒症状缓解，但形体消瘦虚弱，既往易反复感冒，继续予以补益固本之剂调治。

按语：

凡涉及气虚复受外邪引起鼻塞、流涕等鼻窍不通等症状，均可选用益气宣鼻方来宣通鼻窍，并可结合临床症状及辨证，进行加减。

案1为过敏性鼻炎，辨证为肺气虚弱，风寒外袭，应用原方效果好转，但鼻痒缓解较慢，加用蝉蜕疏风止痒，效果显著。

案2为气虚感冒，在基础辨证上兼有明显体质虚弱症状，加山药、炒白术健脾益气，提高机体抗病能力。

益气宣鼻方在治疗过敏性鼻炎、气虚感冒等疾病时，以益气宣窍为基本治法，其作用全面，药效卓著。

十五、清热解毒汤治疗咽喉红肿干痛

○ **方剂组成**

黄芩12g，板蓝根30g，金银花30g，连翘30g，桔梗12g，玄参30g，麦冬15g，生地黄15g，马勃10g，金果榄15g，薄荷6g（后下），甘草10g。

○ **主治病证**

1.咽喉赤肿干痛，发热或不发热，口渴，舌质红，苔黄，脉弦数。

2.急性扁桃体炎、扁桃体周围脓肿、咽后壁脓肿、急性会厌炎等见上述症状者。

○ **加减变化**

1.伴有干咳者，加牛蒡子、山豆根、浙贝母。

2.伴有咽痒者，加蝉蜕、白芍。

3.口干者，加天花粉、芦根。

4.右寸关脉实数者，加生石膏、知母。

○ 组方原理

咽喉赤肿干痛常见于喉痹、喉痈、乳蛾等。喉痹，以咽腔红肿，咽痛，咽干，扁桃体无肿大为主要表现，相当于急性咽炎。喉痈主要以咽喉红肿、疼痛，伴有化脓，甚至破溃为临床表现，相当于扁桃体周围脓肿、咽后壁脓肿、急性会厌炎等。乳蛾以扁桃体肿大为主要表现，相当于急性扁桃腺炎。

《太平圣惠方·卷之十五》曰："风邪热气，搏于脾肺，则经络阻塞不通利，邪热攻冲，上焦壅滞，故令咽喉疼痛也。"指出咽喉疼痛为风热上壅咽喉引起。《诸病源候论·卷三十》曰："人阴阳之气出于肺，循喉咙而上下也。风毒客于喉间，气结蕴积而生热，致喉肿塞而痹痛。"也指出咽喉肿胀为风热上壅咽喉引起。《诸病源候论·卷三十》又言："喉咽者，脾胃之候，气所上下，脾胃有热，热气上冲，则喉咽肿痛。夫生肿痛者，皆夹热则为之，若风毒结于喉间，其热甚则肿塞不通，而水浆不入。"指出脾胃热盛与风热邪毒结于喉间可引起咽喉危重症候。

笔者认为内邪、外邪均可引起喉痹，外邪多因风寒热燥侵袭，内因多由肺胃积热、痰热为患。内外邪之间又可相互引发，交叉为病。但无论病因如何多变，其病机是以"壅结"为主，病因则热多而寒少，故热结于咽喉是本病的基本特点。治疗应直折其势，当以清热解毒、消肿止痛为主。故制定清热解毒汤治疗该病。

方中黄芩、板蓝根、金银花、连翘清热凉血解毒，板蓝根兼有利咽之效，连翘兼有消痈散结之功，玄参、麦冬、生地黄养阴泻火；薄荷疏散风邪；桔梗、马勃、金果榄宣肺清热，利咽止痛，直达病所；甘草缓急止痛。诸药合用，共奏清热解毒、消肿止痛之功。

○ 医案选录

1. 喉痹（急性咽炎）案

牛某，男，16岁，学生。门诊号S0097483。2019年2月5日初诊。

主诉：咽痛、咽干3天。

现病史：患者于3天前在暖气房中居住后，出现咽部疼痛，伴有咽干，咽痒，饮水及进食食物时疼痛明显，无发热，就诊于我院门诊，查体：咽部充血，双侧扁桃体无肿大，无化脓。

刻下症：咽痛，咽干，咽痒，无发热，无咳嗽、咳痰，大便干，小便可，面色如常。

舌脉：舌质红，舌苔黄而干，脉数。

西医诊断：急性咽炎。

中医诊断：喉痹，热毒蕴结，上攻咽喉证。

治法：清热解毒，消肿止痛。

处方：黄芩12g，板蓝根30g，金银花30g，连翘30g，桔梗12g，玄参30g，麦冬15g，生地黄15g，马勃10g，金果榄15g，薄荷6g（后下），甘草10g。1剂，水煎，分两次温服。

清淡饮食，适量饮水。

二诊：2019年2月6日。

患者服药后咽痛、咽干好转，仍有咽痒，二便调，舌质红，苔黄，脉数。

上方加蝉蜕10g，1剂，水煎服。

三诊：2019年2月7日。

患者服药后略有咽痛，咽干缓解，咽痒明显好转，舌质红，苔略黄，脉缓。上方继服1剂。

四诊：2020年2月8日。

患者服药后咽痛缓解，略有咽痒，大便可，小便可，舌质红，苔薄白，脉缓。效不更方，上方继服1剂。

患者服药后症状完全缓解，查体：咽部淡红，无充血，双侧扁桃体无肿大，无化脓。

2．乳蛾（急性扁桃腺炎）案

赵某，女，21岁，邯郸市学生。门诊号S0092136。2019年1月9日初诊。

主诉：发热、咽痛3天。

现病史：患者3天前劳累后出现发热，体温波动在37.5～39.3℃，咽痛，口渴，进食时咽痛加重，就诊于我院门诊，查体：咽部充血肿胀，双侧扁桃体肿大，无化脓。

辅助检查：血常规检查（2019年1月9日，本院）：白细胞12.6×10⁹/L，中性粒细胞83.7%。

刻下症：发热，其面色红，咽喉红肿疼痛，口渴，口干，大便干，小便黄。

舌脉：舌质红，舌苔黄而干，右寸关脉实数。

西医诊断：急性扁桃腺炎。

中医诊断：乳蛾，风热互结证。

治法：清热解毒，消肿止痛。

处方：黄芩12g，板蓝根30g，金银花30g，连翘30g，桔梗12g，玄参30g，麦冬15g，生地黄15g，马勃10g，金果榄15g，薄荷6g（后下），甘草10g，生石膏30g（先煎），知母12g。1剂，水煎，分两次温服。

清淡饮食，适量饮水。

二诊：2019年1月10日。

患者服药后发热缓解，咽痛好转，仍有口渴、口干，舌质红，舌苔黄而干，右寸关脉实数。

上方加天花粉10g，芦根10g，1剂，水煎服。

三诊：2019年1月11日。

患者服药后体温正常，咽痛缓解，口渴、口干好转，舌质淡红，舌苔略黄略干，脉浮。

上方去生石膏，1剂，水煎服。

四诊：2019年1月12日。

患者咽痛缓解，略有口渴，口干缓解，舌质淡红，舌苔薄白，脉浮。查体：咽部淡红，无充血，双侧扁桃体无肿大，无化脓。血常规（2019年1月12日）正常。效不更方，上方1剂。

患者服药后症状完全缓解。

按语：

急性咽炎、急性扁桃腺炎等多属风热搏结所致，治应清热解毒，消肿止痛，通过多年临床实践，制定清热解毒汤，临床效果良好。

案1为急性咽炎，辨证为热毒蕴结，上攻咽喉，应用原方有所好转，但咽痒明显，加用蝉蜕疏风止痒，疗效确切。

案2为急性扁桃腺炎，右寸关脉实数，提示肺胃积热，为实热证，加生石膏、知母清热泻火，口渴、口干，加用天花粉、芦根清热生津。

十六、凉血清火汤治疗胃火牙痛

○ **方剂组成**

生地黄20g，丹皮12g，生石膏30g（先煎），荆芥10g，防风

10g，葛根20g，升麻10g，青皮10g，怀牛膝15g，细辛6g，黄连10g，炙甘草10g。

○　主治病证

1.胃火牙痛，症见牙齿剧痛，持续不缓解，遇热痛剧，遇冷痛减，或牙齿龋蚀，牙龈红肿出血，口渴口臭，胃脘灼热胀满，便秘，尿赤，舌质红，苔黄厚，脉洪数。

2.口腔溃疡见上述症状者。

○　加减变化

1.大便秘结者，加大黄、枳壳。

2.小便短赤者，加黄柏、车前子、龙胆草。

○　组方原理

牙痛是口腔科临床最常见的症状，一般由牙齿本身的疾病、牙周组织疾病等引起，与西医的牙髓炎、神经性牙痛、牙龈炎、龋齿牙痛等类似。

牙痛在病因上分为寒、热、虚、实、风、火、虫等，治法各异，其中以胃火牙痛多见。《外科正宗》曰："齿病者，有风，有火，亦有阳明湿热，俱能致之。"《景岳全书·齿牙》云："此之为病，必为美酒厚味、膏粱甘腻过多，以致湿热蓄于肠胃，而上壅于经，乃有此证。"《灵枢·杂病》云："齿痛，不恶清饮，取足阳明。"胃火牙痛，多因嗜食辛辣刺激食物，胃火炽盛，循经上冲，灼伤齿龈，经脉不利，则牙痛剧烈，持续不减；遇冷则热势减缓故痛减，遇热而热势加重则痛增；胃火上蒸，伤及牙齿、牙龈，则牙齿龋蚀，牙龈红肿，动血则红肿甚伴有出血；胃腑热盛，纳化失常，故胃脘灼热胀满；热盛津伤，则口渴口臭，便秘尿赤；舌质红，苔黄厚，脉洪数，均为胃火炽热之象。

胃火牙痛当以凉血清火、消肿止痛为主，以凉血清火汤治疗。

方用荆芥、防风、青皮祛风消肿；石膏清热泻火，除烦止渴；生地黄、丹皮凉血清热；葛根解热生津；细辛祛风止痛；黄连、升麻清热解毒；怀牛膝苦泄下降，能引血下行，以降上炎之火；甘草解毒和中。

○ 医案选录

1. 胃火牙痛（牙髓炎）案

翟某，男，32岁，邯郸市干部。门诊号S0015896。2019年9月11日初诊。

主诉：右下后牙疼痛3天。

现病史：患者于3天前进食辛辣刺激食物后出现右下后牙疼痛，疼痛不缓解，进热食疼痛加剧，进冷食疼痛减轻，咀嚼时疼痛明显，自己无法确认疼痛牙位。1天前自行服用"布洛芬缓释胶囊"止痛，效果差，后未再服药。否认牙齿咬合痛史，否认咀嚼硬物等咬合创伤病史，否认外伤史。

刻下症：牙痛，牙龈红肿，牙龈无出血，口臭，烦渴，喜冷饮，大便干，小便可，面色如常。

舌脉：舌质红，苔黄厚，脉洪数。

西医诊断：牙髓炎。

中医诊断：牙痛，胃火炽盛证。

治法：凉血清火，消肿止痛。

处方：生地黄20g，丹皮12g，生石膏30g（先煎），荆芥10g，防风10g，葛根20g，升麻10g，青皮10g，怀牛膝15g，细辛6g，黄连10g，炙甘草10g，大黄10g（后下），枳壳10g。1剂，水煎，分两次温服。

清淡饮食，忌食辛辣。

二诊：2019年9月12日。

患者服药后牙痛、牙龈红肿及烦渴好转，仍口臭，喜冷饮，大便可，舌质红，舌苔黄略厚，脉弦数。继服上方1剂。

三诊：2019年9月13日。

患者服药后牙痛明显好转，牙龈红肿明显减轻，口臭、烦渴缓解。舌质淡红，舌苔薄黄，脉弦。继服上方1剂。

四诊：2019年9月14日。

患者服药后略有牙痛，牙龈红肿缓解，舌质淡红，舌苔薄黄，脉弦。效不更方，继服上方1剂。

患者服药后牙痛缓解。

2．口疮（口腔溃疡）案

贺某，女，23岁，邯郸市学生。门诊号S0015875。2019年10月8日初诊。

主诉：口内溃疡5天。

现病史：患者5天前进食辛辣刺激食物后出现口内溃疡，伴有口臭，口渴多饮，胃脘灼热胀满，溃疡处红肿热痛，饮热水时疼痛加重，冷水漱口疼痛减轻。2天前患处外用"口腔溃疡散"，不见好转。

查体：下唇内侧可见绿豆大小浅表溃疡，溃面中央色黄微凹，周围红晕。

刻下症：口内溃疡，溃疡面红肿热痛，口臭，口渴多饮，胃脘灼热胀满，小便黄，大便可，面色如常。

舌脉：舌质红，苔黄，脉滑数。

西医诊断：口腔溃疡。

中医诊断：口疮，脾胃积热证。

治法：凉血清火，消肿止痛。

处方：生地黄20g，丹皮12g，生石膏30g（先煎），荆芥10g，防风10g，葛根20g，升麻10g，青皮10g，怀牛膝15g，细辛6g，黄连10g，炙甘草10g，黄柏10g，车前子10g（包煎）。3剂，每日一剂，水煎，分两次温服。

清淡饮食，适量饮水。

二诊：2019年10月11日。

患者服药后口内溃疡面减小，溃疡面红肿热痛减轻，口臭好转，胃脘灼热胀满好转，口渴多饮缓解，小便略黄。舌质红，苔黄，脉滑。上方继进3剂，每日一剂，水煎服。

三诊：2019年10月14日。

患者服药后口内溃疡面愈合，溃疡面红肿热痛缓解，口臭缓解，小便略黄。舌质淡红，苔薄白，脉滑。继服上方1剂。

患者服药后症状完全缓解。

按语：

牙髓炎、复发性口腔溃疡为口腔科常见疾病，当其存在红、肿、热、痛等症状时，一般因胃火或脾胃中焦积热引起，治应凉血清火，消肿止痛，凉血清火汤既对症又对证，效果良好。

案1为牙痛，辨证为胃火炽盛，存在大便秘结，加大黄、枳壳泻热通便，药到病除；案2为口疮，辨证为脾胃积热，小便色黄，湿热下注，加黄柏、车前子清热通淋。

十七、补肾平肝汤治疗耳部疾病

○ 方剂组成

生地黄15g，熟地黄15g，丹皮10g，山萸肉15g，枸杞15g，玄参20g，知母10g，黄柏10g，龙胆草10g，黄芩10g，栀子10g，柴胡10g，白芷12g，防风10g，菊花20g，甘草10g。

○ **主治病证**

1.耳鸣，耳聋，听力下降，腰膝酸软，头晕头痛，胁痛，口苦，急躁易怒，夜寐不安，舌质红，舌苔薄黄，脉弦沉。

2.消渴病，症见尿液浑浊，腰膝酸软，乏力，头晕头痛，耳鸣，胁痛，口苦，口干唇燥，皮肤干燥、瘙痒，舌质红，舌苔少，脉细数。

○ **加减变化**

1.大便秘结者，加白术、枳实、槟榔。

2.视物模糊者，加茺蔚子、蝉蜕、菊花。

3.耳部分泌物多者，加茯苓、薏苡仁、苍术。

○ **组方原理**

耳鸣发病率较高，暴聋、耳痹临床也经常见到。暴聋是指突然发生单耳或双耳听力减退，在数小时或数天内听力大幅下降，伴有耳鸣、头痛、头晕等症状。耳痹是以耳内闷胀堵塞，听力减退为主要表现的一种耳科疾病。

《灵枢·脉度》曰："五脏常内阅于上七窍也……肾气通于耳，肾和则耳能闻五音矣。五脏不和则七窍不通。"《灵枢·杂病》曰："聋而不痛者，取足少阳。"因"肾在窍为耳"，故耳聋与肾相关；足少阳经上入于耳，下络于肝而属胆，故耳聋也与肝胆相关。因此耳聋病变多出于肾肝。肾精不足，无法濡养耳窍，且无法制约心火，易导致虚火上炎，引起耳聋耳鸣。《诸病源候论·卷十五·五脏六腑病诸候·肝病候》云："肝气盛，为血有余，则病目赤，两胁下痛引小腹，善怒；气逆则头眩，耳聋不聪，颊肿，是肝气之实也，则宜泻之。"肝肾同源，肾水亏损不能滋养肝木，以致肝阳上亢，引起耳聋耳鸣。

当耳聋、耳鸣属阴虚阳亢证时，治以补肾益精、平肝潜阳为主，用补肾平肝汤治疗。方用生地黄、熟地黄填精益髓，滋补阴精；山萸肉补养肝肾；丹皮清泄相火，并制山萸肉之温涩；枸杞滋补肝肾，益精明目；玄参、知母、黄柏清热凉血，滋阴降火；龙胆草苦寒，既能泻肝胆实火，又能利肝胆湿热；黄芩、栀子苦寒泻火，燥湿清热；柴胡疏畅肝胆之气；白芷散风通窍；菊花、防风息风定眩，清利头目；甘草调和诸药，护胃安中，为佐使之用。全方共奏补肾益精、平肝利胆之功。

○ 医案选录

1．暴聋（特发性耳聋）案

乔某，男，67岁，邯郸市退休干部。门诊号S0012869。2020年3月10日初诊。

主诉：右耳耳鸣、耳聋2天。

现病史：患者于2天前情绪波动后出现右耳耳鸣、耳聋，伴有头晕头痛、腰膝酸软、胁痛，无视物模糊，无恶心呕吐，未予治疗，就诊于我院。

辅助检查：耳纤维内镜检查（2020年3月10日，本院）：外耳道通畅，鼓膜完整。

纯音听阈检查（2020年3月10日，本院）：神经性耳聋（右）。

刻下症：右耳耳鸣、耳聋，腰膝酸软，头晕头痛，胁痛，口苦，急躁易怒，夜寐不安，大便干，小便可，面色如常。

舌脉：舌质红，舌苔薄黄，脉弦沉。

西医诊断：特发性耳聋。

中医诊断：暴聋，阴虚阳亢证。

治法：补肾益精，平肝利胆。

处方：生地黄15g，熟地黄15g，丹皮10g，山萸肉15g，枸杞15g，玄参20g，知母10g，黄柏10g，龙胆草10g，黄芩10g，栀子

10g，柴胡10g，白芷12g，防风10g，菊花20g，甘草10g。7剂，每日一剂，水煎，分两次温服。

注意休息，清淡饮食，忌辛辣。

配合高压氧治疗，每日1次。维生素B_1片10mg，每日3次，口服；甲钴胺片0.5mg，每日3次，口服。

二诊：2020年3月17日。

患者服药后右耳耳鸣、耳聋好转，腰膝酸软、头晕头痛、胁痛、口苦均有好转，急躁易怒缓解，夜寐可，大便干。舌质红，舌苔薄黄，脉弦。

上方加白术30g，枳实10g，槟榔8g，7剂，每日一剂，水煎服。

三诊：2020年3月24日。

患者服药后右耳耳鸣、耳聋症状减轻，腰膝酸软、头晕头痛、胁痛、口苦缓解，二便调。舌质淡红，舌苔薄黄，脉弦。上方继服7剂。

四诊：2020年3月31日。

患者服药后右耳耳鸣、耳聋明显好转，舌质淡红，舌苔薄白，脉弦。上方继服7剂。

患者服药后耳鸣、耳聋缓解，纯音听阈检查（2020年4月7日，本院）正常。

2．耳痹（分泌性中耳炎）案

王某，男，30岁，邯郸市工人。门诊号S0021576。2023年3月10日初诊。

主诉：左耳闷胀3天。

现病史：患者于3天前感冒后出现左耳闷胀，伴听力下降、耳鸣，无流脓，无头晕，无鼻塞。自行口服"复方氨酚烷胺片"，效果欠佳，遂来我院就诊。

辅助检查：耳纤维内镜检查（2023年3月10日，本院）：左侧外耳道通畅，鼓膜淡红、内陷，有变位性液平。

纯音听阈检查（2023年3月10日，本院）：传导性耳聋（左）。

声导抗检查（2023年3月10日，本院）：呈B型图。

刻下症：左耳闷胀，伴听力下降、耳鸣，无流脓，无头晕、鼻塞，腰膝酸软，胁肋胀痛，夜寐不安，大便干，小便可，面色如常。

舌脉：舌质红，舌苔薄黄，脉弦。

西医诊断：分泌性中耳炎。

中医诊断：耳痹，阴虚阳亢证。

治法：补肾益精，平肝利胆。

处方：生地黄15g，熟地黄15g，丹皮10g，山萸肉15g，枸杞15g，玄参20g，知母10g，黄柏10g，龙胆草10g，黄芩10g，栀子10g，柴胡10g，白芷12g，防风10g，菊花20g，甘草10g，薏苡仁20g，苍术10g。3剂，每日一剂，水煎，分两次温服。

注意休息，清淡饮食。

头孢克肟分散片0.1g，每日2次，口服；桉柠蒎肠溶软胶囊0.3g，每日3次，口服。

二诊：2023年3月13日。

患者服药后左耳闷胀、听力下降、耳鸣明显好转，腰膝酸软好转，胁肋胀痛缓解，夜寐可，大便可。舌质红，舌苔薄白，脉弦。上方继服4剂。

三诊：2023年3月17日。

患者服药后左耳闷胀、听力下降、耳鸣均缓解，腰膝酸软缓解。舌质红，舌苔薄白，脉弦。耳纤维内镜检查，左侧外耳道通畅，鼓膜完整。纯音听阈检查正常。声导抗检查呈A型图。

3. 消渴病（2型糖尿病）案

刘某，女，75岁，邯郸市农民。门诊号S0031869。2020年7月11日初诊。

主诉：消渴病10年。

现病史：患者于10年前体检时发现空腹血糖17.6mmol/L，就诊于当地医院，检查空腹血糖、糖耐量试验等，诊断为"2型糖尿病"，曾口服"消渴丸，6丸，每日3次"，空腹血糖控制在9.0mmol/L上下，未监测餐后血糖。半年前发现空腹血糖在9.0～15.6mmol/L，餐后2小时血糖在17.0～25.0mmol/L，就诊于我院门诊，调整药物为"达格列净片10mg，每日1次，口服；二甲双胍片0.5g，每日3次，口服；阿卡波糖咀嚼片50mg，每日3次，口服"，空腹血糖控制在7.0～8.5mmol/L，餐后2小时血糖在9.0～11.5mmol/L。1个月前出现尿液浑浊，腰膝酸软，乏力，耳鸣，视物模糊，胁痛，口苦，皮肤干燥、瘙痒，自行口服"六味地黄丸，8丸，每日3次；甲钴胺片，0.5mg，每日3次"，效果欠佳，就诊于我院门诊。

辅助检查：空腹血糖（2020年7月11日，本院）7.1mmol/L，餐后2小时血糖9.2mmol/L，糖化血红蛋白6.5%。

尿常规检查蛋白（+）。血肌酐79μmol/L。

总蛋白63g/L，白蛋白36g/L。

双下肢动脉超声（2020年7月11日，本院）：双下肢动脉硬化伴斑块形成。

四肢神经电图（2020年7月11日，本院）：四肢部分被检神经周围运动及末梢感觉传导速度正常。

刻下症：尿液浑浊，腰膝酸软，乏力，耳鸣，视物模糊，胁痛，口苦，皮肤干燥、瘙痒，大便可，面色如常。

舌脉：舌质红，舌苔少，脉细数。

西医诊断：2型糖尿病。

中医诊断：消渴病，肾精不足，肝胆郁热证。

治法：补肾益精，平肝利胆。

处方：生地黄15g，熟地黄15g，丹皮10g，山萸肉15g，枸杞15g，玄参20g，知母10g，黄柏10g，龙胆草10g，黄芩10g，栀子10g，柴胡10g，白芷12g，防风10g，菊花20g，甘草10g。7剂，每日一剂，水煎，分两次温服。

适量运动，糖尿病饮食，按时服药，监测血糖。

达格列净片10mg，每日1次，口服；二甲双胍片0.5g，每日3次，口服；阿卡波糖咀嚼片50mg，每日3次，口服。

二诊：2020年7月18日。

患者服药后尿液浑浊减轻，腰膝酸软、乏力、耳鸣、皮肤干燥瘙痒较前好转，胁痛、口苦缓解，仍视物模糊。舌质红，舌苔少，脉细数。

上方加用茺蔚子10g，蝉蜕10g，菊花20g，7剂，每日一剂，水煎服。

三诊：2020年7月25日。

患者服药后尿液清亮，腰膝酸软、乏力、耳鸣进一步好转，视物模糊及皮肤干燥瘙痒缓解。舌质红，舌苔少，脉细。上方继服7剂。

四诊：2020年8月1日。

患者服药后腰膝酸软、乏力明显好转，耳鸣缓解。舌质红，苔薄白，脉滑。上方继服7剂。

五诊：2020年8月8日。

患者服药后仍有轻度腰膝酸软，乏力缓解。舌淡红，苔薄白，脉弦。上方继服7剂。

患者服药后症状完全缓解。随访6个月，血糖控制良好，体重稳定。

按语：

案1为暴聋，辨证为阴虚阳亢，应用原方有所好转，患者兼见大便干，加白术、枳实、槟榔通便。其中白术用量需较大，《伤寒论》云："伤寒八九日，风湿相搏，身体疼烦，不能自转侧，不呕，不渴，脉浮虚而涩者，桂枝附子汤主之。若其人大便硬，小便自利者，去桂加白术汤主之。"也就是说白术健脾温胃运肠，对胃肠道具有行运开闭之效，可恢复脾运化之职，健运肠腑下行之机，但中小剂量功在补益，大剂量通补兼具，超大剂量时尤能彰其益气健脾、燥湿祛寒、通络止痛及利水消肿之功，故按需定量，如此案中白术用量30g便是取其通便之用。案2为耳痹，其鼓膜可见液平，故加用薏苡仁、苍术燥湿。案3为消渴，辨证为阴虚阳亢证，伴有视物模糊，加茺蔚子、蝉蜕、菊花祛风明目。

第四节　脾胃病证用方

一、和胃理气汤治疗胃脘痞满疼痛

○ 方剂组成

紫苏叶12g，茯苓15g，陈皮15g，半夏12g，炒枳壳12g，厚朴12g，炒麦芽15g，莱菔子12g，木香10g，砂仁10g，香附10g，甘草10g。

○ 主治病证

痞满、胃痛、胃脘嘈杂之气机郁滞证。

○ 加减变化

1.胃脘胀满重者，加槟榔、乌药。

2.胃脘嘈杂、烧心者，加蒲公英、海螵蛸、煅瓦楞子。

3.胃痛重，畏寒而痛者加高良姜、吴茱萸，刺痛者加丹参、檀香。

4.呃逆者，加代赭石、旋覆花。

○ 组方原理

脾胃为后天之本，脏腑、四肢、官窍皆赖脾胃化生气血才能得以充养以及维持正常的生理功能。脾主运化升清，胃主受纳通降，二者互为表里，主气机升降；肝主疏泄，司气机出入，因此人体气机的升降出入与之关系密切。内伤杂病、七情不遂、外感六淫、饮食所伤都可以引起气机失常，发生疾病。在脾胃则每每发生胃脘痞满、疼痛、嘈杂、嗳腐吞酸、烧心等症状，久病也会伴生痰饮内聚、瘀血阻络等兼见病证。治疗则要秉承"治病必求于本"的思想，依据脾胃气机特性，以疏利为主，兼及次生的痰湿、瘀血等病邪。

笔者认为，胃痛、痞满、嘈杂等症状多同时存在，或疼痛重痞满轻，或痞满重疼痛轻，又或兼有胃脘嘈杂之感，其根本的病机无外"气机失和"，故而倡导治脾胃重在调理气机的思想。脾主升，胃主降，气机顺畅则胃能收纳，脾能运化，肠腑传导有权，已经产生的痰湿、瘀血之邪则必然随之而散，从而使得人体气血平和，阴平阳秘，诸般的胃脘痞满、疼痛、嘈杂等症状自然能够消除。临床上主张理气、健脾、燥湿三法共用，创制了和胃理气汤方。

方中半夏、陈皮功能燥湿，又半夏以姜制，更能散结，且使湿邪得散，茯苓配合半夏，更能淡渗祛湿，三药功能健脾祛湿，为气行清障，为君。炒枳壳、厚朴、香附、木香四药治气。枳壳性味苦寒，能泄心下痞闷，炒则寒性得减，而无寒性凝滞之弊；厚朴佐半夏辛开苦降以散痞结；用香附取丹溪"越鞠丸"之义，人"以气为本"，气郁则胸腹胀满，用香附以开气郁；木香醒脾。诸药合用，治肝、脾、胃三脏气机，使得胃气得降，肝气得疏，奏理气止痛、行气和胃之效，为臣。紫苏叶、砂仁芳香醒脾，宣通郁气，莱菔子、炒麦芽消导下气，共为佐药。甘草调和诸药，并加强益气健脾、缓急止痛之效。全方共奏理气和胃、燥湿醒脾、行气消痞之效。

○ 医案选录

顾某，男，58岁，邯郸市出租汽车司机。2019年4月10日初诊。

主诉：胃脘胀满4个月余。

现病史：患者于4个月前出现胃脘部不适，伴有食欲减退、腹胀、烧心等症状。曾就诊于市内某医院，经电子胃镜检查提示"慢性浅表性胃炎"；[14]碳呼气试验提示中度幽门螺杆菌感染。诊断为"慢性浅表性胃炎，幽门螺杆菌感染"，给予"四联治疗"，经治疗烧心症状缓解，仍有脘腹胀满、胃脘嘈杂、食欲不振症状，遂来诊。

刻下症：患者面色萎黄，脘腹胀满，胃脘嘈杂，食欲不振，得矢气腹胀可略减。查体可见腹部胀满，叩诊呈轻度鼓音。墨菲征阴性。

舌脉：舌体胖大，舌质淡红，舌苔薄白，脉弦滑。

西医诊断：慢性浅表性胃炎，幽门螺杆菌感染。

中医诊断：胃脘胀满，气机郁滞证。

治法：和胃理气，祛湿除胀。

处方：紫苏叶12g，陈皮15g，茯苓15g，半夏12g，炒枳壳12g，厚朴15g，炒麦芽15g，木香10g，干姜10g，香附10g，砂仁10g，炙甘草10g。7剂，水煎服，每日一剂，分两次温服。

忌食辛辣刺激及肥甘厚味食物。

二诊：2019年4月17日。

患者服药后食欲不振有所好转，仍腹胀，大便干，小便正常。舌脉同前。

处方：紫苏叶12g，陈皮15g，茯苓15g，半夏12g，炒枳壳12g，厚朴15g，炒麦芽15g，木香10g，干姜10g，香附10g，砂仁10g，槟榔8g，炒莱菔子12g，炙甘草10g。7剂，水煎服，每日一剂，分两次温服。

饮食调护同前。

三诊：2019年4月24日。

患者服上方3剂后矢气大作，脘腹胀满症状顷刻大减，服尽7剂后症状尽皆缓解，胃口大开，大便正常。继续给予健脾和胃中药口服以善其后。

处方：紫苏叶12g，陈皮15g，半夏12g，茯苓20g，党参15g，炒白术15g，木香10g，香附10g，砂仁10g，百合30g，乌药15g，焦三仙各12g，炙甘草10g。14剂，水煎服，每日一剂，分两次温服。

嘱患者稍节饮食，以防食复。

追访3个月，患者未再出现脘腹胀满症状。复查[14]碳呼气试验提示幽门螺杆菌转阴，且患者面色渐红润，精神饱满。

按语：

该患者是一位出租汽车司机，由于职业原因，素日饮食不规律，伤损脾胃，以致中气亏损，脾胃气机升降功能失常，受纳运化不及，湿生气滞，而见脘腹胀满、纳呆等症，患者舌体胖大，舌质淡红，舌苔薄白，脉弦滑，皆为中焦湿阻气滞之征。

治疗依《素问·至真要大论》"谨察阴阳所在而调之，以平为期"的思想，化其湿，理其气，使得脾胃气机升降复归正常，则诸症自除。本方无寒热偏性，中和平妥，疗效显著。

二、温中定痛汤治疗虚寒性胃痛

○ 方剂组成

制香附10g，高良姜10g，肉桂6g，艾叶10g，炒枳壳10g，木香10g，沉香6g（后下），黑丑10g（捣碎），莪术10g，延胡索10g，干姜10g，甘草10g。

○ 主治病证

虚寒性胃痛，症见胃脘隐痛，绵绵不休，冷痛不适，喜温喜按，空腹痛甚，得食则缓，劳累或食冷受凉后疼痛加重，胸腹胀满，嗳气纳呆，畏寒肢冷，大便一般，舌淡暗或有瘀斑，苔白，脉偏弱。

○ 加减变化

1.伴有泛吐清水或痰涎者，可加半夏、茯苓、细辛等温胃化饮。

2.寒盛者可合用附子理中汤或大建中汤温中散寒。

3.脾虚湿盛者，可合二陈汤。

4.兼见腰膝酸软、头晕目眩、形寒肢冷等肾阳虚证者，可加制附子（先煎）、肉桂、巴戟天、仙茅，或合用肾气丸、右归丸之类，助肾阳以温脾和胃。

5.兼见胸脘痞闷不食，嗳气呕吐较重者，可加枳壳、神曲、鸡内金、半夏，以消食导滞，温胃降逆。

○ 组方原理

胃痛，又称胃脘痛。急性胃炎、慢性胃炎、消化性溃疡、胃痉挛等均可见胃痛症状。胃痛是由于胃气阻滞，胃络瘀阻，胃失所养，不通则痛，导致的以上腹胃脘部发生疼痛为主症的一种胃肠病证。

本病在胃肠病中最为多见，发病率较高，中药治疗效果颇佳。笔者认为该病证患者多为素体脾胃虚弱，再加上平素饮食贪凉，如过食冷饮、凉菜、冷食等，"寒气客于肠胃之间，膜原之下，血不能散，小络急引，故痛"（《素问·举痛论》）。长此以往，脾胃阳气受损，清阳不升，浊阴不降，则恶心、呕吐、嗳气；脾胃居中焦，为气机升降之枢纽，胃以和为顺，不宜郁滞，若禀赋不足，后天失调，或饥饱失常、劳倦过度等，均可引起脾气虚弱而脾阳不足，寒从内生，气机不畅，中焦壅塞不通，不通则痛。对于虚寒性胃痛，笔者主张以散寒、温中、行气、止痛为法，阳气得升，寒气得散，气机得畅，则脾胃运化正常，胃痛得以消散。如《景岳全书》所言："胃脘痛证，多有因食、因寒、因气不顺者，然因食因寒，亦无不皆关于气，盖食停则气滞，寒留则气凝。所以治痛之要……当以理气为主。"治疗脾胃阳虚之虚寒证，不仅要温中健脾散寒，还要注意疏肝、理气、和胃，这样才能达到治疗目的，故自拟温中定痛汤以温中散寒，行气止痛。方中良附丸（香附、高良姜）出自《良方集腋》，香附为理气良药，能通行三焦，行气解郁；高良姜性辛温，专于行气温中行散，可温胃散寒，二者合用，相得益彰，可奏温中散寒、行气止痛之效。肉桂、干姜二者均属辛温之品，均可温中散寒。枳壳、木香相伍，名枳香散，出自《松峰说疫》，具有行气调中之功。莪术、延胡索、艾叶活血化瘀。《临证指南医案·胃脘痛》云："胃痛久而屡发，必有凝痰聚瘀。"久病必有瘀血，遂应活血祛瘀以疏通中焦气机。沉香、黑丑、香附、五灵脂相伍，为沉香百消丸，出自《良朋汇集》，本方去五灵脂，其具有顺气化积消痞、宽胸除胀止痛、调胃运脾功效。甘草调和诸药并缓急止痛。诸药合用，共奏温中散寒、行气止痛之功。

○ 医案选录

1. 慢性非萎缩性胃炎案

冯某，女，24岁，民警。门诊号S0181616。2024年3月18日初诊。

主诉：间断胃脘痛1个月。

现病史：患者平素怕冷食、胃胀，1个月前进食冷食后出现胃痛，伴胃胀、食少等不适。在当地医院行胃镜检查，诊为"慢性非萎缩性胃炎"，自行口服"雷贝拉唑肠溶片""曲美布汀分散片"等，病情时轻时重。为求中医治疗遂来就诊。

刻下症：患者胃脘隐痛，空腹痛，进食则减，怕冷食，胃胀喜温，有时嗳气，面色萎黄，睡眠一般，大小便可，饮食少，月经正常，消瘦，易怒。

查体：腹部柔软，剑突下轻压痛。

舌脉：舌淡苔薄，脉细无力。

西医诊断：慢性非萎缩性胃炎。

中医诊断：胃痛，脾胃虚寒证。

治法：温中散寒，行气止痛。

处方：制香附10g，高良姜10g，肉桂6g，艾叶10g，炒枳壳10g，木香10g，沉香6g（后下），黑丑10g（捣碎），莪术10g，延胡索10g，干姜10g，甘草10g。3剂，每日一剂，水煎服。

嘱其避免凉食，调情志。

二诊：2024年3月21日。

患者胃痛、胃胀改善，有时大便稀。

上方加砂仁6g（后下），改黑丑为5g（捣碎），沉香为3g（后下），7剂，每日一剂，水煎服。

三诊：2024年3月28日。

患者怕冷、胃痛减轻，仍腹胀，大便基本正常。

上方改枳壳为15g，7剂，每日一剂，水煎服。

四诊：2024年4月5日。

胃胀好转，少腹冷痛。

上方改肉桂为10g，7剂，每日一剂，水煎服。

五诊：2024年4月12日。

患者无明显不适，上方继服5剂。

随访3个月，患者未再出现胃痛。

2．萎缩性胃炎、十二指肠憩室炎案

靳某，女，83岁，邯郸市左西村人。门诊号S0133550。2024年4月15日初诊。

主诉：间断胃脘部疼痛不适6天。

现病史：患者于6天前无明显诱因出现胃脘部不适，伴有心悸，夜间尤甚，在当地门诊给予"庆大霉素普鲁卡因片"口服，效果不佳。为进一步治疗来我院就诊。

既往史：有糖尿病史，平时口服二甲双胍。

刻下症：胃脘痛，以冷痛为主，上腹胀满不舒，嗳气，食欲不佳，腹部、四肢怕冷，大便偏干。

查体：腹软，无压痛，麦氏点、墨菲征均阴性。

辅助检查：胃镜检查：①萎缩性胃炎；②十二指肠憩室炎。心电图：窦性心律，室上性期前收缩。

舌脉：舌淡暗，苔白略滑，脉弦细无力。

西医诊断：①萎缩性胃炎；②十二指肠憩室炎；③2型糖尿病；④室上性期前收缩。

中医诊断：胃痛，脾胃虚寒证。

治法：温中散寒，行气止痛。

处方：制香附10g，高良姜10g，肉桂6g，艾叶10g，炒枳壳10g，木香10g，沉香6g（后下），黑丑10g（捣碎），莪术10g，延胡索10g，干姜10g，甘草10g。7剂，每日一剂，水煎服。

注意监测血糖，必要时专科治疗；偶有室上性期前收缩，如有不适请专科治疗；饮食易消化，避寒凉。

二诊：2024年4月22日。

患者胃痛畏寒好转，仍腹胀，便秘。

上方加肉苁蓉15g，郁李仁10g，7剂。

三诊：2024年4月29日。

患者胃痛及大便秘结缓解，诉口黏，苔白腻。

上方加苍术20g，7剂。

四诊：2024年5月7日。

患者症状均缓解，中药上方继服5剂。

随访3个月未发生胃痛，但仍不能进冷食。

按语：

两例案例均为虚寒性胃痛，但是其西医诊断及病因病机不尽相同，案1为慢性非萎缩性胃炎年轻女性，素体脾胃虚弱，再加上饮食不节制，贪凉，"寒气客于肠胃之间"，引起脾胃阳气受损而发胃痛；案2患者为萎缩性胃炎、十二指肠憩室炎的高龄老者，年老脾气虚弱，脾阳不足，寒从内生，气机不畅，引起脾胃运化失司，发为虚寒性胃痛。其治法均为温中散寒，行气止痛，均用温中定痛汤加减，体现了异病同治思想。两个案例也提示了我们脾胃阳虚之虚寒证，不仅要温中散寒，还要注意疏肝、行气、和胃、散瘀。

从两个案例中得到启示有三：其一，肝胃同治，肝为木，脾为土，脾土虚，则肝木易克伐脾土，故脾虚时应注意疏肝行气，如应用香附、木香等。其二，阳虚者络易滞，虚寒者脉络更易凝滞，故在温中散寒基础上加用活血导滞之品，如延胡索、莪术、黑丑等。其三，治疗虚寒性胃痛，切不可纯补，以防止温补呆滞之弊。

三、黄连清宫汤治疗郁热性胃痛

○ 方剂组成

黄连10g，焦栀子10g，百合30g，乌药12g，枳壳12g，香附10g，延胡索10g，川楝子10g，麦冬12g，白芍15g，郁金10g，炙甘草10g。

○ 主治病证

各种急慢性胃炎、胃溃疡、功能性消化不良等引起的郁热性胃痛，症见胃脘胀满灼痛，胃痞腹胀，烦躁易怒，烦热口渴，胁胀不舒，泛酸嘈杂，口干口苦，舌质红，苔黄，脉弦或数。

○ 加减变化

1.胃热壅盛，胃脘灼痛，痞满，大便不畅者，合用大黄黄连泻心汤。

2.胸胁胀满，烦躁易怒甚者，加柴胡、夏枯草、龙胆草等。

3.伴恶心呕吐者，加竹茹、苏叶。

4.烧心反酸甚者，加乌贼骨、浙贝母、煅瓦楞子、左金丸。

5.饮食积滞者，加焦三仙、鸡内金。

○ 组方原理

胃居中焦，与脾以膜相连，脾气宜升，胃气和降，二者平衡则不病。其致病者，多由外邪客胃、饮食积滞、情志不舒、脾胃虚弱等引起中焦积滞壅遏，气机不畅，不通则痛。笔者认为，其产生郁热机制有二：其一为宿食、痰湿等引起中焦气机郁滞，脾胃运化失常，气机壅滞日久，则化郁化热。如《医学正传·胃脘痛》所说："宿食积滞胃脘，久则郁而化热，湿热相搏，阻遏中焦气机，气机升降失和，发为胃痛。"其二为肝胃郁热，肝郁化火，郁热伤胃。脾胃升降全赖肝胆疏泄功能，若肝气郁滞，肝失条达，疏泄功能减退，则脾胃升降失调，木郁化热，土壅不运，郁热犯胃，发为胃脘灼痛胀满。肝气久郁，既可出现化火伤阴，又能导致瘀血内结，病情至此，则胃痛加重，每每缠绵难愈。故其治法宜通不宜滞，宜通降并用，自拟黄连清宫汤以清热解郁，和胃止痛。

方中黄连清热泻火燥湿；焦栀子清热泻火除烦，《神农本草经》云其"气味苦，寒，主五内邪气，胃中热气"；百合、乌药为百合乌药散，出自陈修园的《时方歌括》，二者一动一静，润而不滞，共奏行气解郁、清热止痛之功；枳壳、香附、郁金疏肝理气，止痛解郁；延胡索、川楝子为金铃子散，具有疏肝泄热、活血止痛之效，可治肝郁化火之证；白芍、炙甘草为芍药甘草汤，酸甘化阴，缓急止痛；麦冬养胃阴，正所谓"疏肝不忘安胃，理气谨防伤阴"。诸药合用，共奏清胃解郁、行气止痛之效。

○ 医案选录

1. 糜烂性胃炎案

李某，男，24岁，邯郸市人。门诊号S0135859。2024年2月19日初诊。

主诉：胃脘胀满灼痛1周。

现病史：患者平素易怒，生闷气，1周前无明显诱因出现胃脘胀满灼痛，累及右胁肋部等不适。胃镜检查诊为"糜烂性胃炎"，口服"雷贝拉唑肠溶片""曲美布汀分散片"等，效果不明显。为求中医治疗遂来就诊。

刻下症：胃脘胀满灼痛，累及右胁肋部，烦躁易怒，口渴，口干口苦，纳食一般，睡眠不佳，矢气少，大便偏黏，小便稍黄。

查体：腹部柔软，剑突下轻压痛，肠鸣音可，墨菲征、麦氏点均阴性。

舌脉：舌暗红，苔厚腻偏黄，脉弦滑。

西医诊断：糜烂性胃炎。

中医诊断：胃痛，肝胃郁热证。

治法：清胃解郁，行气止痛。

处方：黄连10g，焦栀子10g，百合30g，乌药12g，枳壳12g，香附10g，延胡索10g，川楝子10g，麦冬12g，白芍15g，郁金10g，炙甘草10g，柴胡12g，龙胆草15g。7剂，每日一剂，水煎服。

嘱其调情志，少食肥甘厚味。

二诊：2024年2月26日。

胃灼痛、口苦症状减轻，口臭，其余症状减轻。

上方加石膏30g（先煎），7剂，每日一剂，水煎服。

三诊：2024年3月5日。

患者胃痛明显缓解，大便黏腻，矢气偏少。

上方加大黄10g（后下），7剂。

四诊：2024年3月12日。

患者已无胃痛，口苦口干缓解，排便好转。上方巩固5剂。

随访3个月，未再出现胃痛。

2．慢性胃炎、食管裂孔疝案

吴某，男，59岁，邯郸市人。门诊号S0172609。2024年3月20日初诊。

主诉：胃痛伴矢气10余天。

现病史：患者过食肥甘后出现胃脘胀痛，矢气，便黏等，服"奥美拉唑肠溶片"及"莫沙必利片"等不效，前来就诊。

既往史：有慢性胃炎、食管裂孔疝、食管炎病史，有吸烟史。

刻下症：胃脘胀痛，上腹胀满，嗳气矢气，食欲不佳，口臭口干，大便黏，睡眠一般，小便可。

查体：腹部肥胖隆起，按之轻压痛，麦氏点、墨菲征均阴性。

舌脉：舌质红，舌苔腻，脉弦。

西医诊断：①慢性浅表性胃炎；②食管裂孔疝；③食管炎。

中医诊断：胃痛，脾胃郁热证。

治法：清热解郁，和胃止痛。

处方：黄连10g，焦栀子10g，百合30g，乌药12g，枳壳12g，香附10g，延胡索10g，川楝子10g，麦冬12g，白芍15g，郁金10g，炙甘草10g，大黄10g（后下），焦三仙各10g。5剂，每日一剂，水煎服。

二诊：2024年3月25日。

药后胃痛、腹胀大减，口臭减轻，饮食改善，大便偏稀，带沫，舌脉同前。

上方加茯苓15g，改大黄为8g（后下），7剂。

药后患者症状基本缓解，大便正常，停药。嘱其避免肥甘厚味，减少吸烟，饭后适当运动。随诊2个月，未再发病。

按语：

两个案例均为郁热性胃痛，但郁热性质不尽相同，案1为肝胃郁热，案2为脾胃郁热，运用黄连清宫汤均取得较好疗效。

案1为肝胃郁热，患者平素易怒，肝气郁结，木郁化热，土壅不运，郁热犯胃，发为胃脘灼痛胀满。治疗以清胃解郁、行气止痛为主。患者肝火较大，故在黄连清宫汤基础上加用龙胆草清泻肝火，柴胡疏肝解郁。患者存在痛引胁肋，乃累及少阳，柴胡亦为引经药。之后出现口臭，加用石膏清胃火。便黏，矢气少，用大黄荡涤肠道湿热。

案2为脾胃郁热，患者过食肥甘厚味，引起中焦气机郁滞，脾胃运化失常，气机壅滞日久则化郁化热。如《医学正传·胃脘痛》所说："宿食积滞胃脘，久则郁而化热，湿热相搏，阻遏中焦气机，气机升降失和，发为胃痛。"治疗以清热解郁、和胃止痛为主。患者存在饮食积滞，且中焦郁热明显，存在大便黏、嗳气、矢气，故在黄连清宫汤基础上加大黄清郁热、泻腑热，焦三仙消食化滞。5剂后出现便稀带沫，应为泻热排湿所致，体内存在湿气，故用茯苓健脾渗湿，且取利小便实大便之意。

四、半夏泻心汤治疗寒热错杂性胃痛

○ 方剂组成

清半夏15g，黄连5g，黄芩15g，干姜10g，炙甘草10g，大枣

10g，党参15g或人参10g（单煎）。

○ 主治病证

1.慢性胃炎、消化性溃疡、幽门梗阻、功能性消化不良等引起的寒热错杂性胃痛，症见胃脘痛，以胀痛或闷痛为主，上腹满闷不舒，按之柔软不硬，恶心嗳气、食欲不佳，肠鸣，有口臭，大便稀或黏臭，舌苔黏腻，根厚，或白或黄，脉滑或弦滑。

2.肠炎、肠易激综合征引起的腹泻肠鸣，症见腹泻，或排便次数多而量少，呕吐恶心，心下痞满，肠中雷鸣等。

○ 加减变化

1.烧心反酸甚者，加乌贼骨、浙贝母、煅瓦楞子、吴茱萸。

2.嗳气较频者，加旋覆花、代赭石等和胃降逆。

3.疼痛明显，加川楝子、元胡、乌药。

4.胃胀明显，加炒白术、枳壳、枳实。

○ 组方原理

脾胃同居中焦，为气机升降及水谷精微上达下输之枢机。脾主升清，胃主降浊，脾胃功能失常，则清气不升，浊阴不降，在上则为呃逆、反酸、嗳气等，在中则为腹痛、腹胀、痞满等，在下则为肠鸣、下利等。因此笔者认为治疗脾胃疾病，首要关键在于调理脾胃升降及运化的功能。脾喜燥恶湿，胃喜润恶燥，脾为阴脏，脾虚易湿盛；胃为阳腑，胃病多热盛，所以脾胃之为病，多见湿热互结、寒热错杂之证。半夏泻心汤则为治疗寒热错杂之良方。

胃痛是由于胃气阻滞，胃络瘀阻，不通则痛，或胃失所养，不荣则痛导致的。其疼痛的性质表现为胀痛、隐痛、刺痛、灼痛、闷痛、绞痛等，常因病因病机的不同而异，其中尤以胀痛、隐痛、刺痛常见。笔者认为，胃痛早期常因外邪、饮食、情志、劳累所伤发作或加重；后期多为脾胃虚弱，但往往虚实夹杂，或寒热错杂。各证之间不是一成不变的，而是相互转化的，也常常相互夹杂，如寒热错杂、虚实夹杂。本病证常伴有食欲不振、恶心呕吐、吞酸嘈杂等症状。西医学中的急慢性胃炎、消化性溃疡、胃痉挛、胃下垂、功能性消化不良等疾病皆可参照此病诊治。

《金匮要略》云："呕而肠鸣，心下痞者，半夏泻心汤主之。"《伤寒论》云："伤寒五六日，呕而发热者……但满而不痛者，此为痞，柴胡不中与之，宜半夏泻心汤。"方中半夏、干姜辛开而温，以散脾气之寒；黄芩、黄连苦泄而寒，以降胃气之热；人参、甘草、大枣甘温调补、和脾胃、补中气，以复中焦升降功能，此即所谓"辛开苦降甘调"之法。本方上可止呕，中可消痞，下可止利，具有和阴阳、顺升降、调虚实之功，为和解治痞良方。

○ 医案选录

1. 慢性胃炎案

张某，男，10岁，小学生。门诊号S0188048。2024年5月13日初诊。

主诉：间断胃脘痛伴恶心1周。

现病史：患者平素喜冷饮，1周前进食冷饮后出现胃脘痛伴恶心，食少等不适。其母带其去当地医院检查，胃镜提示慢性非萎缩性胃炎，口服"奥美拉唑""胶体果胶铋"等无效，为求中医治疗遂来就诊。

刻下症：患者胃脘痛，以胀痛为主，有时嗳气，无发热，伴有恶心不适，饮食少，夜寐可，小便可，大便偏稀。

查体：腹部柔软略胀，剑突下轻压痛，肠鸣音略强。

舌脉：舌红，苔腻偏黄，脉弦滑。

西医诊断：慢性非萎缩性胃炎。

中医诊断：胃痛，寒热错杂证。

治法：平调寒热，健脾止痛。

处方：清半夏8g，黄连3g，黄芩8g，党参10g，干姜6g，炙甘草6g，大枣6g，炒白术10g，枳实6g。7剂，每日一剂，水煎服。

二诊：2024年5月20日。

胃痛、胃胀症状改善，胃痛这周仅有两次较轻胀痛，近日有时嗳气，进食改善，余无不适。

上方改清半夏为10g，7剂。

三诊：2024年5月27日。

患者本来胃痛基本缓解，但进食冰激凌后，又出现胃痛恶心症状。

上方改干姜为8g，加广藿香10g，7剂。

药后患者未再出现胃痛。

2．慢性胃炎急性加重案

焦某，男，43岁，邯郸市人。门诊号S0124897。2023年10月30日初诊。

主诉：胃痛伴矢气2天。

现病史：患者平时好饮酒，2天前饮酒后出现胃脘胀痛，有烧灼感，伴有矢气，排气后舒服，无恶心、呕吐、发热等，口服"奥美拉唑"及"莫沙必利片"等不效。

既往史：慢性胃炎病史。

刻下症：胃脘痛，以胀痛为主，上腹胀满不舒，嗳气，矢气，食欲不佳，肠鸣，口臭，腹部怕冷，大便稀。

查体：腹部肥胖隆起，按之轻压痛，麦氏点、墨菲征均阴性。

舌脉：舌质略红，舌苔黏腻，脉沉弦偏滑。

西医诊断：慢性胃炎急性加重。

中医诊断：胃痛，寒热错杂夹湿证。

治法：平调寒热，健脾利湿止痛。

处方：清半夏15g，黄连5g，黄芩15g，党参20g，干姜10g，炙甘草10g，大枣10g，苍术20g，枳实15g。3剂，每日一剂，水煎服。

二诊：2023年11月3日。

胃痛、大便偏稀改善，胃部痞满不适减轻，略有口苦，舌脉同前。

上方加柴胡10g，3剂。

患者服3剂后症状基本缓解。

按语：

两个案例均为胃痛，并伴有嗳气或呕吐、肠鸣、便稀、胃脘胀满等症，符合"呕而肠鸣，心下痞"之半夏泻心汤证。有些人认为，半夏泻心汤主要治疗痞满"满而不痛"。笔者结合多年的研究及临床实践，认为并非均如此。若是胃痛，以胀痛为主，伴有嗳气或呕吐，便稀，腹部按之柔软，轻压痛而非满痛或硬痛，属寒热错杂者亦可用之。但是在运用时要灵活，虽为寒热错杂，若是热偏重时黄芩、黄连可加量，而干姜、红枣、党参等稍减量；反之，若是寒偏重时可干姜、红枣、党参加量，而黄芩、黄连减量。

案1，为10岁儿童，平时贪凉，嗜食冷食，日久损伤脾胃，脾胃虚弱，运化失常，中焦阻滞，日久化热，又进冷食，寒热错杂，而发胃痛。脾胃为气机之枢纽，中焦阻滞，上下不通，则在上嗳气、呕吐，在下矢气、肠鸣、便稀。通过平调寒热，加用枳实、白术健脾行气，调理气机，则诸症得消。

案2，为中年男性，平素好酒，湿热内蕴，日久损伤脾胃，脾胃运化失常，不通则痛。患者内有郁热，不达于外，则腹部怕冷，表现为寒热错在之证，方用半夏泻心汤加苍术、枳实燥湿理气。

五、降逆止呃汤治疗呃逆

○ 方剂组成

旋覆花15g（包），代赭石30g（先煎），清半夏15g，干姜10g，陈皮15g，竹茹15g，丁香10g，柿蒂15g，太子参15g，枇杷叶12g，天冬12g，麦冬12g，白芍15g，甘草10g。

○ 主治病证

各种原因引起的呃逆，症见呃逆，或伴有呕吐、干呕，或嗳气，心下痞塞感，神疲乏力，虚烦口渴，口干，饮食不佳，舌质红，苔黄略燥，脉滑细数。

○ 加减变化

1.咽喉不利，阴虚火旺，加玄参、芦根、石斛、玉竹等。

2.心烦口苦，心中懊侬明显，加焦栀子、淡豆豉、黄连等。

3.肝气郁结，加川楝子、郁金。

4.伴有瘀血，合用血府逐瘀汤。

5.伴有烧心、反酸，加乌贼骨、贝母、瓦楞子、左金丸。

○ 组方原理

呃逆，俗称"打嗝"，明代以前多称为"哕"，《素问·宣明五气》说："胃为气逆，为哕。"明代张景岳进一步确定病名为呃逆。《景岳全书·呃逆》认为其主要病因病机为饮食不当、情志不遂、正气亏虚等所致胃气上逆动膈而发。相当于西医的各种原因引起的膈肌痉挛。

胃居膈下，其气以降为顺，胃与膈有经脉相连；肺处膈上，其主肃降，手太阴肺之经脉还循胃口，上膈，属肺。肺之宣肃影响胃气和降，逆气上冲于喉间，可致呃逆。其病理性质有虚实之分，实证多为寒凝、气滞、火郁、痰阻所致，虚证多由脾胃虚弱或胃阴耗损等正虚气逆所致。虚实夹杂及寒热错杂者亦多见，如：胃中寒冷，损伤阳气，日久可致脾胃虚寒；热邪为病日久，损阴耗液而转化为胃阴亏虚。其既可因实致虚亦可因虚致实，而虚实夹杂。《杂病源流犀烛·呕吐哕源流》云："盖呃之为证，总属乎火，即如胃寒证，亦必火热为寒所遏而然，若纯由乎寒，则必不相激而逆上矣。"清代名医陈修园在其《医学从众录》中言："呃逆皆是寒热错乱，二气相搏使然，故亦多用寒热相兼之剂。"并论述了呃逆寒热错杂之证。顽固性呃逆病机复杂，寒热错杂，气阴亏虚夹杂痰饮多见，笔者依据几十年临床经验，自创降逆止呃汤治疗，取得良效。

本方由旋覆代赭汤和橘皮竹茹汤去大枣加丁香柿蒂汤、芍药甘草汤及枇杷叶、天冬、麦冬组成。旋覆代赭汤和橘皮竹茹汤均系东汉医圣仲景所创。前者偏温，后者偏凉，两方相伍，其性平和，降逆和胃之功相得益彰。丁香、柿蒂为降逆止呃之要药，《类证治裁·呃逆》云："呃逆皆是寒热错杂，二气相搏，故治之亦多寒热相兼之剂，如丁香、柿蒂并投之类。"枇杷叶可降肺胃之气，《本草纲目》云："枇杷叶气薄味厚，阳中之阴，治肺胃之病，大部取其下气之功耳。"肺气宣通有助于胃气和降，故应用枇杷叶宣通肺气以使胃气得以和降。胃喜润恶燥，天冬、麦冬配伍同用，滋阴润燥，清肺胃之虚热，且防治半夏、干姜、陈皮、丁香等偏燥药物损伤阴津；芍药甘草汤酸甘化阴，有缓急止痛之效，现代药理研究证实其可缓解平滑肌痉挛。诸方药合用，可平调寒热，扶正祛邪，治疗寒热错杂、虚实夹杂之证。

○ 医案选录

1. 食管反流呃逆案

郭某，女，55岁，邯郸市人。门诊号S0186754。2024年5月4日初诊。

主诉：间断呃逆伴反酸1周。

现病史：平素有反酸症状，1周前情绪激动后呃逆，呃逆严重时干呕。在当地医院检查胃镜，诊断为"反流性食管炎"，口服"奥美拉唑肠溶胶囊""多潘立酮片"及肌内注射"甲氧氯普胺注射液"等无效。为求中医治疗遂来就诊。

既往史：平素体健。

刻下症：患者呃逆，伴有干呕，嗳气，胃脘胀满，胸骨后烧灼感，神疲乏力，心烦，口干口苦，饮食不佳，怕冷食，大小便可，睡眠可。

查体：腹部柔软，剑突下轻压痛，无反跳痛，肠鸣音可。

舌脉：舌质暗红，苔偏腻，脉滑偏数。

西医诊断：①膈肌痉挛；②反流性食管炎。

中医诊断：呃逆，寒热错杂证。

治法：平调寒热，降逆止呃。

处方：旋覆花15g（包），代赭石30g（先煎），清半夏15g，干姜10g，陈皮15g，竹茹15g，丁香10g，柿蒂15g，太子参15g，枇杷叶12g，天冬12g，麦冬12g，白芍15g，甘草10g，川楝子12g，郁金12g，吴茱萸3g，黄连5g。3剂，每日一剂，水煎服。

二诊：2024年5月7日。

呃逆较前减轻，饮食改善，腹胀、口苦、胸骨后烧灼感减轻。效不更方，上方继服，5剂。

三诊：2024年5月12日。

呃逆基本缓解，有时饮食不适后有烧心，不欲再喝中药。嘱其注意饮食，少食多餐，定时定量，避免过快过热过饱饮食。

1个月后随访，未发呃逆。

2. 慢性胃炎呃逆案

闫某，男，26岁，邯郸市人。病案号00220045。2024年4月20日初诊。

主诉：呃逆伴胃胀2天。

现病史：患者平素脾胃消化不佳，怕冷食，2天前饮酒后出现呃逆，伴胃脘胀满、烧灼感，无恶心呕吐、发热等。当地门诊输注"奥美拉唑肠溶胶囊""罂粟碱注射液"及肌内注射"甲氧氯普胺注射液"等效果不明显，前来就诊。

既往史：慢性胃炎病史。

刻下症：呃逆，伴有干呕，嗳气，胃脘胀满，胸骨后烧灼感，神疲乏力，心烦口苦，饮食不佳，大小便可，睡眠可。

查体：腹软，按之轻压痛，麦氏点无压痛，墨菲征阴性。

舌脉：舌质红，舌苔黏腻略黄，脉滑偏细。

西医诊断：①膈肌痉挛；②慢性胃炎。

中医诊断：呃逆，寒热错杂证。

治法：平调寒热，降逆止呃。

处方：旋覆花15g（包），代赭石30g（先煎），清半夏15g，干姜10g，陈皮15g，竹茹15g，丁香10g，柿蒂15g，太子参15g，枇杷叶12g，天冬12g，麦冬12g，白芍15g，甘草10g，焦栀子15g，连翘10g。5剂，每日一剂，水煎服。

二诊：2024年4月25日。

呃逆基本缓解，心烦口干、神疲乏力、饮食均改善，舌脉同前。上方继服3剂。嘱其减少饮酒。

后期随访未再发生呃逆。

按语：

两个案例均为呃逆，均为虚实夹杂、寒热错杂之证，但其病因不同，案1由气而发，案2因酒而发，均有呃逆、胃胀满、干呕、心烦口干、神疲乏力、怕冷食等降逆止呃汤之证。因具体病因不同，加减亦不同，辨方证同时还需辨兼夹证。

案1患者因情绪波动而发呃逆，患者本有食管反流病，因怒而出现呃逆，从症状及舌苔、脉象可知存在寒热错杂、虚实夹杂情况，具有应用降逆止呃汤的指征。但同时夹有肝郁气滞，气机不畅，故合用川楝子、郁金以疏肝理气；患者肝火横逆于胃则口苦、心烦，反酸，给予左金丸合用。

案2患者平素脾胃虚弱偏寒，饮酒后湿热伤脾，亦属寒热错杂之证，湿热之邪伤津而口干，湿热熏蒸上扰则心烦，故用原方合栀子豉汤，《伤寒论》云："虚烦不得眠，若剧者，必反复颠倒，心中懊侬，栀子豉汤主之。"用连翘代替淡豆豉（因药房无淡豆豉），5剂后呃逆消失。

呃逆病若属寒热错杂、虚实夹杂，降逆止呃汤可酌情选用。但还应查明原因，在针对基础病治疗基础上辨证用药治疗。另外平时的情绪、饮食调摄也非常重要。

六、滋阴降气镇逆汤治疗贲门失弛缓症

○ 方剂组成

太子参30g，北沙参20g，石斛20g，生地黄20g，麦冬15g，知母10g，当归15g，清半夏15g，旋覆花15g(包)，代赭石30g(先

煎），枳实15g，佛手15g，桃仁15g，木香10g，砂仁10g（后下），炙甘草10g。

○ **主治病证**

贲门失弛缓症，症见间歇性反复吞咽困难，噎塞不行，胸骨后烧灼感，或胸膈疼痛，反流嗳气，消瘦口渴，恶心呕吐，有时咳少量黏痰，乏力纳差，大便燥结，舌质红略暗，少津，脉细或弦细。

○ **加减变化**

1.肠中燥结，大便不通，加承气汤。

2.瘀血明显，胸痛较重者，合用血府逐瘀汤。

3.若服药即吐，难以下咽，先予玉枢丹。

4.反流明显，咽中有异物感，合用半夏厚朴汤。

5.烧心反酸甚者，加乌贼骨（先煎）、浙贝母、煅瓦楞子（先煎）。

○ **组方原理**

贲门失弛缓症是一种原发性食管动力障碍性疾病，由于食管下段括约肌持续痉挛或松弛功能受损，导致吞咽后食管体部无蠕动，贲门括约肌弛缓不良，食管蠕动波减少或消失，食管同步收缩，出现吞咽困难、食物反流、胸骨后疼痛、体质量减轻、夜间咳嗽和烧心等。现代医学无针对性有效药物，仍以微创介入手术为主。

中医认为，食管即为脘管，其连接胃。胃属中焦，与脾土相连，胃主受纳，以通降为和，脾主运化，以升清为顺，脾升有助于胃降。该病病位在食道，属脾胃所主，故其病变脏腑在脾胃。本病多由情志内伤、饮食不节、年老体病等引起。主要病理因素为气滞、痰阻、血瘀、阴虚。笔者认为其主要病机为痰、气、瘀、虚引起胃之通降、脾之升清受阻，食道胃腑不通而发病。其病理性质为本虚标实，实证以气滞、痰阻、瘀血为主，而虚证以气阴亏虚、津亏热结为主，或兼夹痰瘀。治当扶正祛邪并用，通降与润养结合，扶正以益气养阴、润滑食管为主，祛邪以和胃降气、化痰散瘀为主。基于以上理论，自拟滋阴降气镇逆汤治疗贲门失弛缓症，取得良效。

方用太子参益气健脾，生津润燥，扶助脾胃，斡旋贲门失常之节律；旋覆花、代赭石镇冲气之上逆，参赭合用，一升一降，补中有降，使胃气得降、脾气得升；石斛、沙参、麦冬、生地黄、知母滋阴清热，亦可防止半夏、砂仁等过燥伤阴；当归、郁李仁、桃仁润燥通便，且当归、桃仁可活血化瘀，散结止痛；半夏、佛手、枳实降逆化痰，疏郁理气；木香、砂仁理气开胃；大黄可泻下存阴；炙甘草调和诸药。另大黄甘草汤亦可止吐。诸药合用，具有益气养阴、化痰解郁、降气镇逆之功，用于本病，效果颇佳。

○ 医案选录

1. 贲门失弛缓症案

付某，女，73岁，黑龙江人。住院号2308416。2023年8月9日入院。

主诉：间歇性反复吞咽困难1年余。

现病史：患者1年前因吞咽困难就诊，胃镜检查诊为贲门失弛缓症、慢性浅表性胃炎，住院行支架植入术，症状好转出院。近期患者又出现反复吞咽困难，为进一步治疗前来住院。

既往史：高血压病、脑梗死病史。

刻下症：间歇性反复吞咽困难，胸骨后有烧灼感，反酸，嗳气，消瘦，口干，饮食不当则恶心呕吐，有时咳少量痰涎，纳差，乏力，大便燥结。

舌脉：舌质红略暗，少津，脉细。

西医诊断：①贲门失弛缓症；②高血压病；③脑梗死；④慢性浅表性胃炎。

中医诊断：噎膈，气阴两虚，痰气交阻证。

治法：益气养阴，化痰解郁，降气镇逆。

处方：太子参30g，北沙参20g，石斛20g，生地黄20g，麦冬15g，知母10g，当归15g，清半夏15g，代赭石30g（先煎），旋覆花20g（包），枳实15g，佛手15g，桃仁15g，木香10g，砂仁10g（后下），炙甘草10g，大黄10g（后下），乌贼骨20g（先煎），浙贝母12g。3剂，每日一剂，水煎服。

嘱其进食易消化饮食，饮食有节，避免进食油炸、辛辣食品，调摄情志，避免忧郁。

二诊：2023年8月12日。

患者饮食改善，口干、便秘改善，胸骨后烧灼感减轻，但仍有吞咽困难，略减轻。效不更方，7剂。

三诊：2023年8月19日。

患者吞咽困难明显减轻，其余症状减轻大半。取出食管支架。上方继服7剂。

随访3个月症状未再出现，在当地原方去大黄继服。

2. 贲门失弛缓症案

丁某，男，58岁，邯郸市馆陶县人。门诊号0012135。2020年5月7日初诊。

主诉：食难下咽，梗阻噎塞不下行1月余。

现病史：患者平时嗜烟酒，情志不舒。1个月前无明显诱因出现食难下咽，梗阻噎塞不下行，时有反胃呕吐，进流食稍好，但亦不通畅。经医院胃镜诊断为贲门失弛缓症，对症治疗无效。为求中医治疗，前来就诊。

既往史：抽烟饮酒史。

刻下症：噎塞梗阻，情志低落，有时心烦，食少，恶心呕吐，呕吐痰涎，嗳气，进食少，大便秘结。

查体：腹软，无压痛。

舌脉：舌红，少苔，脉细偏数。

西医诊断：贲门失弛缓症。

中医诊断：噎膈，气阴两亏，气滞痰阻证。

治法：益气养阴，化痰解郁，降气镇逆。

处方：太子参30g，北沙参20g，石斛20g，生地黄20g，麦冬15g，知母10g，当归15g，清半夏15g，代赭石30g（先煎），旋覆花20g（包），枳实15g，佛手15g，桃仁15g，木香10g，砂仁10g（后下），炙甘草10g，陈皮12g，大黄8g（后下），合欢皮20g。7剂，每日一剂，水煎服。

嘱其易消化饮食，戒烟酒，调情志。

二诊：患者痞塞梗噎减轻，食欲、呕吐改善，大便偏稀，心烦缓解。

上方去大黄，继服7剂。

三诊：患者略有梗塞感，其他症状基本缓解。上方继服7剂。

随后患者症状逐渐缓解，上方继服21剂后停药，随访1年，症状无反复。

按语：

笔者认为贲门失弛缓症以气滞痰阻为标，以气阴两虚为本，拟用滋阴降气镇逆汤治疗此病，取得了良好效果。

案1为贲门失弛缓症食管狭窄并行食道支架治疗，曾缓解症状，但1年后症状加重。患者年老体弱，气阴不足，而夹痰夹瘀，阴津不得上承，脘管涩滞，而发病。治以益气养阴、化痰解郁、降气镇逆法，予滋阴降气镇逆汤加味。患者胸骨后烧灼感明显，故加用乌贝散，抑酸止痛。患者经过治疗，最终取出食道支架，且3月未发病。

案2患者平素忧郁，忧思伤脾，脾失健运，痰浊内生；且嗜烟酒，燥热耗伤津液，胃阴受损。痰浊与郁气交结阻于脘管，阴津不得上承，脘管涩滞，致胃气不通，难以顺降而发病。病机仍为气阴两虚，痰气交阻，故运用滋阴降气镇逆汤加味治疗。患者夹有痰湿，加用陈皮燥湿化痰；情绪低落，烦躁，加用合欢皮解郁安神。

七、补中益气加枳实方治疗胃下垂

○ 方剂组成

黄芪30g，党参15g，白术15g，柴胡12g，升麻10g，陈皮12g，当归15g，枳实30g，炒麦芽15g，砂仁10g（后下），干姜10g，炙甘草10g。

○ 主治病证

胃下垂属脾气不足、中气下陷型，症见脘腹坠胀，食后或劳累后加重，纳少便溏，面色萎黄，神疲乏力，精神倦怠，舌淡有齿痕，苔薄白，脉细或濡。

○ 加减变化

1.脘腹胀满甚者，加木香6g，佛手9g，香橼6g。

2.恶心呕吐甚者，加旋覆代赭汤。

3.有寒象者，加制附子6g（先煎），肉桂3g。

4.脘腹疼痛者，加延胡索12g，川楝子10g，白芍15g。

5.食少纳呆，可加鸡内金10g，炒神曲10g，焦山楂10g。

○ 组方原理

胃下垂是指由于胃肌与腹壁张力松弛，导致站立位时胃的位置下降，从而产生一系列临床表现的病证。临床胃下垂多见于女性、瘦长无力体型者，也可见于产妇、老年人、慢性消耗性疾病患者。根据胃下垂的临床特征，其属于中医"胃缓""胃下"范畴。《灵枢·本脏》云："脾应肉，肉䐃坚大者，胃厚；……肉䐃不称身者，胃下；胃下者，下管约不利，肉䐃不坚者，胃缓。"胃缓的根本病机为脾胃虚弱，中气下陷，升降失常。多由先天禀赋不足，后天失于调养，或由长期饮食不节，劳倦过度，伤其中气，脾虚气陷，升降失调所致。病性以虚证为多，或虚实夹杂。本虚表现为脾胃虚弱，中气下陷，胃体失于固托。标实则表现为脘腹坠胀，乃因脾运失职，水谷津液输布失司，聚而为饮成痰，阻遏气机。病理因素为食滞、饮停、气滞和血瘀。其病位在胃，与脾、肝、肾相关。用药上虽以补为主，但不可太过，需补消兼施，切忌壅补阻运。另外笔者还主张升举中阳却不能忘记疏达肝气，其原理为肝为起病之源，胃为传病之所，肝失疏泄，气机不畅，影响脾胃的升降。木不疏土，脾气更虚，清气不升，浊阴不降，中脘瘀滞，而胃下垂更甚。因此笔者在补中益气汤基础上加枳实、砂仁、炒麦芽治疗胃下垂，取得了较好疗效。

补中益气汤出自《内外伤辨惑论》，为补益剂，具有补中益气、升阳举陷之功效。方中重用黄芪，味甘微温，入脾、肺经，补中益气，升阳固表，为君药。配伍党参、炙甘草、白术补气健脾，为臣，与黄芪合用，以增强其补益中气之功。血为气之母，气虚时久，营血亦亏，故用当归养血和营，协党参、黄芪以补气养血，当归亦可活血止痛；陈皮、枳实、柴胡理气化痰，和胃疏肝消胀；砂仁、炒麦芽化湿消滞；枳实、白术为枳术丸，可化水饮，健脾消胀，使诸药补而不滞。补虚同时活血止痛、疏肝理气、化痰祛湿以祛邪，并以少量升麻、柴胡升阳举陷，协助君药以升提下陷之中气，共为佐药。《本草纲目》谓："升麻引阳明清气上升，柴胡引少阳清气上行，此乃禀赋虚弱，元气虚馁，及劳役饥饱，生冷内伤，脾胃引经最要药也。"炙甘草调和诸药，为使药。诸药合用，使气虚得补，气陷得升，邪气得去，则诸症自愈。

○ 医案选录

1. 胃下垂病案

闫某，女，10岁，小学生。门诊号S0123811。2023年5月8日初诊。

主诉：脘腹坠胀，食后加重3个月余。

现病史：患者每饮食后运动，3个月前晨起出现胃脘胀满下坠，进食后加重。进一步检查诊断为胃下垂（轻度），未特殊治疗，口服"健胃消食片""保和丸"等，仍有间断加重。为求中医治疗，前来就诊。

刻下症：形体消瘦，脘腹坠胀，食后加重，神疲乏力，大便偏稀，食少，不敢多进食，面色萎黄。

查体：消瘦，腹肌紧张，脐上稍胀，无压痛。

舌脉：舌淡红，苔薄白，脉细。

西医诊断：胃下垂。

中医诊断：胃缓，脾气不足，中气下陷证。

治法：补脾益气，升阳举陷，消食化积。

处方：黄芪15g，党参9g，白术9g，柴胡6g，升麻6g，陈皮6g，当归9g，枳实15g，炒麦芽9g，砂仁5g（后下），干姜5g，炙甘草5g，炒神曲6g，焦山楂6g。7剂，每日一剂，水煎服。

嘱其进食易消化饮食，避免进食后剧烈运动。

二诊：2023年5月15日。

患者胃脘胀满下坠减轻，大便偏稀，仍有乏力。

上方加炒山药10g，7剂。

药后患者症状基本缓解，大便可，饮食可，面色好转。随访2个月，检查已无胃下垂。

2. 胃下垂病案

黄某，女，72岁，邯郸临漳人。门诊号00298818。2021年6月16日初诊。

主诉：上腹坠胀1月余。

现病史：患者平时消化不佳，操持家务较多。1个月前劳累后出现上腹部胀满下坠，以后每因劳累加重。在医院检查诊断为胃下垂（中度），曾口服"甲氧氯普胺片""补中益气丸"等，效果不佳。为求中医治疗，前来就诊。

既往史：慢性胃炎病史。

刻下症：形体偏胖，脘腹坠胀，劳累后加重，神疲乏力，多汗，饮食不佳，面色黄白，小便清长，大便可。

查体：腹软，脐上稍胀，轻压痛。

舌脉：舌淡红，苔白略滑，脉弱。

西医诊断：胃下垂。

中医诊断：胃缓，脾胃虚弱，中气下陷证。

治法：益气健脾，和胃举陷。

处方：黄芪30g，党参15g，白术15g，柴胡12g，升麻10g，陈皮12g，当归15g，枳实30g，炒麦芽15g，砂仁10g（后下），干姜10g，炙甘草10g，炒山药20g。7剂，每日一剂，水煎服。

嘱其进食易消化饮食，避免进食后剧烈运动。

二诊：2021年6月23日。

患者上腹胀满下坠、多汗减轻，仍有乏力，食欲改善。

上方改党参为20g，7剂。

三诊：2021年6月30日。

患者略有腹胀，其他症状基本缓解，上方继服7剂。

患者又服14剂后停药，停药1个月后复查诊断为轻度胃下垂。

按语：

两例均为脾气不足、中气下陷胃下垂，且都运用了补中益气加枳实方，二者都加用了炒山药。

案1为少年儿童，平素脾胃运化不佳，故消瘦。脾胃之气不固，肌肉不坚，管约不利，进食后好运动，故出现脏器脱垂。案2为老年女性，本就年老体衰，平素脾胃虚弱，过度操持家务劳累，脾气更虚，则脏器下垂。均用炒山药，案1患者便稀、乏力，用炒山药重在补脾，而案2年老体衰，小便清长，肾气不固，用炒山药除补脾外，重在固肾。

案2患者也曾服用补中益气丸，但效果不佳，是因为：其一患者除脾气不足还存在肾气不固；其二同时存在中脘瘀滞，而补中益气丸以补为主，不能祛瘀滞，补中益气加枳实方，恰恰解决了此问题。方中大剂量用枳实，扶正的同时祛邪，补而不壅。此方补而不滞，补虚同时不忘"通"，符合胃以通为用机理。

总之，胃下垂中气下陷而中脘瘀滞者，是此方适应证，但还需准确把握病机，灵活运用。

八、六和汤加味治疗湿困脾胃厌食症

○ 方剂组成

党参20g，炒白术15g，茯苓15g，生甘草6g，广藿香15g，厚朴15g，清半夏12g，陈皮15g，佩兰12g，砂仁10g（后下），木瓜15g，白扁豆15g，木香10g，炒麦芽15g。

○ 主治病证

厌食症属于湿困脾胃者，症见不思饮食，厌油腻，恶心呕吐，脘腹痞闷，周身倦怠嗜卧，四肢沉重乏力，大便溏而不爽，口黏，舌质淡，苔白腻，脉细滑或沉缓无力。

○ 加减变化

1.食少纳呆明显，加鸡内金、炒神曲、焦山楂。

2.脘腹胀满明显，加枳实、紫苏梗、大腹皮。

3.头蒙头沉，加石菖蒲、苍术、郁金。

4.伴有肝气郁结，加柴胡、川楝子、香附。

5.伴有腹痛，加川楝子、延胡索、郁金、白芍。

○ 组方原理

厌食是指在较长的时间内不思饮食，见食而烦，甚则拒食的病证。严重者恶闻食臭，见食物则恶心欲呕，故又称恶食。中医古代没有厌食病名，临床将"纳呆""纳差"归属本病的范畴。

情志不遂、饮食积滞、湿浊内阻、禀赋不足等原因引起脾胃运化失常，脾不升清，胃失和降，而发纳呆。脾位于中州，主运化，主升清，脾胃为后天之本，喜燥恶湿。笔者认为本病多由脾虚湿困引起，病机为脾胃虚弱，湿浊困脾，病性为虚实夹杂。脾主运化水湿，脾虚则水湿不运而困于脾，又反过来影响脾之运化，其临床特点是，除具脾气虚征象外，可有脘腹闷痛、四肢困倦、纳食减少、口淡乏味或口黏不渴甚或恶心欲呕、大便不实、苔白腻等湿滞之症。笔者灵活应用六和汤加味治疗厌食症，临床取得很好疗效。

六和汤出自宋代《太平惠民和剂局方》，原文云："六和汤治心脾不调，气不升降，霍乱转筋，呕吐泄泻，寒热交作，痰喘咳嗽，胸膈痞满，头目昏痛，肢体浮肿，嗜卧倦怠，小便赤涩，并伤寒阴阳不分，冒暑伏热，烦闷，或成痢疾，中酒烦渴畏食。妇人胎前、产后，并宜服之。"原为治疗霍乱呕吐泄泻方剂，笔者在原来基础上进行加减，原方去杏仁、姜、枣，香薷改为白术，加木香、炒麦芽、陈皮、佩兰，加强了祛湿健脾之效。

《医方集解》云六和汤"此足太阴阳明药也"。方中藿香佩兰化湿和中；人参、白术、甘草益气扶正补脾；砂仁、厚朴行气宽中，且可化湿醒脾；白扁豆、茯苓渗湿健脾；木瓜平肝柔筋；陈皮、半夏燥湿和胃；木香、炒麦芽行气消食。全方重在"和"字。《医方考》云："六和者，和六腑也。脾胃为六腑之总司，先调脾胃，则水精四布，五经并行，百骸九窍，皆太和矣。"诸药匡正脾胃，调和六腑，共奏健脾祛湿、和胃消食之效。

○ 医案选录

1. 功能性消化不良厌食案

王某，男，62岁，邯郸市民。门诊号S0193065。2024年6月20日初诊。

主诉：厌食、消瘦2个月余。

现病史：患者平素消化不佳，易腹胀，进食后不消化。2个月前无明显诱因出现食欲减退，不欲进食，伴有体重下降（2个月3kg），检查胃镜诊为慢性浅表性胃炎伴反流，考虑功能性消化不良，曾口服"莫沙必利片""复方消化酶片""奥美拉唑肠溶胶囊"等，效果不明显，遂来就诊。

刻下症：不思饮食，不喜油腻，有时恶心，脘腹痞闷，乏力，四肢沉重感，大便偏溏而不爽，口干不欲饮，舌质淡，苔白腻，脉沉缓。

查体：腹部平软，无压痛，肠鸣音可。

舌脉：舌质淡，苔薄白略腻，脉弱。

西医诊断：①功能性消化不良；②胃食管反流病。

中医诊断：纳呆，脾虚湿困证。

治法：健脾祛湿，和胃消食。

处方：党参20g，炒白术15g，茯苓15g，生甘草6g，广藿香15g，厚朴15g，清半夏12g，陈皮15g，佩兰12g，砂仁10g（后下），木瓜15g，白扁豆15g，木香10g，焦三仙各15g，鸡内金15g。7剂，每日一剂，水煎服。

二诊：2024年6月27日。

饮食较前增多，四肢沉重改善，无恶心呕吐。效不更方，上方继服7剂。

三诊：2024年7月4日。

患者饮食基本恢复正常，无明显不适，停药，嘱其注意饮食，避免肥甘厚味。

后随访至今未曾发病。

2. 贲门癌术后厌食案

张某，女，69岁，邯郸市人。门诊号S0269291。2024年3月18日初诊。

主诉：贲门癌术后2个月余，厌食1周。

现病史：患者因贲门癌在外院行手术根治术，术后2个月余，患者出现食欲减退、周身乏力、食少纳呆等症状，为求中医治疗前来就诊。

刻下症：患者食欲减退，消瘦，面色少华，肢重乏力，头沉，腹胀满，睡眠一般。

查体：腹软，有手术瘢痕，轻压痛，肠鸣音稍弱。

舌脉：舌质淡红，苔白，脉细无力。

西医诊断：贲门癌术后。

中医诊断：纳呆，脾虚湿困证。

治法：益气健脾，利湿和胃。

处方：党参30g，炒白术15g，茯苓15g，生甘草6g，广藿香15g，厚朴15g，清半夏12g，陈皮15g，佩兰12g，砂仁10g（后下），木瓜15g，白扁豆15g，木香10g，炒麦芽15g，黄芪15g。7剂，每日一剂，水煎服。

二诊：2024年3月25日。

食欲改善，进食量增加，饮食改善，乏力稍减，仍主诉头沉。

上方加石菖蒲12g，7剂，每日一剂，水煎服。

三诊：2024年4月3日。

患者食量较前增加，其他症状明显改善。上方继服7剂。

1月后患者反馈，食量可，1个月体重增加1kg，只是偶有乏力。

3．精神性厌食案

武某，女，37岁，峰峰矿区人。住院号1821489。2018年11月20日初诊。

主诉：食少、纳呆半年。

现病史：患者半年前产后抑郁，出现厌食，不欲进食，日渐消瘦，曾去省级医院就诊不效，排除其他疾病，平素靠鼻饲管少量进食，难以下床活动，为进一步中医治疗而来我科住院。

刻下症：患者厌食，不能进食，精神不振，情绪低落，消瘦明显，伴有恶心呕吐，胁肋部胀满。

查体：腹软，轻压痛，肠鸣音略强。

舌脉：舌质淡，苔薄白，脉弱。

西医诊断：精神性厌食。

中医诊断：纳呆，脾虚湿困夹郁证。

治法：益气健脾，化湿消食，疏肝和胃。

入院后给予肠内营养配合肠外营养治疗。

处方：党参20g，炒白术15g，茯苓15g，生甘草6g，广藿香15g，厚朴15g，清半夏12g，陈皮15g，佩兰10g，砂仁10g（后下），木瓜15g，白扁豆15g，木香10g，炒麦芽15g，柴胡12g，川楝子12g，香附10g。7剂，水煎浓缩，每日一剂，鼻饲。

二诊：2018年11月27日。

药后可少量口腔进食，呕吐症状较前改善，但便秘，舌脉同前。

上方加制首乌20g，7剂，每日一剂，水煎服。

之后，患者症状逐渐好转，上方继服，口服至12月19日，患者已拔除胃管，可经口进食，食量偏少，体重较前增长3kg，厌食症状明显改善，可下床活动，遂通知出院。患者出院后继续应用上方近1个月，患者可下地干农活，进食基本正常，无异于常人。

按语：

三例案例均为厌食，但病情各不相同，案1为功能性消化不良患者，案2为贲门癌术后患者，案3为精神性厌食患者，三者皆用六和汤加味，因其病机相似，但用药细节有差异。

案1为功能性消化不良厌食案例，患者脘腹痞闷，四肢沉重感，大便偏溏而不爽，口干不欲饮，湿邪症状突出，且患者平素消化不佳，脾胃虚弱。脾虚湿盛明确，正是运用六和汤加味时机，但患者食后不消化明显，所以加用鸡内金、炒神曲、焦山楂，加强消食和胃功效，经过半月治疗缓解。

　　案2为贲门癌术后厌食案例，患者贲门癌术后正气已伤，尚未恢复，脾胃运化功能受损，中焦气机不畅，湿气蕴结困脾，而发厌食。患者面色少华，正气亏虚明显，遂用六和汤加黄芪，但黄芪用量不宜太大，脾怕甜故也，滋补太过，影响脾之运化。同时患者伴有头沉重感，湿气所致，故加石菖蒲以醒脾利湿开窍。

　　案3为精神性厌食案例，患者产后抑郁，忧思伤脾，肝气郁结，肝胃不和，日久脾胃虚弱，脾胃运化失调，水湿内停，则脾虚湿困厌食。患者存在胁肋部胀满等肝气不疏症状，气机郁滞，遂用六和汤加柴胡、川楝子、香附，以疏肝理气，调理气机。患者长时间不能进食，津亏血燥便秘，加用制首乌20g润肠通便，经过近两个月调理，患者拔除胃管，恢复饮食，可以正常生活。同时也要重视患者情绪的观察，在治疗过程中，医生也进行了心理疏导。

九、补脾益肠汤治疗脾肾虚寒性腹泻

　　○　方剂组成

　　制附子10g（先煎），肉桂6g，炮姜10g，党参30g，茯苓20g，炒白术20g，诃子10g，肉豆蔻10g，山药30g，补骨脂10g，木香10g，炙甘草10g。

　　○　主治病证

　　1.脾肾虚寒性腹泻，症见大便时泻，脐腹作痛，黎明前尤著，肠鸣即泻，泻后则安，完谷不化，进食油腻食品后加重，食后脘闷不舒，倦怠肢冷，腰膝酸软，舌淡苔白，脉沉细弱。

　　2.其他疾病见上述症状，或见大便久泻，完谷不化，脐腹作痛，肠鸣即泻，泻后则安，肢冷，腰膝酸软，或性欲减退，滑精，不育，舌淡苔白，脉沉细弱。

○ 加减变化

1.肠鸣久泻较重者，合胃苓汤，加益智仁、乌梅。

2.脐腹冷痛者，加小茴香、乌药。

3.食欲不振，食后胃脘胀满者，加砂仁、鸡内金、焦三仙。

4.肛门下坠者，加黄芪、升麻。

5.小便不利者，合五苓散。

6.口中黏滞不爽，舌苔厚腻者，合平胃散。

○ 组方原理

脾肾虚寒性腹泻属于中医"五更泻""鸡鸣泻""下利"等范畴，表现为大便时泻，脐腹作痛，黎明前尤著，肠鸣即泻，泻后则安，完谷不化，倦怠肢冷，腰膝酸软，舌淡苔白，脉沉细弱。现代疾病多见于慢性肠炎、肠易激综合征、肠结核、非特异性结肠炎等。另外，便秘、遗尿症、糖尿病合并顽固性腹泻、滑精、不孕不育症、女性阴吹、恶性肿瘤化疗后腹泻等亦可见脾肾虚寒证。

本病的发生多因生活起居失常、饮食失节、情志或劳倦内伤、命门火衰、脾失温煦等因素，导致脾胃损伤，运化失职，水谷精微不能布散周身，反停为湿滞，清浊不分，混杂而下，而成泄泻。《景岳全书·泄泻》云："饮食不节，起居不时，以致脾胃受伤，则水反为湿，谷反为滞，精华之气不能输化，乃致合污下降而泻利作矣！"命门之火助脾胃腐熟水谷及消化吸收。情志内伤，年老体衰，久病未愈，损伤肾阳，肾阳虚衰，命火不足，则不能温煦脾土，运化失常，而致泄泻。《景岳全书·泄泻》云："肾为胃之关，开窍于二阴，所以二便之开闭，皆肾脏之所主，今肾中阳气不足，则命门火衰……阴气盛极之时，即令人洞泄不止也。"因此，慢性泄泻的主要病变在于脾肾，脾虚湿盛、命门火衰是导致本病发生的重要因素。

脾肾虚寒性腹泻多为久病迁延，由实转虚。或情志内伤，由脾及肾；或饮食不节，过食寒凉，或感受六淫，寒邪直中脏腑，脾胃升清降浊失调，寒邪凝滞，伤及于肾；或失治误治，迁延不愈，久而由实转虚。因此，在辨治本病时要注重脾肾的调摄，治疗多从健脾温肾，兼以涩肠止泻入手。

本方以附子理中汤合四神丸为主。制附子温补脾肾；党参补气益脾；炒白术健脾燥湿；炙甘草和中补土；炮姜温胃散寒；补骨脂补命火，散寒邪；肉豆蔻温暖脾胃，涩肠止泻；肉桂补命门之相火，通上下之阴结，升阳气以交中焦；茯苓健脾利水渗湿；诃子涩肠止泻；山药补益脾肾；木香走脾胃，消胀止泻。诸药合用，共奏健脾温肾、涩肠止泻之功。

○ 医案选录

1. 肠易激综合征案

杨某，男，58岁，农民。门诊号S0023085。2023年8月7日初诊。

主诉：腹泻6个月，加重10天。

现病史：6个月前家中亲人去世后出现腹泻，为水样便，色清无味，脐腹作痛，泻后痛减，每日凌晨4～5点发作，脘腹胀满，畏寒肢冷，腰膝酸软，患者曾于市内某医院住院诊为肠易激综合征，口服双歧杆菌四联活菌、地衣芽孢杆菌、曲美布汀及四神丸治疗，疗效欠佳。10天前上述症状加重，每日上午10点再次发作，口服上述药物无效，患者为求中医治疗而来就诊。

刻下症：腹泻，为水样便，色清无味，脐腹作痛，泻后痛减，每日凌晨4～5点及上午10点发作，脘腹胀满，畏寒肢冷，腰膝酸软，纳呆，小便清长，夜寐欠安。

舌脉：舌淡苔白，脉沉细弱。

辅助检查：肠镜检查未见异常。

西医诊断：肠易激综合征（腹泻型）。

中医诊断：泄泻，脾肾虚寒证。

治法：健脾温肾，涩肠止泻。

处方：制附子10g（先煎），肉桂6g，炮姜10g，党参30g，茯苓20g，炒白术20g，诃子10g，肉豆蔻10g，山药30g，补骨脂10g，木香10g，炙甘草10g，柴胡10g，郁金12g，砂仁10g。7剂，水煎，每日一剂，分两次温服。

调畅情志，饮食宜清淡、易消化，避风寒。

二诊：2023年8月14日。

脘腹胀满减轻，腹泻减轻，大便稀溏，色清无味，脐腹作痛，泻后痛减，仍每日凌晨4～5点及上午10点发作，畏寒肢冷减轻，腰膝酸软，食欲增加，小便清长，夜寐欠安。

上方加益智仁20g，7剂。

三诊：2023年8月21日。

腹痛大减，每日上午9点排便一次，为正常软便，余诸症大减，守方继服14剂。

四诊：2023年9月4日。

诸症尽除，食欲可，二便可，舌淡红，苔薄白，脉沉。守方14剂，隔日1剂，温服。

嘱其调畅情志，清淡饮食，避风寒，适当锻炼。

近1年随访，症状无复发。

2. 结肠黑变病案

薛某，女，66岁，大学退休教师。门诊号S0009215。2023年9月1日初诊。

主诉：便秘2年，加重1个月。

现病史：患者于2年前因无明显诱因出现便秘，为软便，5～10日一次，腹胀，畏寒肢冷，喜热饮，无大便干结，需借助开塞露、肠清茶、复方芦荟胶囊方可排出，曾于多家医院诊治，疗效欠佳。1个月前上述症状加重，借助上述药物仍难以排出，努挣汗出，乏力，于当地诊所口服中药治疗无明显缓解，今为求进一步诊治，来我院就诊。

刻下症：便秘，为软便，5～10日一次，腹胀，努挣汗出，乏力，畏寒肢冷，喜热饮。

舌脉：舌淡，苔白厚，脉沉细弱。

既往史：平素体健。

辅助检查：肠镜提示结肠黑变病。

西医诊断：结肠黑变病。

中医诊断：便秘，脾肾虚寒证。

处方：制附子10g（先煎），肉桂6g，炮姜10g，党参30g，茯苓20g，炒白术20g，紫菀10g，肉苁蓉30g，山药30g，补骨脂10g，木香10g，炙甘草10g，黄芪40g，苍术30g，薏苡仁60g，枳壳15g。7剂，水煎，每日一剂，分两次温服。

停止上述肠清茶、芦荟胶囊药物口服，调畅情志，避风寒，忌生冷辛辣。

二诊：2023年9月8日。

腹胀、便秘减轻，自行排便2次，乏力减轻，努挣汗出减轻，畏寒肢冷减轻，白厚苔较前减轻。

上方加大腹皮15g，7剂。

三诊：2014年9月15日。

腹胀大减，大便两日一次，余诸症减轻，白厚苔较前大减。守方14剂。

四诊：2014年9月29日。

诸症尽除，两日一次排便，舌淡红，苔薄白，脉沉。

上方去苍术、薏苡仁，继服14剂。

以后守方30余剂，隔日1剂，水煎服。半年后随访无复发，复查肠镜未见异常。

按语：

以上两案，疾病不同，病机相同，其案1为肠易激综合征（腹泻型），案2为结肠黑变病（大便难），虽然症状不同，但均见脾肾虚寒等证候，故选用此方治疗，皆获较好疗效，体现了中医"异病同治"之法。

案1因情志因素诱发出现腹泻，脐腹作痛，泻后痛减，畏寒肢冷，腰膝酸软，胃脘胀满，考虑情志不遂，肝失疏泄，损伤脾胃，涉及于肾，故初诊加和中之品砂仁以调其滞气，使肝脾胃升降复职，加柴胡、郁金以疏肝解郁，调畅气机。《本草纲目》云："益智，土中益火也。""腹胀忽泻，日夜不止，诸药不效，此气脱也。用益智仁二两，浓煎饮之，立愈。"故二诊加益智仁以温脾补肾止泻。共服42剂而愈。

案2为结肠黑变病，属中医"便秘""大便难"范畴。本病多数为长期口服含有蒽醌类药物引起，部分可出现肝肾功能损伤，多数经积极治疗，可达到临床治愈。根据肺合大肠理论，取紫菀宣肺气之特性，配伍肉苁蓉，寓"提壶揭盖"之义。本方治疗过程，以补为通，通补结合，体现了中医辨证论治和整体观念的哲学思维。

十、参苓白术散加味治疗脾胃虚弱性腹泻

○ 方剂组成

党参30g，炒白术20g，茯苓15g，山药30g，白扁豆30g，薏苡仁20g，莲子肉20g，陈皮12g，砂仁10g（后下），桔梗10g，炒麦芽15g，炙甘草10g。

○ 主治病证

1.各种原因导致慢性腹泻证属脾虚湿盛者，症见大便时溏时泻，迁延反复，稍进油腻食物，则大便溏稀，次数增加，或完谷不化，伴食少纳呆，脘闷不舒，面色萎黄，倦怠乏力，舌质淡，苔白，脉细弱。

2.慢性咳嗽属肺脾气虚，症见肺虚久咳，食少便溏，咳喘少气，舌淡苔腻，脉虚缓。

○ 加减变化

1.若夹食滞者，加神曲、焦山楂。

2.湿邪偏重者，加广藿香、厚朴、猪苓、泽泻。

3.兼脘腹胀痛、嗳气等气郁者，可加木香、柴胡、郁金、香附。

4.若久泻，反复发作，可加乌梅、赤石脂、罂粟壳。

○ 组方原理

慢性腹泻，可见于多种疾病，如慢性肠炎、溃疡性结肠炎、肠易激综合征、肠道菌群失调、肠道肿瘤等。

泄泻基本病机为脾虚湿盛，脾失健运，水湿不化，肠道清浊不分，传化失司。《景岳全书·泄泻》云："泄泻之本，无不由于

脾胃。"也有命门火衰则脾失温煦，运化失职，水谷不化，湿浊内生，湿多成五泄、无湿不成泻之说。笔者认为，慢性腹泻虚实夹杂者多见，而泄泻纯虚纯实者少，脾虚与湿盛是本病的两个主要方面。脾气虚弱，清阳不升，运化失常，则飧泄；脾虚生湿，或外邪内侵，引动内湿，则虚中夹实。慢性泄泻常见脾胃虚弱，湿邪内生，或湿邪内盛，损伤脾胃，所以参苓白术散加味为治疗该证的良方。

本证乃由脾胃虚弱，运化失司，湿浊内停所致。脾主运化，胃主受纳，脾胃虚弱，纳运乏力，故饮食不化；脾主运化水湿，脾虚水湿不运，阻滞中焦，气机不畅，则胸脘痞闷，下迫大肠，则肠鸣泄泻；脾主肌肉，脾虚肌肉乏养，故四肢无力，形体消瘦，面色萎黄；舌淡，苔白腻，脉虚缓，为脾虚湿盛之征。治当益气健脾，渗湿止泻。

另本方亦可用于肺脾气虚之湿痰咳嗽，乃取培土生金之法。

本方是由参苓白术散（《太平惠民和剂局方》）加陈皮、炒麦芽而成。《古今医鉴》所载参苓白术散，较本方多陈皮一味，适用于脾胃气虚兼有湿阻气滞者。

方中人参大补脾胃之气，白术、茯苓健脾渗湿，共为君药。山药、莲子肉既能健脾，又有涩肠止泻之功，二药可助参、术健脾益气，兼以厚肠止泻；陈皮、白扁豆健脾化湿，薏苡仁健脾渗湿，三药助术、苓健脾助运，渗湿止泻。五药共为臣药。佐以砂仁、炒麦芽醒脾消食，行气和胃，既助除湿之力，又畅达气机；炒麦芽、桔梗宣开肺气，通利水道，并能载药上行，以益肺气而成培土生金之功。炙甘草健脾和中，调和药性，为使药。诸药相合，共奏益气健脾、渗湿止泻之效。

○ 医案选录

1. 肠道菌群失调腹泻案

赵某，男，48岁，邯郸市民。门诊号S0040054。2024年4月22日初诊。

主诉：腹泻、便稀3个月。

现病史：患者3个月前因支气管炎输注抗菌药物后出现腹泻，便稀，每日1～2次，伴脐周痛，无发热，无黏冻便，外院检查胃镜诊为慢性浅表性胃炎。考虑肠道菌群失调，口服"曲美布汀""双歧杆菌四联活菌片"等可稍缓解，但未缓解。也曾用中药汤剂治疗，效果仍不佳。

刻下症：大便稀薄，稍进油腻食物加重，每日1～2次，伴食少纳呆，脘闷不舒，脐周痛，乏力，痹一般，无明显畏寒怕冷。

查体：腹部平软，压痛不明显，肠鸣音可。

舌脉：舌质淡，苔薄白略腻，脉弱。

西医诊断：①肠道菌群失调；②慢性胃炎。

中医诊断：泄泻，脾虚湿盛证。

治法：益气健脾，渗湿止泻。

处方：党参30g，炒白术20g，茯苓15g，山药30g，白扁豆30g，薏苡仁20g，莲子肉20g，陈皮12g，砂仁10g（后下），桔梗10g，炒麦芽15g，炙甘草10g。7剂，每日一剂，水煎服。

二诊：2024年4月29日。

腹泻症状改善，但仍有腹胀腹痛，中药继服，上方加木香、柴胡，7剂。

三诊：2024年5月6日。

患者腹泻、腹痛基本缓解，仍乏力改善，纳食少。

上方加炒神曲15g，7剂。

药后患者腹泻、腹痛、腹胀缓解，饮食较前明显改善。

2．慢性结肠炎腹泻案

李某，女，58岁，邯郸市人。门诊号S0097049。2024年5月7日初诊。

主诉：间断腹泻、腹胀半年。

现病史：患者半年前无明显诱因出现腹泻，伴腹胀，每日3～4次，稀便，肠镜检查诊为慢性结肠炎，口服"附子理中丸""肠炎宁""双歧杆菌四联活菌片"等稍有减轻，但效果不佳，为求中医治疗前来就诊。

既往史：高脂血症病史。

刻下症：患者腹泻，消瘦，面色少华，肢重乏力，嗳气，头沉，腹胀满，睡眠一般，饮食少，怕冷食，有时少腹痛。

查体：腹软，轻压痛，肠鸣音略强。

舌脉：舌质淡红，苔白略腻，脉细。

西医诊断：①慢性结肠炎；②高脂血症。

中医诊断：泄泻，脾虚湿困证。

治法：益气健脾，利湿止泻。

处方：党参30g，炒白术20g，茯苓15g，山药30g，白扁豆30g，薏苡仁20g，莲子肉20g，陈皮12g，砂仁10g（后下），桔梗10g，炒麦芽15g，炙甘草10g，藿香10g，石菖蒲12g。7剂，每日一剂，水煎服。

二诊：2024年5月14日。

大便次数减少，每日2次，便偏稀，头沉肢重减轻，仍乏力，舌脉同前。

上方加黄芪20g，7剂。

三诊：2024年5月21日。

患者腹泻基本缓解，无头沉肢重，饮食改善，乏力较前明显减轻。上方断服7剂。

1个月后随访，患者未出现腹泻。

按语：

两例均为慢性腹泻，案1为肠道菌群失调患者，而案2为慢性结肠炎患者，均有腹泻、食欲不振、乏力、脘腹胀满、舌质淡、苔白、脉细弱等症，皆为脾虚湿盛之证。本方最大特点为全方药性平和，补其虚，行其滞，温其中，助其阳，除其湿，调其气，补而不滞，温而不燥，是一首健脾益气、和胃渗湿的常用方剂。如《和剂局方》所云，此方治"脾胃虚弱，饮食不进，多困少力，中满痞噫，心悸气喘，呕吐泄泻及伤寒咳嗽"。

案1为肠道菌群失调腹泻案，患者脾胃功能虚弱，运化失常，清浊不分，导致泄泻。《内经》曰："清气在下，则生飧泄。"张景岳亦曰："泄泻之本，无不由脾胃，盖胃为水谷之海，而脾主运化，则腐熟水谷而化气化血，以行营卫。"故本例用参苓白术散加减以健脾止泄、升阳除湿，恰中病机，疗效甚佳。

案2为慢性结肠炎腹泻案，患者腹泻日久，导致脾胃虚弱，又兼有湿阻气滞，故应用参苓白术散加味。另患者存在肢重头沉，湿邪偏重，故加用了藿香、石菖蒲加强利湿之效；患者长期腹泻，正气已虚，且乏力明显，故加用黄芪扶正补气，终起痼疾。

十一、枳术推气饮治疗老年脾虚燥结型便秘

○ 方剂组成

白术50g，枳实30g，槟榔15g，瓜蒌30g，何首乌30g，当归20g，郁李仁12g，火麻仁15g，紫苏子15g，炒莱菔子15g，生甘

草 10g。

○ **主治病证**

便秘证属脾虚燥结者，症见排便困难，量少，2～3 日一行，质干或燥结，有排便不净感，脘腹憋闷不适，矢气后则舒，小便调，伴神疲乏力，舌淡暗，苔白厚，脉弦滑。

○ **加减变化**

1.气虚下陷脱肛者，加黄芪、党参、柴胡、升麻。

2.兼阴虚大便秘结难下，加增液承气汤。

3.年老阴血不足者，加桑椹、核桃仁、肉苁蓉。

4.伴有内热阴津不足者，加玉竹、生地黄、知母。

5.便秘日久兼有瘀血者，加桃仁、红花、赤芍。

○ **组方原理**

便秘是指大便困难，排便周期延长，或周期不长，但粪便质干结，排便艰难，或便质不硬，虽有便意但排出不畅的病证。西医常见功能性便秘、习惯性便秘等。便秘病位主要在大肠，涉及脾、胃、肺、肝、肾等多个脏腑，基本病机为大肠传导失常。关于便秘的病性，可概括为虚实两个方面。热秘、气秘、冷秘属实，气血阴阳亏虚所致者属虚。虚实之间常常相互兼夹或相互转化。

笔者认为，老年人便秘临床常见虚实夹杂，多本虚标实，常见证型为脾虚燥结。随着人们的生活水平的不断提高，尤其老年人，本已脾气不足，再多食肥甘厚味，导致脾胃功能损伤，运化失常，无法散精，使湿浊存于体内，进一步影响脾胃升清降浊。脾胃为气机升降之枢纽，脾胃受损，致使气机蕴结中焦，导致上下不通。浊气不降，则大便产生不足及推动之力不行，大便产生不足，则无法产生便意，无推动之力则大便难下。日久则燥屎内结于肠道，气机蕴结，上下不通。自拟枳术推气饮攻补兼施，可调畅气机，使燥结自除。

本方以枳术丸（《金匮要略》）为基础方，补益脾气，破除中焦蕴结之气机。其中白术性守而不走，需用枳实等理气之品，行白术之药力，导气下行，以增强推动之力，助大肠传导；紫苏子、莱菔子助枳实下气，增强推导作用；何首乌、当归滋养阴血润肠通便，既可润燥排便，又可防止气虚日久化瘀；瓜蒌、火麻仁、郁李仁可增强润肠之效，润滑肠道，使大便软化易下；槟榔推陈出新，加强排便，促进新的大便产生；甘草调和诸药。全方标本兼顾，在补脾基础上合以润燥、调畅气机，以使大便得以通畅。

本方点睛之笔在于重用生白术50g。便干结者，阴不足以濡润，使用滋润之药，易引起脾不运化，不能行津，每每效差；而用白术运化脾阳，以助行津，则大便得下。白术是一味健脾润下药，其通而不温燥，润而不滋腻，又可顾护中州，可用于各型便秘，尤其适于老年人。生白术对这两种情况的便秘均有较好的疗效。小剂量生白术有健脾益气的作用，大剂量生白术具有润肠通便的作用，且没有腹痛、泻下无度、继发性便秘等不良反应，其配伍大剂量枳实，增加了推动之力，效果更佳。

○ 医案选录

1. 老年性便秘案

闫某，女，81岁，退休工人。住院号S0073221。2024年4月1日初诊。

主诉：习惯性便秘、便干多年。

现病史：患者大便困难多年，量少，5～6日一行，质干偏燥，长期口服通便药如"乳果糖口服液""通便灵胶囊""麻子仁丸"等，可稍缓解，但停药后病情反复，也曾用中药汤剂治疗，效果不佳，遂来就诊。

刻下症：患者习惯性便秘，便干，5～6天一次，乏力，双下肢明显，腹部胀满不适，饮食一般，夜寐可，小便可。

舌脉：舌暗红，舌下静脉紫暗，苔腻偏黄，脉弦滑。

西医诊断：习惯性便秘。

中医诊断：便秘，脾虚燥结证。

治法：补脾润燥通便。

处方：白术50g，枳实30g，槟榔15g，瓜蒌30g，何首乌30g，当归20g，郁李仁12g，火麻仁15g，紫苏子15g，炒莱菔子15g，生甘草10g。7剂，每日一剂，水煎服。

二诊：2024年4月8日。

便秘症状改善，大便次数增多，但无不适，仍乏力。

上方改白术为30g，加党参20g，7剂。

三诊：2024年4月15日。

患者便秘基本缓解，乏力改善。

上方改枳实为20g，7剂。

因其子在门诊间断前来看病，代述停药1个月后未在便秘，基本正常。

2．功能性便秘案

肖某，女，36岁，四川人，在邯郸工作。门诊号S0193999。2024年6月28日初诊。

主诉：排便困难1周。

现病史：患者平时消化不佳，1周前天气炎热进食冰激凌后出现大便干燥，排便无力，腹胀，排气则舒，无恶心、呕吐、发热、腹痛等。服番泻叶代茶饮不效，前来就诊。

刻下症：患者消瘦，面色萎黄，便秘，排便无力，大便偏燥，乏力，腹胀满，睡眠不佳，饮食一般，偏少，怕冷食，有时少腹痛，月经有血块。

舌脉：舌淡暗，苔白厚，脉弦滑偏细。

西医诊断：功能性便秘。

中医诊断：便秘，脾虚燥结证。

治法：补脾润燥通便。

处方：白术50g，枳实30g，槟榔15g，瓜蒌30g。何首乌30g，当归20g，郁李仁12g，火麻仁15g，紫苏子15g，炒莱菔子15g，生甘草10g，赤白芍各15g，煅龙牡各20g(先煎)。7剂，每日一剂，水煎服。

二诊：大便燥结改善，仍排便乏力，胃部痞满不适减轻，睡眠改善，腹痛缓解。舌脉同前。

上方改枳实为20g，加黄芪30g，7剂。

1周后患者反馈，便秘缓解。

按语：

两例均为便秘，但病情各不相同，案1为习惯性便秘老年患者，而案2为功能性便秘年轻患者，其治疗方法相同，均有排便乏力、大便燥结、腹胀满、舌质暗等症，为脾虚燥结之证，有是证用是方，正是枳术推起饮方证。方剂最大特点为应用大剂量白术，通而不燥，润而不腻，既可补气健脾，又可润肠通便。

案1为习惯性便秘老年女性，因老年人脏腑之气已衰，脾气不足，推动无力，阴亏血燥，则大肠液枯，无力行舟，而发便秘。日久多夹瘀夹滞夹湿等。老年性便秘多虚实互见或本虚标实，治疗不宜一味补虚或猛进攻伐之剂，而犯虚虚之戒，而变生他证。

案2为年轻患者，患者平素脾气不足，并有瘀血，再加上进食寒凉之品，导致损伤脾胃，脾胃运化失常，脾气不足，浊气不降，大肠推动无力而便难。患者睡眠不佳，加用煅龙牡；腹痛，月经有血块，舌质暗，为有瘀血，加赤白芍，仿当归芍药散之意，正如《金匮要略》所说"妇人腹中诸疾痛，当归芍药散主之"。患者面色萎黄，乏力，故加用黄芪助补脾气。

枳术推气饮治疗脾虚燥结型便秘有很好效果，尤其老年患者更佳。

十二、加味承气汤治疗急性肠梗阻

○ **方剂组成**

炒莱菔子30g，厚朴15g，枳实15g，桃仁15g，当归20g，赤芍15g，瓜蒌20g，大黄15g（后下），芒硝10～15g（冲服）。

○ **主治病证**

1.急性肠梗阻证属气血阻滞热结者，症见腹痛剧烈，腹胀拒按，恶心呕吐，便结无矢气，小便赤，苔黄，脉弦实或沉伏等。

2.阳明腑实兼瘀血便秘，症见大便不通，频转矢气，脘腹痞满，腹痛拒按，按之则硬，甚或潮热谵语，手足漐然汗出，舌质暗，舌下静脉紫暗，苔黄燥，脉沉弦实。

○ **加减变化**

1.腹胀，气滞明显者，加木香、紫苏梗。

2.湿热重者，加薏苡仁、藿香、败酱草。

3.气虚者，加生白术、太子参、生黄芪。

4.呕吐重者，加法半夏、旋覆花、代赭石。

5.梗阻较轻，体质较弱者，去芒硝。

○ **组方原理**

急性肠梗阻为急腹症，如治疗失误，可发展成肠坏死、肠穿孔、腹膜炎等危候，诊治应与西医密切配合，例如用胃肠减压、输液、抗菌药物及纠正体液紊乱、手术治疗等。应注意的是，粘连性、蛔虫团、食物团、粪块等阻塞性梗阻，是中药治疗的适应证。但经24～48小时治疗后，症无缓解，应考虑手术治疗。对肠扭转、肠套叠，可用猛剂攻下，在6～24小时不见缓解即应考虑手术。绞窄性、外疝嵌顿性、先天畸形及肿瘤性梗阻，不属于药物治疗范围，应立即手术。

急性肠梗阻，中医属"关格""肠结"等范围。其起病卒然急暴，以腹痛、腹胀、呕吐、便闭为主要症状。本病多因食积、虫阻、寒滞，或术后气血郁滞等因素，使气机升降失常，肠道气血凝滞，阻塞不通所致。

其主要病理因素为食积、气滞、瘀阻、热结、寒结、体虚等，它们互相可以兼夹或者相互转化。笔者认为，气血阻滞热结为肠梗阻的主要中医临床类型。气机阻滞，血行不畅，热结于内，引起肠道阻塞，故腹痛剧烈；气机痞阻，故腹胀拒按；胃气上逆，则恶心呕吐；大肠传导不通，故便结无矢气；小便赤，苔黄，脉弦实，均为气滞热盛之征。故以承气汤加味治疗此证。

本方由大承气汤加炒莱菔子、桃仁、赤芍、瓜蒌组成。大承气汤出自《伤寒论》，为泻下剂，具有峻下热结功效。《伤寒论·辨阳明病脉证并治》云："阳明病，脉迟，虽汗出不恶寒者，其身必重，短气，腹满而喘。有潮热者，此外欲解，可攻里也。手足濈然汗出者，此大便已硬也，大承气汤主之。""阳明病，谵语，有潮热，反不能食者，胃中必有燥屎五六枚也。若能食者，但硬耳，宜大承气汤下之。"方中大黄泻热通便，荡涤肠胃。芒硝助大黄泻热通便，并能软坚润燥。二药相须为用，峻下热结之力甚强。积滞内阻，则腑气不通，故以厚朴、枳实散结，消痞除满，并助硝、黄推荡积滞以加速热结之排泄。炒莱菔子行气消食导滞；赤芍、桃仁活血散瘀止痛；瓜蒌清热散结、润肠通便。诸药合用，共奏行气活血、清热通腑之效。

根据病情，本方可口服或鼻饲。

○ 医案选录

1. 恶性肿瘤术后肠梗阻案

张某，男，64岁，农民。住院号2307249。2023年7月6日入院。

主诉：间断腹痛伴恶心呕吐4天。

现病史：患者4天前无明显诱因出现腹痛，胀满不适，且伴有恶心呕吐，呕吐物为胃内容物，不欲进食，4日未排大便，至我院门诊就诊，门诊以"肠梗阻"收入院。

既往史：患者食管癌术后5年。

刻下症：神志清楚，腹痛胀满拒按，恶心呕吐，口渴不欲饮，大便干，无矢气，近4日未解。

查体：可见留置胃肠减压管，上腹见长约8cm手术瘢痕，伤口愈合良好，下腹可见蠕动波，肝肾区无叩击痛，肠鸣音减弱，1次/分。

辅助检查：腹平片见肠腔内大量内容物影，可见多发气液平面，考虑肠梗阻。

舌脉：舌暗红，舌下静脉紫暗，苔腻偏黄，脉弦滑。

西医诊断：①急性肠梗阻；②食管癌术后。

中医诊断：肠结，气血阻滞热结证。

治法：行气活血，通腑泻热。

西医给予预防感染、补液、营养支持、胃肠减压等治疗。

处方：炒莱菔子30g，厚朴15g，枳实15g，桃仁15g，当归

20g，赤芍15g，瓜蒌20g，大黄15g（后下），芒硝15g（冲服）。
1剂，保留灌肠。

二诊：1天后腹痛稍好转，恶心呕吐减轻。仍用原方，每日一剂，每剂熬煎100mL，冷却至适宜温度，经胃管注入，连用3天。

三诊：患者腹痛、呕吐均好转，排大便偏稀。

上方大黄减量至10g，芒硝减量至6g，继服3剂。

3剂后患者肠梗阻缓解，出院。

2．急性不完全性肠梗阻案

魏某，男，71岁，大名人。住院号2406249。2024年6月7日初诊。

主诉：腹痛伴呕心呕吐1天。

现病史：患者长期大便干燥，近2天未排大便。1天前无明显诱因出现腹痛，胀满不适，且伴有恶心呕吐，呕吐物为胃内容物，无发热，矢气少，至我院门诊以"急性肠梗阻？"收入院。

既往史：患者有前列腺癌骨转移病史。

症见：神志清楚，腹痛拒按，胀满不适，腰痛，恶心呕吐，食欲减退，夜寐可，小便不畅，长期大便干燥，近2天无大便，矢气少。

查体：浅表淋巴结未触及肿大，腹部压痛，无反跳痛，腹部无包块，肝脏未触及，肠鸣音减弱，腰椎叩击痛。

辅助检查：腹部X线正位片见盆腔内短小气液平面，考虑不完全性肠梗阻。

舌脉：舌质暗红，苔厚腻偏黄，脉弦滑。

西医诊断：①急性不完全性肠梗阻；②前列腺恶性肿瘤骨转移。

中医诊断：肠结，气血阻滞热结证。

治法：行气活血，通腑泻热。

西医给予支持治疗。

处方：炒莱菔子30g，厚朴15g，枳实15g，桃仁15g，当归20g，赤芍15g，瓜蒌20g，大黄15g（后下），芒硝15g（冲服），旋覆花15g（包煎），代赭石30g（先煎）。3剂，每日一剂，每剂200mL，分早晚两次保留灌肠。

二诊：3天后大便已解，胃部痞满不适减轻，仍有腹痛，恶心呕吐好转，舌脉同前。

上方去旋覆花、代赭石，改为口服，每日一剂，每剂煎液300mL，分早晚两次温服，服药3天。

三诊：患者腹痛减轻，呕吐基本缓解，食欲稍差，稍有腹胀。

处方：炒莱菔子15g，厚朴15g，枳实15g，桃仁15g，当归20g，赤芍15g，瓜蒌20g，大黄10g（后下），芒硝10g（冲服），旋覆花15g（包煎），代赭石30g（先煎），木香10g，砂仁10g（后下）。5剂，每日一剂，水煎服。

患者于6月20日，肠梗阻治愈出院。

按语：

急性肠梗阻联合中药治疗可快速缓解症状及梗阻。两案例均给予加味大承气汤保留灌肠，呕吐改善后鼻饲或口服。

案1为急性肠梗阻案例，患者舌暗红，舌下静脉紫暗，苔腻偏黄，脉弦滑，为素有积食便秘，以致食积肠腔，气机阻塞，故满腹剧痛；气机痞阻，故腹胀满，拒按；大肠传导失职，上逆则呕吐，不通则大便闭，无矢气。先中药灌肠，后改为鼻饲。术后粘连性肠梗阻，加味承气汤具有良好效果，但不宜久服，中病即止。

案2为不完全性肠梗阻案例，患者主要表现为腹满痛，排便难，舌质暗红，苔厚腻偏黄，脉弦滑，具备阳明腑实之证，同时夹瘀夹滞，应用加味承气汤，方证相应，故取得佳效。

十三、大柴胡汤加减治疗急性胰腺炎

○ **方剂组成**

柴胡20g，黄芩15g，黄连10g，清半夏12g，白芍20g，木香10g，延胡索10g，大黄15g（后下），枳实15g，生姜15g，大枣5枚，甘草10g。

○ **主治病证**

1.急性胰腺炎证属少阳阳明合病者，症见寒热往来，胸胁苦满，上腹部硬满而痛，拒按，大便秘结，胸胁苦满，心烦喜呕等，舌暗红，苔黄腻，脉弦数有力。

2.急性胆囊炎、胆汁反流性食管炎，症见胸胁苦满，上腹或右上腹按之满痛，呕心呕吐，口苦反酸，心烦，便秘，舌暗红，苔黄腻，脉弦滑者。

○ **加减变化**

1.湿热甚者，加金钱草、焦栀子、黄柏等。

2.恶心呕吐甚者，加竹茹、代赭石、旋覆花等。

3.腹胀严重者，加甘遂（去甘草，冲服）、枳壳、青皮、大腹皮、槟榔等。

4.食积者，加焦三仙等。

5.黄疸者，加茵陈、焦栀子、虎杖。

○ **组方原理**

急性胰腺炎是胰液及其消化酶被激活，作用于胰腺及其周围组织产生的急性炎症，重者可发生全身炎症反应综合征，可伴有器官功能障碍，或出现坏死、脓肿或假性囊肿等局部并发症。主要病因可能与胆道结石、炎症、蛔虫病、暴饮暴食、大量酗酒有关，主要临床表现为突然发作的上腹部剧痛，常伴有发热、黄疸、恶心、呕吐，早期即可出现血清和尿淀粉酶升高。部分患者还可出现血糖和黄疸指数升高。西医治疗原则为去除病因、控制炎症，其治疗方法包括一般治疗、药物治疗和手术治疗。

本病属中医学"脾心痛""腹痛""胁痛"等范畴，病机为热毒阻滞，腑气不通，与肝、胆、脾、胃、大肠密切相关。临床中应当在西医紧急处理基础上，选用疏肝健脾、理气止痛、清热逐水、通腑攻下、清热化湿的中药治疗，采取中西医结合治疗效果更好。笔者认为急性胰腺炎以实证多见，常见的病理因素为气郁、食滞、瘀血、湿热等，尤其是湿热多见。现代人生活水平提高，生活节奏加快，嗜食肥甘厚味或暴饮暴食者居多，易化湿化热，湿热阻滞中焦，则阳明郁热，发为阳明病，即"阳明之为病，胃家之实是也"；湿热郁遏肝胆，肝胆疏泄不畅，发为少阳病，如《灵枢·经脉》云："胆足少阳之脉，是动则病口苦，善太息，胁痛，不能转侧。"故笔者认为急性胰腺炎多为少阳阳明合病，湿热蕴结者多见，灵活运用大柴胡汤治疗急性胰腺炎多获良效。

本方是由大柴胡汤加黄连、木香、延胡索、甘草组成。大柴胡汤出自张仲景《伤寒杂病论》。《伤寒论》云："伤寒发热，汗出不解，心中痞硬，呕吐而下利者，大柴胡汤主之。""呕不止，心下急，郁郁微烦者，与大柴胡汤，下之则愈。"《金匮要略·腹满寒疝宿食病脉证治第十》云："按之心下满痛者，此为实也，当下之，宜大柴胡汤。"上述临床症状和体征与急性胰腺炎极为吻合，按照有是证用是方的方证相应理论，大柴胡汤为对证之方。笔者认为急性胰腺炎一般多瘀滞、多湿热，故在原方基础上进行加味。

方中重用柴胡为君药，配臣药黄芩、黄连和解清热，利湿除烦，以除少阳阳明之邪；用大黄配枳实、木香以内泻阳明热结，行气消痞，亦为臣药。芍药柔肝缓急止痛，与大黄、延胡索相配活血化瘀止痛，可治腹中实痛，与枳实、木香相伍可以理气和血，以除心下满痛。清半夏和胃降逆，配伍生姜，以治呕逆不止，共为佐药。大枣与生姜相配，能和营卫而行津液，并调和脾胃，功兼佐使。甘草配白芍，为芍药甘草汤，可缓急止痛。甘草可调和诸药，为使。诸药合用，可和少阳、泻阳明、清湿热、化瘀滞、止疼痛，为治疗急性胰腺炎效方。

○ 医案选录

1. 急性胰腺炎案

杨某，女，56岁，自由职业者。住院号2404281。2024年3月7日入院。

主诉：间断腹痛1天，加重伴恶心呕吐2小时。

现病史：患者1天前因饮食不洁出现中上腹疼痛，胀满不适，2小时前腹痛加剧，且伴有恶心呕吐2次，呕吐物为胃内容物，无腹泻，无头晕头痛，心烦，至我院门诊就诊。心电图检查正常，腹部CT示胰腺炎，淀粉酶1706.2U/L，门诊以"急性胰腺炎"收入院。

既往史：有高脂血症病史。

症见：患者上腹部、右上腹部疼痛，胀满不适，心烦，恶心欲呕，口干口苦，食欲不佳，小便尚调，大便平素秘结，夜寐尚安。

查体：腹部柔软，上腹部、右上腹部压痛，无反跳痛及肌紧张。肝脾未触及，肝区叩击痛，双肾区无叩击痛，肠鸣音减弱。

舌脉：舌红，苔腻偏黄，脉弦滑。

西医诊断：①急性胰腺炎；②高脂血症。

中医诊断：腹痛，少阳阳明合病。

治法：和解少阳，通腑泻热。

西医给予支持治疗。

处方：柴胡20g，黄芩15g，黄连8g，清半夏12g，白芍20g，木香10g，延胡索15g，大黄15g（后下），枳实15g，生姜15g，大枣10g，生甘草10g。3剂。每日一剂，每剂煎300mL，分早晚两次温服。

二诊：三天后大便已解，胃部痞满不适减轻，仍有腹痛，恶心呕吐好转。舌脉同前。效不更方，3剂。

三诊：患者腹痛缓解，胃部痞满不适，舌红，苔黄腻略减，脉滑，余症减。继续上方5剂。

四诊：患者症状基本缓解，无腹痛，无恶心呕吐，食欲改善，可少量进食，大便偏稀，每日两次。

原方大黄改为8g，3剂。

嘱其暂时清淡饮食，避免暴饮暴食。

后随访未复发。

2．慢性胰腺炎急性加重案

张某，男，48岁，公务员。门诊号S0028459。2024年5月30日初诊。

主诉：间断上腹痛伴恶心欲吐1年余，加重2小时。

现病史：于1年前开始出现腹痛、呕吐等症状，多次住院治疗，诊断为急性胰腺炎，对症治疗后好转。患者平素喜油腻食物，每因进食油腻后发作。患者2小时前进食油条后出现腹痛，恶心，在当地医院诊治，仍考虑慢性胰腺炎急性加重，给予"甲氧氯普胺注射液"及止痛药（具体不详）治疗，腹痛、呕吐稍好转，为求中医治疗来就诊。

刻下症：右胁疼痛，心下硬满痛，面色潮红，有热感，平素便干，排便困难，饮食少，偶有心悸，小便尚可，大便秘，恶心欲吐。

查体：中上腹部压痛累及右上腹，按之偏硬满，余无异常。

舌脉：舌红，苔黄腻，脉弦数。

西医诊断：慢性胰腺炎急性加重。

中医诊断：腹痛，少阳阳明合病。

治法：和解少阳，通下实热。

处方：柴胡15g，黄芩15g，生白芍20g，枳实12g，清半夏15g，大黄12g（后下），干姜8g，大枣10g，木香10g，延胡索15g，胡黄连10g，虎杖12g。7剂，每日一剂，水煎服。

如有加重及时到医院就诊，注意清淡饮食。

患者夜间电话反馈，服用1剂后腹痛、恶心症状减轻。

二诊：上药服7剂，大便通畅，偏稀，右胁及心下硬痛消失。

上方改大黄为8g，加甘草10g，水煎服，每日一剂。

三诊：患者无明显不适，上方继服7剂。

服药至今患者未再发作，并可少量进食油腻食物。

按语：

以上两案，案1为急性胰腺炎，案2为慢性胰腺炎急性加重，但均为少阳阳明合病，均有"心中痞硬""呕不止，心下急""按之心下满痛者"等大柴胡汤证，有是证用是方。

案1为急性胰腺炎住院患者，患者中上腹压痛，"按之心下满痛者，此为实也，当下之，宜大柴胡汤"，是典型的大柴胡汤证，遂采用大柴胡汤和解少阳，通腑泻热，结合病情变化动态调整组方。急性胰腺炎应急病急治急下，故大黄用量要稍大一些，亦取急下存阴之义。

案2为慢性胰腺炎急性加重案例，该案例辨证为少阳枢机不利，阳明实热，湿热蕴积，予大柴胡汤化裁，1剂腹痛大减，继服7剂症状消失，可见本方和解攻里，用之得当，确有立竿见影之效。治疗采用改良的大柴胡汤加味，初诊时未用甘草，原因为考虑到急病当急下，甘草可能缓和药性，遂未用，待症状缓解后加用。患者初诊时面色潮红，有热感，遂用胡黄连替代了黄连以退潮热。笔者认为，只要有大柴胡汤证，其他疾病亦可运用大柴胡汤，这也体现了经方的灵活运用。

总之，对于急性胰腺炎或慢性胰腺炎急性加重患者，凡属于少阳阳明合病，病机为少阳枢机不利，阳明实热，湿热蕴积者，应用大柴胡汤加味可获良效。

十四、阑尾清化汤治疗急性阑尾炎

○ **方剂组成**

金银花50g，蒲公英30g，冬瓜仁30g，丹皮15g，大黄20g（后下），赤芍15g，桃仁10g，木香10g，柴胡15g，黄芩12g，延胡索10g，甘草10g。

○ **主治病证**

急性阑尾炎证属湿热瘀滞者，症见右下腹痛，腹胀，身热不扬，口苦咽干，呕不能食，小便黄赤，大便干结，舌红，苔腻，脉弦数有力。

○ **加减变化**

1.若腹痛甚，或腹肌紧张拒按者，加青皮、川楝子、乳香、没药。

2.腹胀甚者，加枳实、厚朴、槟榔、香附。

3.伴大便带血者，加地榆、荆芥炭、槐花、白茅根、仙鹤草、茜草、白及等。

○ 组方原理

急性阑尾炎是临床最常见的急腹症之一，属于中医"肠痈"等范畴，以起病急，变化快，转移性右下腹疼痛为临床特点。多因饮食不节，暴饮暴食，过食油腻、生冷、不洁之品，损伤脾胃，湿热蕴结于肠，或饮食后剧烈活动，导致气滞血瘀，肠络受损，或寒温不适、跌仆损伤、精神因素等，导致气滞、血瘀、湿阻、热壅、瘀滞、血腐肉败而成肠痈。其基本病机为湿热瘀滞，气血凝聚，不通则痛。

肠痈首载于《内经》。《素问·厥论》云："少阳厥逆，机关不利……项不可以顾，发肠痈不可治，惊者死。"《金匮要略》云："肠痈之为病……腹皮急，按之濡，如肿状，腹无积聚。""脓未成，可下之……大黄牡丹汤主之。"总结了肠痈临床表现、辨证论治的基本规律及有效方剂。六腑以通为用，因此，在治疗本病时常以泄热破瘀、散结消痈为基本大法。

笔者在辨治本病时尤注重气、血、热、瘀的相互作用，治疗多从下、消、清三法入手，常以大黄牡丹汤合大柴胡汤为基础方，加金银花、蒲公英以清热解毒、散结消痈，加木香以宽肠行气、破积去滞，加延胡索以行气止痛。

方中金银花、蒲公英、大黄、甘草清热解毒，借大黄泻下通腑之功泄其壅滞，给热邪以出路；冬瓜仁甘寒滑利，清肠利湿，引湿热从小便而去，且排脓消痈，为治内痈要药；黄芩清热燥湿；牡丹皮、赤芍、桃仁、延胡索活血行瘀，通调气血；柴胡散肠胃结气，推陈致新；木香调畅气机。纵观全方，合泻下、清利、破瘀于一方，湿热得清，瘀滞得散，肠腑得通，则痛消痛止。方名为"阑尾清化汤"，对于急性阑尾炎属湿热血瘀实证者，脓未成或脓已成未溃，用此方多效。

○ 医案选录

1．急性阑尾炎案

李某，男，44岁，公司职员，邯郸市邯山区人。门诊号00180391。2018年8月15日初诊。

主诉：转移性右下腹痛12小时。

现病史：患者12小时前饮酒后出现上腹疼痛，持续性发作，恶心，发热，体温38.9℃，无呕吐，无腹泻，曾于我院急诊科行血尿淀粉酶、心电图、肝胆胰脾彩超、上腹部CT均未见异常，给予"消旋山莨菪碱、赖氨酸阿司匹林"后不缓解，症状进行性加重，疼痛转移至右下腹，行阑尾CT平扫，显示为急性阑尾炎，考虑粪石存在，周围局限性腹膜炎形成。经治疗（奥美拉唑、间苯三酚、左氧氟沙星等）仍不缓解，建议外科手术，患者及家属为求保守治疗而来诊。

刻下症：转移性右下腹疼痛，持续发作，发热，体温39.4℃，恶心，腹胀，口苦，尿黄，大便难解。

查体：腹软，麦氏点压痛，无反跳痛。

舌脉：舌红苔黄，脉弦数。

辅助检查：血液WBC14.5×10^9/L。阑尾CT平扫：急性阑尾炎，考虑粪石存在，周围局限性腹膜炎形成。

西医诊断：急性阑尾炎。

中医诊断：肠痈，湿热瘀滞证。

治法：泻热破瘀、散结消痈。

西医给予控制感染、补液等治疗。

处方：金银花50g，蒲公英30g，冬瓜仁30g，丹皮15g，大黄20g（后下），赤芍15g，桃仁15g，木香10g，柴胡15g，黄芩12g，延胡索15g，甘草10g，青皮10g，川楝子12g。1剂，水煎，分早、晚温服。

忌油腻，宜清淡易消化饮食。

二诊：2018年8月16日。

右下腹痛、腹胀、发热减轻，体温38.5℃，仍恶心，口苦，尿黄，大便溏泄6次，色黄臭秽，舌红，苔薄黄，脉弦。

上方大黄改为12g（同煎），加清半夏15g，黄连10g，竹茹10g。1剂，水煎，分早晚温服。

三诊：2018年8月17日。

发热、恶心、口苦大减，体温37.8℃，腹痛、腹胀明显减轻，二便可，舌脉同前。

上方金银花改为30g。7剂。

四诊：2018年8月24日。

诸症均明显减轻，热退，舌脉同前。

上方去青皮、川楝子，再进7剂。

五诊：2018年8月31日。

无腹痛、腹胀，无发热，二便可。复查血液WBC6.5×10⁹/L。阑尾CT平扫：阑尾炎治疗后改变，考虑粪石存在，周围局限性腹膜炎较前明显吸收。

嘱其规律清淡易消化饮食，忌油腻，注意休息，调畅情志，避风寒，适当锻炼。

随访1年未复发。

2. 急性阑尾炎案

任某，女，85岁，邯郸市复兴区人。门诊号00165524。2016

年11月16日初诊。

主诉：右下腹痛伴发热2天。

现病史：患者2天前无明显诱因出现右下腹疼痛，伴发热，体温波动在38.1～39.0℃，腹胀，呕不能食，小便赤，大便干结，无恶寒、汗出，患者于当地社区卫生服务中心输液（头孢曲松钠、甲硝唑等），开塞露灌肠后排出数枚粪块，腹痛减轻，发热持续不退。患者为求进一步诊治，遂来我院就诊。

刻下症：右下腹疼痛，伴发热，体温39.0℃，腹胀，呕不能食，小便赤，大便干结。

查体：腹平软，麦氏点压痛，无反跳痛。

舌脉：舌红中剥，苔黄腻，脉弦细数。

既往史：高血压病30余年，血压最高达190/110mmHg，规律口服硝苯地平缓释片（20mg，每日2次）、依那普利片（10mg，每日1次），血压控制在130/75mmHg。2型糖尿病20年，长期口服二甲双胍片（0.5g，每日3次），空腹血糖及餐后2小时血糖均维持在7.0～8.0mmol/L。

辅助检查：血液WBC16.9×10^9/L，NE14.3×10^9/L。阑尾彩超示阑尾肿胀伴周围液体渗出。

西医诊断：①急性阑尾炎；②2型糖尿病；③高血压病，3级，极高危。

中医诊断：肠痈，湿热瘀滞，热邪伤阴证。

治法：通腑泻热，行气化瘀，兼以顾护阴津。

西医给予控制感染、退热、补液等治疗。

处方：金银花50g，蒲公英30g，冬瓜仁30g，丹皮15g，大黄20g（后下），赤芍15g，桃仁15g，木香10g，柴胡15g，黄芩12g，延胡索15g，甘草10g，玄参30g，生地黄30g，芒硝15g（冲服）。

1剂，水煎，每日一剂，少少频服。

注意休息，避风寒。

二诊：2016年11月17日。

右下腹疼痛减轻，热退身凉，排出大量粪便，腹胀大减，无呕吐，不欲食，小便黄，舌红中剥，苔黄腻，脉弦细。

上方去芒硝，加生姜3片，大枣5枚，3剂，每日一剂，水煎，少少频服。

三诊：2016年11月20日。

右下腹疼痛大减，无发热、腹胀，无呕吐，食欲增加，小便黄，大便可，舌红中剥，苔黄微腻，脉弦细。

上方去延胡索，继服7剂。

四诊：2016年11月27日。

诸症尽除。血常规检查：WBC7.5×10^9/L，NE5.3×10^9/L。阑尾彩超检查：阑尾周围渗出明显减少。

随访1年，无复发。

按语：

案1为急性阑尾炎，初诊腹痛较甚，故加青皮破气散结消滞，川楝子行气止痛。二诊大便溏泄6次，色黄臭秽，为防止泻下太过伤正，故大黄改为同煎且减量；腹痛、腹胀减轻，仍恶心、口苦，此为热郁气滞，胃失和降，故加清半夏、黄连、竹茹以和胃利胆。三诊、四诊诸症好转，故金银花酌情减量，去青皮、川楝子以防久用伤及胃气，后以调整生活起居、饮食而愈。此案属典型病例，发病急，进展快，常需要当机立断，以防止邪热内陷出现变证。因此，在治疗此类疾病时常以通腑泄热、行气化瘀为基本原则，往往效如桴鼓。

案2亦为急性阑尾炎，高龄老人，素有糖尿病病史，属较重之阑尾炎，治疗不当极易出现变证。虽舌苔黄腻，但舌红中剥，属阴亏之体，热邪伤阴，津液耗损，以致水不济火，身热不退，无水之舟，燥屎难下，故初诊加玄参、生地黄以养阴增液，合芒硝、大黄以泄热通便。二诊腹痛、身热得肠腑畅利而解，加姜、枣意在建中气，防苦寒沉降之品损伤脾胃。三诊、四诊诸症明显好转，食欲增加，胃气和而愈。在临床工作中，对于属湿热瘀滞伴有津伤的患者，笔者多采用增液通腑之法，以攻下祛邪，泻热而不伤阴，养阴生津，兼顾护其胃气，常收到较好的效果。

第五节　肝胆病证用方

一、疏肝解郁汤治疗胁痛

○ **方剂组成**

柴胡15g，当归12g，白芍15g，川芎10g，青皮10g，香附10g，炒枳壳12g，姜黄10g，桂枝10g，郁金12g，川楝子10g，延胡索10g。

○ **主治病证**

胁痛证属肝气瘀滞者，症见胁肋部疼痛，以胀痛为主，走窜不定，疼痛因情志变化而增减，可伴有口苦、不思饮食、呃逆、嗳气，泛酸等，舌苔薄白，脉弦或弦涩。

○ **加减变化**

1.心烦，口干口苦，去川芎，加牡丹皮、栀子、黄连、淡豆豉等。

2.心烦易怒，五心烦热，腰膝酸软，去川芎，加何首乌、枸杞、牡丹皮、栀子、菊花等。

3.胃脘痞满，纳呆，嗳气，苔腻，加陈皮、半夏、藿香、砂仁、生姜等。

4.心烦，善太息，胁肋部疼痛，舌暗脉涩，合膈下逐瘀汤或血府逐瘀汤。

○ 组方原理

胁痛在现代医学中可见于胆囊炎、胆石症、肝炎、肋间神经炎、肝癌、胆囊癌、神经官能症等，是以胁肋部疼痛为主症的疾病，为临床常见病证。

肝为刚脏，五行属木，主疏泄、藏血，性喜舒畅而恶抑郁，内寄相火，主升主动。肝气疏通、畅达全身气机，调畅精血津液运行，则脾胃之气的升降、胆汁分泌排泄、情志活动正常。《素问·脏气法时论》云："肝病者，两胁下痛引少腹，令人善怒。"宋·严用和《济生方·心腹痛门·胁痛评治》云："夫胁痛之病……多因疲极嗔怒，悲哀烦恼，谋虑惊扰，致伤肝脏。"因此，笔者认为情志所伤，或暴怒伤肝，或抑郁忧思，皆可使肝失条达，疏泄不利，气阻络痹，脾胃升降、胆汁分泌排泄失常，发为胁痛。

临床上胁痛证候分型多样，有实有虚，有虚实夹杂，治疗方法和方药亦是众说纷纭，但是万变不离其宗，其基本病机均以肝络失和，不通则痛或不荣则痛为主。

基于以上认识，笔者在辨治胁痛时尤注重肝脏的条达，治疗胁痛常运用疏肝理气、活血止痛之法，拟疏肝解郁汤一方。

本方以柴胡疏肝散为基本方，疏肝理气，活血止痛；川楝子行气止痛；青皮疏肝破气、消积食；当归活血养血；延胡索辛温活血、行气止痛；姜黄、郁金破血下气；桂枝入肝脏而行血分，走经络而散营郁，辛温散结，畅达肝气。诸药合用，共奏疏肝理气、活血止痛之功。

○ 医案选录

1．慢性浅表性胃炎伴胆汁反流案

赵某，男，66岁，农民。门诊号S0184666。2023年9月12日初诊。

主诉：胁痛、腹胀3周，加重伴乏力1天。

现病史：3周前无明显诱因出现两胁痛，伴腹胀，烧心，进食后加重，口苦，无恶心、呕吐，无反酸，曾于当地诊所口服奥美拉唑肠溶片、莫沙必利片、摩罗丹，未缓解。1天前上述症状加重，伴乏力，心烦，腰酸，于当地诊所输液（具体不详），未缓解。

患者平素性情急躁易怒，间断出现烧心20余年。

刻下症：两胁痛，腹胀，烧心，口苦，乏力，心烦，腰酸，纳呆，小便可，大便干，夜寐欠安。

舌脉：舌淡红，苔薄白，脉弦涩。

辅助检查：胃镜检查示慢性浅表性胃炎伴胆汁反流，十二指肠球炎。肝、胆、胰、脾彩超检查未见异常。

西医诊断：①慢性浅表性胃炎伴胆汁反流。②十二指肠球炎。

中医诊断：胁痛，肝气瘀滞证。

治法：疏肝理气，化瘀止痛。

处方：柴胡15g，当归12g，白芍15g，川芎10g，青皮10g，香附10g，炒枳壳12g，姜黄10g，桂枝10g，郁金12g，川楝子10g，延胡索10g，百合30g，乌药15g，海螵蛸10g，煅瓦楞子30g（先煎）。7剂，水煎，每日一剂，分两次温服。

调畅情志，饮食宜清淡易消化，适当锻炼。

二诊：2023年9月19日。

两胁痛、腹胀、烧心缓解，纳谷有增，二便可，夜寐安。守方继服7剂。

尽剂后诸症尽除，随访半年未发。

2．带状疱疹后遗神经痛案

韩某，女，79岁，退休工人。门诊号S0169575。2014年10月14日初诊。

主诉：持续右侧胁肋部疼痛2个月。

现病史：患者于2个月前因右侧胁肋部带状疱疹伴烧灼样疼痛，持续发作，曾住院治疗，治疗后疱疹消退，疼痛未缓解，口服普瑞巴林、布洛芬无效。

刻下症：右胁肋部烧灼样疼痛，持续发作，口苦，善太息，纳呆，腹胀。

舌脉：舌暗红，苔薄黄，脉弦涩。

西医诊断：带状疱疹后神经痛。

中医诊断：胁痛，肝气瘀滞证。

处方：柴胡15g，当归12g，白芍30g，川芎10g，青皮10g，香附10g，炒枳壳15g，姜黄10g，川楝子10g，郁金12g，延胡索10g，没药6g，炒桃仁15g，红花10g。7剂，水煎，每日一剂，分两次温服。

调畅情志，避风寒，忌生冷辛辣食物。

二诊：2014年10月20日。

疼痛减轻，纳呆、腹胀减轻，舌脉同前。守方14剂。

三诊：2014年11月2日。

疼痛基本消失，进食后腹胀，舌暗红，苔薄白，脉沉弦细。

方以香砂六君子善后。

随访1年未复发。

3．结石性胆囊炎案

李某，女，59岁，退休工人，临漳县人。门诊号S0092641。2016年4月11日初诊。

主诉：间断右上腹胀痛1个月。

现病史：患者于1个月前与人发生口角后出现右上腹胀痛，伴右腰背部不适，间断发作，口干，口苦，心烦，无发热，曾于县医院行肝胆彩超检查：胆囊壁毛糙，胆囊结石（0.6cm×0.5cm）。诊为结石性胆囊炎，给予静脉滴注"头孢孟多酯、替硝唑、雷尼替丁"、口服"消炎利胆片"，1周后症状缓解。之后，分别于10天前及2天前因情绪波动上述症状反复发作，口服山莨菪碱片、颠茄片约40分钟后可缓解。

刻下症：右上腹胀痛，伴右腰背部不适，间断发作，口干，口苦，心烦，夜寐欠安。

舌脉：舌暗红，苔黄腻，脉沉细。

西医诊断：结石性胆囊炎。

中医诊断：胁痛，肝气瘀滞证。

处方：柴胡15g，当归12g，白芍30g，川芎10g，青皮10g，香附12g，炒枳壳15g，姜黄10g，川楝子10g，郁金15g，延胡索12g，黄芩10g，金钱草50g，海金沙30g（包煎），鸡内金15g，茵陈30g。7剂，水煎，每日一剂，分两次温服。

忌生冷辛辣、油腻食品，调情志，慎起居。

二诊：2016年4月18日。

胀痛减轻，腰背部不适减轻，仍口干口苦、心烦，舌脉同前。上方去当归，加龙胆草10g，焦栀子12g。7剂，水煎服。

三诊：2016年4月25日。

诸症缓解，守方继服7剂以善其后。

嘱以鸡内金15g、金钱草30g泡水，代茶饮。

四诊：2017年2月20日。

患者胁痛未复发，肝胆彩超检查示胆囊结石（0.5cm×0.4cm），较前略缩小。

嘱其继续长期以鸡内金15g、金钱草30g泡水，代茶饮。

五诊：2017年6月28日。

肝胆彩超检查示胆囊泥沙样结石，继用上方代茶饮。

六诊：2017年11月13日。

肝胆彩超检查未见异常。

按语：

以上三案，疾病不同，其案1为慢性浅表性胃炎伴胆汁反流病，案2为带状疱疹后遗神经痛，案3为结石性胆囊炎，均见胁痛症状，选用此方治疗获较好疗效，体现了中医"异病同治"之法。

案1因平素性情急躁易怒，间断出现烧心20余年，考虑必兼痰瘀互结，故加瓦楞子、海螵蛸以消痰化瘀、除癥积，加百合乌药汤通气和血、缓急和中。

案2为带状疱疹后神经痛患者，此病多为肝气郁结，兼有气血瘀滞，故合桃红四物汤加没药活血行瘀止痛。

案3为结石性胆囊炎，内科保守治疗后易反复发作，往往难以使结石消除。多因饮食不节、情志失调、外邪内侵诱发，基本病机为肝胆湿热。本案患者平素情志不疏，肝郁化热，湿浊内生，煎灼胆汁而生结石，治以疏肝利胆、清热化湿，在疏肝解郁汤中加入黄芩、茵陈清热利湿，金钱草、海金沙、鸡内金以溶石、排石等，取得较好的疗效。

二、加减一贯煎治疗慢性活动性肝炎

○ **方剂组成**

当归12g，生地黄15g，麦冬15g，沙参30g，柴胡12g，姜黄10g，郁金12g，黄精30g，苍术12g，白术15g，青皮12g，陈皮12g，丹参30g，鸡血藤30g，五味子15g。

○ **主治病证**

慢性活动性肝炎证属肝肾阴虚、肝气郁滞者，症见乏力，食欲减退，厌油腻，吞酸口苦，口燥咽干，肝区隐痛不适，舌干红少津，脉弦细涩。

○ **加减变化**

1.大便干结者，生地黄酌情加至30g。

2.大便溏薄者，生地黄酌情减量。

3.肝区疼痛较重者，加元胡、白芍。

4.腹胀明显者，加木香、砂仁。

○ **组方原理**

慢性活动性肝炎属于中医"虚损""癥积""胁痛""黄疸""鼓胀"等范畴，是以乏力、食欲减退、厌油腻、肝区隐痛不适为主症的疾病，后期常表现为黄疸、腹腔积液、水肿、出血等，为失代偿期的常见并发症。

本病的发生多因生活起居失常、饮食失节、情志内伤、外邪侵袭等因素，导致肝经受损，湿热瘀毒长期相互胶结，肝体失养，疏泄失常，肝病传脾，以致脾失运化，气血不足，此即"久病必虚"；湿热灼伤肝阴，久病及肾，子盗母气，以致肝肾阴虚。由此，水不涵木，土不滋木，肝体更虚。肝脾肾久虚不复，气血阴阳俱虚，实邪久留，气血凝滞，则成虚劳、积聚之证。可见，肝脾肾亏虚在肝病的发病、传变、预后和转归等方面具有重要作用。

肝藏血，肾藏精，肝肾同源，精血互生，肝病日久，或肝不藏血，血不化精，肾精亏虚；或肝阴虚，下汲肾水，以致肾阴亏虚；或肝病传脾，脾失运化，后天失养，损及于肾。此外，内湿停滞，阻碍气机，气郁化火，或湿从热化，湿热相合，入于血分，更伤阴血，加重肾亏。肝肾阴虚阶段，病位较深，病情较重，除症见肝区隐痛、口燥咽干、双目干涩、头晕、耳鸣、腰膝酸软、失眠多梦、舌干红少津、脉弦细涩等外，还往往与气滞、血瘀、湿热、脾虚等证候并见。此证是多种病理因素长期为患，正邪相争，两败俱伤的最终结局。

慢性活动性肝炎所见证候分型多样，但总不离湿、热、瘀、毒为标，脏腑气血阴阳失和为本，本虚标实、虚实夹杂为基本病机。

基于以上认识，笔者在辨治本病时尤注重肝脾肾的调摄，治疗多从健脾、补肾、养肝入手，常运用养阴柔肝、健脾益气、活血化瘀之法，遂拟一贯煎加减方。

本方以一贯煎为基本方化裁而成，一贯煎滋阴疏肝；柴胡助一贯煎疏通肝木、推陈致新；郁金、姜黄下气破血开郁；"见肝之病，知肝传脾，当先实脾"，黄精、苍术、白术正体现了这一特点，黄精味甘入脾，滋润醇浓，善补脾精、安五脏，白术、苍术平胃健脾；"食气入胃，散精于肝"，"肝能散精，食自下也"，陈皮、青皮下气消滞；丹参、鸡血藤养血祛瘀，祛心腹邪气；五味子味酸益肝，益胆气而滋肝血。诸药合用，共奏滋阴疏肝、养血健脾之功。

○ 医案选录

1. 慢性乙型病毒性肝炎活动期案

邓某，男，40岁，工人，邯郸市复兴区人。门诊号00145634。2016年5月9日初诊。

主诉：乏力、厌油腻4个月余。

现病史：4个月前无明显诱因出现乏力，厌油腻，恶心，纳呆，腹胀，口干，曾行乙肝五项检查，诊为慢性乙型病毒性肝炎活动期，口服恩替卡韦、肌内注射干扰素治疗，1个月前出现右上腹胀满隐痛、大便溏薄，口服双歧杆菌四联活菌治疗，疗效欠佳，患者为求中医治疗而来就诊。

既往史：慢性乙型病毒性肝炎20年。

刻下症：乏力，厌油腻，恶心，纳呆，腹胀，口干，右上腹胀满隐痛，大便溏薄。

舌脉：舌红少津，脉弦细。

西医诊断：慢性乙型病毒性肝炎活动期。

中医诊断：虚损，肝肾阴虚，肝气郁滞证。

治法：疏肝滋阴。

继续口服恩替卡韦、肌内注射干扰素治疗。

处方：当归12g，生地黄15g，麦冬15g，沙参30g，柴胡12g，姜黄9g，郁金12g，黄精30g，苍术12g，炒白术20g，青皮12g，陈皮12g，丹参15g，鸡血藤30g，五味子15g，砂仁10g（后下）。14剂，水煎，每日一剂，分两次温服。

调畅情志，饮食宜清淡易消化，适当锻炼。

二诊：2016年5月23日。

乏力、厌油腻减轻，恶心减轻，食欲较前好转，腹胀、口干减轻，右上腹胀满隐痛、大便溏薄。

上方去姜黄，加白芍15g，防风10g，14剂。

三诊：2016年6月6日。

诸症大减，守方30剂继服。

四诊：2016年7月6日。

诸症尽除，食欲可，二便可，舌淡红，苔薄白，脉弦。

嘱其定期复查，调畅情志，清淡饮食，适当锻炼，长期口服生脉饮善后。

2016年8月5日门诊复查乙肝五项：HBsAg11.02IU/mL，HBeAg5.01COI，HBcAb0.03COI，乙肝DNA1.61×10²copies/mL；症状无复发。

2．慢性乙型活动性肝炎案

连某，男，31岁，工人，临漳县人。门诊号00169215。2014年9月15日初诊。

主诉：乏力半年，加重伴右上腹隐痛10天。

现病史：患者于半年前无明显诱因出现乏力，厌油腻，上腹胀满不舒，时而恶心，曾诊为慢性乙型肝炎活动期，乙肝五项：HBsAg549.15IU/mL，HBeAg177.03COI，HBcAb100.31COI，乙肝DNA1.28×10⁴copies/mL。肝胆彩超、肝功能均未见异常。长期口服恩替卡韦治疗，诸症减轻。10天前因情志不舒上述症状加重，伴右上腹隐痛，口苦，自行口服舒肝健胃丸未明显缓解，今为进一步诊治，遂来我院就诊。

刻下症：乏力，厌油腻，上腹胀满不舒，时而恶心，伴右上腹隐痛，口苦，二便可。

舌脉：舌红少苔，脉弦细。

辅助检查（我院）：HBsAg326.08IU/mL，HBeAg87.11COI，HBcAb74.49COI，乙肝DNA1.03×10³copies/mL。肝胆彩超、肝功

能均未见异常。

西医诊断：慢性乙型活动性肝炎。

中医诊断：虚损，肝肾阴虚，肝气郁滞证。

处方：当归12g，生地黄15g，麦冬15g，沙参30g，柴胡12g，姜黄10g，郁金12g，黄精30g，苍术12g，白术15g，青皮12g，陈皮12g，丹参30g，鸡血藤30g，五味子15g，白芍30g。7剂，水煎，每日一剂，分两次温服。

调畅情志，避风寒，忌生冷辛辣食物。

二诊：2014年9月22日。

乏力、厌油腻减轻，上腹胀满不舒减轻，右上腹隐痛减轻，舌脉同前。守方继服16剂。

三诊：2014年10月8日。

腹痛缓解，余症状减轻，舌红少苔，脉弦细。

上方去白芍，28剂，水煎服。

四诊：2014年11月5日。

诸症尽除，舌红，苔薄白而少，脉弦细。守方继服28剂。

嘱其长期口服恩替卡韦，半月后复查乙肝五项、乙肝DNA、肝功能、肝脏彩超。

2014年11月25日门诊复查：HBsAg294.01IU/mL，HBeAg79.19COI，HBcAb70.44COI，乙肝DNA1.01E×10^{3}copies/mL。肝胆彩超、肝功能均未见异常。

1年后随访一般状况可，无不适症状。

按语：

以上两案，案1、案2均为慢性乙型病毒性肝炎活动期，均见乏力、口燥、肝区隐痛、食欲减退等症状，选用此方治疗，获较好疗效。

案1口服抗病毒药物后出现右上腹胀满隐痛，大便溏薄，考虑为中焦枢轴不转，脾陷胃逆，泻之则益损其虚，补之则愈增其满，故初诊加和中之品砂仁以调其滞气，使之回旋，枢轴运动，则升降复职。二诊时仍肝区疼痛、便溏，加白芍以酸敛逆气、缓中止痛，加防风以疏散肝郁，鼓舞脾之清阳，"见肝之病，知肝传脾，当先实脾"，实为合痛泻要方以疏肝实脾之意。

案2亦为慢性活动性肝炎患者，因情志不畅诱发乏力、厌油腻、腹胀、恶心等症状加重，伴有腹痛隐隐，结合舌红少苔、脉弦细，辨证属肝气郁滞、肝肾阴虚，故以本方疏肝解郁，滋养肝肾，加白芍养血敛阴，柔肝止痛。经2个月余治疗，症状缓解。

三、丹鸡逍遥散加减治疗早期肝硬化

○ 方剂组成

柴胡15g，赤芍20g，当归15g，茯苓15g，炒白术20g，薄荷3g（后下），丹参30g，鸡血藤30g，制鳖甲30g（先煎），牡蛎30g（先煎），玄参20g，浙贝母15g，太子参30g，枳实15g，甘草10g。

○ 主治病证

肝硬化早期证属肝郁脾虚血瘀者，症见精神焦虑或抑郁，善太息，倦怠乏力，食欲减退，早饱，厌油腻，体重下降，肝区隐痛不适，舌暗红，苔薄白或腻，脉弦细涩。

○ 加减变化

1.胃胀不欲食者，可加砂仁、枳壳、焦三仙。

2.湿阻化热者，可加黄连、栀子、豆蔻。

3.湿从寒化者，加苍术、桂枝。

4.腹胀明显者，加大腹皮、枳壳、木香、砂仁。

○ 组方原理

肝硬化属于中医"肝积""肥气"等范畴，以腹部不适、右胁下积块、乏力、恶心、食欲减退、腹泻等为主症，多由慢性肝炎、胆汁淤积性肝病、酒精性肝病等迁延而来，多数经治疗可有效控制，亦有失治、误治出现鼓胀、血证、肝癌、虚劳等，预后不良。

《灵枢·五邪》云："邪在肝，则两胁中痛，寒中恶血在内。"李中梓云："积之成者，正气不足，而后邪气踞之。"笔者认为，本病多因忧思恚怒滞其气，膏粱厚味留而不行，气机逆乱而伤其内，复因寒温失调而伤其外，迁延失治，湿热伤脾，肝脾失调，脾虚运化失职，肝郁则气滞，络脉瘀阻，而成积聚、癥积。湿热久蓄，困扰脾阳，气机不畅，脾不运化，而水湿停聚，湿热蕴郁肝胆，导致脉络阻滞不断加重，癥积日甚。或湿热之邪久留不去，邪恋正伤，脏腑气血功能失调，渐致脏腑气血亏损，而变生多端。湿邪黏腻，易耗气伤阳，脾阳受损，失于运化，后天气血无以滋养先天之本，以致肾气亏虚，阴精失充，肝肾同源，肾水不能滋养肝木，肝郁化火，侵及下焦肝肾，出现痰、瘀、毒、虚等复杂的证候，其本为肝、脾、肾不足，其标为痰、瘀、毒蕴结。

基于以上认识，笔者在辨治本病时尤注重气血的调摄，治疗多从疏肝气、健脾气、化瘀结入手，常运用疏肝健脾、行气活血之法，拟丹鸡逍遥散加减方。

本方以逍遥散疏肝解郁、养血健脾为主。鸡血藤性温，味苦甘涩，苦入心，甘入脾，心生血，脾为气血生化之源，温能生发、通行，涩能固涩收敛，具有补血化瘀、补而不滞瘀之功效；丹参味苦微寒，可活血祛瘀，清心除烦。鸡血藤偏于温补，丹参偏于凉开，二者相伍，一温一凉，一补一开，相反相成，相得益彰。

鳖甲味咸入肾软坚，归肝经以破癥积而消凝瘀。鳖甲配丹参，祛瘀不伤正，养阴不留滞。牡蛎入肝经，软坚散结。鳖甲配牡蛎，滋阴息风，软坚散结。玄参味苦，微寒，主腹中寒热积聚。浙贝母软坚散结；太子参补气生津，以安五脏。枳实破坚积，消胀满。甘草通经脉，利血气，调和诸药。诸药合用，共奏疏肝、健脾、化瘀、破积之功。

○ 医案选录

1. 慢性乙型肝炎早期肝硬化案

邓某，男，34岁，工人。门诊号00181966。2018年6月11日初诊。

主诉：脘腹胀满伴乏力、纳呆2个月余。

现病史：2个月余前与同事发生口角后出现脘腹胀满，伴乏力，纳呆，口干不欲饮，口苦，善太息，无恶心、呕吐，无呕血、便血，患者半月前曾于当地医院检查：RBC3.31×10^{12}/L，HGB108g/L，PLT89×10^9/L，ALT112U/L，AST103U/L，乙肝DNA4.69×10^2copies/mL，LSM27.0kPa，CAP330dB/m，凝血五项未见异常，肝脏CT平扫示肝硬化。给予氨基酸、脂肪乳、人血白蛋白、水溶性维生素等静脉滴注，复方消化酶、莫沙必利片等口服，疗效欠佳，为求中医治疗而来就诊。

刻下症：脘腹胀满，伴乏力，纳呆，口干不欲饮，口苦，善太息，二便可。

舌脉：舌暗红，苔薄白，脉弦涩。

既往史：慢性乙型肝炎（小三阳）、肝硬化2年。

西医诊断：慢性乙型肝炎，早期肝硬化。

中医诊断：肥气，肝郁脾虚，瘀血阻络证。

治法：疏肝健脾，化瘀消积。

处方：柴胡12g，赤芍15g，当归20g，茯苓12g，炒白术20g，香附15g，丹参30g，鸡血藤30g，制鳖甲30g（先煎），牡蛎30g（先煎），红花10g，浙贝母15g，太子参30g，枳实15g，甘草10g，炒桃仁15g，垂盆草30g，鸡骨草20g。14剂，水煎，每日一剂，分两次温服。

调畅情志，饮食宜清淡易消化，适当锻炼。

二诊：2018年6月25日。

脘腹胀满、口干不欲饮减轻，仍乏力，纳呆，口苦，善太息，二便可，舌脉同前。

上方去香附、贝母，加肉桂6g，砂仁10g（后下），龙胆草12g，14剂。

三诊：2018年7月9日。

腹胀、口苦大减，乏力减轻，食欲增加，间有食后胃胀，舌暗红，苔薄白，脉细涩。

上方去龙胆草，太子参易党参20g，加鸡内金30g，30剂。

四诊：2018年8月6日。

脘腹胀满尽除，乏力大减，食欲可，二便可，舌暗，苔薄白，脉细涩。血常规检查：RBC3.81×10^{12}/L，HGB124g/L，PLT101×10^9/L。肝功能检查：ALT32U/L，AST29U/L。乙肝DNA0.91×10^{2}copies/mL，LSM18.1kPa，CAP280dB/m。守方继服30剂。嘱其定期复查，调畅情志，高蛋白饮食，适当锻炼，长期口服复方鳖甲软肝片善后。

随访1年上述症状未复发。

2．酒精性肝硬化案

王某，男，44岁，邯郸市邯郸县农民。门诊号00156203。2015年9月15日初诊。

主诉：右上腹隐痛伴身目黄染半月余。

现病史：患者于半月余前因情绪波动后出现右上腹隐痛，持续性发作，伴身目黄染，肌肤晦暗不泽，肢软乏力，胸胁胀闷，无发热，无呕吐，患者曾于当地医院诊治，疗效欠佳，患者为求进一步诊治，遂来我院就诊。

刻下症：右上腹隐痛，持续性发作，伴身目黄染，肌肤晦暗不泽，肢软乏力，胸胁胀闷，心烦，纳呆，小便不利，便溏。

舌脉：舌暗，有紫点，苔白腻，脉沉迟涩。

既往史：嗜酒20余年，每日饮酒约250mL，已戒酒4年。酒精性肝硬化4年余。

辅助检查：肝功能检查：TBIL193.3μmol/L，DBIL112.7μmol/L，IBIL101.5μmol/L，ALT83.8U/L，AST64.6U/L。肝胆彩超检查：肝硬化，门静脉扩张。肝脏CT检查：肝硬化，门静脉增宽。

西医诊断：酒精性肝硬化。

中医诊断：腹痛，肝郁脾虚，瘀血阻络证。

处方：柴胡15g，赤芍20g，当归15g，茯苓15g，炒白术20g，茵陈30g，丹参30g，鸡血藤30g，制鳖甲30g（先煎），牡蛎30g（先煎），炒桃仁15g，莪术10g，太子参30g，肉桂10g，甘草10g，车前草15g。7剂，水煎，每日一剂，分两次温服。

忌饮酒，调畅情志，注意休息，忌生冷辛辣食物。

二诊：2015年9月22日。

右上腹隐痛略减轻，周身皮肤瘙痒，夜不能寐，身黄、目黄略减，肢软乏力、胸胁胀闷、胁下隐隐刺痛减轻，纳呆，小便不利减轻，大便成形，舌脉同前。

上方加防风10g，麻黄9g，7剂。

三诊：2015年9月29日。

右上腹隐痛减轻，周身皮肤瘙痒大减，身黄、目黄减轻，乏力、胸胁胀闷明显减轻，食欲增加，二便可，夜寐安，舌脉同前。守方14剂。

四诊：2015年10月13日。

仍乏力，右上腹隐痛大减，周身皮肤瘙痒消退，身黄、目黄大减，胸胁胀闷大减，食欲可，二便可，夜寐安，舌暗红，苔薄白，脉沉涩。

上方去麻黄、莪术、肉桂，加黄芪30g，14剂。

五诊：2015年10月27日。

乏力、右上腹隐痛大减，身、目微黄，舌脉如前。肝功能检查：TBIL29.1μmol/L，DBIL11.8μmol/L，IBIL20.2μmol/L，ALT53.8U/L，AST41.4U/L。守方30剂。

电话随访1年，一般状况可，复查肝功能基本正常，症状无复发。

按语：

以上两案，皆为肝硬化，案1为慢性乙型肝炎早期肝硬化，案2为酒精性肝硬化，虽然病因不同，症状各异，皆用此方治疗，获较好疗效，体现了中医"异病同治"之法。

案1既往乙肝肝硬化2年，久病必瘀，本次发病又因情绪波动后出现脘腹胀满，伴乏力、纳呆，气为血之帅，气机郁滞则血凝，进而导致久病血瘀更甚，故初诊加红花、炒桃仁以增强化瘀之力，加香附以疏肝解郁，引血药至气分而生血。患者肝郁日久必生内热，加垂盆草、鸡骨草以清热疏肝散瘀。二诊仍乏力，纳呆，口苦，加龙胆草以清肝泻火，加肉桂以行滞破血，解肝脾之郁，加砂仁以和中调气。三诊虽食欲增加，仍有食后胃胀，故加党参、鸡内金以健脾益胃、升清降浊。本病起于情志不遂，气机郁滞，血瘀久而成积，故时时以开郁化瘀为务。

案2为酒精性肝硬化，既往纵酒日久，痰、湿、热内蕴，阻于中焦，气机不畅，血运受阻，渐至气滞血瘀。本次发病因情志因素引起，肝胆气机疏泄不利，不通则通，而发肝区隐痛，胆汁外溢而成黄疸，属腹痛伴黄疸之阴黄，所谓"治湿不利小便，非其治也"，故初诊方中加茵陈、车前草以利湿退黄，加炒桃仁、莪术以增强破瘀之力，加肉桂以温中止利。二诊诉周身皮肤瘙痒，夜不能寐，肝为风木，风行周身，故加升阳之防风以通疗诸风，取苦温之麻黄发汗，给邪以出路。四诊周身皮肤瘙痒消退，仍乏力，加黄芪以固表补虚，同时防止发汗过久伤正。

总之，临床上常用本方治疗早期肝硬化、肝纤维化、慢性肝炎、黄疸型肝炎等属于肝郁脾虚、瘀血阻络者，常得心应手。

四、苍牛防己汤合丹鸡黄精汤治疗肝硬化腹腔积液

○ 方剂组成

苍白术各30g，川怀牛膝各30g，汉防己30g，大腹皮30g，当归12g，黄精30g，丹参30g，鸡血藤30g，郁金12g，青陈皮各12g，甘草10g，柴胡12g。

○ 主治病证

肝硬化腹腔积液证属肝郁脾虚、水湿互结者，症见脘腹胀满，甚者如蛙腹，食后尤甚，重者腹壁青筋显露，脐孔突起，常伴有乏力、纳差、水肿、尿少，舌暗红，苔薄白或腻，脉沉细涩。

○ 加减变化

1.尿少、下肢水肿、腹腔积液及腹胀痛明显者，可加猪苓、茯苓、泽泻、车前子、槟榔等。

2.嗳气、呃逆、食后胃脘胀满者，加木香、砂仁、旋覆花等。

3.呕血、便血者，加白及、茜草、仙鹤草、生地黄、地榆炭等。

4.面色晦暗、消瘦、腹大如鼓者，加桃仁、红花、莪术、水蛭等。

○ 组方原理

肝硬化腹腔积液属于中医"鼓胀""水蛊"等范畴，以腹大胀满、绷急如鼓、皮色黄染、脉络显露等为主症，亦可表现为黄疸、下肢水肿、出血、乏力、纳呆、尿少等，多由慢性肝炎、慢性心力衰竭等迁延而来。该病早期正虚不著，经适当调治，多数可明显缓解。如迁延至晚期，邪实正虚，腹腔积液反复发生，则常出现大量呕血、便血，或神昏谵语、痉厥，甚至由闭转脱，病情凶险，预后极差。

一般认为，本病的发生，多以脾虚失运、水湿潴留、气滞血瘀为主要病机。主要病因为：肝气不畅，横逆克脾犯胃，致脾胃两虚，脾虚则运化不健而食后脘腹胀满，胃虚则受纳失司而食少纳呆；脾胃虚弱，精微失布，故可见面色萎黄，形体消瘦，神疲乏力；水湿停蓄，则见腹部胀大如鼓、小便不利之症；瘀血阻于肝络，隧道不通，水气内聚，则腹大坚满，脉络怒张；瘀血内停，血脉不通，血液外溢，则见诸般出血。

笔者认为，本病的病机，其位在肝，其本在脾，病久及肾，气、血、水三者互结。治疗原则应是扶正祛邪，攻补兼施。因此，笔者在辨治本病时尤注重肝脾肾的调摄，治疗多从养肝肾、健脾胃、活血行水入手，拟苍牛防己汤合丹鸡黄精汤。

方中苍术走而不守，最善运脾。白术守而不走，最善补脾。二者一补一泻，补泻兼施，补脾益气以泻湿浊之有余，燥湿运脾以补脾气之不足。青皮、陈皮理中焦之气而健胃。四药同用，补脾和胃，体现了"肝病实脾"的原则。活血以牛膝最当，川怀同用，益肝肾、补精气、化瘀力强。防己、大腹皮利水道以消肿满。黄精滋养肝脾。柴胡、郁金疏肝理气。当归、丹参、鸡血藤活血化瘀。诸药合用，共奏养肝肾、健脾胃、活血行水之功。

○ 医案选录

1. 慢性乙型肝炎肝硬化腹腔积液案

李某，男，65岁，农民。门诊号00130065。2013年3月18日初诊。

主诉：发现肝硬化腹腔积液1年。

现病史：患者1年前因腹胀、乏力于当地医院行肝胆彩超及肝脏CT检查发现肝硬化、大量腹腔积液；多次行腹腔穿刺引流、补充白蛋白、利尿、护肝等治疗，病情反复发作，为求中医治疗而来求诊。

刻下症：腹胀，乏力，纳呆，消瘦，尿少，下肢水肿。

舌脉：舌暗红，苔腻，脉细涩。

辅助检查：血浆白蛋白28.3g/L。彩超检查：肝硬化，中至大量腹腔积液。

既往史：慢性乙型肝炎肝硬化6年。

西医诊断：①慢性乙型肝炎肝硬化失代偿期；②腹腔积液。

中医诊断：鼓胀，肝郁脾虚，水湿互结证。

治法：健脾疏肝，活血化瘀，祛湿利水。

处方：苍白术各30g，川怀牛膝各30g，防己30g，大腹皮30g，当归12g，黄精30g，丹参30g，鸡血藤30g，郁金12g，青陈皮各12g，甘草10g，柴胡12g，茯苓15g，车前子15g（包煎），黄芪30g。7剂，水煎，每日一剂，少量频服。

调畅情志，高蛋白、易消化饮食。

二诊：2013年3月25日。

腹胀、乏力减轻，食欲增进，食后腹胀，尿量增多，下肢水肿较前减轻，舌脉同前。

上方加木香10g，砂仁10（后下），生山楂12g，14剂，水煎，每日一剂，少量频服。

三诊：2013年4月8日。

腹胀、乏力减轻，食欲可，食后腹胀大减，尿量可，下肢水肿好转，舌暗红，苔薄白，脉细涩。守方继服14剂。

四诊：2013年4月22日。

诸症大减，舌暗，苔薄白，脉细涩。守方继服14剂。

五诊：2013年5月6日。

无明显自觉症状。血浆白蛋白35.3g/L。彩超检查：肝硬化，少量腹腔积液。效不更方，守方继服10剂。

嘱其定期复查，调畅情志，高蛋白饮食，适当锻炼，长期口服复方鳖甲软肝片善后。

随访1年，腹腔积液未发。

2. 酒精性肝硬化腹腔积液案

赵某，男，64岁，邯郸市邯郸县农民。门诊号00146203。2014年8月6日初诊。

主诉：间断腹胀5年，加重伴下肢水肿3天。

现病史：患者5年前因腹胀于县医院诊为肝硬化失代偿期、腹腔积液，经住院治疗好转后出院，长期口服"螺内酯片、呋塞米片、普萘洛尔片"控制，症状反复发作，多次住院治疗。3天前无明显诱因出现腹胀加重，伴双下肢水肿，口干不欲饮，食欲减退，乏力，无恶心呕吐，无腹痛，2天前于村卫生室口服"莫沙比利片、健胃消食片",未缓解,为求中医诊治,遂来我院就诊。

刻下症:脘腹胀满,伴双下肢水肿,面色晦暗,善太息,口干不欲饮,食欲减退,乏力,畏寒肢冷,小便不利,大便可。

舌脉:舌暗红,苔白腻,脉沉涩。

既往史:嗜酒40余年,每日饮烈性酒约250mL。

辅助检查:血浆白蛋白28.3g/L。彩超检查:中量腹腔积液。

西医诊断:①酒精性肝硬化失代偿期;②腹腔积液。

中医诊断:鼓胀,肝郁脾虚,水湿互结证。

治法:滋养肝肾,健脾益气,活血行水。

处方:苍白术各30g,川怀牛膝各30g,大腹皮30g,防己30g,当归12g,黄精30g,丹参30g,鸡血藤30g,郁金12g,青陈皮各12g,甘草10g,柴胡12g,人参6g(另煎),制附子10g(先煎),桂枝10g,茯苓15g。7剂,水煎,每日一剂,分两次温服。

调畅情志,注意休息,避风寒。

二诊:2014年8月13日。

腹胀、畏寒肢冷、下肢水肿和小便不利均减轻,仍纳呆,进食后胃脘胀闷不舒,舌脉同前。

上方加砂仁10g,鸡内金15g,7剂。

三诊:2014年8月20日。

食欲增进,余诸症均减轻,舌脉同前。守方14剂。

四诊:2014年9月3日。

腹胀大减,食欲可,余诸症明显好转,小便可,舌暗红,苔薄白,脉沉涩。血浆白蛋白38.5g/L。腹腔彩超检查:少量腹腔积液。

上方去附子,14剂。

随访1年,症状无复发。

按语：

以上两案，案1为慢性乙型肝炎肝硬化失代偿期，案2为酒精性肝硬化失代偿期，虽然病因不同，但均为肝病发展到失代偿期、腹腔积液形成，均见乏力、腹胀、食欲减退、水肿等，故选用此方治疗，获较好疗效。

案1为慢性乙型肝炎迁延发展为肝硬化腹腔积液形成，经西医多次治疗反复发作，初诊出现小便不利、乏力，考虑久病必虚，故初诊加黄芪以补虚，茯苓、车前子泻经络之湿邪、逐脏腑之水气。二诊进食后腹胀明显，加木香、砂仁以和中调气，生山楂味酸益肝。经2个月的治疗，本病明显好转，后以复方鳖甲软肝片口服维持，随访1年腹腔积液未发。

案2为酒精性肝硬化失代偿期，出现腹腔积液、腹胀、食欲减退、畏寒肢冷、下肢水肿等，此为肝病传脾，脾失健运，水饮结于肠间所致。水为阴邪，易伤及人体阳气，阳被遏则水无以化，当以温药振奋人体阳气，阳气得温，水道可通，饮邪自除。正如《金匮要略》所云："病痰饮者，当以温药和之。"故初诊方中加桂枝以振奋阳气、通调水道而助阳化饮，加茯苓以健脾利水、渗湿化饮，加人参、附子以温经散寒。二诊仍纳呆，进食后胃脘胀闷不舒，故加砂仁以和中调气，加鸡内金以健脾开胃。三诊、四诊诸症逐渐好转，经40余日治疗，诸症消失。

五、疏肝利胆泻火汤治疗急性胆囊炎

○ 方剂组成

柴胡15g，郁金12g，茵陈30g，栀子12g，大黄10g（后下），黄芩15g，金钱草30g，川楝子10g，延胡索10g，半夏12g，木香

10g，金银花30g，连翘30g，蒲公英30g，甘草10g。

○　主治病证

急性胆囊炎证属枢机不利、湿热内结者，症见右上腹灼痛或绞痛，甚则痛引胁肋肩背，发热，口苦，时有恶心、呕吐，或伴身目黄染，口干，不欲食，小便赤，大便秘结，舌红苔黄，脉弦滑数。

○　加减变化

1.腹痛甚者，加白芍等。

2.黄疸、皮肤瘙痒、身热者，合栀子柏皮汤。

3.皮肤瘙痒剧烈、小便黄赤者，合麻黄连翘赤小豆汤。

4.合并胆囊结石者，可倍金钱草、大黄，或加海金沙、鸡内金、芒硝、枳壳等。

○　组方原理

急性胆囊炎属于中医"胆瘅""胁痛""腹痛"等范畴，多因情志不遂、饮食失节、感受外邪、虫石阻滞诱发。本病的基本病机为胆失通降，不通则痛。病位在胆腑，与肝、胃、脾功能失调相关，病性属实。

《素问·脏气法时论》云："肝病者，两胁下痛引少腹。"《素问·刺热论》云："肝热病者，小便先黄……胁满痛，手足躁，不得安卧。"《素问·至真要大论》云："诸逆冲上，皆属于火；诸胀腹大，皆属于热。"由此，本病的发生，多因少阳之邪未解，内传阳明，化热成实，气机被阻，腑气不通，属少阳阳明合病，即既有往来寒热、胸胁苦满等少阳病证，又有心下痞硬、心下急痛、大便不解、苔黄、脉数等里实热证。此外，胆热犯胃加重胃气上逆，由少阳证"喜呕"发展为"呕不止"。因此，笔者认为治疗本病当以和解少阳、内泻阳明热结为主。笔者在总结前人应用大柴胡汤、茵陈蒿汤治疗胆囊炎的基础上，结合临证经验，拟疏肝利胆泻火汤。

　　方用柴胡疏解少阳之邪，黄芩清泄少阳郁热，与柴胡相伍，和解清热，以解少阳之邪；大黄泻热通腑，内泻阳明热结，《伤寒来苏集》云："大黄以除胃热，令瘀热从小便而泄，腹满自减，肠胃无伤，乃合引而竭之之意，亦阳明利水之奇法也。"半夏和胃降逆、辛开散结；茵陈除热邪留结；栀子清热利湿、泻火除烦；郁金以下气开郁止痛；延胡索、川楝子行气止痛，川楝子利小便、通水道，助大黄利水从小便而泄；木香健脾消食、定呕逆、消胀止痛；金钱草清肝胆湿热，使邪从小便而出；金银花、连翘、蒲公英清热解毒；甘草缓急止痛、调和诸药。对于急性胆囊炎属枢机不利、湿热内结者，用此方多效。

　　○ 医案选录

　　1. 急性胆囊炎案

　　李某，男，70岁，邯郸临漳县农民。门诊号00170430。2017年4月14日初诊。

　　主诉：阵发性右上腹胀痛伴发热5天。

　　现病史：患者5天前无明显诱因出现阵发性右上腹胀痛，痛引右侧胁肋及右腰部，伴发热，体温在38.1～39.0℃，呕吐，不欲食，口干口苦，当日于县医院行彩超检查提示胆囊炎，经治疗（头孢曲松钠、奥硝唑、奥美拉唑、间苯三酚静脉滴注，甲氧氯普胺肌内注射等）后热退，旋即复起，今寻中医治疗而来求诊。

　　刻下症：阵发性右上腹胀痛，痛引右侧胁肋及右腰部，伴发热，体温38.9℃，不欲食，口干口苦，小便黄，大便干结。

　　舌脉：舌红，苔黄厚，脉滑数。

　　辅助检查：血常规检查示WBC18.5×10^9/L，NE14.2×10^9/L。

肝胆脾胰腺彩超检查示胆囊炎。

既往史：高血压病11年，血压最高达190/105mmHg，长期口服氨氯地平片，血压控制可。

西医诊断：①急性胆囊炎；②高血压病，3级。

中医诊断：腹痛，湿热内结，枢机不利证。

治法：和解少阳，内泻热结，清热利湿。

西医给予控制感染、解痉止痛、通便等治疗。

处方：柴胡30g，郁金12g，茵陈30g，栀子12g，大黄10g（后下），黄芩15g，金钱草30g，川楝子10g，延胡索10g，半夏12g，木香10g，金银花30g，连翘30g，蒲公英30g，甘草10g，生石膏30g（先煎）。2剂，水煎，每日一剂，少少频服。

二诊：2017年4月16日。

腹胀痛减轻，无发热，口干大减，仍口苦，食欲增加，小便黄，大便可，舌脉同前。

上方去石膏，改柴胡为15g，加龙胆草12g。7剂。

三诊：2017年4月23日。

腹胀痛明显好转，无发热，口干、口苦消失，食欲可，二便可，舌淡红，苔薄黄，脉弦略滑。血常规检查未见异常。彩超检查示胆囊壁毛糙。守方7剂。

嘱其规律清淡、易消化饮食，调畅情志。

1周后电话随访，诸症尽除。2017年6月16日门诊肝胆脾胰彩超检查未见异常。

随访1年，症状未复发。

2．急性胆囊炎案

徐某，男，60岁，邯郸成安县农民。门诊号00186081。2018年5月16日初诊。

主诉：阵发性右上腹痛4天。

现病史：患者4天前因右上腹剧痛、发热于当地医院诊为急性胆囊炎，给予"头孢哌酮钠舒巴坦钠、奥硝唑、奥美拉唑、水溶性维生素静脉滴入，间苯三酚肌内注射等"治疗，3天后发热好转，仍阵发性右上腹痛，痛引右侧腰背部，胃脘胀满，口干，口苦，大便秘结，口服乳果糖、莫沙比利无好转，患者为中医诊治，遂来我院。

刻下症：阵发性右上腹痛，胃脘胀满，口干，口苦，小便黄，大便秘结，夜寐欠安。

舌脉：舌红，苔黄腻，脉弦滑。

辅助检查：肝胆彩超检查（成安县人民医院，2018年5月16日）示胆囊增大、胆囊炎。

西医诊断：急性胆囊炎。

中医诊断：腹痛，枢机不利，湿热内结证。

处方：柴胡15g，郁金12g，茵陈30g，栀子12g，大黄10g（后下），黄芩15g，金钱草30g，川楝子10g，延胡索10g，半夏12g，木香10g，金银花30g，连翘30g，蒲公英30g，甘草10g，广藿香12g，佩兰12g。2剂，水煎，每日一剂，分两次温服。

继续输注抗菌药物治疗，忌食油腻、辛辣食物。

二诊：2018年5月18日。

右上腹痛、胃脘胀满、口干、口苦减轻，小便黄，大便秘结，夜寐欠安，舌红，苔黄腻，脉弦滑。守方7剂。

三诊：2018年5月25日。

右上腹痛、胃脘胀满大减，无口干、口苦，小便黄，大便可，夜寐安，舌红，苔微黄腻，脉弦滑。守方再进7剂。

1周后电话随访，诸症尽除。随访1年，患者一般状况可，无复发。

按语：

以上两案，均为急性胆囊炎，均属少阳阳明合病，选用此方治疗，获较好疗效，体现了中医以"识机"为临床诊疗核心的特点。

案1为急性胆囊炎，经内科控制感染、抑酸护胃、解痉止痛等治疗5日，仍反复发热，大便干结，故初诊用柴胡30g以清热，加石膏以清解阳明热邪。二诊仍口苦，加龙胆以清泄肝胆实火。三诊诸症缓解。经半月余治疗，本病达到临床治愈。

案2亦为急性胆囊炎，初诊时腹痛，脘腹胀满，口苦口干，小便黄，大便秘结，夜寐欠安，舌红苔黄腻，脉弦滑，此为湿热内结较甚，故加广藿香、佩兰以化湿。二诊诸症减轻，说明方证相应，守方继服。三诊诸症大减，舌苔微黄腻，为余邪未尽，守方再进，诸症消失。此和、下、清之法为笔者治疗急性胆囊炎独到之经验，供同道参考。

六、柴胡疏肝汤加味治疗慢性胆囊炎

○ **方剂组成**

柴胡15g，川芎12g，白芍15g，香附10g，木香10g，郁金12g，枳壳15g，金钱草30g，茵陈30g，当归12g，黄芩12g，栀子12g，干姜10g，甘草10g。

○ **主治病证**

慢性胆囊炎证属肝气郁滞、湿热内结者，症见间断右胁肋部或上腹部胀痛或隐痛，甚则痛引胁肋腰背，脘腹胀满，口苦，善太息，情志抑郁或心烦易怒，厌油腻，纳呆，大便黏滞，舌淡红，苔腻，脉弦滑。

○ 加减变化

1.右胁痛较甚者，可加川楝子、香橼、佛手、元胡等。

2.大便不实者，可加党参、炒白术、茯苓、鸡内金等。

3.合并胆囊结石而痛甚者，可加威灵仙、鸡内金、海金沙、乌梅、女贞子、姜黄、虎杖等。

○ 组方原理

慢性胆囊炎属于中医"胆胀""胁痛""腹痛""结胸"等范畴，多因情志不遂、饮食失节、感受外邪、虫石阻滞诱发。肝气郁滞，气机升降失常，精血结聚不化而为病，久而宣行水道失节，内生湿浊；或外感湿热邪毒，入里内蕴中焦，肝脾宣发受遏，郁蒸而生热。肝与胆相表里，胆为"中精"之腑，湿热壅阻，胆道不利而发病。暴饮暴食，过食膏粱厚味，损伤脾胃，脾失健运，湿浊蕴于肝胆，肝胆疏泄不畅；或蛔虫上扰，枢机不利，胆腑通降受阻，不通则痛。故本病的基本病机为胆失通降，不通则痛。病位在胆腑，与肝、胃、脾功能失调相关，病性多属实证。

《素问·经脉》云："胆，足少阳也，是动则病口苦，善太息，胸胁痛，不能转侧。"《素问·宣明五气》云："五气所病……胆为怒，是谓五病。"指出了胆病与情志的关系。因此，本病的发生，多因情志抑郁，肝气不疏，气机升降失常，内生湿热，胆腑通降失常所致。

笔者在辨治本病时尤注重肝胆气机升降的调摄，治疗多从疏肝理气、清热利湿入手，常运用和、清之法。因此，在借鉴前人应用小柴胡汤、四逆散、柴胡疏肝散治疗慢性胆囊炎的基础上，结合笔者多年临床经验总结，拟柴胡疏肝汤加味。

方中柴胡疏肝解郁、调畅气机；川芎与香附合用，气血同调，散滞止痛，助柴胡疏肝气、解肝郁；枳壳破气散结、理气行滞，助柴胡疏肝理气化滞；白芍酸敛苦降，善养血柔肝，益阴止痛，配柴胡升散之性，升阳敛阴，疏肝养肝；甘草缓急止痛，配白芍滋养营阴，柔肝止痛；黄芩清泄肝胆郁热，与柴胡相伍，和解清热；茵陈除热邪留结；栀子泻火除烦、清热利湿；郁金下气开郁止痛；木香健脾消食、定呕逆、消胀止痛；金钱草清肝胆湿热，使邪从小便而出；当归养血滋肝，缓里急而安腹痛；干姜行郁降浊，消纳饮食。方名为"柴胡疏肝汤加味"，对于慢性胆囊炎属肝气郁滞、湿热内结者，用此方多效。

○ 医案选录

1. 慢性胆囊炎急性加重案

柴某，男，38岁，邯郸成安县农民。门诊号00180396。2018年6月11日初诊。

主诉：间断右上腹胀痛2年余，加重1周。

现病史：患者2年余前进食油炸食品后出现右上腹胀痛，进食后尤甚，间断发作，伴有恶心，口苦，无发热，无呕吐，患者曾于当地医院住院诊为"胆囊炎"，经内科保守治疗好转后出院，其间间断发作，自行口服"头孢克肟胶囊、左氧氟沙星胶囊、消炎利胆片、颠茄片、奥美拉唑"可缓解。1周前因再次进食油炸类食品后上述症状加重，口服上述药物后疗效欠佳，今为求中医治疗而来诊。

刻下症：间断右上腹胀痛，进食后尤甚，伴有恶心，口苦，频频叹息，心烦，抑郁，大便不爽，溏薄色清。

舌脉：舌红，苔薄黄，脉弦滑。

辅助检查：彩超检查提示胆囊壁毛糙，考虑慢性胆囊炎。

西医诊断：慢性胆囊炎急性加重。

中医诊断：胆胀，肝气郁滞，湿热内结证。

治法：疏肝解郁，清热化湿。

处方：柴胡15g，川芎12g，白芍15g，香附10g，木香10g，郁金12g，枳壳15g，金钱草30g，茵陈30g，当归12g，黄芩12g，栀子12g，干姜10g，甘草10g，党参20g，炒白术20g。7剂，水煎，每日一剂，分早晚温服。

避风寒，调畅情志，清淡、易消化饮食。

二诊：2018年6月18日。

右上腹胀痛减轻，进食后脘腹胀满，恶心、口苦减轻，大便可。舌脉同前。

上方加砂仁10g（后下），陈皮20g，鸡内金15g。7剂。

三诊：2018年6月25日。

诸症尽除，以香砂六君子汤加减10剂，健脾和胃善后。

嘱其规律清淡、易消化饮食，忌油腻，调畅情志，避风寒，适当锻炼。

随访1年腹痛未发。

2．慢性胆囊炎案

王某，女，55岁，邯郸复兴区工人。门诊号S0023101。2023年3月13日初诊。

主诉：右上腹胀痛、纳呆1月余。

现病史：患者1月余前生气后出现右上腹胀痛，呈隐隐胀痛，阵发性发作，纳呆，伴口干、口苦，嗳气，烧心反酸，无发热，患者曾于当地口服中药14剂，未缓解，患者为求进一步诊治，遂来我院就诊。

刻下症：右上腹隐隐胀痛，纳呆，伴口干、口苦，嗳气，烧心反酸，小便黄，大便干结，夜寐可。

舌脉：舌红，苔黄腻，脉弦滑。

辅助检查：心电图正常。胃镜检查：慢性浅表性胃炎，胆汁反流。腹部CT检查：慢性胆囊炎。

西医诊断：①慢性胆囊炎；②慢性浅表性胃炎合并胆汁反流。

中医诊断：胆胀，肝郁气滞，湿热壅结证。

处方：柴胡12g，川芎12g，白芍15g，香附12g，木香10g，郁金12g，枳壳20g，金钱草30g，茵陈30g，当归12g，黄芩10g，栀子12g，黄连9g，甘草10g，姜黄9g，姜半夏15g。7剂，水煎，每日一剂，分两次温服。

调畅情志，注意休息，避风寒。

二诊：2023年3月20日。

右上腹胀痛大减，食欲增加，口干、口苦、嗳气、烧心、反酸大减，大便可。舌红，苔黄微腻，脉弦滑。守方7剂。

1周后电话随访，诸症尽除。随访1年，患者一般状况可，右上腹痛无复发。

按语：

以上两案，案1为慢性胆囊炎急性加重，案2为慢性胆囊炎，均属肝气郁滞、湿热内结，故选用此方治疗。

案1为慢性胆囊炎急性加重，因大便溏泄色清，故初诊加党参、炒白术以实脾止利；二诊进食后仍脘腹胀满，加砂仁、陈皮、鸡内金以和胃降逆；三诊诸症尽除。然本病的发作从病因上讲，离不开肝木乘土，故又用香砂六君子汤善后以实脾，从而达到临床治愈。本案所述诸症，其本在于气机郁滞，气郁为众病之源，化火、化湿、动痰等证不一而足。故治疗当疏肝为先，禅气机一开，则肝胆出入，脾胃升降，一身之气血周流，邪气不得积聚，阴阳调和而病愈。

案2为慢性胆囊炎，生气后旧疾复发，总为病在少阳枢机不转，升降出入不利，故用本方以疏达之，枢转气活，气机调畅，则气血津液随之周流于全身而愈。又因本病起于气机郁滞，故笔者时时以开郁为先，以病机为要。本病患者热象较甚，故去干姜之辛热，加姜黄以除癥疾、破血行气，黄连以泻心脾、凉肝胆、清三焦、解热毒，姜半夏以消癥散结，取得了较为理想的效果。

七、胆道排石汤治疗胆石症

○ 方剂组成

柴胡15g，郁金15g，枳壳15g，木香15g，茵陈30g，黄芩10g，虎杖30g，金钱草30g，鸡内金15g，王不留行20g，三棱10g，莪术10g，大黄10g（后下），甘草10g。

○ 主治病证

胆石症属肝胆湿热郁结者，症见腹痛，进食油腻食物可诱发，脘腹饱胀，嗳气，恶心，呕吐，寒热往来，口苦咽干，可伴身目黄染，大便秘结，舌红苔黄，脉弦。

○ 加减变化

1.胆绞痛或胀痛明显者，加延胡索、白芍、乌梅、刘寄奴等。

2.呕吐甚者，加姜半夏、黄连、苏叶等。

3.痛引腰背者，加姜黄。

4.口苦者，加龙胆草、黄连。

○ 组方原理

胆石症属于中医"胁痛""石疝""结胸发黄"等范畴，多因情志不遂，饮食失节，起居失常，外邪侵袭，或蛔虫上扰，肝胆气机不畅，肝失疏泄，郁久化热，湿热熏蒸于肝胆，湿热浊毒与胆汁互结，日久而成砂石，阻塞胆道而发病。张锡纯认为："肝胆之气不舒，胆汁流行受阻，则结石不断凝聚增大……然非脾气之上行，则肝气不升，非胃气之下降，胆火不降。"指出了胆石症病位在胆腑，与肝、脾、胃关系密切。

笔者认为，本病的发生多属胆失通降，兼有气滞血瘀。因此，在辨治本病时尤注重肝胆脾胃气机升降的调摄，以"六腑以通为用""通则不痛"为理论依据，治疗多从疏肝利胆、清热利湿、破血逐瘀入手，拟胆道排石汤。

方中柴胡和解少阳，疏肝解郁，疏散退热，亦为少阳病引经药；黄芩清热燥湿，泻火解毒，与柴胡相伍，清解少阳之火，疏肝解郁，清热利胆；郁金行气解郁，活血止痛，利胆退黄；大黄泻热通腑，内泻阳明热结；茵陈利胆退黄，清热利湿；虎杖清热除湿，与茵陈共助黄芩清热之效；木香、枳壳理气止痛，降逆止呕；金钱草清肝胆湿热，使邪从小便而出；鸡内金运脾消食，与金钱草合用以化坚消石；王不留行、三棱、莪术破气行血，助柴胡疏肝理气，清利湿热；甘草缓急止痛，调和诸药。

○ 医案选录

1. 胆囊结石案

上官某，男，41岁，邯郸临漳县自由职业者。门诊号00180521。2018年7月2日初诊。

主诉：阵发性右上腹疼痛8天。

现病史：患者8天前进食油腻食品后出现阵发性右上腹疼痛，痛引右侧胁肋及右腰部，胃脘胀满不舒，呕吐，呕吐物为胃内容物，口干口苦，无发热，当日曾于当地县医院行肝胆脾胰腺彩超检查提示胆囊泥沙样结石，给予"头孢哌酮钠舒巴坦钠、替硝唑、奥美拉唑、间苯三酚等"治疗1周，疼痛发作次数减少，仍脘腹胀满，不欲食，无呕吐，无胁肋及腰部引痛，今为求中医治疗而来诊。

刻下症：间断右上腹疼痛，脘腹胀满不舒，口干口苦，心烦易怒，不欲食，小便黄，大便不爽。

查体：右上腹压痛，无反跳痛，肝区叩击痛。

舌脉：舌暗红，苔黄，脉弦。

辅助检查：血液WBC8.5×10⁹/L。肝功能检查未见异常。肝脏CT检查示胆囊泥沙样结石。

西医诊断：胆囊结石。

中医诊断：胆石症，肝胆湿热郁结证。

治法：疏肝利胆，清热排石。

处方：柴胡15g，郁金15g，枳壳15g，木香15g，茵陈30g，黄芩10g，虎杖30g，金钱草30g，鸡内金15g，王不留行20g，三棱10g，莪术10g，大黄10g（后下），甘草10g，栀子12g，龙胆草12g。7剂，水煎，每日一剂，分早晚温服。

避风寒，调畅情志，忌油腻，清淡、易消化饮食。

二诊：2018年7月9日。

右上腹疼痛未发作，脘腹胀满减轻，心烦、口苦大减，仍不欲食，小便黄，大便不爽大减，舌脉同前。

上方去龙胆、栀子，加砂仁10g（后下），焦三仙各12g，14剂。

三诊：2018年7月23日。

脘腹胀满大减，食欲大增，二便可，舌脉同前。

上方大黄减为6g（后下），14剂。

四诊：2018年8月6日。

诸症尽除，舌红，苔微黄，脉弦。守方再进14剂。

嘱其规律清淡、易消化饮食，忌油腻，调畅情志，避风寒，适当锻炼。

3个月后门诊肝脏CT检查未见异常。随访1年未复发。

２. 胆囊结石术后继发胆总管结石案

徐某，女，66岁，邯郸峰峰矿区退休工人。门诊号00181319。2018年5月16日初诊。

主诉：右上腹痛半年，复发3天。

现病史：患者半年前无明显诱因出现右上腹痛，痛如针刺，连及右腰背部，于当地医院诊为胆囊多发结石，行腹腔镜下胆囊切除术，术后患者一般状况可。3天前上述症状再次发作，恶心、呕吐，口苦，无发热、寒战，自行口服消炎利胆片未缓解，今为求中医诊治，遂来诊。

刻下症：右上腹痛，痛如针刺，连及右腰背部，伴有恶心、呕吐，口苦，胃脘痞满，纳呆，小便深黄，大便可。

舌脉：舌红，苔腻，脉弦。

辅助检查：血常规检查、肝功能检查均大致正常。上腹部CT平扫示胆总管泥沙样结石、胆囊术后。

西医诊断：胆囊结石术后，继发胆总管结石。

中医诊断：胆石症，肝胆湿热郁结证。

处方：柴胡15g，郁金15g，枳壳15g，木香15g，茵陈30g，黄芩10g，虎杖30g，金钱草30g，鸡内金15g，王不留行20g，三棱10g，莪术10g，大黄6g（后下），甘草10g，白芍30g，刘寄奴10g。7剂，水煎，每日一剂，分两次温服。

调畅情志，注意休息，避风寒。

二诊：2018年5月23日。

腹痛大减，无呕吐，仍口苦，口臭，胃脘痞满减轻，食欲增加，小便淡黄，大便可，舌红，苔白腻，脉弦。

上方去白芍、刘寄奴，加黄连6g。7剂。

三诊：2018年5月30日。

诸症明显减轻，守方14剂继服。

以后续服至1个月，彩超检查示结石已消失。

随访1年，一般患者状况可，无复发。

按语：

以上两案，案1为胆囊结石，案2为胆囊结石术后继发胆总管结石，虽同为胆石症，但发病部位不同，症状亦不同，然病机相同，故选用此方临证化裁治疗，体现了中医"观其脉证，知犯何逆，随证治之"的特点。

案1为胆囊结石，经内科控制感染、抑酸护胃等保守治疗，虽症状减轻，仍未能尽除，初诊见腹痛，脘腹胀满不舒，兼口干口苦，心烦易怒，为肝胆实火上扰之证，故加龙胆清泄肝胆实火，加栀子泻火除烦。二诊仍不欲食，心烦、口苦大减，故去龙胆、栀子，改砂仁、焦三仙以消食开胃。三诊大便秘结已解，故大黄减为6g。此证型在临床上极为常见，以疏利肝胆、消化湿热、破血行气之法治疗为笔者治疗胆囊结石独到的经验。

案2为胆囊结石术后继发胆总管结石，腹痛较甚，且痛如针刺，故初诊加白芍柔肝止痛，加刘寄奴破血通经，散瘀止痛。二诊时腹痛大减，仍口苦、口臭，为胆火犯胃，熏蒸于上所致，故去刘寄奴、白芍，加黄连以清泄胆胃热邪。三诊诸症明显好转，效不更方，守方再进，共治疗2个月，结石消失。

八、清肝消脂汤治疗脂肪肝

○ 方剂组成

柴胡15g，赤芍20g，当归12g，茯苓20g，白术15g，薄荷6g

（后下），生山楂30g，焦山楂30g，何首乌30g，决明子30g，丹参30g，鸡血藤30g，苍术15g，甘草10g。

○　主治病证

脂肪肝证属肝郁脾虚、痰湿互结者，症见右上腹隐痛，脘腹胀满，口苦口黏，食欲减退，舌红，有瘀点，苔腻，脉弦滑或弦涩。

○　加减变化

1.肝区不舒或隐痛者，加香附、郁金。

2.纳呆、便溏者，生白术改炒白术，加山药。

3.胁痛明显者，加延胡索、川楝子。

○　组方原理

脂肪肝是一种因脂质代谢紊乱引起的病变，属于中医"痰病""胁痛""积聚""肝癖"等范畴。常因饮食不节、久病体虚、情志内伤、感受湿浊毒邪而致脾病及肝，水谷精微运化输布不利，停而生湿，聚而成痰，湿痰日久积于肝脏，壅滞肝胆，加之好恶逸劳，血行不畅，痰瘀互结，导致脏腑功能失和，疏泄失常，而发为本病。基本病机为肝脾功能失调，痰湿瘀互结。

《丹溪心法·六郁》云："气血冲和，万病不生，一有怫郁，诸病生焉。故人身诸病，多生于郁。"若情志抑郁，肝失疏泄，木不疏土，水谷精微不得运化，气血津液运行不畅，导致痰湿瘀浊内生。《温热经纬》云："盖太饱则脾困，过逸则脾滞，脾气滞而少健运，则饮停湿聚矣。"指出了痰湿停聚的发生，与饮食失节、劳逸无度有着密切关系。如长期饮食失节，劳逸无度，损伤脾胃，中焦运化失司，水湿停聚，渐生为痰。痰浊阻滞气机，气滞则血瘀。因此，笔者认为本病的发生，多因情志内伤、饮食失节、劳逸无度等，导致痰湿瘀浊内生，日久壅滞成积，与瘀血相互胶结所致。肝藏血，主疏泄。脾主运化，为生痰之源。肝脾功能失调，则痰、湿、瘀积聚于内，发为本病，治疗本病笔者常以疏肝健脾为本，化痰祛湿逐瘀为标。因此，笔者在总结前人应用柴胡剂化裁治疗脂肪肝的基础上，结合个人临证经验，拟清肝消脂汤。

方中柴胡疏肝解郁，使肝气得以条达；决明子清肝；当归甘辛苦温，养血和血；赤芍清热凉血，祛瘀止痛；白术、茯苓健脾祛湿，使运化有权，气血有源；白术、苍术合用，燥湿健脾，使湿去脾自健，脾健湿自化；焦山楂消食导滞；生山楂消积破结，行血开瘀；丹参味苦微寒，活血祛瘀，清心除烦；鸡血藤味苦甘涩性温，补血化瘀，补而不滞瘀；薄荷疏散郁遏之气，透达肝经郁热；何首乌补益肝肾精血，以防伤正；甘草补脾益气，调和药性。诸药合用，共奏疏肝健脾、化痰祛湿逐瘀之功。

○ 医案选录

1. 脂肪肝案

薛某，男，46岁，邯郸市邯山区私营企业主。门诊号00180121。2018年1月17日初诊。

主诉：右上腹隐痛8天。

现病史：患者8天前感冒后出现右上腹隐痛，咳嗽，发热，鼻塞，腹胀，恶心，口苦，乏力，食欲减退，患者曾于镇卫生室输注"头孢曲松钠、奥美拉唑"治疗1周，咳嗽、发热、鼻塞已愈，余症仍在，今寻中医治疗来诊。

刻下症：右上腹隐痛，腹胀，恶心，口苦，乏力，食欲减退，二便可，夜寐欠安。

舌脉：舌红，有瘀点，苔白腻，脉弦滑。

辅助检查：血液WBC4.5×10^9/L。ALT91.6U/L，AST66.3U/L，TG2.62mmol/L。彩超检查示脂肪肝（中度）。

既往史：平素喜食肥甘厚腻之品。

西医诊断：中度脂肪肝。

中医诊断：肝癖，肝郁脾虚，痰湿互结证。

治法：疏肝健脾，化痰祛湿逐瘀。

处方：柴胡15g，赤芍20g，当归12g，茯苓20g，白术15g，薄荷6g（后下），生山楂30g，焦山楂30g，何首乌30g，决明子30g，丹参30g，鸡血藤30g，苍术15g，甘草10g，香附10g，垂盆草30g。7剂，水煎，每日一剂，分早晚温服。

避风寒，调畅情志，忌油腻，清淡、易消化饮食。

二诊：2018年1月24日。

右上腹疼痛大减，腹胀、恶心减轻，仍口苦，纳呆，二便可，夜寐欠安，舌脉同前。

上方加黄连10g，龙胆草12g，7剂。

三诊：2018年1月31日。

口苦大减，右上腹隐痛大减，腹胀、恶心减轻，食欲增加，二便可，夜寐欠安，舌脉同前。守方14剂。

四诊：2018年2月14日。

诸症均明显好转，舌红有瘀点，苔白微腻，脉弦细。

上方去龙胆草、黄连，加牡蛎30g（先煎），30剂。

嘱其规律清淡、易消化饮食，忌油腻，调畅情志，避风寒，适当锻炼。

1个月后检查：ALT40.1U/L，AST26.0U/L，TG1.54mmol/L。彩超检查示脂肪肝（轻度）。守方随症稍做加减，继服2个月后，彩超检查提示肝、胆、胰、脾未见异常。嘱患者注意饮食调摄，忌油腻及酒，随访1年未复发。

2. 脂肪肝案

杨某，男，57岁，邯郸峰峰矿区退休工人。门诊号00184905。2018年5月16日初诊。

主诉：右上腹隐痛半年，加重伴纳呆2月。

现病史：患者半年前因家庭矛盾出现右上腹隐痛，间断发作，神疲乏力，失眠，多梦，心烦，胸闷，头昏，无心慌气短，无胸痛，无盗汗，口服中药治疗3个月，症状减轻。2个月前因与人发生口角，上述症状加重，右上腹隐痛持续发作，伴纳呆，口苦，四肢酸沉，曾口服中药40余日，方药为柴胡疏肝散加减，未好转，为求进一步诊治，遂来我院就诊。

刻下症：右上腹隐痛，纳呆，口苦，神疲乏力，失眠，多梦，心烦、胸闷，头昏，四肢酸沉，小便可，大便干结。

舌脉：舌暗红，苔薄腻，脉弦细。

既往史：平素性情急躁易怒，多思虑。

辅助检查：彩超检查示脂肪肝（中度）。肝功能、血脂、血糖、心肌酶、心电图、心脏彩超、颅脑CT均未见明显异常。

西医诊断：中度脂肪肝。

中医诊断：肝癖，肝郁脾虚，痰湿互结证。

治法：疏肝健脾，化痰祛湿逐瘀。

处方：柴胡15g，赤芍20g，当归12g，茯苓20g，白术30g，薄荷6g（后下），生山楂30g，焦山楂30g，何首乌30g，决明子30g，丹参30g，鸡血藤30g，苍术15g，甘草10g，郁金15g，琥珀粉3g(冲服)，炒酸枣仁15g。7剂，水煎，每日一剂，分两次温服。

调畅情志，忌油腻、辛辣、生冷食物，注意休息，避风寒。

二诊：2018年5月23日。

食欲增加，仍口苦，余诸症减轻，舌暗红，苔薄腻，脉弦细。

上方加黄连10g，龙胆草12g，7剂。

三诊：2018年5月30日。

诸症明显减轻，守方14剂继服。

四诊：2018年6月13日。

右上腹隐痛大减，食欲可，失眠、多梦明显好转，余诸症尽除，舌淡红，苔薄白，脉弦。

上方去黄连、龙胆草，30剂。

五诊：2018年7月13日。

右上腹隐痛完全消失，食欲可，睡眠可，二便正常。彩超检查示脂肪肝（轻度）。嘱其忌油腻、辛辣食物摄入，保持心情舒畅。

随访1年，病情稳定。

按语：

以上两案，均为脂肪肝，基本病机相同，故选用此方临证化裁。

案1为中度脂肪肝，因感受外邪，虽经治疗表证已除，然邪已入里，加之平素饮食膏粱厚味，聚湿生痰化热，阻滞气机，故初诊用本方化裁，加香附疏气开郁，加垂盆草清热利湿。二诊仍不欲食，口苦，此为胆火上扰，故加龙胆草凉胆泻火，加黄连清胃调胆。三诊、四诊诸症好转，故去龙胆草、黄连以防久用苦寒伤及胃气，加牡蛎以降胆消痞、敛神止惊。后期嘱患者合理膳食为要。疏肝健脾、化痰祛湿逐瘀之法为笔者治疗脂肪肝独到之经验。

案2亦为脂肪肝，此为情志致病，《医方论》云："凡郁病必先气病，气得疏通，何郁之有？"故初诊加郁金行气解郁、凉血破瘀，加琥珀粉安神定魄、消瘀血，加酸枣仁宁心胆、敛神魂。二诊仍口苦，为胆火犯胃，熏蒸于上所致，故加龙胆草、黄连以清泄胆胃热邪。三诊、四诊诸症明显好转，故去龙胆草、黄连以防久用苦寒伤及胃气。

第六节　肾系病证用方

一、补肾摄溺方治疗小便频数

○ 方剂组成

益智仁20g，补骨脂10g，山茱萸15g，牡丹皮15g，熟地黄20g，山药20g，茯苓15g，牛膝15g，肉桂10g，制附子10g（先煎），桑螵蛸20g，柴胡12g，黄芪20g，甘草10g。

○ 主治病证

由前列腺肥大、前列腺炎、泌尿道感染、神经系统疾病等所引起的小便频数，或伴见尿不尽、排尿不畅、尿等待、尿痛等症状。

○ 加减变化

1.腰膝酸痛畏寒者，加干姜、杜仲。

2.失眠梦多者，加炒酸枣仁、夜交藤。

3.兼泄泻者，加诃子、粉葛根。

○ 组方原理

小便频数为证候名称，亦称为"尿频"，症状可见小便次数明显增多，甚则一日达数十次。本症可归属于中医"淋证""癃闭"范畴。西医学认为尿频和泌尿生殖系统感染相关，治疗手段主要是"抗感染"，对于无"炎症指标"的小便频数，多应用膀胱稳定剂、α受体阻滞剂对症治疗。

历代对于小便频数有着较为全面的认识，明代王纶认为，膀胱虚热、脾虚是尿频的原因，"盖膀胱火邪妄动，水不得宁，故不能禁而频数来也。故年老人多频数者，是膀胱血少，阳火偏旺也。……若小便频数或劳而益甚，属脾气虚弱，用补中益气汤加山药、五味子"（《明医杂著》）。清代张璐认为病在膀胱，病因有气虚、湿阻、阳虚，"脬气不足，小便频数，昼甚于夜者，缩泉丸；……数而少为实数，宜渗之，五苓减桂加滑石、甘草；数而色黄，虚热也，一滋阴六味丸；数而多，色白体羸，为真阳虚"（《张氏医通》）。明代张景岳提出了清、涩、升、补的治疗方法，"凡热者宜清，涩者宜利，下陷者宜升提，虚者宜补，阳气不固者温补命门"（《景岳全书·淋浊》）。

笔者认为，小便频数之证，病在膀胱，与肾关系密切，因而对于本病的辨治着眼在肾与膀胱。尿频多见于老年人、小儿或脑与督脉受损之人。以老年人脏腑气血亏虚，小儿肾气未充，脑与督脉受损者，已伤及本源肾气。肾气虚不能助膀胱气化，膀胱开阖失司，出现小便频数，故治疗以补肾气、清利膀胱为主要方法，进而使得肾气充盛，膀胱气化有权，开阖有度，尿频自止，拟补肾摄溺方治之。

方中熟地黄滋补肾阴，益精填髓；山茱萸补肝肾，涩精气；山药健脾固肾，共为君药。肉桂、附子温阳化气，为臣药。茯苓健脾益肾，牡丹皮降火而制虚阳浮动，均有渗湿泄浊、通调水道功效，与熟地黄、山药、山茱萸为伍，起到补中有泻，补而不滞作用。补骨脂和益智仁温肾助阳，固精缩尿；牛膝补肝肾，利水通淋，引火下行，助肾阳火热蒸腾膀胱水液；桑螵蛸固精止遗，归肝肾经，协助增强温阳功效。黄芪补气升阳，利水消肿，行滞通痹；柴胡疏肝解郁，升举阳气；甘草补脾益气，调和诸药。三者补中益气，升阳举陷，助阳行气，蒸腾气化。诸药合用，共奏温补肾阳、缩尿止遗之功。

○ 医案选录

1. 慢性前列腺炎案

路某，男，46岁，邯郸市高开区人。门诊号S0059656。2017年4月26日初诊。

主诉：尿频、尿急2年余。

现病史：患者于2年前出现尿频、尿急，轻度尿痛，伴腰部酸痛，于当地医院就诊，诊断为"前列腺炎"，予以"消炎药"（具体用药及用量不详）治疗后效果不佳，每于劳累受凉则出现尿频尿急，腰酸痛，时重时轻，常感乏力，小便多泡沫，多处求医无效，遂来诊。

既往史：高血压病史。

刻下症：尿频，尿急，乏力，小便泡沫多，腰两侧疼痛怕凉，纳可，眠可，大便正常，小便清长。血压150/95mmHg。

舌脉：舌质淡，苔薄白，脉沉细。

辅助检查：尿常规检查示白细胞（+），细菌阴性。

西医诊断：慢性前列腺炎。

中医诊断：淋证，肾阳亏虚证。

治法：温补肾阳，缩尿止遗。

处方：益智仁20g，补骨脂10g，山茱萸15g，牡丹皮15g，熟地黄20g，山药20g，茯苓15g，牛膝15g，肉桂10g，制附子10g（先煎），桑螵蛸20g，柴胡12g，黄芪20g，甘草10g。10剂，水煎服，每日一剂，分两次温服。

二诊：2017年5月5日。

服药10剂，患者上述症状均好转，纳可，眠可，大便正常，小便清长，舌淡，苔薄白，脉沉细。守上方继服14剂。

三诊：2017年5月20日。

患者症状基本缓解，纳可，眠可，大便正常，小便正常，舌质淡，舌苔薄白，脉沉细。守上方继服14剂。

以后复诊随症加减，3个月后患者诸症消失。

2. 神经源性膀胱案

梁某，男，69岁，邯郸市临漳县人。门诊号S0018542。2020年9月3日初诊。

主诉：中风后尿频尿急、尿不尽5个月余。

现病史：患者2020年3月20日因左侧肢体无力1天在临漳县医院诊断为"脑梗死"，经治疗1周后患者肢体无力好转，出现尿频尿急、尿不尽，伴腰部酸软，予以针灸、药物贴敷等治疗，尿频尿急等症状不见好转。后于市内某三甲医院诊断为"神经源性膀胱"，予以"坦索罗辛"等药物治疗，效果不佳。此后症状时重时轻，每于劳累后症状加重，并自觉神疲。

刻下：尿频尿急，尿不尽，排尿次数20次左右，乏力，睡眠差。血压135/90mmHg。

舌脉：舌质淡红，舌苔白，脉略弱。

辅助检查：尿常规检查未见异常。

西医诊断：神经源性膀胱。

中医诊断：淋证，肾阳亏虚证。

治法：温补肾阳，缩尿止遗。

处方：益智仁20g，补骨脂10g，山茱萸15g，牡丹皮15g，熟地黄20g，山药20g，茯苓15g，牛膝15g，桑螵蛸20g，柴胡12g，黄芪20g，甘草10g，肉桂10g，制附子10g（先煎），炒酸枣仁15g，夜交藤30g。7剂，水煎服，每日一剂，分两次温服。

二诊：2020年9月10日。

患者上述症状略有好转，排尿次数从20余次减少到10余次，睡眠好转，舌质淡红，舌苔白，脉略弱。效不更方，上方继服14剂。

三诊：2020年9月24日。

患者尿频尿急症状好转，排尿次数从10余次减少到5～6次，睡眠佳，舌质淡红，舌苔白，脉略弱。

上方减去炒酸枣仁及夜交藤，继服14剂。

后据病证变化随症加减，口服中药2个月余，6个月后随访诸症消失。

按语：

以上两案，疾病不一，其案1为慢性前列腺炎，案2为神经源性膀胱，但均见有肾阳不足、肾失统摄之证，故选用此方治疗。

二、五子缩泉汤治疗尿失禁

○ **方剂组成**

覆盆子20g，菟丝子20g，枸杞子20g，五味子15g，金樱子20g，益智仁20g，桑螵蛸20g，芡实15g，莲子肉15g，山药20g，柴胡12g，升麻12g，黄芪30g，甘草10g。

○ **主治病证**

尿失禁，症见咳嗽、大笑或者打喷嚏的时尿液不自主流出或尿意急迫不及如厕尿液流出。

○ 加减变化

1.畏寒肢冷者，加桂枝、制附子。

2.脾虚便溏者，去覆盆子，加补骨脂。

3.腰酸痛者，加续断、杜仲。

○ 组方原理

尿失禁是指尿液不自主从尿道排出的疾病，包括压力性尿失禁、急迫性尿失禁、充盈性尿失禁等，属于中医"遗溺""小便不禁""失溲"的范畴。

早在《内经》时代便对本病有了一定的认识，古人认为尿失禁是因虚寒所致，病位于肾、膀胱、三焦及督脉，"淫气遗溺，痹聚在肾"（《素问·痹论》），"其女子不孕，癃痔遗溺嗌干。督脉生病治督脉。"（《素问·骨空论》），"三焦者，足少阳太阴之所将……实则癃闭，虚则遗溺"（《素问·本输》）。隋代巢元方指出，肾气虚是引起小便不禁的病因，"小便不禁者，肾气虚……故小便不禁也"（《诸病源候论·小便病诸候》）。清代尤在泾则认为肺脾气虚，不能约束水道而致小便不禁，"脾肺气虚，不能约束水道而病为不禁者，所谓上虚不能制下者也"（《金匮翼·小便不禁》）。由此看出尿失禁的病因涉及先天禀赋不足、肺脾亏虚、年老体衰肾亏等。明代张景岳确定了小便不禁的治则，其主张温补中气，兼以固肾，"凡治小便不禁者，古方多用固涩，此固宜然，然固涩之剂，不过固其门户，此亦治标之意，而非塞源之道"（《景岳全书·杂症谟》）。

笔者认为，尿失禁的发生与脾肾相关。肾者"决渎之官"，主水液排泄，脾主运化水湿。肾中寄元阳元阴，为三焦气化的根本动力，人身水液代谢输布尽赖此阳，肾阳上温脾土，则气血生化充足，升降有职，上养心肺，则布化有权，下焦肾气元阳充沛，膀胱开合有度，则小便正常，正所谓"膀胱者……津液藏焉，气化则能出矣"，故治疗遗尿必肾脾同治，拟五子缩泉汤。

方中菟丝子既可益阴，又能扶阳，温而不燥，补而不滞；覆盆子、五味子滋阴固肾，涩精止遗；枸杞子平补阴阳，益肾填精；金樱子补肾固精。此五味共为君药，以补益肾中精气，治其本。臣以益智仁温肾阳兼能固涩，芡实固肾收涩，山药、黄芪补益中气。佐以柴胡、升麻升其左右之气，莲子肉益肾涩精止遗，桑螵蛸止尿涩精。甘草为使，调和诸药。诸药配伍，共奏补肾益精、益气止遗之功。

○ 医案选录

1. 压力性尿失禁案

于某，女，40岁，邯郸市肥乡区人。门诊号S0188168。2020年8月20日初诊。

主诉：漏尿1年。

现病史：1年前怀孕时患者出现漏尿，未在意。产后漏尿频繁，症状时轻时重，曾服用中西药物治疗（具体不详），症状未见明显减轻。现动则漏尿，腰酸，为求中医治疗而来诊。

刻下症：漏尿，咳嗽、大笑时亦会漏尿，乏力，时有痞满，大便正常。

舌脉：舌质淡体胖，苔白，脉沉细。

西医诊断：压力性尿失禁。

中医诊断：遗尿，肾脾气虚，膀胱失摄证。

治法：温肾固精，健脾益气，缩尿止遗。

处方：覆盆子20g，菟丝子20g，枸杞子20g，五味子15g，金樱子20g，益智仁20g，桑螵蛸20g，芡实15g，莲子肉15g，山药20g，柴胡12g，升麻12g，黄芪30g，甘草10g。7剂，水煎服，每日一剂，分两次温服。

二诊：2020年8月28日。

漏尿好转，大笑时不再漏尿，仅咳甚时出现漏尿。患者症状好转，效不更方，再进7剂。

三诊：2020年9月4日。

药尽7剂，漏尿症状未再出现，为巩固疗效，再服5剂。

后随访3个月未复发。

2．小儿遗尿案

张某，女，13岁，邯郸市人。门诊号00013598。2018年8月16日初诊。

主诉：遗尿5年余。

现病史：5年前家长发现患者每夜均有遗尿，并且日间小便频数，起初未予以重视，1年前症状仍无改善，遂多处就医，均应用温补肾阳、固摄止遗等中药，效果不明显，且服药期间经常出现口腔溃疡，停服中药口腔溃疡好转，遗尿加重，多方求医无效。为求进一步诊治来我院。

刻下症：夜间遗尿，日间小便7～8次，神疲乏力，纳差，大便溏薄。

舌脉：舌质淡，舌苔薄，脉弱。

西医诊断：小儿遗尿。

中医诊断：遗尿，肾脾气虚，膀胱失摄证。

治法：温肾固精，健脾益气，缩尿止遗。

处方：覆盆子20g，菟丝子20g，枸杞子20g，五味子15g，金樱子20g，益智仁20g，桑螵蛸20g，芡实15g，莲子肉15g，山药20g，柴胡12g，升麻12g，黄芪30g，甘草10g。7剂，水煎服，每日一剂，分两次温服。

二诊：2018年8月24日。

患者7日内，三夜未遗尿，日间小便次数减至5～6次，神疲乏力较前好转，饮食一般，患者精神及情绪好转，大便略稀。效不更方，继服中药14剂。

三诊：2018年8月7日。

服药后，患者夜间偶有遗尿，日间小便4～5次，纳可，大便调。舌质淡，舌苔薄，脉较前有力。中药继服14剂。

后随访3个月患者未再发生遗尿。

按语：

以上两案，疾病不一。案1生产后出现遗尿，女性怀孕，气血充养胞中胎儿。产后气血亏虚，加之本案患者年近四旬，致脾肾气虚，遗尿频作。案2为小儿遗尿，小儿处于生长发育时期，脏腑气血未充，故膀胱失约而遗尿。两案虽原因不同，然其病机相同，故治疗得效。

三、参芪麦味地黄汤治疗慢性肾炎

○ **方剂组成**

地黄30g，山茱萸15g，茯苓15g，丹皮10g，泽泻15g，麦冬15g，五味子12g，黄芪30g，党参30g，枸杞子15g，白术15g，苍术12g，萆薢20g，青皮10g，陈皮10g，炙甘草10g。

○ **主治病证**

慢性肾炎，症见水肿，少气乏力，腰痛，低热等，舌质红，舌苔白，脉细。

○ **加减变化**

1.阳虚者，加制附子、肉桂、鹿角霜。

2.水肿者，加猪苓、冬瓜皮、白茅根。

○ 组方原理

慢性肾炎是一组原发于肾小球的疾病，起病隐匿，临床表现多样，常可以见到乏力、疲倦、腰痛、食欲减退、水肿等症状。依据其临床表现多归于中医学"水肿""腰痛""尿浊""虚劳"等范畴。其中尤以"水肿"论述最为详细。

早在《黄帝内经》便从解剖学角度明确记录了肾脏的解剖形态与位置，并阐述了其生理功能。对于水肿《内经》中称"水""水气"，并指出其发生是外邪侵袭肾所导致的，"勇而劳甚则肾汗出，肾汗出逢于风……本之于肾，名曰风水"（《素问·水热穴论》），"岁水太过，寒气流行……甚则腹大胫肿，喘咳"（《素问·气交变大论》）。张仲景在《金匮要略》专设"水气篇"，将"水肿"进行了分类，并阐述了病因、病机，确立了治法和方剂，"风水，脉浮，身重，汗出恶风者，防己黄芪汤主之"（《金匮要略·水气病脉证并治第十四》）。后世医家对于水肿病的论述逐渐丰富，如明代秦景明在《病因脉治》中将水肿的病因分为外感和内因；明代李梴则认为水肿当责脾肾二脏，"湿热变化总属脾经，下注肾经则阴腑肿"（《医学入门》）；张景岳认为水肿发病重在水气，与肺、脾、肾三脏关系密切；清代唐容川在《血证论》中以瘀血立论阐释水肿，提出了"病血化水，亦发水，是血病而兼水"。目前学界对于慢性肾炎的辨治多责之肾，从瘀血入手进行辨治。

笔者认为，慢性肾炎的病变脏腑虽然在肾脏，然而所出现的症状，诸如乏力、水肿、蛋白尿等俱和脾脏关系密切，又因"肾者胃之关也"，因此在辨治慢性肾炎的时候主张脾肾同治。肾为人身先天根本，脾为后天之本，二脏均与气血、水液代谢相关；脾主运化及泌别清浊，肾主温煦助脾行事，又肾为"决渎之官"，主排泄体内浊物。肾脏发生疾病，温煦不足，则脾脏受累，水湿内聚，且清浊不分，肾病水湿浊物不能排出积存体内，又碍脾脏运化，两者相互作用，从而出现水肿、乏力、尿蛋白等症状。治疗上主张补肾健脾，肾气充盛，则脾得其助则运化功能正常，水湿得以运化，肾脏不为水湿所困，则决渎有权，诸般症状自然消除，遂拟参芪六味地黄汤治之。

方中地黄滋阴补肾，益精气，山萸肉补益肝肾，辅以党参、黄芪补益脾土，脾肾共治，为君。茯苓淡渗利湿，伍泽泻渗湿利浊，丹皮、麦冬清泄相火，又制山萸肉之温性，枸杞子、五味子收敛肾气，补肾精，共为臣。又以苍白二术燥湿健脾，草薢分清浊利湿，青陈皮理气燥湿，共为佐药。甘草为使。全方共用，益脾补肾，利湿化浊，使得脾肾功能重归正道，则症状可解。

○ 医案选录

1. 慢性肾小球肾炎案

路某，女，43岁。邯郸市高开区人。门诊号S0059647。2021年8月22日初诊。

主诉：双下肢肿胀1年余。

现病史：患者于1年余前出现双下肢肿胀，于当地医院确诊为"肾小球肾炎"，予以"激素"等药物治疗后，仍有间断下肢水肿，时重时轻，发凉感，常感乏力，小便多泡沫，多处求医无效。

既往史：高血压病病史。

刻下症：双下肢水肿，乏力，小便泡沫多，纳可，眠可，大便正常，小便略黄。血压150/95mmHg。

舌脉：舌质淡，苔薄白，脉沉细。

辅助检查：肌酐118μmol/L，尿酸452μmol/L，24小时尿蛋白定量1.2g/L，尿常规检查示蛋白质（++）。

西医诊断：慢性肾小球肾炎。

中医诊断：水肿，脾肾亏虚，水湿失运证。

处方：地黄30g，山茱萸15g，茯苓15g，丹皮10g，泽泻15g，麦冬15g，五味子12g，黄芪30g，党参30g，枸杞子15g，白术15g，苍术12g，萆薢20g，青皮10g，陈皮10g，炙甘草10g。7剂，水煎服，每日一剂，分两次温服。

低盐、优质蛋白饮食。

二诊：2021年8月29日。

患者双下肢水肿减轻，乏力好转，小便泡沫多消失，纳可，眠可，大便正常，小便清，舌质淡，苔薄白，脉沉细。守上方继服。

三诊：2021年9月5日。

患者双下肢水肿明显减轻，乏力明显好转，纳可，眠可，大便正常，小便清，舌质淡，苔薄白，脉沉细。守上方继服。

后随症加减治疗，3个月后患者症状消失。6个月后来我院复查24h尿蛋白定量为0.48g/L，血压125/75mmHg。

2．高血压病肾病案

梁某，男，39岁，邯郸市临漳县人。门诊号S0019542。2023年4月3日初诊。

主诉：双下肢水肿2个月，加重3天。

现病史：患者2023年2月因双下肢部水肿，伴腰酸，于临漳县医院住院，经肾脏穿刺诊断为"高血压性肾病"，口服常规降压药物治疗，半个月后水肿消退，腰酸好转。3天前劳累后，出现双下肢水肿，呈指凹性，再次于当地医院治疗，加用改善循循环等药物，效果不佳，遂来诊。

刻下：双下肢水肿，血压135/90mmHg。

舌脉：舌质红，舌苔白，脉细。

辅助检查：肌酐217μmol/L，尿酸521μmol/L，24小时尿蛋白定量0.75g/L。超声检查提示右肾囊肿，直径为6.23cm。

西医诊断：高血压性肾病。

中医诊断：水肿，脾肾亏虚，水湿失运证。

处方：地黄30g，山茱萸15g，茯苓15g，丹皮10g，泽泻15g，麦冬15g，五味子12g，黄芪30g，党参30g，枸杞子15g，白术15g，苍术12g，萆薢20g，青皮10g，陈皮10g，炙甘草10g。7剂，水煎服，每日一剂，分两次温服。

清淡饮食，忌食油腻、辛辣、生冷及甘甜食物，避免过度劳累。

二诊：2023年4月10日。

患者双下肢水肿明显好转，尿色清，手心烦热及失眠好转，舌红苔少，脉细。

后坚持口服中药2个月余，复查肌酐76μmol/L，尿酸321μmol/L，24小时尿蛋白定量0.15g/L。血压130/70mmHg。肾脏超声检查提示右肾囊肿，直径为6.23cm。诸症状消失。

按语：

以上两案，应用参芪麦味地黄汤治疗均取得了一定的疗效，两案均为脾肾不足、湿邪蕴阻型病案，治疗时强调固肾益气健脾，同时莫忘利湿泄浊，水道利则事半功倍，清补兼施才能取得好的效果。

四、益气滋肾汤治疗肾病蛋白尿

○ 方剂组成

黄芪30g，党参20g，茯苓15g，泽泻15g，当归12g，赤芍

15g，川芎10g，地黄15g，女贞子12g，旱莲草15g，金樱子15g，芡实12g，苍术12g，黄柏12g，牛膝20g，益母草30g，白茅根30g，炙甘草10g。

○ 主治病证

肾脏疾病以尿蛋白增高为主者，可兼见神疲乏力、腰膝酸软等症状。

○ 加减变化

1.水肿者，加木瓜、泽兰。

2.小便短赤者，加猪苓、知母。

3.乏力者，加山药，并加大黄芪用量。

4.兼瘀血者，加丹参、地龙。

○ 组方原理

肾病蛋白尿是由于肾脏病变导致肾小球滤过功能受损，蛋白泄漏到尿液中的疾病，中医学中称"精微下注""精气下泻"，因其为肾病症状之一，故多归于"尿浊""虚劳"等范畴。

笔者认为，"蛋白"作为人身的精微物质，为水谷精微所化生，对人体起到滋养的作用。"蛋白"自肾中经尿液排出，是人体水液代谢失常所致，因此治疗上应当着眼于肺、脾、肾三脏，采取"气血同调，三焦同治"的方法进行治疗。益肾气以助肾脏封藏、受纳；健脾气以助水液运化，泌清浊；补肺气以助宣肃，利湿排浊，从而使得清浊分流，三焦得用，糟粕浊邪得以排出体外，而水谷精华之气留用人身，因而拟益气滋肾汤治疗肾病蛋白尿。

方中党参甘温，功能健脾补气，黄芪甘温，补益中气，二药合用，补肺脾之气，使得中上二焦之虚得补，为君药。地黄、女贞子、旱莲草、金樱子、芡实滋肾养阴，化肾气，使得肾脏能够固摄封藏，减少蛋白流失，共为臣药。当归和血，赤芍、川芎活血散瘀，泽泻、茯苓清泄浊气，益母草利湿散瘀，川牛膝滋养肾气，苍术、黄柏、白茅根泄肾中浊气，诸药气血同治，利湿散瘀化浊，共为使。辅以炙甘草调和诸药。诸药合用，上补脾肺之气，下养肾精以化气，肺脾肾三脏同治，又佐以散瘀、化浊、利湿之品，共奏益气滋肾泄浊之功。

○ 医案选录

1. 高血压肾病蛋白尿案

冀某，男，51岁。河北省邯郸县人。门诊号S0210563。2020年5月6日初诊。

主诉：发现蛋白尿2年。

现病史：2年前患者发现小便有泡沫，24小时尿蛋白定量提示491mg/d，给予调整降压药物，并口服"金水宝"等药物治疗，血压控制在140/90mmHg上下。1年前及半年前多次复查24小时尿蛋白定量，均在500mg/d左右。近来两个月工作劳累后出现小便泡沫增多，复查24小时尿蛋白定量，提示1150mg/d，肾功能正常，为求中医治疗遂来就诊。

既往史：高血压病史10余年。

刻下症：泡沫尿，小便量多，色清，乏力，便溏。

舌脉：舌质淡，苔薄白，脉沉弱。

西医诊断：高血压性肾病。

中医诊断：尿浊，脾肾两虚证。

处方：黄芪60g，党参20g，茯苓15g，泽泻15g，当归12g，赤芍15g，川芎10g，地黄15g，女贞子12g，旱莲草15g，金樱子15g，芡实12g，苍术12g，黄柏12g，牛膝20g，益母草30g，白茅根30g，山药60g，木香6g，炙甘草10g。7剂，水煎服，每日一剂，分两次温服。

清淡饮食，忌食油腻、辛辣、生冷食物。监测血压。

二诊：2020年5月13日。

患者泡沫尿好转，疲劳乏力稍好转，仍有便溏，舌质淡，苔薄白，脉沉弱。上方继服14剂。

三诊：2020年5月27日。

服药后泡沫尿消失，疲劳乏力明显好转，大便正常，复查24小时尿蛋白定量350mg/d，尿蛋白明显好转。为巩固疗效，再服60剂。

随访1年血压控制在135/80mmHg左右，24小时蛋白定量正常。

2. 运动性蛋白尿案

李某，女，42岁，邯郸市复兴区人。门诊号S0060135。2021年2月11日初诊。

主诉：发现尿液浑浊1个月余。

病史：患者于2021年1个月前发现尿液浑浊，伴疲乏无力及腰酸畏寒，于某医院就诊，尿常规检查示蛋白尿（＋），诊断为"蛋白尿"，门诊给予"肾炎康复片、百令胶囊"等药物治疗。患者服用上述药物1个月自觉无效，遂来诊，我院尿常规检查示尿蛋白（＋＋），24小时蛋白535mg/d，肾功能正常。

既往史：体健，近半年间断夜跑。

刻下症：泡沫尿，自觉疲乏无力，腰酸腰痛，大便正常。

舌脉：舌质淡，舌苔薄白，脉细。

西医诊断：蛋白尿。

中医诊断：尿浊，脾肾两虚证。

处方：黄芪30g，党参20g，茯苓15g，泽泻15g，当归12g，赤芍15g，川芎10g，地黄15g，女贞子12g，旱莲草15g，金樱子15g，芡实12g，苍术12g，黄柏12g，牛膝20g，益母草30g，白茅根30g，山药60g，炙甘草10g。7剂，水煎服，每日一剂，分两次温服。

暂停夜跑，清淡饮食，忌食油腻、辛辣、生冷、甘甜食物。

二诊：2021年2月18日。

尿浊减轻，疲乏无力及腰酸腰痛好转，舌质淡紫，舌苔薄白，脉细。上方继服14剂。

后随症加减治疗1个月余，复查尿液显示未见异常。

按语：

以上两案，应用益气滋肾汤治疗肾病蛋白尿均取得了较好的效果，均为脾肾亏虚型病例。两病例也有区别：一为基础病高血压病，偏于脾虚，二为运动性蛋白尿，肾气不足，湿邪郁阻，随症加减而获效，治疗此病时笔者强调固本求源，清补兼施。

五、加味八正散治疗泌尿系感染

○ 方剂组成

萆薢20g，萹蓄20g，瞿麦20g，焦栀子12g，龙胆草10g，蒲公英30g，黄柏12g，石韦15g，海金沙15g（包煎），车前子30g（包煎），柴胡12g，黄芩10g，滑石20g（包煎），甘草10g。

○ 主治病证

泌尿系感染，症见尿频，尿急，尿痛，尿道疼痛灼热感，小便黄赤，少腹痛。

○ 加减变化

1.大便秘结、腹胀者，加枳实、大黄。

2.寒热、口苦、呕恶者，加半夏、郁金。

3.湿热伤阴者，加生地、知母、白茅根。

○ **组方原理**

泌尿系感染又称尿路感染，是肾脏、输尿管、膀胱和尿道等泌尿系统各个部位感染的总称。常见症状为尿频、尿急、尿痛，甚则有血尿、脓尿等，属于中医"淋证"范畴。

"淋"之名始见于《内经》,《素问·六元正纪大论》称"淋闷"。张仲景明确地记录了淋证小便不爽、尿道刺痛的症状，"淋之为病，小便如粟状，小腹弦急，痛引脐中"(《金匮要略·消渴小便利淋病脉证并治》)，并将病机责之"下焦有热"。《中藏经》认为淋证是一种全身性疾病，提出了"八淋"的说法并加以阐释。巢元方将淋证分为石、劳、气、血、膏、寒、热七种，并统称"诸淋"，认为诸淋的病位在肾与膀胱，"肾虚则小便数，膀胱热则水下涩。数而且涩，则淋沥不宣，故谓之淋"(《诸病源候论·淋病诸候》)。唐代孙思邈《千金要方》、王焘《外台秘要》均载有治疗淋证的方药。刘河间强调热邪致病的重要性，认为淋证的病机与气血郁结相关。朱丹溪重视心与小肠病变与淋证发生的关系，"大凡小肠有气则小便胀，小肠有血则小便涩，小肠有热则小便痛"(《丹溪心法·淋》)。张景岳认为，淋证的发生与"积蕴热毒"有关，并把病程的长短作为辨治虚实的内容之一。清代尤在泾认为诸淋的区别并非绝对，在病程过程中可相互转化或同时存在。"初则热淋、血淋，久则煎熬水液，稠浊如膏、如砂、如石也"(《金匮翼·诸淋》)。他认为清热利小便只能治疗热淋、血淋，而膏淋、石淋则开郁行气、破血滋阴方可。

笔者认为，淋证的基本病机为湿热下注，辨治着眼在肾、膀胱、三焦。三焦是人身气化和水液代谢的场所，虽然病在肾与膀胱，但是治疗湿证决不能脱离三焦仅谈脏腑。手足少阳是人身气机运行的通路，就"淋证"而言，虽病位在下焦，然三焦及少阳机枢皆受其累。治下焦重在渗利，然不能忽视气机的重要性，因而要注意"宣上"和"畅中"。湿阻气机，治湿不疏气机非其治也。故拟加味八正散治疗淋证。

方中滑石渗下，善利窍道，清热利湿通淋，柴胡理气和利少阳气机，共为君药；栀子清利三焦湿热，黄柏清下焦热，龙胆草清中焦热，黄芩清上焦热，三焦同治，共为臣药；萆薢、萹蓄、瞿麦、石韦、蒲公英清热利水，海金沙化石通淋，共为佐药；使以甘草调和诸药。诸药合用，共奏清热利湿通淋之效。

○　医案选录

1. 泌尿系感染案

张某，女，52岁，邯郸市肥乡区人。门诊号S0076250。2022年7月25日初诊。

主诉：间断性尿频、尿急、尿痛3个月。

现病史：患者3个月前无明显诱因出现尿频、尿急、尿痛，无发热，遂于当地医院就诊，尿常规检查示白细胞（+++），肾功能检查未见异常，诊断为"泌尿系感染"，经抗感染等治疗后（具体用药及用量不详），症状稍有缓解，但半月后症状复发，今为求进一步诊治，遂来就诊。

刻下症：尿频，尿急，尿道灼热刺痛，小腹及两侧少腹胀满疼痛，大便黏腻不爽，心烦易怒，纳可，眠可。

舌脉：舌红，苔黄腻，脉滑数。

西医诊断：泌尿系感染。

中医诊断：淋证，热淋。

治法：清热利湿通淋。

处方：萆薢20g，萹蓄20g，瞿麦20g，焦栀子12g，龙胆草10g，蒲公英30g，黄柏12g，石韦15g，海金沙15g（包煎），车前子30g（包煎），柴胡12g，黄芩10g，滑石20g（包煎），甘草10g。7剂，水煎服，每日一剂，分两次早晚温服。

二诊：2022年8月2日。

服药7剂，尿急、尿道灼热刺痛、小腹及两侧少腹胀满疼痛、大便黏腻不爽、心烦易怒均好转。舌红，苔黄略腻，脉滑。效不更方，再进7剂。

三诊：2022年8月10日。

服药7剂，无不适主诉。舌淡红，苔薄白，脉沉。为巩固疗效，继服5剂。

后随访半年，未再发。

2．慢性扁桃体炎案

师某，女，36岁，农民，邯郸市成安县人。门诊号S0149224。2023年8月4日初诊。

主诉：间断发热伴咽干、咽痛半年。

现病史：患者于半年前因受热后出现咽干、咽痛伴发热症状，体温最高达38.9℃，就诊于当地诊所，诊断为"化脓性扁桃体炎"，予以抗感染、清热解毒等药物治疗（具体用药及用量不详），症状好转。此后每月均会出现上述症状，患者为求进一步诊治而来我院。

刻下症：低热，咽干，咽痛，口苦，咽红，扁桃体肿大伴脓点，小便黄伴灼热感，小腹拘急，大便黏腻。

舌脉：舌红，苔黄腻，脉滑数。

西医诊断：慢性扁桃体炎。

中医诊断：乳蛾，湿热蕴结证。

处方：萹蓄20g，瞿麦20g，焦栀子12g，滑石20g（包煎），龙胆草10g，蒲公英30g，黄柏12g，石韦15g，车前子30g（包煎），柴胡12g，黄芩10g，甘草10g。7剂，水煎服，每日一剂，分两次早晚温服。

忌食生冷、油腻及辛辣、鱼腥之品，多饮水。

二诊：2023年8月12日。

服药7剂，上述诸症悉减。守上方加金银花30g，再服7剂。

后随访2个月无复发。

按语：

以上二案，疾病不一，其案1为泌尿系感染，案2为慢性扁桃体炎，均见有湿热蕴结证候，选用此方治疗，均获捷效，此正是中医之"异病同治"之理法。

案2为慢性扁桃腺炎伴有低热，病程缠绵。临床上用清热解毒之品，病情虽缓解而易复发，皆湿热之因所致。本例湿蕴于内，上下火并，遂发此证。治以清利下焦湿热，取釜底抽薪之意，则上焦之火亦除。

六、三金排石汤治疗尿路结石

○ 方剂组成

金钱草60g，海金沙30g（包煎），鸡内金15g，三棱15g，莪术15g，丹参30g，赤芍15g，红花15g，牡丹皮15g，萹蓄30g，瞿麦30g，滑石30g（包煎），车前子30g（包煎），柴胡15g，青皮12g，炙甘草10g。

○ 主治病证

尿路结石，症见尿中夹有砂石，小便刺痛窘急，或突然尿中断，少腹连腰而痛，或尿中带血。

○ 加减变化

1.血尿者，加小蓟、生地黄、三七粉。

2.刺痛者，加延胡索、郁金、琥珀。

3.发热者，加金银花、蒲公英、黄柏。

○ 组方原理

尿路结石属于中医"石淋"范畴，是以尿中时夹砂石，小便艰涩，或排尿时突然中断，尿道窘迫疼痛，少腹拘急，或腰腹绞痛难忍，尿中带血为主症的疾病。

淋证，《内经》称"淋闷"。隋代巢元方对石淋的病因病机做了阐述，他认为尿石为病理产物，是由于肾虚热灼而成。"石淋者，淋而出石也。肾主水，水结则化为石，故肾客砂石。肾虚为热所乘，热则成淋。其病之状，小便则茎里痛，尿不能卒出，痛引少腹，膀胱里急，砂石从小便道出，甚者塞痛，令闷绝"（《诸病源候论·淋病诸候》）。金代张子和倡"汤瓶成碱"说，"木为所抑，火来乘之，故热在胕中。下焦为之约，结成砂石，如汤瓶煎炼日久，熬成汤碱"（《儒门事亲·热形·砂石淋》）。明代王肯堂与清代张璐亦遵从张子和所论，并主张治疗以清热治法，"砂石淋，乃是膀胱蓄热而成，正如汤瓶久在火中，底结白碱而不能去，理宜清彻积热，使水道通则砂石出而可愈"（《证治准绳·杂病·大小腑门·淋》）。"石淋者，脐腹隐痛，小便难，痛不可忍，溲如砂石，或黄赤，或浑浊，色泽不定，正如汤瓶久受煎熬，底结白碱，宜清其积热，涤其砂石"（《张氏医通·大小府门·淋》）。南宋刘昉认为，淋证的原因是肾气不通，肾气涩。"肾气下通于阴。阴，水液之道路；膀胱，津液之腑。膀胱热，津液内溢而流于泽，水道不通，水不上不下，停积于胞，肾气不通于阴，肾热，其气则涩，故令水道不利。""小便淋沥膀胱热，气滞因风肠里结。

聚积胞中砂石淋，热极气攻还变血。"（《幼幼新书·小便淋沥》）由此提出了清热理气散瘀的治法。

笔者认为，今人饮食嗜辛甘厚味及醇酒，日久伤中焦脾胃，湿聚于内，日久郁而成热，进而脾胃受损，气血乏源，更使水湿不能运化，壅遏气机疏泄。湿热流注下焦，煎炼日久，水枯成石，更兼有脉络阻滞，发为石淋甚或血淋。治疗尤重肝气疏泄，以利于湿热清化，兼以散瘀排石，遂拟三金排石汤一方。

方中金钱草、鸡内金、海金沙通淋软坚化石，为君。三棱、莪术破血散瘀，行气止痛；丹参、赤芍、丹皮、红花凉血，清血分之热，更散瘀血；瞿麦、萹蓄、滑石、车前子清利下焦，化湿分清治淋，共为臣。柴胡、青皮入肝理气，解湿郁所郁之肝气，助气机条达疏泄，助石排出，共为佐。更以甘草缓急止痛，调和诸药。诸药合用，共奏利湿排石通淋、散瘀理气止痛之效。

○ 医案选录

1．尿路结石案

王某，女，20岁。河北省馆陶县人，门诊号S0185411。2023年4月23日初诊。

主诉：左侧腰痛2天。

现病史：患者于2天前突发左侧腰痛难忍，在馆陶县医院B超检查示左肾、输尿管多发结石，最大者为0.4 cm×0.6cm，经治疗后疼痛缓解，建议转上级医院行激光碎石或手术治疗，患者畏惧手术，遂来就诊。

刻下症：左侧腰部隐痛，局部有压痛，小便稍黄伴疼痛。

舌脉：舌暗红，苔薄淡黄，脉弦。

西医诊断：尿路结石。

中医诊断：石淋。

治法：清热利湿，通淋排石，理气活血止痛。

处方：金钱草60g，海金沙30g（包煎），鸡内金15g，三棱15g，莪术15g，丹参30g，赤芍15g，红花15g，牡丹皮15g，萹蓄30g，瞿麦30g，滑石30g（包煎），车前子30g（包煎），柴胡15g，青皮12g，炙甘草10g。7剂，水煎服，每日一剂，分两次温服。

清淡饮食，多饮水。

二诊：2023年5月6日。

患者上药服至第四剂，出现左侧腰部剧痛，伴见血尿，患者自行服用止痛药缓解疼痛，并继续服中药，服至第六剂药，已先后从小便排出泥沙样结石，大者为粟粒样，疼痛骤减。7剂药服完腰痛已愈，现血尿亦消失。腹部B超检查，未见明显异常。原方继服7剂以巩固疗效，防其复发。

2．胆石症案

古某，男，33岁，教师。门诊号S0192371。2021年6月15日初诊。

主诉：间断性右侧胁下疼痛2个月，加重1天。

现病史：患者于2个月前出现右侧胁下疼痛，进食油腻食物及饮酒后加重，患者曾就诊于当地社区，肝胆彩超提示胆结石（0.4cm），胆囊壁毛糙，即给予消炎利胆片口服，疼痛症状缓解。此后上述症状间断发作，均自行服用消炎利胆片。1天前，患者饮酒后再次出现上述症状，服消炎利胆后症状无缓解，故为求进一步诊治来我院。

刻下症：右胁肋处疼痛，偶有恶心。

舌脉：舌暗红，苔薄黄，脉弦紧。

西医诊断：胆石症。

中医诊断：胁痛，湿热气滞证。

治法：清热利湿排石，散瘀理气止痛。

处方：金钱草60g，海金沙30g（包煎），鸡内金15g，三棱15g，莪术15g，丹参30g，赤芍15g，红花15g，牡丹皮15g，萹蓄30g，瞿麦30g，滑石30g（包煎），车前子30g（包煎），柴胡15g，青皮12g，炙甘草10g。7剂，每日一剂，水煎，分两次温服。

清淡饮食。

二诊：2021年6月22日。

服药7剂，右侧胁肋处疼痛减轻，无恶心症状。舌暗红，苔薄黄，脉弦。效不更方，上方再服7剂。

7剂尽，患者已无右侧胁肋处疼痛症状，为巩固疗效，前后继用中药40余剂，后复查肝胆彩超未见胆结石。

按语：

以上两案，疾病不一，其案1为尿路结石，案2为胆石症，均使用三金排石汤获良好疗效。三金排石汤重在金钱草、海金沙和鸡内金。金钱草入肾、膀胱经，清化湿热，利尿排石。海金沙味咸性寒，入膀胱经，功专利尿通淋；鸡内金味甘性平，入膀胱经，善化坚消石，活血化瘀。在排石基础上切莫忽略气血的重要性，即所谓百病总不离脏腑气血失和，气机运动失常。

七、参苓六黄汤加味治疗慢性前列腺炎

○ **方剂组成**

党参20g，茯苓20g，黄芪30g，黄精20g，黄连10g，黄柏10g，地黄20g，蒲黄10g（包煎），车前子20g（包煎），牛膝15g，菟丝子15g，沙苑子15g，萆薢15g，甘草10g。

○ **主治病证**

慢性前列腺炎，症见尿频，尿急，尿痛，排尿困难，夜尿增多，尿滴沥或尿流乏力，腰膝酸软，小腹坠胀等，舌质红，苔黄，脉细数。

○ **加减变化**

1.小便短黄有热感者，加黄连、淡竹叶、灯心草。

2.小便浑浊者，加芡实。

3.耳鸣、眩晕者，加知母、山药。

○ **组方原理**

慢性前列腺炎是前列腺受到细菌感染或因房事过度、酗酒等因素导致前列腺发生的炎症，属于中医"淋证""精浊""白浊"的范畴。

笔者认为，本病每因内伤七情、饮食不洁或房事所伤而致。初起时实证居多，日久转为慢性病程，成为本虚标实之证。本病的虚实特点是"虚为气郁不化，实为湿浊留恋"。治疗责之脾、肾二脏，肾气亏虚，为湿所遏，日久化热，扰动膀胱精室；肾不能助脾运化，则脾失健运，水湿流注于下，加重湿遏。如此往复，互为所累，终成虚实夹杂之证。治以清热利湿、补益肝肾为主，遂拟参苓六黄汤加味治之。

方中党参、黄芪并用，补益中气，健脾以助运化，黄精滋补肾气，三药共为君药。臣以茯苓助参、芪健脾利湿，地黄助黄精滋补肾气，车前子、黄连、黄柏清利湿热。佐以蒲黄、川牛膝活血通利，菟丝子、沙苑子补肾气，萆薢分清浊。甘草调和诸药。诸药合用，共奏益气补肾利湿之功。

○　医案选录

1．慢性前列腺炎案

梁某，男，35岁。邯郸市人，技术员。门诊号S0186511。2021年6月25日初诊。

主诉：腰骶酸困，会阴处痛，阴囊坠胀，小便频急2年。

现病史：患者于2年前无明显诱因出现腰骶酸困，会阴处痛，阴囊坠胀，小便频急，症状遇劳累后加重，伴有头昏倦怠，夜寐欠佳，睡眠质量不高。患者于当地社区卫生中心，行前列腺液检测，镜检：卵磷脂小体50%，脓细胞10～20个，有的成堆。诊断为"慢性前列腺炎"。曾经交替使用抗菌药物（具体用药及用量不详），疗效一般，为求进一步治疗而来我院。

刻下症：腰骶酸困，会阴处痛，阴囊坠胀，小便频急，失眠多梦。

舌脉：舌质红，舌苔白，脉细数。

西医诊断：慢性前列腺炎。

中医诊断：淋证，劳淋。

治法：清热利湿，补益肝肾。

处方：党参20g，茯苓20g，黄芪30g，黄精20g，黄连10g，黄柏10g，生地黄20g，蒲黄10g（包煎），车前子20g（包煎），牛膝15g，菟丝子15g，沙苑子15g，萆薢15g，甘草10g。7剂，水煎服，每日一剂，分两次温服。

饮食宜清淡，避免久坐，节欲。

二诊：2021年7月3日。

药尽7剂，小便频急、会阴处痛及阴囊坠胀好转，仍腰骶酸困，不耐疲劳，失眠多梦。舌红，苔白微红，脉细略数。患者症状好转，守方再进15剂。

三诊：2021年7月18日。

药尽15剂，患者上述症状均缓解。舌淡，苔白，脉沉。前列腺液镜检：卵磷脂小体50%，白细胞4～6个。为巩固疗效，再服7剂。嘱患者饮食清淡，避免久坐，节欲。

随访1年，患者症状未复发。

2．慢性膀胱炎案

丁某，女，45岁。邯郸肥乡人，职员。门诊号S0156201。2020年10月25日初诊。

主诉：反复尿频、尿急，伴少腹拘急疼痛5个月。

现病史：5个月前工作压力大，出现尿频、尿急，伴少腹拘急疼痛，于当地医院检查，泌尿系彩超示膀胱慢性炎症改变，诊断为慢性膀胱炎，予"左氧氟沙星胶囊"口服后症状缓解。以后症状每于劳累后加重，口服"左氧氟沙星胶囊"可好转。近日尿频、尿急等症再发，口服上述药物效果不佳，遂来求诊。

刻下症：尿频，尿急，少腹拘急疼痛，腰部酸软，口干，纳可，寐差，大便调。

舌脉：舌质红，舌苔白，脉细。

西医诊断：慢性膀胱炎。

中医诊断：淋证，劳淋。

治法：清热利湿，补益肝肾。

处方：党参20g，茯苓20g，黄芪30g，黄精20g，黄连10g，黄柏10g，生地黄20g，蒲黄10g（包煎），车前子20g（包），牛膝15g，菟丝子15g，沙苑子15g，萆薢15g，甘草10g。7剂，水煎服，每日一剂，分两次温服。

饮食宜清淡，保持衣物及会阴处清洁。

二诊：2020年11月2日。

药尽7剂，患者尿频、尿急、少腹拘急疼痛好转，睡眠较前好转，仍腰膝酸软。舌淡，苔白，脉沉。症状好转，效不更方，再进10剂。

三诊：2020年11月13日。

药尽10剂，诸症消失。嘱患者饮食清淡，忌劳累，调情志。

随访2年未发。

按语：

以上两案，均为湿热瘀阻、肝肾亏虚所致的淋证（劳淋），应用参苓六黄汤加味均获良好疗效。慢性前列腺炎及女性膀胱炎为常见疾病，病位在肾和膀胱，肾虚是病机之本。病变初期往往以湿热下注为主，中期多为湿热瘀阻，经久不愈时表现为气滞血瘀，损耗肾气，而致肝肾亏虚。治疗该病证多以祛邪扶正为主。

参苓六黄汤加味临床应用，其病机以湿热瘀阻、肝肾亏虚为主。

八、疏肝散结汤治疗前列腺增生症

○ 方剂组成

浙贝母20g，玄参30g，党参30g，夏枯草20g，生牡蛎30g（先煎），山慈菇15g，莪术15g，荔枝核10g，乌药12g，炙甘草10g。

○ 主治病症

1.前列腺增生症，症见尿频，尿急，排尿困难，排尿无力等。

2.其他疾病原因引起的排尿困难、尿频尿不尽。

○ 加减变化

1.湿热下注者，加龙胆草、滑石。

2.瘀血重者，加郁金、丹参、当归。

3.气虚者，加白术、黄芪、山药。

○ **组方原理**

前列腺增生是引起中老年男性排尿障碍最为常见的一种良性疾病，属于中医"癃闭""淋证"范畴，以尿频、尿急、尿失禁、夜尿增多、排尿困难、尿中断为主症。小便点滴而少，病势缓者称为"癃"；小便闭塞，点滴不出，病势急者称为"闭"。

"癃闭"之名首见于《内经》，《内经》对其病位、病因病机进行了论述，认为本病病在三焦、膀胱，"膀胱病，小便闭。"（《素问·标本病传论》）"三焦……实则癃闭，虚则遗尿。"（《灵枢·本输》）汉代无"癃"之名，称"小便不利"或"淋"。张仲景进一步细化了辨证论治方法，并制定了方剂，如气化不行者治以"五苓散"，水热互结者治以"猪苓汤"等，为后世辨治癃闭奠定了基础。隋代巢元方以热立论，认为肾与膀胱有热引发癃闭。宋元之际对于本病有了进一步认识，朱丹溪认为"气虚""血瘀""痰"等原因都可引发癃闭。明代医家将淋证与癃闭分开辨治，并详细阐释气虚引起癃闭的病机。张景岳指出："真阳下竭，元海无根，气虚不化而闭。"（《景岳全书·杂证谟·癃闭》）清代对于本病的认识已渐完备，其病因主要为"热郁下焦""肺中伏热""津液亏伤""肝气郁结"等。

笔者认为，人秉气血化形，生长壮老已，气血阴阳相配，冲和无端，保持正常的生理状态。水液代谢输布主在肺、脾、肾、三焦、膀胱，三焦又主统脏腑。三焦行令，上下升降为用，肝主内外疏泄，二者相互配合，才能使人身气血水液运行正常。人本于气血，靠肾之气化作用蒸腾脏腑，肾气渐衰，气滞郁结，下焦不利，小便排出不利，而成癃闭，治当理气散结，制疏肝散结汤。

方中散结疏肝并用，浙贝母、玄参软坚散结，夏枯草疏肝理气散结，为君药；山慈菇、牡蛎咸寒，助浙贝母散结，莪术行气理血，气血并治，荔枝核、乌药行气，共为臣药；党参补益中气，且无刚燥之弊，最是平和，为佐；甘草调和诸药，为使。诸药合用，共奏散结理气之效。

○ 医案选录

1. 前列腺增生症案

侯某，男，55岁，邯郸人。门诊号S0007970。2021年5月15日初诊。

主诉：尿频、尿急、尿不尽1年余。

现病史：患者于1年前出现尿频、尿急、尿不尽，严重时影响日常生活，不伴有尿道烧灼感及疼痛。曾就诊于当地卫生院，查尿液未见异常，彩超检查显示前列腺增生Ⅱ度，膀胱内未见残余尿。患者曾自行服用"前列康片"，疗效一般。

刻诊：尿频，尿急，夜间尤甚，睡眠欠佳，大便调。

舌脉：舌暗红，苔白，脉弦。

西医诊断：前列腺增生症。

中医诊断：癃闭，肝郁气结证。

治法：疏肝理气，逐瘀散结。

处方：浙贝母20g，玄参30g，党参30g，夏枯草20g，生牡蛎30g（先煎），山慈菇15g，莪术15g，荔枝核10g，乌药12g，炙甘草10g。7剂，水煎服，每日一剂，分两次温服。

清淡饮食，调情志，避过劳。

二诊：2021年5月22日。

药尽7剂，尿频、尿急、尿不尽诸症好转，舌淡红，苔白，脉不似前弦。效不更方，继服14剂。

三诊：2021年6月4日。

药尽14剂，尿急及尿不尽症状消失，尿频症状明显好转，由原来起夜五六次转为两三次，白日无尿频症状。舌淡红，苔白，脉沉。上方继服10剂，并嘱患者平素加强锻炼，少坐。

随访半年，未再出现尿急及尿不尽症状，偶有夜尿频，一夜两三次。

2．脊髓炎

王某，男性，23岁，邯郸人。门诊号S0068381。2022年3月7日初诊。

主诉：双下肢无力伴排尿障碍1个月。

现病史：患者于1个月前感冒后出现双下肢无力麻木，行走需人扶助，不能自行行走，伴尿急、尿不尽，时有小便失禁，于当地医院就诊，确诊为急性脊髓炎，给予激素等药物治疗之后，双下肢无力及麻木明显好转，但尿急、尿频、尿不尽及小便失禁症状无明显改善，日间小便20余次，夜间10余次。

刻诊：尿急，尿频，尿不尽，小便失禁，睡眠欠佳。

舌脉：舌暗红，苔薄白，脉弦。

西医诊断：脊髓炎。

中医诊断：癃闭，肝郁气结证。

治法：疏肝理气散结，活血消癥。

处方：浙贝母20g，玄参30g，党参30g，夏枯草20g，生牡蛎30g（先煎），山慈菇15g，莪术15g，荔枝核10g，乌药12g，炙甘草10g。7剂，水煎服，每日一剂，分两次温服。

清淡饮食，调情志，避过劳。

二诊：2022年3月15日。

药尽7剂，尿急、尿不尽症状好转，排尿次数减半，日间排尿10余次，夜间6次，时有尿失禁。舌暗红，苔薄白，脉略弦。

效不更方，继服10剂。

三诊：2022年3月25日。

尿急、尿不尽症状明显好转，日间排尿四五次，夜间三四次，无尿失禁。舌淡红，苔薄白，脉略弦。效不更方，继服10剂。

四诊：2022年4月4日。

尿频、尿急、尿不尽症状消失，日间排尿三四次，夜间一两次。舌淡红，苔薄白，脉略弦。上方再服7剂。

随访3个月未发。

按语：

以上两案，疾病不一，案一为前列腺增生症，案二为脊髓炎，均可见肝气郁结、气滞血瘀证候，故选用此方治疗，此为中医"异病同治"案例。

凡以尿频、尿不尽、排尿困难为主症，病机为肝气郁结、气滞血瘀者，均可以疏肝散结汤加减治疗。

九、三才封髓丹加味治疗遗精

○ **方剂组成**

天冬15g，熟地黄15g，党参20g，黄柏12g，砂仁10g，生龙骨30g（先煎），生牡蛎30g（先煎），桑螵蛸15g，五味子12g，金樱子15g，沙苑子15g，益智仁12g，乌药12g，炙甘草10g。

○ **主治病证**

1.遗精、滑精，证属君相火旺，心肾不交者，症见头晕耳鸣，腰膝酸软，神疲乏力，眠差梦多，舌红苔少，脉细。

2.带下见上述症状者。

○ 加减变化

1.五心烦热失眠者，加莲子心、连翘、栀子。

2.腰膝酸软者，加杜仲、桑寄生、牛膝。

3.口苦胁痛者，加郁金、赤芍、青蒿。

○ 组方原理

遗精是以不因性生活而精液频繁遗泄的病证。中医学对于遗精的记载始见于《内经》，《灵枢·本神》称为"精时自下"。《金匮要略》称遗精为"失精"。隋代巢元方认为，肾虚不摄是遗精的病因，"肾气虚损，不能藏精，故精漏失"（《诸病源候论·虚劳失精候》）。明代戴原礼和黄承昊认为心肾不交是遗精的病因，"有用心过度，心不摄肾，以致失精者"（《证治要诀·遗精》），"梦遗之证，其因不同……非必尽因色欲过度，以致滑泄。大半起于心肾不交，凡人用心太过则火亢而上，火亢则水不升而心肾不交。士子读书过劳，每有此病"（《折肱漫录·遗精》）。清代林珮琴则认为相火扰动导致遗精，"凡肝脏之精悉输于肾，而恒动于火，火动则肾之封藏不固，心为君火，肝肾为相火，君火一动，相火随之，而梦泄焉"（《类症治裁·遗泄》）。叶天士重视心火在遗精中的作用，"精之藏制虽在肾，而精之主宰则在心"（《临证指南医案·遗精》）。中医学普遍认为本病由于阴虚火旺、肾虚不摄导致，主要责之于心、肝、肾三脏。

笔者认为，随着社会的发展，人们的竞争日益激烈，使得生活及工作压力增大，多思而伤耗阴血；又今时之人，虽衣食丰足，少有后天乏源，然声色斑斓，多是纵欲伤及肾阴，日久阴阳失和，则虚热内扰，发为遗精。基于以上认识，临床在治疗遗精之时多从滋阴清热入手，用三才封髓丹加味治疗，取得良好疗效。

方中人参补脾益气以充后天，天门冬滋阴液生天水，熟地黄滋补肾阴，又以黄柏泄肾中虚火，兼以坚阴，共为君药，以养气阴、泄虚火。龙骨、牡蛎潜镇安神，兼能固涩，五味子酸敛以养心神，金樱子敛阴止遗，共为臣药。桑螵蛸、沙苑子并缩泉丸固涩止遗，合砂仁醒脾以防滋腻，共为佐药。甘草调和诸药，为使。诸药同用，共奏养真阴、泄虚火、安神、固涩、敛精之效。

○ 医案选录

1. 遗精案

裴某，男，20岁，学生。门诊号S0164530。2018年7月6日初诊。

主诉：梦遗1年，加重伴滑精半年。

现病史：1年前患者看淫秽视频手淫后出现梦遗频频，每晚2～3次，半年前又出现滑精，每日遗精5～6次，伴头昏耳鸣，腰膝酸软，影响学业，四处求医，先后服用多种中西药物而收效甚微。

刻下症：遗精，每日5～6次，头昏耳鸣，心烦，注意力不集中，神疲乏力，腰膝酸软，纳可，二便可。

舌脉：舌尖红，苔少，脉细数。

西医诊断：遗精。

中医诊断：遗精，君相火旺，心肾不交证。

治法：泻火坚阴，调和阴阳，重镇摄纳。

处方：天冬15g，熟地黄15g，党参20g，黄柏12g，砂仁10g，生龙骨30g（先煎），生牡蛎30g（先煎），桑螵蛸15g，五味子12g，金樱子15g，沙苑子15g，益智仁12g，乌药12g，炙甘草10g。5剂，水煎服，分两次温服，日一剂。

嘱患者自觉抵制淫秽视频音频等不良影响，戒除手淫，避免紧张、焦虑、恐惧心理，生活规律，适当室外活动，集中精力学习。

二诊：2018年7月11日。

药后仅遗精1次，头昏耳鸣、腰膝酸软和神疲乏力减轻，舌尖略红，苔薄白，脉细数。守方再进7剂。

三诊：2018年7月20日。

患者病情基本稳定，诸症均减轻，舌质淡红，苔薄白，脉细。

此后患者以六味地黄丸加减间断调治2个月，未再复发。

2．带下病案

张某，女，36岁。邯郸市人。门诊号S0124995。2023年6月28日初诊。

主诉：带下量多、阴痒2个月。

现病史：2个月前患者工作劳累后出现带下量多，色略黄，略有腥味，伴外阴痒，起初未予重视，后症状加重，自用"黄柏洗液"外洗，疗效欠佳。后经人介绍，来诊。

刻下症：带下量多，阴痒，睡眠欠佳，二便调。

舌脉：舌质红，舌苔少，脉细数。

西医诊断：阴道炎。

中医诊断：带下，心肾不交证。

治法：清热滋阴，交通心肾。

处方：天冬15g，熟地黄15g，党参20g，黄柏12g，砂仁10g，生龙骨30g（先煎），生牡蛎30g（先煎），桑螵蛸15g，五味子12g，金樱子15g，沙苑子15g，益智仁12g，乌药12g，炙甘草10g。10剂，水煎服，每日一剂，分两次温服。

清淡饮食，做好局部护理。

二诊：2023年7月5日。

患者服10剂药后带下量减少，颜色变淡，睡眠质量改善，二便调。舌质红，舌苔薄白，脉细。效不更方，继服10剂。嘱清淡饮食，做好局部护理。

1个月后随访，患者带下量显著减少，无腥味，无外阴瘙痒，夜寐安。

按语：

以上两案，疾病不一，案1为遗精病，案2为带下病，但证型均为阴虚火旺，心肾不交，应用三才封髓丹加味均获良好疗效，此正是中医之"异病同治"之理法。

十、赞育丹治疗精衰阳痿

○ **方剂组成**

熟地黄30g，白术20g，当归15g，枸杞子15g，杜仲12g，仙茅12g，巴戟天12g，淫羊藿20g，山茱萸12g，肉苁蓉12g，韭菜子12g，蛇床子10g，制附子6g（先煎），肉桂6g，炙甘草10g。

○ **主治病证**

阳痿精衰，精寒不育，症见性交时阴茎痿软无力，或举而不坚，或坚而不久，伴头晕乏力，腰膝酸软，畏寒肢冷，或久不育，舌淡苔白，脉沉。

○ **加减变化**

1.遗尿、早泄者，加益智仁、菟丝子、金樱子。

2.阳虚者，加人参、鹿茸、阳起石。

3.大便溏薄者，加补骨脂、怀山药。

○ **组方原理**

阳痿指男子性交时痿软不举，或者举而不坚，或者坚而不久，从而无法完成正常的性生活。

国内流行病学调查显示，我国勃起功能障碍的发病率约26.1%，其中40岁以上人群发病率高达40.2%。本病临床多发，然而患者多羞于就诊，每每自行购买"药物"治疗，以致病情迁延，难以治愈，于无计之时乃求诊，因此呈现了发病多而就诊少的特点。

中医学对于阳痿认识很早，在马王堆出土的医书中就记载了"阳痿"的相关症状，并名之"老不起"。自《内经》以降，因为是阴器不起，故多称为"阴痿""阴器不用""筋痿"等，至明代张景岳才称为"阳痿"，并且论述道"阴痿者，阳不举也"（《景岳全书·阳痿》）。中医学认为阴茎的勃起有赖于血液充养宗筋，情志所伤、纵欲太过、六淫侵袭、久病体衰等均可引发阳痿。

肾主藏精，司人身之生长、发育及生殖，为一身根本，且肾为水火之脏，内寄元阴元阳，正如张景岳所言，"命门之火，谓之元气，命门之水，谓之元精"（《类经附翼·真阴论》）。今时之人，虽衣食丰足，少有后天乏源，然生活中声色斑斓，多有纵欲伤身者，导致肾中阴精亏耗，日久肾中元阳、元阴亏损，进而宗筋不起，发为阳痿。阳痿的病因比较复杂，但以命门火衰为多见。正如《景岳全书·阳痿》说："火衰者十居七八，而火盛者仅有之耳。"故治阳痿多从温补下元入手，遂拟赞育丹治疗。

方中肉桂、制附子、蛇床子、韭子、杜仲、仙茅、巴戟天、淫羊藿、肉苁蓉温补肾阳，填精补髓，以壮命门之火，为本方主要部分；山茱萸、熟地黄、当归、枸杞子滋阴补肾，养肝补血，以期阴中求阳，并制阳药之温燥；又有白术健脾益气，先后天并补；甘草调和诸药。诸药合用，共奏温阳益肾、益精补血之效。

○ 医案选录

1. 阳痿案

郭某，男，39岁，成安县人。门诊号S0078000。2022年8月17日初诊。

主诉：阳痿不振1年。

现病史：1年前患者偶感阳事不举或举而不坚，渐渐加重，自行服用"汇仁肾宝"，服药后未见好转。后患者逐渐出现头晕，腰膝酸软等症状，为求进一步诊治来我院。

刻下症：阳痿不举，不能勃起性交，平时偶有性冲动，阳具稍勃起即痿，伴头晕，腰膝酸软，略感畏寒肢冷。

舌脉：舌质淡红，舌苔白，脉沉细。

西医诊断：男性功能勃起障碍。

中医诊断：阳痿，肾阳虚证。

治法：温阳益火，振痿赞育。

处方：熟地黄30g，白术20g，当归15g，枸杞子15g，杜仲12g，仙茅12g，巴戟天12g，淫羊藿20g，山茱萸12g，肉苁蓉12g，韭子12g，蛇床子10g，制附子6g（先煎），肉桂6g，炙甘草10g。7剂，水煎服，每日一剂，分两次温服。

节欲，控制性生活频率。

二诊：2022年8月24日。

药尽7剂，阳痿消失，能勃起性交，略感硬度欠佳，腰膝略软。舌淡红，苔白，脉沉细。上方再服7剂。

药尽，诸症消失。

2. 头晕案

张某，男，42岁，自由职业者。门诊号S0079734。2022年8月3日初诊。

主诉：间断性头晕伴耳鸣6个月。

现病史：患者于6个月前劳累后出现头晕，耳鸣，耳鸣音呈低调样，不伴有视物旋转，无恶心呕吐，当时测血压135/70mmHg。患者就诊于当地诊所，予以"强力定眩片"及"敏使朗"口服，头晕症状略有好转，但仍间断发作，近日出现小便清长，以夜间为重，故患者来诊。详询患者，知患者纵欲过度，阳举不坚。

刻下症：头晕，耳鸣，小便频，夜间甚。

舌脉：舌质淡红，舌苔白，脉沉。

西医诊断：头晕待查。

中医诊断：眩晕，肾精亏虚证。

治法：填精益髓，温补肾元。

处方：熟地黄30g，白术20g，当归15g，枸杞子15g，杜仲12g，仙茅12g，巴戟天12g，淫羊藿20g，山茱萸12g，肉苁蓉12g，韭子12g，蛇床子10g，制附子6g（先煎），肉桂6g，炙甘草10g。7剂，水煎服，每日一剂，分两次温服。

饮食清淡，节欲。

二诊：2022年8月11日。

服7剂，头晕、耳鸣缓解，小便正常。舌质淡红，舌苔白，脉沉。上方再服7剂。

药尽，诸症消失。

此后患者以金匮肾气丸加减调治2个月，未再发作。

按语：

以上二案，疾病不一，案1为男性功能勃起障碍即阳痿一病，该患者在症状、舌脉等方面均较为典型，属于命门火衰证，使用赞育丹加减收到良好疗效。案2以头晕为主症。二者均为肾阳不足，肾精亏耗。

第七节　气血津液病证用方

一、固表止汗汤治疗表虚自汗

○ 方剂组成

生黄芪30g，白术20g，茯苓15g，当归12g，白芍15g，龙骨30g（先煎），牡蛎30g（先煎），炒酸枣仁15g，山萸肉15g，五味子12g，浮小麦30g，炙甘草10g。

○ 主治病证

表虚自汗，症见日间时常出汗，活动、饮食则更甚，不因外界环境影响，舌质淡，舌苔薄白，脉浮弱。

○ 加减变化

1.畏寒恶风者，加附子、干姜。

2.脾虚痰湿者，加陈皮、半夏。

3.兼有表证，加用防风、桂枝。

○ 组方原理

表虚自汗属于中医汗证范畴，是指由于阴阳失调、腠理不固而导致汗出失常的病证。表虚会造成人体腠理不密，容易受到风邪的侵袭，且自身抵抗能力较差，体内营阴不能内守，作为人体津液的汗液就会外泄，而出现自汗、恶风的症状。

《内经》即有对汗生理、病理的论述，认为汗是津液的一种，为心所主，且汗血同源。《伤寒论》《金匮要略》开创了对自汗、盗汗辨证论治的先例。《杂病广要》云："诸阳主表，在于肤腠之间。若阳气偏虚，则津液发泄，故为汗。"阳虚之汗，治疗当温阳固表，收敛虚汗。《诸病源候论》有"虚劳汗候""虚劳盗汗候""风虚汗出候"等记载，认为汗证多属阳虚，乃卫阳不固所致。《备急千金要方》及《外台秘要》载有治疗自汗、盗汗的内服方和外用方，有的药物如牡蛎、小麦、黄芪等，如今仍在沿用。隋代巢元方，对自汗的病机进行了分析，认为阳虚是自汗的原因，"夫诸阳在表，阳气虚则自汗"。朱丹溪认为，"气虚、血虚、痰湿、阳虚皆可导致自汗"。

禀赋不足，或久患咳喘，耗伤肺气，肺与皮毛相表里，肺气不足之人，肌表疏松，表虚不固，腠理开泄，而致自汗。现今生活和工作节奏加快，竞争日益激烈，使人们情志不调，思虑烦劳过度，损伤心脾，血不养心，心不敛营，则汗液外泄。

基于以上认识，笔者在治疗自汗时尤重肺、脾、心三脏的调理，临床治疗多以益气健脾、滋养心阴、敛肺固涩之法入手，自拟固表止汗方，使得脾健则津液有源，肺阴有滋，营卫冲和，如此标本兼治，汗出自止，且不易复发。

方中黄芪药性甘温，作用于脏腑，可大补脾肺之气，作用于皮肤腠理，可以固表止汗。白术、茯苓健脾益气，能够帮助黄芪加强益气固表的作用。黄芪、白术、茯苓三药合用，可使正气旺盛，体表充实，腠理紧密。当归、白芍、山萸肉合用，可以滋阴养血，敛阴止汗；酸枣仁酸平，内补营血安神志，外敛营阴止虚汗，为宁心安神、固敛虚汗之要药；五味子敛肺滋肾，敛汗止汗；浮小麦甘凉，入心经，能益心气，敛心液，又轻浮走表，实腠理，固皮毛；生龙骨、生牡蛎潜阳敛汗；炙甘草可治疗荣卫气虚，脏腑怯弱，又可调和诸药。诸药合用，共奏益气固表、健脾补肺、敛阴止汗之功。

○ 医案选录

1. 自汗案

李某，男，36岁。病案号00194026。2020年4月5日初诊。

主诉：时常汗出，怕冷6个月余，加重伴有心悸、失眠1个月。

现病史：患者6个月前开始出现汗出多、怕冷等不适，未予重视，近1个月来明显加重，伴有心悸、失眠，就诊于当地医院，给予中西医药治疗（具体不详），未见明显改善。患者为求进一步治疗，遂来我院就诊。

刻下症：汗出多，白天为主，活动后汗出加重，时有畏寒，间断心悸，睡眠差，纳可，二便调，舌淡胖，苔薄白，脉细。

西医诊断：自主神经功能紊乱。

中医诊断：汗证，卫表不固证。

治法：健脾补肾，固表敛汗。

处方：生黄芪30g，白术20g，茯苓15g，当归12g，白芍15g，龙骨30g（先煎），牡蛎30g（先煎），炒枣仁15g，山萸肉15g，五味子12g，浮小麦30g，党参20g，麦冬12g，淫羊藿10g，炙甘草10g。7剂，水煎服，每日一剂。

二诊：2020年4月12日。

汗出减少，偶有心悸，纳眠好转，纳可，二便调，舌淡胖，苔薄白，脉沉细。

上方加桂枝15g，7剂。

三诊：2020年4月19日。

已无明显汗出，偶有活动后汗出多，纳眠可，二便调，舌淡白，苔薄白，脉沉细。

上方继服4周，诸症消失。

随访1年未见复发。

2. 自汗案

王某，女，55岁，邯郸邯山区人。病案号00224129。2021年7月22日初诊。

主诉：汗出10个月余，加重伴心悸、烦躁1周。

现病史：患者近10个月来时感汗出，疲劳，稍活动即汗出，有时不活动亦大汗淋漓，汗后全身发冷，面色㿠白，疲乏无力。平素心悸，烦躁，气短，失眠多梦，饮食可。舌淡，苔白，脉细弱。

西医诊断：更年期综合征。

中医诊断：自汗，表虚不固证。

治法：益气固表，敛阴止汗。

处方：生黄芪30g，白术20g，茯苓20g，当归12g，白芍15g，龙骨30g（先煎），牡蛎30g（先煎），炒枣仁15g，麦冬15g，五味子12g，浮小麦30g，太子参20g，焦栀子15g，干姜10g，炙甘草10g。7剂，每日一剂，水煎服。

二诊：2021年7月29日。

服上药后，出汗较前好转，心悸、烦躁较前减轻，睡眠质量好，舌淡红，苔薄白，脉浮大。效不更方，继服7剂。

三诊：2021年8月5日。

服上药后，出汗、怕冷较前明显减轻，心悸、烦躁缓解，睡眠质量好，偶有情绪急躁，咽喉不适，余未有明显不适。舌淡红，苔薄黄，脉细数。

处方：生黄芪30g，白术20g，茯苓20g，当归12g，白芍15g，龙骨30g（先煎），牡蛎30g（先煎），炒枣仁15g，焦栀子15g，薄荷6g（后下），炙甘草10g。

四诊：2021年8月12日。

诸症大减，无明显不适。效不更方，继服4周。

随访6个月未见复发。

按语：

以上两案，疾病不一，一为自主神经功能紊乱，一为更年期综合征，但均以表虚不固引起的汗出较多为主症，故先用此方为基础，随症加减，均获奇效。

案1初诊用四君子加减健脾益气，使土运能受纳，用黄芪、麦冬、五味子、炒酸枣仁益气滋阴，养心安神，改善心悸、失眠等，用山萸肉、淫羊藿温肾阳而不燥，加龙骨、牡蛎、浮小麦收敛其汗，治其标。二诊，脾胃稍健，加大温养力度，以桂枝温阳固表。三诊汗收，脾胃健运，效不更方以善后。

案2患者临床表现汗出、疲劳，稍活动即汗出，有时不活动亦大汗淋漓，证属中医"汗证"之自汗症。患者素体气血俱亏，肺气不足，气虚日盛，卫表不固，则不自主汗出。汗为心之液，汗出过多，损伤心阳，心阳不足，则心阴难敛。汗出过多，气阴耗伤，心神失养，则寐差。肺气不足，母病及子，以至于肾气不足，活动后耗伤肺气则喘促加重。子盗母气，肺脏久病累及于脾肾，致脾肾阳气不足，则汗出怕冷，面色㿠白，疲乏无力。平素心悸，烦躁，气短，失眠多梦，饮食可，舌淡，苔白，脉细弱，乃气阴亏虚之征。四诊合参，证属肺气虚损，累及心脾肾。故用生黄芪、白术、茯苓益气健脾，麦冬、五味子、太子参、养阴润肺，当归、白芍、炒枣仁养心安神，制附子、干姜温中散寒，龙骨、牡蛎、浮小麦潜阳敛汗，焦栀子清虚热、除烦躁，炙甘草调和诸药，诸药合用，效果满意。

二、当归六黄汤加味治疗阴虚内热汗证

○ **方剂组成**

当归12g，黄芪30g，生地黄15g，熟地黄15g，黄芩10g，黄连10g，黄柏10g，太子参30g，麦冬15g，五味子12g，浮小麦30g，炙甘草10g。

○ **主治病证**

1.阴虚内热所致的自汗及盗汗，症见日间时常出汗，活动、饮食则更甚，或发热盗汗，面赤心烦，口干唇燥，大便干结，小便黄赤，舌红苔黄，脉数。

2.其他病证如甲状腺功能亢进、结核病、糖尿病、更年期综合征等日间时常出汗，兼有上述症状者。

○ **加减变化**

1.若阴虚而实火较轻者，去黄连、黄芩，加知母。

2.汗出甚者，加麻黄根、五味子、煅龙牡、山萸肉。

3.若阴虚阳亢，潮热颊赤突出者，加白芍、龟甲、知母。

4.津亏液乏，口干、便秘较甚，加麦冬、玄参。

○ **组方原理**

汗证是指由于阴阳失调，腠理不固，而致汗出失常的病证。其不因外界环境因素的影响，而白昼时时汗出，动辄益甚者，称为自汗；寐中汗出，醒来自止者，称为盗汗，亦称为寝汗。

《医宗金鉴·删补名医方论》云：“寤而汗出曰自汗，寐而汗出曰盗汗。”阳虚不能固外，故自汗；阴虚不能守中，故盗汗。当归六黄汤出自金代李东垣《兰室秘藏·自汗门》，原文云：“治盗汗之圣药也，当归、生地黄、熟地黄、黄柏、黄芩、黄连各等份，黄芪加倍，上为粗末，每服五钱，水两盏，煎至一盏，食前服，

小儿减半服之。"朱丹溪认为，"盗汗属血虚、阴虚"，主推当归六黄汤，并补充了本方病机。戴思恭《论治要诀》认为"自汗多而血涸津脱者"亦可用本方。《景岳全书》云："阳证自汗或盗汗者，但察其脉证有火，或夜热烦渴，或便热喜冷之类，皆阳盛阴虚也，宜当归六黄汤为第一。"指出阳盛火热所致自汗、盗汗可用本方。唐容川于《血证论》中指出："阴阳两虚自汗盗汗可用当归六黄汤加附子。"可见无论自汗还是盗汗均可使用本方。

笔者认为，本病标为肺气不足，营卫不和，卫外失司，本是阴虚火旺，邪热郁蒸，逼津外泄。病理性质属虚，又夹阴火于内，从而自汗、盗汗。自汗日久，阴液亏虚，易并发盗汗。盗汗多由阴虚火旺所致，治疗以滋阴泻火、固表止汗为主。肾阴亏虚，不能上济心火，则心火独亢，致虚火伏藏于阴分，寐则卫气行阴，助长阴分伏火，两阳相加，迫使阴液失守而盗汗。

基于以上认识，笔者在辨治汗证时重视扶正与祛邪相须为用，常用益气固表以调和营卫治其外，滋阴降火以祛邪治其内，多用当归六黄汤一方。

方中当归养血，血充则心火可制，生熟地黄滋阴，三味养血补阴，使阴血充则水能制火，从本而治，共为君药；盗汗因于水不济火，火热熏蒸，故臣以黄芩清上焦火，黄连清中焦火，黄柏泻下焦火，三药合用泻火除烦，清热坚阴。君臣相合，热清则火不内扰，阴坚则汗不外泄，虚火得降，阴血安宁，不致外走为汗。又倍用黄芪，扶正固表，安未定之阴，加用太子参、麦冬益气生津、养阴清热，五味子敛肺止汗、生津止渴，共为佐药。三药为生脉饮，可益心气，养心阴，补其不足。炙甘草补脾和胃，益气复脉，为使药，既能加强诸药之功，又能防范诸药损伤脾胃。全方以益气滋阴为主，佐以清热泻火、固表止汗之药，阴血安定，盗汗自止。故《兰室秘藏》称其为"治盗汗之圣药"。本方荣卫兼顾，后世又用以治疗阴虚火旺之自汗证。

○ 医案选录

1．汗证案

李某，男，57岁，邯郸复兴区人。病案号00184126，2021年6月12日初诊。

主诉：自发性出汗6个月余，加重1周。

现病史：患者6个月前开始出现运动时周身汗流不止，打湿内衣，就诊与外院，诊断为自汗症，给以"玉屏风散颗粒"等治疗，效果欠佳，近1周明显加重，遂来我院就诊。

刻下症：自发性出汗，伴有夜间汗出，面红心悸，口干唇燥，饮食尚可，睡眠欠佳，大便尚可，小便色黄。

舌脉：舌质红，苔薄黄，脉细数。

西医诊断：自发性多汗症。

中医诊断：汗证，气阴两虚证。

治法：滋阴清热，固表止汗。

处方：当归12g，黄芪30g，生地黄15g，熟地黄15g，黄芩10g，黄连10g，黄柏10g，太子参30g，麦冬15g，五味子12g，浮小麦30g，龙骨30g（先煎），牡蛎30g（先煎），炙甘草10g。7剂，水煎服，每日一剂。

二诊：2021年6月19日。

患者服药后出汗明显减轻，无之前动则大汗出，心悸减轻，患者诉仍睡眠差，入睡困难。

上方加知母10g，酸枣仁15g，7剂。

三诊：2021年6月26日。

患者已无动则大汗出的情况，面红、心悸减轻，睡眠好转，入睡可，偶有梦。效不更方，上方继服1个月。

随访半年未见复发。

2．甲亢案

秦某，女，45岁，邯郸市人，个体工商户。病案号S0122651。2023年3月16日初诊。

主诉：心悸、气短伴汗出2年余。

现病史：患者2年前无明显诱因出现心悸，气短，伴有汗出，平素情绪急躁易怒，多食善饥，体重逐渐下降，曾就诊于外院，诊断为"甲亢"，服用"甲巯咪唑"治疗，效果欠佳，后建议行¹³¹碘治疗，患者担心不良反应，遂寻求中医治疗。

辅助检查：甲状腺彩超示甲状腺弥漫性肿大，右侧较重。T_3 8.9nmol/L，T_4 271.4nmol/L，TSH 0.19nmol/L。心电图示窦性心动过速，心率113次/分。

刻下症：心悸，气短，乏力，汗出，稍稍活动即汗出不止，汗冒如珠，兼见胸闷，烦躁，口干，纳食可，夜寐欠安，两目不适，持物手颤，情绪稍有波动即心悸加重。

舌脉：舌淡红，苔薄黄，脉细数。

西医诊断：甲状腺功能亢进。

中医诊断：瘿病，气阴两虚证。

治法：益气养血，软坚散结。

处方：当归12g，黄芪30g，生地黄15g，熟地黄15g，黄芩10g，黄连10g，黄柏10g，太子参30g，麦冬15g，五味子12g，浮小麦30g，海藻10g，生牡蛎30g（先煎），玄参30g，浙贝15g，昆布10g。7剂，水煎服，每日一剂。

二诊：2023年3月23日。

心悸、汗出减轻，胸闷、烦躁、口干等诸症明显好转，舌淡红，苔薄黄，脉细数。效不更方。

以上方为基础，用药随症加减治疗3个月余，诸症消失，复查甲状腺功能及心电图等，均未见明显异常。随后用内消瘰疬丸善后，随访1年未见复发。

按语：

以上两案，疾病不一，其一为多汗证，其二为甲状腺功能亢进症，但均有气阴两虚证引起的多汗症状群，选用当归六黄汤加减治疗，效如桴鼓。

案1患者为中年男性，气阴亏虚，气虚不能敛阴，阴亏虚火内炽，迫津外泄而为汗，故患者动则出汗。汗为心之液，汗证与心密切相关，阴血不足，心失所养，阴不制阳，火旺扰神，则出现入睡困难，梦多。抓其主证气阴两虚，以当归六黄汤合酸枣仁汤滋阴清热，滋阴润燥，清热除烦，固表止汗，养血安神，加龙骨、牡蛎重镇安神，固涩敛汗，太子参、麦冬、五味子、浮小麦益气滋阴，养心敛汗。诸药合用，共奏滋阴清热、益气固表止汗、养血安神之效。

案2患者为中年女性，因心悸、气短伴有汗出确诊为甲状腺功能亢进症。患者先天禀赋不足，后天失调，兼情志刺激，内伤饮食，导致人体阴阳气血失和，脏腑功能失调。患者以阴虚为主，渐至以气阴两虚为主，故见形体消瘦、乏力、多食易饥、畏热多汗、手颤、舌红少苔、脉细数等症。患者表现与当归六黄汤证相合，加生脉饮益气复脉、养阴生津以扶正，加内消瘰丸清热滋阴、化痰散结，加海藻、昆布加强软坚散结之功，诸药合用，证可除，瘿能消。

三、益气滋阴方治疗糖尿病

○ 药物组成

黄芪30g，太子参20g，知母15g，生地黄30g，天冬20g，枸杞子20g，玉竹20g，怀山药30g，女贞子15g，玄参20g，丹参30g，赤芍15g。

○ 主治病证

糖尿病，症见多饮，多食，多尿，形体消瘦，心烦不舒，口干咽燥，神疲乏力，头晕肢乏，手足心热，小便淡黄，大便干燥，舌红苔少，脉细数。

○ 加减变化

1.瘀血较重者，可加用川芎、当归、桃仁、红花。

2.肺热津伤较重者，可加用天花粉、黄芩、葛根、麦冬。

3.胃热炽盛较重者，可加用石膏、麦冬、川牛膝、黄连、栀子。

○ 组方原理

糖尿病属于中医"消渴病"范畴，中医学认为消渴病因多与素体阴虚内燥、先天禀赋不足有关。此外，人的脏腑功能随年龄的增加渐衰的自然生理变化过程也是不可忽视的原因。其他如过食肥甘厚味、形体肥胖、精神紧张、情志不畅、嗜好烟酒、房事过度、外感六淫等也是引发消渴病的外部条件。诸多内外因素作用于人体，引起五脏虚损，导致以多饮、多食、多尿、形体消瘦为特征。

消渴病病机主要为阴津亏损，燥热偏盛，而以阴虚为本，燥热为标，两者互为因果。消渴病变的脏腑主要在肺、胃、肾，尤以肾为关键。三脏之中，虽可有所偏重，但往往又互相影响，如肺燥津伤，津液失于敷布，则脾胃不得濡养，肾精不得滋助；脾胃燥热偏盛，上可灼伤肺津，下可耗伤肾阴；肾阴不足则阴虚火旺，亦可上灼肺胃，终至肺燥胃热肾虚，故"三多"之症常可并见。

基于以上认识，笔者在临床上辨治消渴病强调"三焦同治"，重视肺、胃、肾三脏的调理，从虚热着手，益气养阴，使耗伤之气阴得复则虚热自除，消渴自止，自拟益气滋阴方。

本方中黄芪、太子参益气健脾补虚，生津润肺止渴，女贞子、枸杞子滋阴补肾，益气生精，四药合用，以纠正先天禀赋不足之根；生地黄、天冬、玉竹、玄参、知母滋阴清热，以改善素体阴虚内燥之源；怀山药补脾养胃，生津益肺，补肾涩精；丹参、赤芍活血凉血，通经散结，治疗气阴两虚所致脉络瘀滞之诸症。诸药合用，共奏益气健脾、润燥养肺、滋阴补肾之功。

○ 医案选录

1. 2型糖尿病案

赵某，女，55岁，邯郸市某公司职员。病案号00185296。2020年3月10日初诊。

主诉：2型糖尿病10年，间断口干、咽燥1个月余。

现病史：患者于10年前因烦渴多饮、食多消瘦到当地医院就诊，确诊为"2型糖尿病"，长期控制饮食，增加运动，及口服"二甲双胍片"治疗，血糖控制尚可，无明显其他不适症状。患者1个月前因应酬饮酒后出现周身汗出，白天夜间均出汗，伴耳鸣，眼涩，视物昏蒙，手足心热，全身乏力。

辅助检查：空腹血糖11.7mmol/L，餐后2小时血糖16.4mmol/L，糖化血红蛋白11.9%。

刻下症：口干，咽燥，眼涩，视物昏蒙，手足心热，全身乏力。

舌脉：舌红少苔，脉细数。

西医诊断：2型糖尿病。

中医诊断：消渴病，上消，阴虚火旺证。

治法：益气养阴，清热润燥。

处方：黄芪30g，太子参30g，知母15g，生地黄30g，天冬20g，枸杞子20g，玉竹20g，怀山药30g，女贞子15g，玄参20g，丹参30g，赤芍15g，山萸肉12g，丹皮15g，炙甘草10g。7剂，水煎服，每日一剂，分两次温服。

二诊：2020年3月17日。

7剂后症状好转，口干、咽燥明显减轻，仍有眼涩，视物昏蒙，手足心热。舌淡红，少苔，脉细。

原方加用决明子30g，7剂。

三诊：2020年3月24日。

诸症大减，未诉明显不适，效不更方。

以后随症加减，继服2个月，复查空腹血糖6.2mmol/L，餐后2小时血糖10.3mmol/L，糖化血红蛋白7.3%。随访1年，诸症未再复发，仅口服二甲双胍片，定期检查血糖，控制良好。

2.2型糖尿病伴周围神经血管病变案

王某，男，62岁，退休工人。病案号00312239。2021年6月10日初诊。

主诉：2型糖尿病15年，视物模糊及下肢麻木1个月余。

现病史：患者15年前因口干、口渴伴有消瘦、乏力就诊于当地医院，明确诊断为"2型糖尿病"，此后长期口服"二甲双胍片"，合理膳食，血糖控制尚可。近1个月来出现双眼视物模糊，双足趾端麻木，夜间伴有阵发性疼痛，睡眠差，纳可，二便调，舌红略暗，苔白，脉弦细。

辅助检查：双下肢肌电图检查示胫腓神经远端传导减慢。眼底检查符合糖尿病眼底视网膜病变。双下肢动脉超声检查：双侧髂外、股总及股浅动脉多发斑块形成，左侧腘动脉远端重度狭窄75%左右，远端胫前动脉血流信号减少，右侧胫前动脉未见血流信号，考虑狭窄闭塞，双侧足背动脉未见明显血流信号。

刻下症：口干，口渴，乏力，双眼视物模糊，双足趾端麻木伴有夜间疼痛。

舌脉：舌红略暗，苔白，脉弦细。

西医诊断：2型糖尿病周围神经性血管病变。

中医诊断：消渴病，气阴两虚夹瘀证。

治法：益气滋阴，活血通络。

处方：黄芪30g，太子参30g，知母15g，生地黄30g，天冬20g，枸杞子20g，玉竹20g，怀山药30g，女贞子15g，玄参20g，丹参30g，赤芍15g，川芎20g，白芍30g，当归20g，炙甘草10g。7剂，水煎服，每日一剂，分两次温服。

二诊：2021年6月17日。

乏力、口干好转，足趾麻凉感好在，夜间疼痛减轻，仍有双眼视物模糊，舌红略暗，苔白，脉弦细。

上方去白芍，加决明子30g，7剂。

三诊：2021年6月24日。

乏力、口干好转，足趾麻凉感好在，夜间疼痛减轻，双眼视物模糊略减轻，舌淡红，苔白，脉细。效不更方。

随症加减，继服3个月余，诸症大减，未述明显不适，复查血糖及糖化血红蛋白控制在正常水平。随访1年，诸症无复发。

3.2型糖尿病合并糖尿病肾病案

孙某，男，60岁，退休工人。病案号S0054538。2022年5月

10日初诊。

主诉：2型糖尿病13年，腰酸酸软1个月余。

现病史：患者13年前因口渴、多饮伴有消瘦、乏力就诊于当地医院，明确诊断为"2型糖尿病"，给予"二甲双胍片、阿卡波糖片及消渴丸"治疗，血糖控制可。近1个月来患者无明显诱因出现小便频数，浑浊如膏，腰膝酸软，四肢欠温，畏寒肢冷。

辅助检查：空腹血糖11.5mmol/L，餐后2小时血糖15.8mmol/L，糖化血红蛋白12.6%。尿常规检查示蛋白（++）。血肌酐137μmol/L。总蛋白55.9g/L，白蛋白31g/L。

刻下症：口渴多饮，小便频数，浑浊如膏，腰膝酸软，四肢欠温，畏寒肢冷。

舌脉：舌质淡，苔白脉，沉细无力。

西医诊断：2型糖尿病合并糖尿病肾病。

中医诊断：消渴病，阴阳两虚证。

治法：温阳健脾，滋阴补肾。

处方：黄芪30g，太子参20g，知母15g，生地黄30g，天冬20g，枸杞子20g，玉竹20g，怀山药30g，女贞子15g，玄参20g，杜仲15g，乌药15g，益智仁10g，肉桂6g，萆薢15g，炙甘草10g。7剂，水煎服，每日一剂，分两次温服。

二诊：2022年5月17日。

腰膝酸软、畏寒肢冷明显好转，小便频数减轻，仍有四肢发凉，麻木。

上方加木瓜15g，继服7剂。

再诊时诸症大减，以后随症加减，继服2个月余，同时服用二甲双胍片、阿卡波糖等西药，复查血糖及糖化血红蛋白均在正常范围波动，肾功能、尿常规恢复正常。随访1年，诸症未见复发。

按语：

以上三案，疾病均为**糖尿病**，病机以阴虚燥热为主，久病出现气阴两虚、五脏虚损的兼症。

案1为糖尿病阴虚火旺证，治疗宜补虚养阴，清热润燥，予以原方加山萸肉、丹皮，治疗后症状好转。复诊时耳鸣、汗出明显减轻，眼干涩明显，遂加用决明子清肝明目。

案2为糖尿病兼周围神经血管病变，病机为气阴两虚夹瘀，治疗宜益气滋阴，活血通络，以原方加上川芎、白芍、当归补血、养血、活血，改善足趾麻凉感、夜间疼痛之症。

案3为糖尿病合并肾病案，属于阴阳两虚证，治宜温阳健脾，补肾固摄，原方加杜仲补肝肾、强筋骨，肉桂具有温中补肾、散寒止痛，益智仁、乌药加强温补肾阳的作用，改善腰酸怕冷、夜尿频多等症。诸药合用，共奏温阳健脾、滋阴补肾之功。

四、八仙降脂方治疗高脂血症

○ **药物组成**

焦山楂30g，生山楂30g，决明子30g，莱菔子15g，何首乌20g，丹参30g，焦麦芽15g，黄芪15g。

○ **主治病证**

1.高脂血症，症见形体肥胖，身重乏力，头昏头重，胸脘痞闷，纳呆腹胀，舌苔白腻，脉滑。

2.其他疾病，症见上述症状者。

○ **加减变化**

1.痰瘀较重者，加半夏、茯苓、陈皮、大黄、石菖蒲、郁金、泽泻。

2.血瘀较重者，加桃仁、红花、当归、川芎、赤芍。

3.肾虚较重者，加熟地黄、枸杞子、桑寄生、女贞子。

○ 组方原理

高脂血症是由于人体脂肪代谢失调，而致血液中脂质成分异常增高的临床常见病和多发病。中医根据其不同的临床症状可将其归于"痰饮""肥胖""血瘀""湿证"和"眩晕"等病证范畴。

中医典籍中虽无血脂异常、高脂血症的概念，但追溯其源，古代中医对膏脂早有详细论述，如《灵枢·卫气失常》云："人有脂，有膏，有肉。"对过食肥甘引起疾病的危害也有认识，如《素问·生气通天论》云："膏粱之变，足生大丁"。《黄帝内经》中已有"脂者""油脂""脂膜"等记载，对于"脂人""膏粱"的描述与现代医学中的肥胖、高脂血症有相似之处。如《灵枢·卫气失常》说："脂者，其血清，气滑少。"这是最早对高脂血症的记载。

饮食不节，或恣食肥腻醇甜厚味，过多膏脂随饮食进入人体，输布、转化不及，滞留血中，因而血脂升高，诱发身体脂质代谢紊乱状态，可视为中医所说的痰浊和血瘀。脾主运化，"过食则伤脾"，厚味膏粱，黏腻重浊，聚于体内，阻滞气机，复加于脾胃，则痰邪内生；由于肾气虚衰，失于温煦，脾气亦虚，脾不健运，水谷不能化为精微，反而聚湿成痰，痰浊滞于血脉中，血脂不能正常代谢，而致高脂血症。《景岳全书》说：盖痰即水也，其本在肾，其标在脾；痰之化生无不在脾，而痰之本无不在肾。肝肾同源，肾阴不足，肝失涵养，而致肝肾俱虚。肝主疏泄，凡脏腑十二经之气化，皆必借肝胆之气化以鼓舞之，始能调畅而不病。肝之疏泄全赖阴血滋养，肝阴不足，可使疏泄功能减退。肝失疏泄，气机不畅，血行阻滞，升降功能失常，水饮不能正常代谢，而致痰浊，痰阻则血行不畅而生瘀，从而气滞、痰阻、血瘀三者互为因果，搏结血府之中而成本病，其人看似肥盛，实则本虚而标实也。

基于以上认识，笔者辨治高脂血症时重视肝、脾、肾三脏调理，其本为肝、脾、肾功能失调，其标为痰浊、瘀血内生，治疗以健运脾胃治其本，兼以活血祛瘀、消脂化浊、利水通便，自拟八仙降脂方。

方中焦山楂、生山楂消食健胃，行气散瘀，化浊降脂，两药合用可以降低血脂，为君药；丹参、黄芪活血化瘀，益气健脾，何首乌滋阴补肾，助君药扶正固本，为臣药；莱菔子、决明子下气除痰，清肝除湿，利水通便，为佐药；焦麦芽消食化积，为使药。诸药合用，共奏益气健脾、滋阴补肾、清肝除湿、活血祛瘀、化浊降脂之功。

○ 医案选录

1. 眩晕案

患者，女，58岁，邯郸市人。病案号S0072523。2022年4月13日初诊。

主诉：头晕3年，加重伴乏力、气短1个月余。

现病史：患者3年前无明显诱因出现间断头晕，就诊于外院，经检查，确诊为"高血压、高脂血症"，随后长期服用"硝苯地平缓释片、辛伐他汀片"治疗，症状好转。近1个月再次出现头晕加重，伴有乏力、气短，在外院给予西药治疗（具体不详），效果欠佳，遂就诊我院。

辅助检查：超声检查示中重度脂肪肝。肝功能正常。总胆固醇9.3mmol/L，甘油三酯5.7mmol/L，高密度脂蛋白0.53mmol/L。

刻下症：形体肥胖，头晕脑涨，乏力气短，胸脘痞闷，纳呆腹胀，舌苔白略腻，脉沉滑。血压160/95mmHg。

西医诊断：高血压病，高脂血症，脂肪肝。

中医辨证：眩晕，脾肾亏虚，痰湿瘀阻证。

治法：健脾补肾，化痰除湿，活血化瘀，降脂排浊。

处方：焦山楂30g，生山楂30g，决明子30g，莱菔子15g，何首乌20g，丹参30g，焦麦芽15g，黄芪15g，半夏12g，陈皮15g，茯苓20g，炒白术10g，降香10g，炙甘草10g。7剂，水煎服，每日一剂。

二诊：2022年4月20日。

患者服药7剂后血压较前稳定，头晕脑涨、胸闷气短、纳呆腹胀均减轻。舌质淡，舌苔薄白，舌体胖大，脉沉滑。效不更方。

上方随症加减，服药30余剂，诸症消失，复查血脂恢复正常，肝脏超声检查示轻度脂肪肝。

2．胸痹案

梁某，男，49岁，邯郸市人。病案号S0074296。2022年9月13日初诊。

主诉：间断头晕、胸闷1年，加重2周。

现病史：患者1年前偶尔出现头晕、胸闷，未予重视。近2周来头晕、胸闷发作频繁，偶有胸痛彻背，心悸汗出，乏力，遂就诊于外院，诊断为"冠心病、高脂血症"，给予"单硝酸异山梨酯片、阿司匹林片及瑞舒伐他汀片"等治疗，症状有所减轻，但仍有头晕、乏力、胸闷不适等症状。

辅助检查：心电图示ST–T异常。总胆固醇11.7mmol/L，甘油三酯6.3mmol/L，高密度脂蛋白0.46mmol/L。

刻下症：头晕乏力，胸闷气短，脘腹胀满，纳呆，自汗痰多，伴有倦怠乏力，口黏，睡眠可，二便尚可。

舌脉：舌质淡，苔白腻，脉滑。

西医诊断：①冠心病；②高脂血症。

中医诊断：胸痹，痰浊闭阻证。

治法：健脾泄浊，豁痰开结。

处方：焦山楂30g，生山楂30g，决明子30g，莱菔子15g，何首乌20g，丹参30g，焦麦芽15g，黄芪15g，瓜蒌30g，薤白10g，当归12g，枳实12g，半夏12g，炙甘草10g。7剂，每日一剂，水煎服。

二诊：2022年9月20日。

用药7剂后头晕乏力、胸闷气短、脘腹胀满均好转，食欲有增。效不更方。

随症治之，服药6周，诸症消失，心电图、血脂基本正常，随访1年无复发。

3.高脂血症案

黄某，男，53岁，邯郸丛台区人。病案号S0085374。2023年3月11日初诊。

主诉：患者头晕、乏力1个月余。

现病史：患者1个月前无明显诱因出现头晕，疲乏无力，易劳累，偶有胃脘胀满不适，睡眠差。平素喜饮酒，食海鲜鱼类食物。就诊于外院，诊断为"高脂血症"，给药"瑞舒伐他汀片"等药物治疗，效果欠佳。

辅助检查：超声检查示重度脂肪肝。尿酸573μmol/L。总胆固醇12.7mmol/L，甘油三酯8.6mmol/L，高密度脂蛋白0.46mmol/L。肝功能未见明显异常。

刻下症：头晕乏力，脘腹胀满，眼睛干涩，睡眠差，小便可，大便偏干，2～3日1次。

舌脉：舌淡，苔白略腻，脉细。

西医诊断：高脂血症。

中医诊断：眩晕，脾肾两虚，痰浊互结证。

治法：健脾补肾，化痰泄浊。

处方：焦山楂30g，生山楂30g，决明子30g，莱菔子15g，何首乌20g，丹参30g，焦麦芽15g，黄芪15g，远志12g，泽泻30g，白术30g，陈皮12g，茯苓20g，半夏12g，甘草10g。7剂，水煎服，早晚各一次。

二诊：2023年3月11日。

服药7剂后头晕、乏无力改善，脘腹胀满、眼睛干涩均减轻，睡眠好转，偶有打嗝，舌淡，苔白腻，脉沉细。效不更方。

随症加减，服药6周，诸症消失，检查血脂及尿酸恢复正常，肝脏超声示轻度脂肪肝。嘱其日常饮食注意调理，少食油腻，清淡为主。随访6个月，诸症无复发。

按语：

以上三案，均有高脂血症基础疾病，中医辨证论治各不相同，体现中医同病异治之理。

案1属于眩晕，脾肾亏虚、痰湿瘀阻证。八仙降脂方加用二陈汤以加强燥湿化痰、理气健脾作用，降香理气行瘀，下气除满，诸药合用，健脾补肾，化痰除湿，活血化瘀，降脂排浊，标本兼治。

案2属于胸痹，痰浊闭阻证。八仙降脂方加用瓜蒌薤白半夏汤行气解郁，通阳散结，祛痰宽胸；当归、枳实合用，活血化瘀，破气消积，化痰散痞，涤荡胸中浊气。诸药合用，健脾泄浊，豁痰开结。用药后诸症消失，体力精力好转，食欲有增，血脂基本正常。

案3属于眩晕，脾肾两虚，痰浊互结证。八仙降脂方加用泽泻汤以利水除饮，健脾制水；加二陈汤以加强燥湿化痰、理气健脾作用；加远志以安神益智，祛痰消肿。诸药合用，共奏健脾补肾、化痰泄浊之效。

辨治此类疾病时，以此方为基础，随症加减，在临床上可有较好效果。

五、结节内消饮治疗甲状腺结节

○ 方剂组成

海藻30g，夏枯草30g，生牡蛎30g（先煎），玄参20g，浙贝母20g，制鳖甲20g（先煎），皂角刺10g，连翘20g，柴胡15g，青皮15g，香附15g，当归15g，川芎15g，丹皮15g。

○ 主治病证

1.甲状腺结节，症见甲状腺一侧或双侧有圆形或卵圆形结节，结节无红肿疼痛，随吞咽动作上下移动，情绪控制不佳，可有胸闷、烦躁不适，结节过大可有呼吸不畅或吞咽不利，舌质暗红，苔薄黄，脉弦滑。

2.其他病证，如瘿瘤、乳腺增生、淋巴结核、多发性疖病等，舌质暗红，苔薄黄，脉弦滑。

○ 加减变化

1.血瘀较重者，加白芍、熟地黄、桃仁、红花。

2.痰湿较重者，加半夏、陈皮、茯苓。

3.皮损成结节状者，加昆布。

○ 组方原理

甲状腺结节属于中医"瘿瘤"范畴，主要病理基础为气、痰、瘀三气壅结。病因与自身体质、饮食不当、水土失宜、情志内伤等因素有关。

瘿病病理因素责之气、痰、瘀，病位多属肝、脾、肾。《医宗金鉴》将其病机分为外因六邪、内因七情。总结历代医家经验，可知气虚、阴虚、气郁、痰湿、瘀血均可致瘿。气虚致瘿，气血津液运化无力，则生痰生瘀，交阻于颈前而成瘿。阴虚致痰，阴虚血少不能柔肝养肝，气血郁滞，生痰生瘀，壅积颈前成瘿。

随着人们生活压力大，精神压抑焦虑，急躁易怒，容易导致肝气郁结；或食用肥甘厚腻食物，可能导致脾胃不和，出现痰湿内生；经常熬夜，人体气阴受损，或有慢性疾病，血气亏虚，则易造成气滞血瘀。这些都可能导致甲状腺结节。由于女性更容易出现情绪波动，加上生育、哺乳和月经的影响，体内激素水平波动较大，大大增加了患甲状腺结节的概率。甲状腺结节多由肝郁而发，气滞痰凝，于颈积久而成形，有形之邪迁延日久引发血脉瘀阻，从而气痰瘀合而为患。

基于以上认识，笔者在辨治甲状腺结节时重视肝脾调理，临证治疗重在疏肝理气，又本病多兼有痰、瘀、火，故健脾以治痰之本，活血散痰瘀之法，兼清热散节，自拟结节内消饮一方。

方中以海藻、炙鳖甲、皂角刺软坚散结消瘿；夏枯草、连翘清热解毒；玄参清热滋阴，凉血散结；牡蛎软坚散结；浙贝母清热化痰；柴胡、香附、青皮、丹皮理气疏肝，凉血消痈；当归、川芎调血。诸药合用，使痰消湿除，气血通畅，而瘿瘤渐消。

○ 医案选录

1. 甲状腺结节案

李某，女，32岁，小学教师。病案号00234127。2020年9月

10日初诊。

主诉：发现甲状腺结节2年余，加重伴有午后低热1周。

现病史：患者2年前在外院体检时发现甲状腺结节，未予重视，1年后复查发现增大，遂行药物治疗，肿块未小，反增大。近1周出现午后低热，心悸，烦躁等症。

辅助检查：甲状腺超声检查示甲状腺弥漫性病变，甲状腺左叶多发混合回声结节，较大者约2.5cm×3.5cm，考虑TI-RADS3级。

刻下症：左颈结核3枚，一大如杏核，一状若花生，一小似绿豆，均推之可移，扪之疼痛，质硬，皮色不红，局部不热，纳食尚可，午后有低热。

舌脉：舌苔薄腻，脉细弦数。

西医诊断：甲状腺结节。

中医诊断：瘿瘤，痰湿凝聚，气血瘀阻证。

治法：化痰软坚，行气泄热。

处方：海藻30g，夏枯草30g，生牡蛎30g（先煎），玄参20g，浙贝母20g，炙鳖甲20g，皂角刺10g，连翘20g，柴胡15g，青皮15g，香附15g，当归15g，川芎15g，丹皮15g，地骨皮15g。7剂，每日一剂，水煎服。

二诊：2020年9月17日。

用药后低热未起，结节软缩，压痛亦减轻，乃郁痹疏达之征。近来脘腹略胀，纳食不香，恐攻伐碍中。上方加炒麦芽15g，行气消食，健脾开胃，缓解诸药伤中，7剂。

三诊：2020年9月24日。

痰湿坚凝松散，颈项结核更小，效不更方。

以后随症加减，治疗2个月，诸症消失。甲状腺超声检查：

甲状腺结节较前明显缩小，较大的0.8cm×1.2cm左右。随访1年，结节未再增大。

2．甲状腺结节伴有更年期综合征案

秦某，女，45岁。病案号00293128。2021年4月3日初诊。

主诉：发现甲状腺结节5年余，咽部干痛、异物感1年余。

现病史：患者5年前超声检查发现甲状腺结节，定期复查，近1年复查见结节略增大，伴有咽部干痛、异物感明显，曾在外院治疗，效果不明显。

辅助检查：甲状腺超声检查示甲状腺左右叶多发等回声结节伴钙化，左叶结节较前增大，较大者约2.6cm×3.8cm，考虑TI-RADS4a级。

刻下症：患者甲状腺结节，状若杏核，推之可移，扪之无痛，质硬，吞咽有异物感，喜清嗓，痰少难咳，平素多疑善虑，烦躁易怒，胸胁胀闷，脘腹痞满，食欲不佳，夜寐多梦。

西医诊断：①甲状腺结节；②更年期综合征。

中医诊断：瘿瘤，气滞血瘀痰阻证。

治法：化痰散结，理气活血。

处方：海藻30g，夏枯草30g，生牡蛎30g（先煎），玄参20g，浙贝母20g，炙鳖甲20g，皂角刺10g，连翘20g，柴胡15g，青皮15g，香附15g，当归15g，川芎15g，丹皮15g，焦栀子15g，生龙骨30g（先煎）。7剂，每日一剂，水煎，分早晚2次饭后服。

二诊：2021年4月10日。

服药7剂后，咽痛消失，清嗓次数减少，咽部异物感及胸胁、脘腹胀满好转，咽部黏膜充血减轻。效不更方。

后以本方随症加减服用2个月余，咽部及全身不适感消失，超声检查甲状腺结节明显缩小，较大者约1.2cm×1.5cm，考虑TI-

RADS2级。随访1年诸症无复发。

3．甲状腺合并声带结节案

陈某，男，58岁。病案号S0054127。2022年6月28日初诊。

主诉：发现甲状腺结节6年余，声音嘶哑、咽部不适3个月余。

现病史：患者6年前体检发现甲状腺结节，未予重视。近3个月自觉声音嘶哑，咽部不适，时轻时重，经对症治疗，效果不佳。就诊于外院耳鼻喉科，喉镜检查见声带游离缘两侧对称突起结节，大小约0.6cm×0.8cm，呈苍白色，局部水肿、充血，确诊为声带小结伴有甲状腺结节，并予雾化吸入以及药物治疗，效果欠佳。

辅助检查：甲状腺超声检查示甲状腺左右叶混合回声结节，甲状腺左右叶低回声结节，大小约1.6cm×2.3cm，考虑TI-RADS3级。

刻下症：声音嘶哑，发音不畅，咽部不适，口干舌燥难忍，面色黧黑，身体消瘦，平时嗜好烟酒，喜食厚味。

舌脉：舌质红，苔薄腻，脉弦滑。

西医诊断：①甲状腺结节；②声带结节。

中医诊断：瘿瘤，痰热互结证。

治法：化痰开郁，清热利咽。

处方：海藻30g，夏枯草30g，生牡蛎30g（先煎），玄参20g，浙贝母20g，炙鳖甲20g，皂角刺10g，连翘20g，柴胡15g，青皮15g，香附15g，当归15g，川芎15g，丹皮15g，木蝴蝶15g，7剂，每日一剂，水煎，分早晚2次饭后服。

二诊：2022年7月5日。

服药7剂后，音哑好转，咽部较前清利。效不更方。

再进7剂，诸症明显减缓，尤感发音恢复明显，苔腻略退。服药1个月后，声音恢复如初，略感口咽干燥。随症治之，继续服用2个月余，镜检复查显示声带局部未见异常，甲状腺超声检查示甲状腺结节较前缩小，大小约0.8cm×1.2cm，考虑TI-RADS2级。嘱其戒烟酒，慎厚味。连续1年随访，未见复发。

按语：

以上三案均有甲状腺结节，其一为单纯甲状腺结节，其二合并有更年期综合征，其三合并有声带结节，基本病机相同，均为气郁致痰、痰湿致瘿、瘀血致痰。

痰湿凝聚，气滞瘀热为患，案1使用本方，化痰软坚，疏肝散结。患者久病出现低热，上方加地骨皮清热解毒，凉血除蒸，清肺降火；

案2患者甲状腺结节伴有更年期综合征，乃气郁痰滞血瘀基础上兼夹火邪，故用本方加焦栀子泻火除烦，清热利湿，生龙骨潜阳安神，两药合用，可改善多疑善虑、烦躁易怒症状，从而取得显著疗效。

案3甲状腺结节伴有声带小结，乃因膏粱厚味，损伤脾胃，酿湿生痰，郁久化热，痰热交结，上循会厌，使声门失于清润，声门不利。用结节内消饮消痰散结，加木蝴蝶清肺利咽。

六、疏肝清心汤治疗甲状腺功能亢进症

○ 方剂组成

柴胡15g，黄芩15g，焦栀子12g，知母12g，莲子心6g，白芍15g，赤芍15g，当归12g，夏枯草20g，浙贝母20g，玄参30g，生牡蛎30g（先煎），炒枣仁20g，远志10g，甘草10g。

○ **主治病证**

甲状腺功能亢进，症见多食、消瘦、怕热、心悸、手抖、易怒、乏力、突眼、甲状腺肿大等，舌质红，苔黄，脉弦滑。

○ **加减变化**

1.心烦易怒，口干口苦较重者，加青黛、龙胆草。

2.结块较硬，舌暗红，有瘀斑瘀点，脉弦紧或涩者，加三棱、莪术、僵蚕、皂角刺。

3.纳差乏力，胸闷胁胀，苔黄腻，脉弦滑者，加半夏、白芥子。

○ **组方原理**

甲状腺功能亢进症（以下简称甲亢）属于中医"瘿瘤""瘿病""汗证""心悸""郁证"等范畴。

早在战国前的《山海经》及汉代《淮南子·坠形》均有"瘿"的记载。《神农本草经》中便提出了用海藻治疗本病，"海藻苦寒，主瘿瘤气，颈下核"。《诸病源候论》认为本病的发生与情绪、地域因素相关，"瘿者，由忧患、肝气郁结所生，亦由饮沙水，搏颈而成之。诸山水黑土中出泉流者，不可久居，常食令人作瘿病。"唐代《千金要方》中将瘿分成五类，分别是气瘿、石瘿、土瘿、劳瘿、慢瘿五类，设有治瘿十三法，并处方15首治疗瘿病。明代李时珍明确指出可用活血降火的方法进行治疗。清代在病机上突出了气滞、血瘀、痰浊的致病作用。目前临床治疗甲状腺功能亢进多从痰、瘀、火三个角度着眼，以化痰、散瘀、清火为主要治疗方法。

七情不遂，肝气郁结，气郁化火，上攻于头，故甲亢患者急躁易怒，面红目赤，口苦咽干，头晕目眩；肝郁化火，肝火犯胃，胃火炽盛，故消谷善饥；脾气虚弱，运化无权，则消瘦乏力；肝郁气滞，影响冲脉，故月经不调，经少，经闭；肾阴不足，相火妄动，则男子遗精、阳痿；肾阴不足，水不涵木，则肝阳上亢，手舌震颤；心肾阴虚，则心慌心悸，失眠多梦，多汗；阴虚内热，则怕热，舌质红，脉细数。患者素体阴虚，遇有气郁，则易化火，灼伤阴血。患者气郁化火，炼液为痰，痰气交阻于颈前，则发于瘿肿；痰气凝聚于目，则眼球突出。

甲亢是人体在内伤虚损的基础上，由情志所致的多脏腑受损、多病机共存的一种疾病，病位主要在肝，与心、肾有关。初起多实，以气滞、郁火、痰凝、血瘀为主；病久虚实夹杂，多以阴虚阳亢，或夹痰夹瘀为主。笔者多从肝入手治疗，综合疏肝理气、清肝泻火、宁心安神、化痰散结、活血通络等方法，自拟疏肝清心汤一方。方中柴胡入肝经，疏肝解郁，调达肝气，为君药；黄芩、夏枯草、莲子心疏肝清热，软坚散结，为臣药。当归、白芍、赤芍活血养血，柔肝缓急，散结消瘿，消积止痛；玄参、浙贝、牡蛎三药名为消瘰丸，可清热滋阴，化痰散结；焦栀子、知母滋阴清热；炒枣仁、远志养心安神，消散痈肿。此为佐药。甘草清热解毒，调和诸药。诸药相合，共奏疏肝解郁、理气散结之功，使肝气调达，血脉通畅。

○ 医案选录

1．甲状腺功能亢进案

王某，女，42岁，邯郸市某中学老师。病案号S0057392。2022年2月18日初诊。

主诉：患者主因间断心悸、手颤2年余，加重伴有消瘦1个月。

现病史：患者与2年前情绪激动后出现心悸、手颤，就诊于外院，经检查诊断为"甲状腺功能亢进症"。初期服用"甲巯咪唑片"等西药治疗，症状稍有缓解，停药后症状反复且加重，遂继续用"甲巯咪唑片"维持治疗。近1个月心悸、手颤明显加重，伴有体重下降（约6kg），遂来我院就诊。

辅助检查：甲状腺彩超检查示甲状腺弥漫性肿大。$T_3$9.7nmol/L，$T_4$283.4nmol/L，TSH0.16nmol/L。心电图检查示窦性心动过速，心率116次/分。

刻下症：心悸、手颤明显，急躁易怒、失眠多梦，体重下降，二便可，舌质暗红，苔薄黄，脉弦滑。

西医诊断：甲状腺功能亢进。

中医诊断：瘿病，肝郁痰凝证。

治法：疏肝清心，消瘿散结。

处方：柴胡15g，黄芩15g，焦栀子12g，知母12g，莲子心6g，白芍15g，赤芍15g，当归12g，夏枯草20g，浙贝母20g，玄参30g，生牡蛎30g（先煎），炒枣仁20g，远志10g，半夏12g，甘草10g。7剂，水煎服，每日一剂，分两次温服。

二诊：2022年2月27日。

患者心悸、手颤减轻，急躁易怒、失眠多梦好转，效不更方。

继服2个月余，诸症消失，复查甲状腺功能及心电图等均未见明显异常，继服甲巯咪唑治疗，随访1年未见复发。

2. 甲状腺功能亢进案

张某，女，37岁，邯山区某单位会计。病案号S0091273。2023年3月11日初诊。

主诉：烦躁易怒、心悸多汗5年余，加重伴手颤1周。

现病史：5年前患者工作不顺心，压力较大，出现烦躁易怒、心悸多汗，就诊于当地医院，经相关检查确诊为"甲状腺功能亢进症"，给予抗甲状腺药物治疗，症状时轻时重，效果不佳。近1

周症状加重，伴有手颤，遂就诊于我院。

辅助检查：甲状腺彩超检查示甲状腺弥漫性肿大伴有不均质回声。$T_3$11.3nmol/L，$T_4$316.7nmol/L，TSH0.12nmol/L。心电图检查示窦性心动过速，心率121次/分。

刻下症：烦躁易怒，心悸多汗，手颤，面红目赤，口苦咽干，头晕目眩，两眼外突，眼裂增宽，上下眼睑不能闭合，失眠多梦，纳可，二便正常。

舌脉：舌质红，苔薄黄，脉弦滑数。

西医诊断：甲状腺功能亢进症。

中医诊断：瘿病，肝郁痰凝证。

治法：疏肝理气，化痰散结。

处方：柴胡15g，黄芩15g，焦栀子12g，知母12g，莲子心6g，白芍15g，赤芍15g，当归12g，夏枯草20g，浙贝母20g，玄参30g，生牡蛎30g（先煎），炒枣仁20g，远志10g，昆布10g，海藻12g。7剂，水煎服，每日一剂，分两次温服。

二诊：2023年3月18日。

服药7剂，心悸汗出、烦躁失眠俱减。效不更方，服药2个月。

两个月后，患者汗出、心悸已经消失，睡眠正常，眼球突出已不明显。甲状腺功能恢复正常，甲状腺超声检查示甲状腺肿大小已基本恢复。随访1年诸症无复发。

按语：

此两案均为甲状腺功能亢进症，均为肝郁痰凝证，临床症状略有差异。案1患者，女性教师，用疏肝清心汤疏肝解郁，理气散结，加用半夏加强燥湿化痰、消瘿散结之功。案2患者，平素工作压力较大，用疏肝清心汤疏肝解郁，理气散结，加用昆布、海藻以加强消瘿散结之功。

七、温阳益气汤治疗甲状腺功能减退症

○ **方剂组成**

制附子10g（先煎），桂枝15g，鹿角胶15g（烊化），肉苁蓉20g，怀山药20g，黄芪30g，党参30g，茯苓15g，白术15g，当归12g，熟地黄15g，炙甘草10g。

功能主治：

甲状腺功能减退症，症见畏寒肢冷，疲乏，出汗减少，动作缓慢，精神萎靡，嗜睡，智力与记忆力减退，食纳欠佳，体重增加，性功能减退，便秘，水肿，舌暗淡胖大，苔白滑，脉沉迟无力。

○ **加减变化**

1.湿盛较重者，加陈皮、苍术、藿香。

2.水肿较重者，加麻黄、肉桂、防己。

3.气血两虚较重者，加远志、酸枣仁、木香、龙眼肉。

○ **组方原理**

甲状腺功能减退症（以下简称甲减）属于中医学"虚劳"等范畴，其临床表现多以乏力、怕冷、面浮肢肿、舌苔白、脉沉无力等症状为主，多为寒证、虚证。

甲减之为病，由先天禀赋不足、后天失养、久病致虚、药物影响、放射线损伤或甲状腺手术失当等引起，导致精气内夺，阳气大伤。本病初期多为脾肾气虚，继则由脾及肾，引起肾阳不足、命门火衰，不能温煦于五脏，尤其是心脾。心阳不振，则帅血无力，日久必有瘀血内阻；脾虚健运失职，水湿内停，蓄于五

脏六腑、四肢百骸，泛于肌肤。其发病关键在于脾肾阳虚，命门火衰，属于本虚标实，本虚以气虚阳虚为主，标实主要是水湿、瘀血、痰浊。根据疾病发展演变规律，将健脾化湿、益气温阳、温补脾肾作为常用治法，同时兼顾化痰、祛湿、理气、活血化瘀之法。

基于以上认识，笔者本着"损者益之""形不足者，温之以气"等要旨，针对发病机理，自拟温阳益气汤。

方中制附子、鹿角胶、肉苁蓉补肾壮阳，温煦五脏，化湿行瘀，为君药；党参、茯苓、白术、怀山药、黄芪益气健脾，升阳除湿，为臣药；桂枝、炙甘草、熟地黄、当归能温振心阳，祛瘀通络，且熟地黄兼有养血滋阴，以取"阴中求阳"之意，为佐使药。诸药伍用，温阳益气，化瘀利湿，通畅血脉。

○ 医案选录

1. 甲状腺功能减退案

张某，女，57岁，邯郸市人。病案号S0055016。2022年6月20日初诊。

主诉：甲状腺功能减退症3年余，加重伴有乏力、纳差3天。

现病史：患者3年前因乏力、畏寒伴有双下肢浮肿就诊于当地医院，确诊为甲状腺功能减退症。曾在多家医院诊治，一直服用"左甲状腺片"，间断服用中药治疗。近3日来乏力、纳差明显，遂来我院求治。

辅助检查：甲状腺彩超检查示甲状腺弥漫性肿大，回声偏低，明显不均。T_3 0.9nmol/L，T_4 45nmol/L，TSH17.2nmol/L。

刻下症：神清，精神差，畏寒肢冷，面色㿠白，腰膝酸软，腹中冷痛，乏力纳差，大便稀，每日2～3次，舌苔白腻，脉沉细无力。

西医诊断：甲状腺功能减退症。

中医诊断：虚劳，脾肾阳虚证。

治法：温补肾阳，健脾止泻。

方药：制附子10g，桂枝15g，鹿角胶15g，肉苁蓉20g，怀山药20g，黄芪30g，党参30g，茯苓15g，白术15g，当归12g，熟地黄15g，炙甘草10g，干姜10g，淫羊藿30g，补骨脂15g。7剂，每日一剂，水煎服。

二诊：2022年6月27日。

用上方治疗7天后，精神好转，乏力、畏寒明显减轻，食欲可，二便正常，舌脉同前。效不更方，上方继服7剂。

三诊：2022年7月4日。

诸症大减，未诉明显不适，舌质淡红，苔薄白，脉细弱。继服上方。

治疗3个月，诸症消失，复查T_3、T_4、TSH均正常，随访1年未见复发。

2. 甲状腺功能减退症案

王某，女，35岁，邯郸市临漳县人。病案号S0059812。2022年11月28日初诊。

主诉：甲状腺功能减退症1年余，眼睑浮肿1周。

现病史：患者于1年前因周身乏力、眠差、面色无华、眼睑及下肢浮肿就诊当地医院，确诊为甲状腺功能减退症，此后长期服用"左甲状腺素片"治疗。近1周出现眼睑浮肿。

辅助检查：甲状腺彩超检查示甲状腺弥漫性回声偏低，明显不均改变。$T_3$0.6nmol/L，$T_4$39nmol/L，TSH27.9nmol/L。

刻下症：乏力，纳差，畏寒肢冷，面色无华，眼睑浮肿，眠差，舌略淡，苔白，脉沉无力。

西医诊断：甲状腺功能减退症。

中医诊断：水肿，脾肾阳虚证。

治法：温补脾肾，利水消肿。

处方：制附子10g（先煎），桂枝15g，鹿角胶15g，肉苁蓉20g，怀山药20g，黄芪30g，党参30g，茯苓15g，白术15g，当归12g，熟地黄15g，猪苓15g，陈皮15g，泽泻20g，炒麦芽15g，炙甘草10g。7剂，每日一剂，水煎服。

二诊：2022年12月5日。

用上方治疗7天后，乏力、畏寒及眼睑浮肿明显减轻，食欲可，二便正常，睡眠仍欠佳，舌脉同前。

原方去猪苓、泽泻，加远志15g，炒酸枣仁15g，继服7剂。

三诊：2022年12月12日。

诸症大减，未诉明显不适，舌质淡，苔薄白，脉细。继服上方。

以上方随症加减治疗2个月，诸症消失，左甲状腺素逐渐减至半量维持，复查甲状腺功能各项指标恢复正常，随访1年未见复发。

3．甲状腺功能减退症案

柴某，男，62岁，峰峰矿务局退休工人。病案号S0062164。2022年12月19日初诊。

主诉：患者颜面及肢体浮肿1年，加重伴乏力纳差10天。

现病史：患者1年前无明显诱因出现颜面轻度浮肿，以眼睑为主，未予重视，进而出现了四肢轻度水肿，下肢明显，遂就诊于当地医院，诊断为"甲状腺功能减退症"，给予左甲状腺素片（50μg，每日1次）治疗，症状时轻时重。近10天来浮肿明显加重，伴有乏力、纳差。

辅助检查：超声检查示甲状腺弥漫性回声偏低，呈现不均改变，考虑甲减。T_3 0.65nmol/L，T_4 37.6nmol/L，TSH38.4nmol/L。

刻下症：神清，精神差，形体消瘦，面色萎黄，颜面浮肿，四肢乏力，纳差，腰膝酸软，形寒怯冷，下肢浮肿，睡眠可，二便可，舌淡苔白，脉弦缓。

西医诊断：甲状腺功能减退症。

中医诊断：水肿，脾肾阳虚证。

治法：温肾助阳，益气健脾。

处方：制附子10g（先煎），桂枝15g，鹿角胶15g，肉苁蓉20g，怀山药20g，黄芪30g，党参30g，茯苓15g，炒白术30g，当归12g，熟地黄15g，杜仲15g，怀牛膝15g，泽泻30g，猪苓15g，炙甘草10g。7剂，每日一剂，水煎服。

二诊：2022年12月26日。

用上方治疗7天后，颜面浮肿、四肢乏力及畏寒均明显减轻，食欲可，二便正常，舌脉同前。T_3 0.98nmol/L，T_4 58.3nmol/L，TSH21.7nmol/L。

左甲状腺素片增加至75μg，每日1次。上方继服7剂。

三诊：2023年1月2日。

用上方治疗7天后，颜面浮肿、四肢乏力、畏寒明显减轻，食欲可，二便正常，舌脉同前，甲状腺功能检查恢复正常。

继续服用左甲状腺素片75μg，每日1次。

上方随症加减，继服2个月余，随访1年，未见复发。

按语：

此三案均为甲状腺功能减退症，均有脾肾阳虚证，临床症状略有差异。

案1属脾肾阳虚，湿瘀不化，气机闭阻。施以温阳益气、化瘀利湿法治之，在温阳益气汤的基础上加用干姜、淫羊藿、补骨脂，加强温肾助阳、健脾止泻之功。

案2属脾气不足，无力运化水湿，湿邪困脾，而出现乏力、眼睑浮肿等症。益气温阳汤加猪苓、泽泻，含五苓散，加强温阳化气、利湿行水的作用，加陈皮、炒麦芽加强疏肝健脾之功，诸药合用，既补已虚之脾，又利水消肿，标本兼治。

案3为脾肾阳虚，以肾阳虚为主，治方以熟地黄、山药、附子、桂枝、鹿角胶、肉苁蓉补肾助阳，杜仲、泽泻、牛膝、当归补益肝肾，黄芪、党参、白术、茯苓、猪苓健脾益气，利水渗湿，甘草调和诸药，诸药合用，共奏温阳益气、利水渗湿、脾肾双补之效。

八、丹栀逍遥散合二仙汤治疗更年期综合征

○ **方剂组成**

丹皮12g，栀子12g，柴胡12g，茯苓15g，白术15g，当归12g，赤芍15g，薄荷6g（后下），仙茅15g，淫羊藿20g，巴戟天10g，知母12g，黄柏12g，合欢皮30g，莲子心10g，五味子10g。

○ **主治病证**

1.更年期综合征，症见月经不规律，潮热出汗，心悸眩晕，头痛目眩，失眠，耳鸣，注意力难以集中，情绪波动，焦虑抑郁，神疲乏力，心情低落，舌淡苔白，脉弦而虚。

2.其他疾病见上述症状者。

○ **加减变化**

1.肝郁气滞较甚，加香附、郁金、陈皮。

2.肾阴虚较重者，加用熟地黄、山茱萸、牡丹皮、泽泻。

3.肾阳虚较重者，加附子、肉桂。

4.血虚较重者，加阿胶、白芍、熟地黄。

5.气血两虚者，加黄芪、党参、阿胶、何首乌。

6.夜寐差者，加珍珠母、龙骨、牡蛎。

○ 组方原理

更年期综合征属于中医"绝经前后诸症"范畴，表现为绝经期前后，烦躁易怒，烘热汗出，潮热面红，眩晕耳鸣，腰背酸楚，面浮肢肿，亦可表现为心悸失眠、情志不宁等症状，为临床常见病证。

《景岳全书·妇人规》云："妇人于四旬外，经期将断之年，多有渐见阻隔，经期不至者。当此之际，最宜防察。若果气血和平，素无他疾，此固渐止而然，无足虑也。若素多忧郁不调之患，而见此过期阻隔，便有崩决之兆。若隔之浅者，其崩尚轻，隔之久者，其崩必甚，此因隔而崩者也。"肝肾同源，肝藏血，而肾藏精，精血均化源自脾胃消化吸收的水谷精微。肾精可以养肝化血，肝血亦可以资肾化精，两者相互资生转化。另肝主疏泄，肾主封藏，两者相互制约，相互为用。肾阴滋养肝阴，共同制约肝阳；肾阳资助肝阳，防止肝脉寒凝。肝肾藏泄失调，可能导致月经失调、月经量多或闭经等问题。肾为先天之本，又五脏相移，穷必及肾，故肾之阴阳失调，每亦波及其他脏腑。而其他脏腑病变，久则必然累及于肾，故本病之本在肝肾，常累及于心、脾等脏，致使本病证候复杂。

绝经本是生理过程，部分妇女可以顺利度过，但是部分妇女因为体质、产育、疾病、劳逸、社会环境、精神因素等原因，不能很好地适应这一变化，使得阴阳失衡而导致本病。

绝经前后诸症表现纷繁复杂，但总不离肾气虚衰、冲任不足、阴阳平衡失调之病机。基于以上认识，笔者在辨治绝经前后诸症时重视肝肾调治，治疗多从肝肾入手，常运用补益肝肾、疏肝降火之法，遂拟丹栀逍遥散合二仙汤治疗。

方中丹皮、栀子清热凉血，清肝泻火；柴胡疏肝解郁，条达气机；茯苓、白术健脾和胃；仙茅、淫羊藿温肾阳，补肾精，助命门，调冲任。巴戟天温助肾阳而强筋骨，性柔不燥，以助二仙温养之力；当归养血柔肝而充血海，以助二仙调补冲任之功。赤芍清热凉血，散瘀止痛，补而不滞；薄荷疏肝行气，清利头目；知母、黄柏滋肾阴而泻相火，既可治疗肾阴不足所致之虚火上炎，又可缓解仙茅、淫羊藿的辛热猛烈；莲子心清心火，平肝火；合欢皮疏肝安神；五味子收敛固涩，补肾宁心。全方药味，寒热并用，精血兼顾，温补肾阳又不燥烈，滋肾疏肝而不寒凉滋腻，共奏平衡阴阳、调理冲任、补虚泻实、疏肝降火之功。

○ 医案选录

1. 更年期综合征案

患者，女，52岁，邯郸市某公司职员。病案号00073596。2019年1月20日初诊。

主诉：手足心热3年，加重5天。

现病史：3年前无明显诱因出现手足心热，夜间严重，难以入睡，乏力，脾气急躁，难以自控，腰膝酸软，夜间小便频数，大便黏腻不畅。其间反复发作，自行口服"补中益气丸、逍遥丸"等疗效不佳，5天前上述症状加重。

辅助检查：超声检查示双侧卵巢较正常略偏小，考虑萎缩；子宫内膜厚度3～5mm，余未见明显异常。心电图检查未见明显异常。

刻下症：神清，精神不佳，手足心热，夜间严重，难以入睡，乏力，脾气急躁，难以自控，腰膝酸软，夜间小便频数，大便黏腻不畅，月经量少，时有时无。

舌脉：舌淡苔白，脉弦而虚。

西医诊断：更年期综合征。

中医诊断：绝经前后诸症，肝肾失调证。

治法：阴阳双补，调理冲任，疏肝降火。

处方：丹皮12g，栀子12g，柴胡12g，茯苓15g，白术15g，当归12g，赤芍15g，薄荷6g（后下），仙茅15g，淫羊藿20g，巴戟天10g，知母12g，黄柏12g，合欢皮30g，莲子心10g，五味子10g。7剂，水煎服，每日一剂，分两次温服。

二诊：2019年1月27日。

药尽7剂，手足心热缓解，夜间睡眠好转，精神状态一般，仍有小便频数，大便黏腻不畅，舌淡，苔白，脉弦而虚。

上方加大茯苓、白术用量至20g，7剂。

三诊：2019年2月3日。

诸症大减，未诉明显不适，效不更方。

随症加减，服用2个月，嘱其适量活动，忌食生冷刺激食物，忌精神刺激，诸症消失。随访1年无复发。

2．更年期综合征案

张某，女，50岁，临漳县农民。病案号00185369。2020年3月12日初诊。

主诉：月经不规律2年。

现病史：患者2年前劳累后出现月经不规律，经期不定，量时多时少，伴烘热汗出，心烦失眠，烦躁易怒，头晕耳鸣，健忘，脸部潮热，腰膝酸软，下肢无力，大便秘结，小便黄。

辅助检查：超声检查示双侧卵巢略偏小，考虑萎缩，子宫内膜厚度 4 ~ 5mm，余未见明显异常。心电图示窦性心律，ST–T 未见明显异常。

刻下症：月经 50 余日未来，烘热汗出，心烦失眠，烦躁易怒，头晕耳鸣，健忘，脸部潮热，腰膝酸软，下肢无力，大便秘结，小便黄。

舌脉：舌淡苔白腻脉弦数。

西医诊断：更年期综合征

中医诊断：绝经前后诸症，肝肾失调证。

治法：阴阳双补，调理冲任，疏肝降火。

处方：丹皮 12g，栀子 12g，柴胡 12g，茯苓 15g，白术 15g，当归 12g，赤芍 15g，薄荷 6g（后下），仙茅 15g，淫羊藿 20g，巴戟天 10g，知母 12g，黄柏 12g，合欢皮 30g，莲子心 10g，五味子 10g。7 剂，水煎服，每日一剂，分两次温服。

二诊：2020 年 3 月 19 日。

连服 7 剂后，汗出减轻，大便每日一行，夜间可安眠，头晕、耳鸣未除。

上方加钩藤、川芎各 10g，再服 7 剂。

三诊：2020 年 3 月 26 日。

月经来潮，乳房胀痛，少腹胀痛不适，经量可，色黑，舌红苔白腻。

下焦湿热已显，前方加益母草 30g，艾叶 10g，桂枝 10g，以温阳通经，再服 7 剂。

四诊：2020 年 4 月 4 日。

经行 6 日止，仍有心烦，情绪难以自控。

原方加黄柏 10g，继服 4 周。

药尽诸症缓解，随访 1 年无复发。

按语：

此两案例均为更年期综合征患者，案1主要表现为汗出恶风，案2主要表现为月经不规律，但其病机均属阴阳两虚，肝郁化火，选用丹栀逍遥散合二仙汤治疗，均获良效。

案1手足心热，汗出恶风，用丹栀逍遥散加减，疏肝解郁，健脾和营，兼清郁热，同时壮阳药与滋阴泻火药同用，以适应阴阳俱虚于下，而又有虚火上炎的复杂证候。

案2先以丹栀逍遥散合二仙汤阴阳双补，调理冲任，疏肝降火；二诊时月经来潮，阳气愈加亏虚，故加入益母草、艾叶、桂枝，以温阳通经。后仍以丹栀逍遥散合二仙汤调整阴阳、疏肝降火收工，这样病情不易反复。

九、解郁汤治疗气郁证

○ **方剂组成**

郁金12g，白芍15g，茯苓15g，钩藤15g（后下），焦栀子12g，瓜蒌皮20g，陈皮15g，香附12g，合欢皮15g，柴胡12g，川芎10g，甘草10g。

○ **主治病证**

1.气郁证，症见情志抑郁，嗳气叹息，胸胁胀痛，痛无定处，脘闷嗳气，腹胀纳呆，月经不调等，舌紫暗，苔白，脉弦。

2.其他疾病见上述症状者。

○ **加减变化**

1.肝郁气滞较甚，加当归、枳壳、佛手。

2.痰瘀气滞者，加半夏、厚朴、紫苏。

3.气滞血瘀者，加丹参、当归、三七。

4.月经不调、痛经者，加乌药、木香、川楝子。

5.胁肋疼痛明显者，加川楝子、青皮。

6.口苦，苔黄，便秘者，加大黄、龙胆草。

○ 组方原理

气郁证指由于气机郁滞引起气机不畅的病理变化，主要表现为情志抑郁、嗳气叹息、胸胁胀痛、月经不调等症状。西医学中的抑郁症、焦虑症、神经官能症、癔症、更年期综合征及反应性精神病均可能出现气郁证表现。

郁之概念起源于《黄帝内经》的五气之郁，《素问·六元正纪大论》中以"五郁"立论，提出了"木郁达之，火郁发之，土郁夺之，金郁泄之，水郁折之"的治则。《丹溪心法》在继承"五郁"理论的基础上，提出了气郁、湿郁、痰郁、火郁、血郁、食郁之六郁论，认为"气血冲和，万病不生，一有怫郁，诸病生焉，故人身诸病，多生于郁"。《诸病源候论·气病诸候·结气候》云："结气病者，忧思所生也，心有所存，神有所止，气留而不行，故结于内也。"明清之后对郁病病因的认识不断深化，除情志致郁外，外感、内伤诸因素均可致郁。

气郁主要责之于"肝"，因肝主疏泄，调达气机，"七情""五志"之变多影响到肝脏的疏泄，使气血失于调畅，引发诸多疾病。气郁证总属情志所伤，脏腑功能失调，气机郁滞是主要病机。因于谋虑不遂、郁怒忧思、悲愁恐惧等七情过极，导致气机郁结，其中尤以悲忧恼怒最易致病。体质因素原本肝旺，或体质素弱，脏气失调，复加情志刺激，易发郁证。

笔者认为，气郁证主要涉及肝、脾、心三脏以及气血失调，在辨治气郁证时重视疏肝理气，调达心脾，治疗多从此入手。又因"五郁相因"，每生痰、火、风、瘀，因而治疗中多兼以化痰、清热、疏风、理血之法，自拟解郁汤一方。

方中以柴胡疏肝解郁治气，用以为君药。香附理气疏肝止痛，川芎活血行气止痛，郁金行气解郁、活血止痛，三药相合，助柴胡以解肝经之郁滞，并增行气活血止痛之效，共为臣药。白芍柔肝止痛，合欢皮调气疏肝，解肝气之郁结；陈皮、茯苓健脾祛湿为治痰；钩藤清热平肝，息风定惊，为治风；炒栀子泻火除烦，瓜蒌皮清化热痰，利气宽胸，为治火，均为佐药。甘草调和诸药，为使药。诸药相合，共奏疏肝解郁、健脾祛湿、活血行瘀之效。

○ 医案选录

1．焦虑症案

杜某，女，46岁，肥乡县农民。病案号00076835。2019年3月2日初诊。

主诉：间断情志抑郁、嗳气叹息1年余，加重伴腹胀1个月余。

现病史：患者于1年前无明显诱因出现情志抑郁，嗳气叹息，不欲纳食，于当地诊所对症治疗，症状时轻时重。1个月前因家庭琐事引起情绪激动，上述症状较前加重，于当地医院检查胃镜提示反流性食管炎、胃息肉、慢性非萎缩性胃炎，予对症治疗后未见好转，症状持续不缓解。

辅助检查：胃镜检查：①反流性食管炎；②胃息肉；③慢性非萎缩性胃炎。

查焦虑抑郁量表：①中度焦虑；②轻度抑郁。

刻下症：神清，精神不佳，情志抑郁，嗳气频作，不欲纳食，畏食生冷，腹胀，夜寐差，难以入睡，乏力，小便正常，大便稀，每日3～5次。

舌脉：舌青紫，苔白，脉弦细。

西医诊断：焦虑症。

中医诊断：郁证，肝郁脾虚证。

治法：疏肝健脾，行气解郁。

处方：郁金12g，白芍15g，茯苓15g，钩藤15g（后下），炒栀子15g，瓜蒌皮20g，陈皮15g，香附12g，合欢皮15g，柴胡12g，川芎10g，甘草10g，补骨脂15g，肉豆蔻10g，诃子12g，炒麦芽15g。7剂，水煎服，每日一剂，分两次温服。

二诊：2019年3月9日。

药尽7剂，嗳气叹息、嗳气频作缓解，夜间睡眠好转，精神状态一般，仍有腹胀、纳差，大便次数多，每日2～3次，舌淡苔略白，脉弦滑。

上方去合欢皮，加厚朴12g。7剂。

嘱其适量活动，忌食生冷刺激食物，忌精神刺激。

三诊：2019年3月16日。

诸症大减，效不更方。

随症加减治疗6周，诸症消失，随访半年未发。

2．强迫性排尿案

周某，女，53周岁，临漳县农民。病案号00187493。2020年4月12日初诊。

主诉：强迫性排尿困难5年，加重伴心烦、失眠1个月余。

现病史：患者5年前因与邻居发生争执，受到言语刺激，导致精神紧张，小便困难，滴沥难尽，反复如厕多次后方能小便。此后，每次小便都不由自主想起此事，唯恐小便不能，但无法控制这种想法。症状多年无改善，痛苦难言，就诊于多家医院，诊断为强迫性神经症，曾服用抗精神病药物（具体用药不详）等治疗，并接受心理治疗，疗效均不佳。

辅助检查：泌尿系超声检查示双肾输尿管未见明显异常，膀胱壁毛糙，考虑慢性炎症。

刻下症：精神萎靡，面色黯淡，精神强迫性排尿困难，心绪不宁，胆小怕事，失眠，烦躁易怒，健忘，下肢无力，大便秘结，小便黄。

舌脉：舌暗红，苔黄略腻，脉弦数。

西医诊断：慢性膀胱炎。

中医诊断：郁证，心虚胆怯证。

治法：疏肝解郁，安神定志。

处方：郁金12g，白芍15g，茯苓15g，钩藤15g（后下），炒栀子12g，瓜蒌皮20g，陈皮15g，香附12g，合欢皮15g，柴胡12g，川芎10g，甘草10g，炒酸枣仁15g，远志12g，白茅根30g。7剂，水煎服，每日一剂，分两次温服。

二诊：2020年4月19日。

连服7服后，小便困难略缓解，大便可，夜间仍失眠，间断心悸不安。

上方加柏子仁15g，再服7剂。

三诊：2020年4月26日。

心悸不安缓解，诸症大减，二便正常。

继予上方2个月余。

药后诸症消失，随访1年无复发。

按语：

此两案例均为气郁证患者，案1主要表现为情志抑郁，嗳气叹息频作，案2主要表现为强迫性排尿困难，心虚胆怯，但均属气机郁滞之病机，故选用解郁汤治疗。

案1因情志抑郁、嗳气叹息频作1年余，兼有畏食生冷，大便稀，每日3～5次，为脾肾阳虚，故仿四神丸之意伍之。

案2患者因受言语刺激，愤懑恼怒，致肝失条达，气机不畅，发为郁病；病情迁延未愈，损伤心气，则见心悸不安；日久气郁化火，肝盛胆虚，则见胆小怕事。故予解郁汤加白茅根清热利湿，清心除烦，炒酸枣仁养肝宁心安神，远志安神益智解郁。复诊获效后仍失眠、心悸不安，加柏子仁养心安神。

郁证多为情志所伤，气机郁滞，脏腑失和，常以气郁为主，并可兼见其他诸郁；日久则由气及血，并多由实转虚；虚实错杂，进而心脾俱伤，阴虚火旺等。临床治疗时，凡遇肝气郁结、气机郁滞者，均可应用解郁汤随症加减。

十、旋覆代赭汤合半夏厚朴汤治疗梅核气

○ 方剂组成

旋覆花15g（包煎），代赭石30g（先煎），半夏15g，党参15g，干姜10g，厚朴15g，茯苓15g，苏叶12g，陈皮15g，佛手12g，甘草10g，大枣4枚。

○ 主治病证

1.梅核气，症见咽中似有梅核阻塞，咳之不出，咽之不下，时发时止，舌质淡，苔白，脉弦滑。

2.其他疾病，以咽喉中有异常感觉，常有阻塞、受压感，或难以名状之不适，但不影响进食为特征，舌质淡，苔白，脉弦滑。

○ 加减变化

1.痰气互结较重者，加香附、浙贝母、郁金。

2.肝气郁结较重者，加柴胡、白芍、枳实。

3.脾虚痰阻较重者，加白术、薏苡仁、炒山药。

4.痰瘀互结较重者，加桃仁、红花、当归、赤芍、柴胡。

5.痰郁化热，舌苔黄腻者，加瓜蒌、竹茹、黄连、枳实。

○　组方原理

梅核气为中医病证名，乃因情志不遂，肝气郁滞，痰气互结，停聚于咽所致，以咽中似有梅核阻塞、咳之不出、咽之不下、时发时止为主要表现。

梅核气一词首见于宋代《南阳活人书》，其云："梅核气……塞咽喉，如梅核絮样，咳不出，咽不下。"描述了该病的典型症状，即以咽中如物梗噎、咳吐不出、吞之不下为主症。《金匮要略·妇人杂病脉证并治》云："妇人咽中如有炙脔，半夏厚朴汤主之。"自此以后半夏厚朴汤成了治疗该病的经典方剂。《医宗金鉴》解释说："咽中如有炙脔，谓咽中有痰涎，如同炙肉，咳之不出、咽之不下者，即今之梅核气病也。"肝主疏泄，性喜条达，若情志不遂，志意乖违，隐曲难解，则肝气郁结，气机失调，肝气上逆胸膈而发本病。脾失健运，土壅木郁，或肝气克伐脾胃，均可导致肝郁脾虚，致使气机不畅，津液不布，聚湿生痰，痰气互结于咽喉，或壅塞于胸中而发病。若病之日久，由气及血，气滞血瘀，痰瘀互结，阻滞咽喉，使病情缠绵。另外，素体肺胃阴虚，加之气郁久而化火，虚火内炽，灼津为痰，阻塞咽喉，亦可发病。

笔者认为，梅核气在发病过程中气滞、痰郁是最主要的病机，因此在治疗时重视肝、脾、胃的调理，总以疏肝解郁、行气化痰、降逆和胃为基本治法，拟旋覆代赭汤合半夏厚朴汤加减。

方中以旋覆代赭汤降逆和胃为主，以半夏厚朴汤痰散结为主，二方合用，可增加理气降逆、化痰散结之功。旋覆花下气除痰，并且咸能软坚；以生赭石重剂而镇浮逆之气；半夏辛而且降，以除痞逆之气，化痰开结，降逆和胃，重在降逆，厚朴下气除满，以散胸中滞气，重在行气，二者相伍，化痰结，行气滞，痰气并治，使痰降则气行，郁开则痰降；茯苓、陈皮渗湿健脾，助半夏祛湿化痰；苏叶芳香宣肺，佛手顺气宽胸，两药合用，宣通胸中之郁结之气，助厚朴顺气宽胸；党参益气健脾，大枣甘能缓中，补脾胃气之虚弱；干姜、甘草甘缓入胃，补虚安中。诸药合用，辛以开结，苦能降逆，温以化痰，共奏行气散结、降逆化痰之功。

○　医案选录

1．慢性咽喉炎案

陈某，女，43岁，邯郸市邯山区人。病案号00084685。2019年4月9日初诊。

主诉：咽中有阻塞、受压感2年余，加重1周。

现病史：患者2年前因家庭矛盾导致情志不畅，胸闷，时嗳气，咽中梗阻如有异物，咳之不出，咽之不下，未给予重视。近1周因情绪波动明显加重。

辅助检查：胃镜、咽喉镜提示反流性食管炎、咽喉炎。

刻下症：咽中有阻塞、受压感，难以名状之不适，但不影响进食，饮食差，脘腹胀满，呃逆，睡眠差，二便可，舌淡薄白，脉弦滑。

西医诊断：①慢性咽喉炎；②反流性食管炎。

中医诊断：梅核气，痰气交阻证。

治法：行气化痰，降逆散结。

处方：旋覆花15g（包煎），代赭石30g（先煎），半夏15g，党参15g，干姜10g，厚朴15g，茯苓15g，苏叶12g，陈皮15g，佛手

12g，大枣4枚，合欢花12g，远志10g，郁金10g，炙甘草10g。7剂，每日一剂，水煎服。

二诊：2019年4月16日。

上方服7剂，咽部梗阻、受压感减轻，呃逆明显好转，舌脉同前，效不更方。

原方随症加减，服用1个月余，诸症尽除，随访1年无复发。

2．慢性咽喉炎案

张某，女，43岁，邯郸市永年区人。病案号00089247。2019年9月13日初诊。

主诉：咽喉异物感3年余，加重伴有阻塞感1个月余。

现病史：患者3年前因家庭琐事经常生气，自觉咽喉中有异物感，进食无异常，未予重视，近1个月来因情绪波动，症状明显加重，就诊于外院，经检查确诊为"慢性咽喉炎"，给以"咽炎片、丹栀逍遥丸"等治疗1个月，效果不佳。

辅助检查：咽喉镜示咽部慢性淋巴滤泡增生，喉部轻度红肿。

刻下症：咽喉中有异物感、阻塞压迫感，胸胁胀痛，嗳气不舒，胃脘胀满，纳差，反胃，失眠多梦，月经后期，经行不畅，小腹胀痛，舌质淡，苔白，脉弦滑。

西医诊断：慢性咽喉炎。

中医诊断：梅核气，肝郁痰凝证。

治法：疏肝理气，化痰散结。

处方：旋覆花15g（包煎），代赭石30g（先煎），半夏15g，党参15g，干姜10g，厚朴15g，茯苓15g，紫苏叶12g，陈皮15g，佛手12g，大枣4枚，柴胡12g，枳壳15g，白芍30g，香附10g，炙甘草10g。7剂，每日一剂，水煎服。

二诊：2019年9月20日。

上方服7剂，咽部异物梗阻感减轻，胸胁胀痛、反胃明显好转，舌脉同前，效不更方。

原方随症加减，服用2个月余，诸症尽除，随访1年无复发。

3．慢性咽喉炎案

秦某，女，36岁，邯郸某小学教师。病案号00197539。2020年7月16日初诊。

主诉：自觉咽中梗阻不畅3年余，加重伴有胁肋部胀痛1个月余。

现病史：患者3年前因管教学生，与之发生口角，情绪激动，随后自觉咽中梗阻不畅，时轻时重。作为班主任老师，平素教学及班级管理琐事较多，经常出现声音沙哑，咽喉不利，近1个月来症状明显加重。

辅助检查：胸部CT检查未见明显异常。咽喉镜检查示咽部淋巴滤泡明显增生，喉部中重度红肿。

刻下症：咽中梗阻不畅，胸闷，两胁胀痛，脘腹胀满，乏力纳差，呃逆，月经延期，经血暗有块，量少，经期小腹胀痛，经前乳房胀痛，小便可，大便干，舌质淡，苔白，脉弦滑。

西医诊断：慢性咽喉炎。

中医诊断：梅核气，肝郁脾虚证。

治法：疏肝解郁，健脾和胃。

处方：旋覆花15g（包煎），代赭石30g（先煎），半夏15g，党参15g，干姜10g，厚朴15g，茯苓15g，苏叶12g，陈皮15g，佛手12g，大枣4枚，柴胡12g，当归15g，白芍30g，香附10g，炙甘草10g。7剂，每日一剂，水煎服。

二诊：2020年7月23日。

上方服7剂，咽部异物梗阻感减轻，胸胁胀痛、脘腹胀满、乏力纳差、呃逆均明显好转，舌脉同前，效不更方。

上方随症加减，服用2个月余，诸症缓解。继服逍遥丸理气疏肝以善其后。随访1年未见复发。

按语：

以上三案，病证均为梅核气，皆为肝郁气滞痰阻所致，治疗以疏肝理气、化痰开结为法。

案1患者因情志不畅导致时嗳气，咽中梗阻如有异物，兼有睡眠差等症，遂在原方基础上加用合欢花、远志、郁金加强疏肝理气、解郁安神之功。

案2患者咽喉中有异物感，兼有胸胁胀痛不适，在原方基础上加用柴胡、枳壳、白芍、香附等，含柴胡疏肝散之意，以加强疏肝理气、活血止痛之效。

案3患者咽中梗阻不畅，兼有两胁胀痛，月经紊乱，经前乳房胀痛等诸症，遂在原方基础上加用柴胡、当归、白芍、香附等，含柴胡疏肝散、当归芍药散之意，以加强疏肝理气、活血止痛之效。

十一、平补混元汤治疗诸虚百损症

○ **药物组成：**

川芎10g，熟地黄15g，当归12g，白芍12g，白术15g，黄芪20g，党参20g，茯苓15g，怀山药20g，枸杞子15g，肉桂10g，陈皮12g，炙甘草10g。

○ **主治病证**

1.诸虚百损，症见面色苍白或萎黄，头晕目眩，四肢倦怠，气短懒言，心悸怔忡，惊悸健忘，寝汗发热，食少无味，身倦肌瘦，色枯气短，毛发脱落，舌淡，苔薄白，脉细弱或虚大无力。

2.其他病后虚弱、各种慢性病等属气血阴阳诸虚者。

○ 加减变化

1.肺气阴两虚较重者，加人参、五味子、沙参、麦冬、玉竹。

2.心脾两虚较重者，加酸枣仁、半夏、扁豆。

3.肾阴虚较重者，加龟甲胶、菟丝子、牛膝、山茱萸、鹿角胶。

4.肾阳虚较重者，加制附子、巴戟天、仙茅、淫羊藿、鹿茸。

5.肝血虚甚者，加制首乌、枸杞子、鸡血藤。

6.腹泻较甚者，加肉豆蔻、补骨脂、薏苡仁。

○ 组方原理

诸虚百损以脏腑功能减退、气血阴阳亏虚为其特征，涵盖了各种虚损证，如气虚、血虚、阴虚、阳虚等，通常见于禀赋薄弱、后天失养及大病久病，精气耗伤的患者。

历代医籍对诸虚百损的论述甚多，《内经》所说的"精气夺则虚"可视为虚证的提纲。而《素问·调经论》所谓"阳虚则外寒，阴虚则内热"，进一步说明虚证有阴虚、阳虚的区别，并指明阴虚、阳虚的主要特点。《难经·十四难》论述了"五损"的症状及转归。《金匮要略》首先提出了虚劳的病名。《诸病源候论》比较详细地论述了虚劳的原因及各类症状，对五劳、六极、七伤的具体内容作了说明。汪绮石《理虚元鉴·虚症有六因》指出虚损"有先天之因，有后天之因，有痘疹及病后之因，有外感之因，有境遇之因，有医药之因"，阐发了虚劳的病因、病机、治疗及预防调护，倡导"治虚有三本，肺脾肾是也"。

多种原因均可导致诸虚百损，如：禀赋薄弱，气血亏少；烦劳过度，损伤五脏；饮食不节，损伤脾胃；大病久病，失于调理；

误治失治，损耗精气等。以上各种病因，或是因虚致病，因病成劳，或因病致虚，久虚不复成劳，而其病性，主要为气、血、阴、阳的虚损，病损部位主要在五脏，尤以脾肾两脏为重。虚损一证，往往首先起因于某一脏气、血、阴、阳的亏损，一脏受病，累及他脏。气虚不能生血，血虚无以生气；气虚者，日久阳也渐衰；血虚者，日久阴也不足；阳损日久，累及于阴；阴虚日久，累及于阳。继而脏腑、气血、阴阳，母子、表里相累，以致病势日渐发展，而病情趋于复杂，气血阴阳俱损。

基于以上认识，笔者在临床上辨治诸虚百损证时重视气血阴阳及五脏的调理，尤以先天之根和后天之本——脾肾两脏的调治更为重要，自拟平补混元汤一方。

方中党参补气，熟地黄补血，气血双补，共为君药。白术补气健脾，助党参益气补脾，当归养血和营，助熟地黄补益阴血，共为臣药。茯苓健脾和中；白芍养血和营；川芎活血行气；黄芪助正气，固卫益气之功更强；肉桂温血脉，行气和营之功更盛；怀山药补脾养胃，生津益肺，补肾涩精；枸杞子滋补肝肾，益精明目；陈皮理气健脾，燥湿化痰，共为佐药。炙甘草益气和中，调和诸药，为使药。诸药合用，共奏温补气血、健脾补肾之功。本方配伍特点为，在诸益气养血药中配伍辛热之肉桂，寓温阳于补养之中，以收阳生阴长之功。加怀山药、陈皮、枸杞子加强健脾补肾之功，强化先天之根和后天之本，如此，诸虚百损可愈，且不易复发。

○ 医案选录

1. 胃癌案

闫某，男，67岁，临漳县人。病案号S0063729。2022年7月8日初诊。

主诉：胃癌术后9个月余。

现病史：患者2021年9月因进食时有梗噎感，被诊断为胃癌，2021年10月7日于邯郸市中心医院在全麻下行腹腔镜胃癌根治术（全胃切除+腹腔淋巴结清扫+小肠部分切除术），术后病理检查（202106854）：胃浸润型印戒细胞癌及低黏附性癌，Laurén分型为弥漫型，肿瘤大小6cm×6cm×2cm，侵及胃壁浆膜间皮细胞层，见神经侵犯。淋巴结查见癌转移（贲门旁1/4），网膜组织内查见癌结节。肿瘤分期为T4N3M0。术后行2周期化学治疗，化疗方案为"白蛋白紫杉醇+信迪利单抗"输液治疗，化疗顺利出院。

辅助检查：上腹部CT检查（河北省人民医院2022年9月24日）：①胃癌根治术后改变；②右肺中叶肺大泡，双肺少许陈旧性病变；③右肺上叶微小结节，与前片（2022年2月7日）相仿。血常规检查：红细胞2.78×10^{12}/L，血红蛋白88g/L。

刻下症：面色萎黄，神疲乏力，活动后加重，肢体麻木，消瘦，纳差，口干，怕冷，腰酸背痛，大便少，小便可，眠可。

舌脉：舌淡，苔白，脉沉细。

西医诊断：胃癌术后。

中医诊断：虚劳，气血不足，脾肾两虚证。

治法：补气养血，健脾补肾。

处方：川芎10g，熟地黄15g，当归12g，白芍12g，白术15g，黄芪20g，党参20g，茯苓15g，怀山药20g，枸杞子15g，肉桂10g，陈皮12g，炒麦芽15g，焦山楂15g，炒神曲15g，炙甘草10g。7剂，每日一剂，水煎服。

二诊：2022年7月15日。

服上方后患者纳差、乏力等症状改善。

上方当归加至20g，黄芪加至30g，以加强补益气血之效。

三诊：2022年7月22日。

诸症大减，效不更方。

上方随症加减，继用2个月余，诸症大减，未诉明显不适，血常规检查：红细胞3.78×10^{12}/L，血红蛋白118g/L。随访6个月余诸症无复发。

2. 更年期综合征案

吴某，女，51岁。病案号S0089362。2023年1月18日就诊。

主诉：间断心烦、失眠3年余，加重伴时发晕厥1个月余。

现病史：患者3年前无明显诱因出现心烦，脾气暴躁，失眠，未予重视，近1个月症状加重，时发晕厥，就诊于外院，经检查诊断为"更年期综合征"，经用中西药治疗，效差。

辅助检查：脑部MRI检查示右侧额叶小缺血病灶。大致正常心电图。查焦虑抑郁量表示重度焦虑，轻度抑郁。

刻下症：面色萎黄，神疲乏力，纳差欲呕，日渐消瘦，头昏烦躁，时发晕厥，眠差多梦，畏寒肢冷，大便少，小便清长。

舌脉：舌淡苔白，脉细弱，

西医诊断：更年期综合征。

中医诊断：虚劳，气血亏虚，心肾不交证。

治法：补气养血，交通心肾。

处方：川芎10g，熟地黄15g，当归12g，白芍12g，白术15g，黄芪20g，党参20g，茯苓15g，怀山药20g，枸杞子15g，肉桂10g，陈皮12g，炒酸枣仁15g，黄连10g，炒麦芽15g，炙甘草10g。7剂，每日一剂，水煎服。

二诊：2023年1月25日。

服上方后患者纳差乏力、失眠多梦等症状改善，效不更方。

随症加减继续服药2个月余，诸症消失，随访1年余诸症无复发。

按语：

案1患者为胃癌术后，加之化疗，损伤机体气血，成为虚证，方用平补混元汤温补气血，健脾补肾，加焦三仙消积化滞、健运脾胃，诸药合用，补气养血，健脾益肾，标本兼治。现代研究证明，此类药物能增强化疗药物的抗癌作用，并减轻化疗引起的全身与消化道毒性反应及白细胞下降等。肿瘤本身就是一种消耗性疾病，对于术后、化疗后、放疗后以及晚期身体衰弱的患者来说，补虚扶正尤其必要。

案2患者为更年期综合征，属绝经前后诸症，这是因为肾气渐衰，冲任虚衰，天癸渐绝，月经紊乱至闭经，身体不能适应这种变化而出现的症状，其基本病机是气血虚弱，阴阳双亏。气虚则气的卫外、生化、固摄、气运等功能失调，血虚则体失濡养，心脉失养，心神不宁。再则肾水不足，则不能上济于心，致心火不能下潜，心火亢于上，致心肾不交，水火失济，则诸症悉出。故投平补混元汤化裁，加黄连与肉桂构成交泰丸，加炒酸枣仁养心安神，诸药合用，补益气血，引火归原，交通心肾，益志安神而获效。

诸虚百损症的治疗，以补益为基本原则。正如《素问·三部九候论》云："虚则补之。"在进行补益的时候，一是必须根据病理属性的不同，分别采取益气、养血、滋阴、温阳的治疗方药；二是要密切结合五脏病位的不同而选方用药，以加强治疗的针对性。平补混元汤，调补气血同时重视补益脾肾，先后天之本不败，则能促进各脏虚损的恢复，方能收到更好的治疗效果。

第八节　肢体经络皮肤病证用方

一、益气活血解毒汤治疗静脉炎

○ **方剂组成**

黄芪50g，丹参30g，当归15g，红花15g，赤芍20g，地龙15g，王不留行30g，金银花30g，蒲公英30g，黄柏15g，败酱草20g，牛膝20g，皂角刺15g，甘草10g。

○ **主治病证**

1.静脉炎，症见神疲乏力，下肢明显，肢体脉络肿胀不适、灼热、疼痛，皮下可触及硬结，急性期严重者可伴随有发热及周身不适，后期可见有皮肤青紫，舌质淡暗，苔薄黄，脉滑数。

2.其他疾病，见肢体肿胀，按之凹陷或非凹陷，皮色苍黄等，舌质淡暗，苔薄黄，脉滑数。

○ **加减变化**

1.湿热明显者，加四妙散。

2.阴虚者，加玉竹、麦冬。

3.血瘀明显者，加鸡血藤、乳香、没药。

○ **组方原理**

静脉炎属于中医学"脉痹"等范畴。脉痹者以经脉痹阻或血脉瘀滞为主要特征，临床表现为肌肤灼热、疼痛，或见红斑，寸口或趺阳脉伏。

脉痹的致病原因虽有内外因之区别，然其基本病机为正气亏虚、邪阻脉道。脉痹的最早描述见于《内经》，其认为是正气不足、风寒湿等外邪侵袭血脉引起血脉凝涩所致，其主要症状是肢体疼痛、肌肤不仁等。其发病基础为正虚。马莳在《黄帝内经素问注证发微》中言道："心气衰，则三气入脉，故名之曰脉痹。"在本病中瘀血为病所生，亦能致使病情加重。清代何梦瑶认为不仅外感之邪可致本病，内生之邪也可导致脉痹的发生。《医碥·痹》云："外感之寒湿能痹，岂内生之寒湿独不痹乎？"叶天士则认为内生湿热、寒湿亦能发为脉痹。因此本病以虚实夹杂多见，治疗应以活血化瘀、益气通经等为主。活血化瘀是本病的基本治法，化瘀应注意清热利湿、通络消肿，遂拟益气活血解毒汤一方。

方中重用黄芪，大补元气，使气旺血行，瘀去络通；当归活血养血，化瘀而不伤血；赤芍、红花、地龙活血祛瘀，通经活络；大量补气药与少量活血药相配，使气旺则血行，活血而不伤正，共奏补气活血通络之功。丹参苦微寒，凉血活血；王不留行活血通经；金银花、蒲公英、黄柏、败酱草清热解毒；牛膝破血通经，并引血下行；皂角刺能引诸药至病处；甘草调和药性。诸药合用，益气活血，清热凉血解毒。

○ 医案选录

1. 血栓性浅静脉炎案

杜某，男，75岁，邯郸市农民。门诊号00395017。2024年5月26日初诊。

主诉：左下肢踝关节处红肿疼痛3天。

现病史：患者于3天前无明显诱因出现左下肢踝关节处肿胀、疼痛，踝关节周围皮肤暗红、皮温高，未予重视及治疗。3天来上述症状逐渐加重，今日于当地医院行双下肢静脉彩超检查，诊为"左下肢静脉血栓形成"，遂来我院，门诊复查下肢静脉彩超，提示双下肢深静脉未见血栓形成，左下肢大隐静脉曲张，大隐静脉小腿段曲张静脉内血栓形成。

刻下症：左下肢踝关节上下皮肤红肿热痛，皮色暗红，行走受限，双下肢乏力，无发热，纳可，寐欠佳，二便调。

舌脉：舌淡暗，苔薄黄，脉弦数。

西医诊断：血栓性浅静脉炎。

中医诊断：脉痹，气虚血瘀，湿热瘀滞证。

治法：清热解毒，化瘀通络，益气活血。

处方：金银花20g，黄柏15g，蒲公英30g，连翘15g，赤芍20g，地龙15g，王不留行30g，黄芪50g，当归15g，丹参30g，桃仁12g，红花12g，泽兰15g，牛膝20g，皂角刺15g，甘草10g。5剂，水煎服，每日一剂，分两次温服。

卧床休息，饮食宜清淡，避免辛辣刺激食物。

二诊：2024年6月1日。

服上方1剂后下肢红肿减轻，可见有皮肤褶皱出现，但仍有疼痛，服5剂后红肿消失，疼痛明显减轻，隐隐作痛。舌淡暗，苔薄，脉弦略数。

上方去黄柏、泽兰，加延胡索15g。7剂。

随访1个月，未再发。

2. 下肢深静脉血栓案

孙某，女，56岁，邯郸河务局退休工人。门诊号S0096538。2024年3月23日初诊。

主诉：左下肢肿胀40余天。

现病史：患者平素体胖懒动，40天前连续数日长时间开车后突发左下肢自腹股沟以下弥漫性肿胀，较对侧明显增粗，伴见皮肤暗红，皮温较对侧略增高，于当地诊所就诊，给予口服利尿消肿药物（具体用药不详）治疗，效果不佳，遂来我院门诊，下肢静脉彩超提示左下肢深静脉血栓形成。

刻下症：左下肢肿胀，活动后憋胀不适，皮肤暗红，皮温略高，患者体型肥胖，倦怠懒动，纳可，寐可，小便正常，大便干。

舌脉：舌淡暗，苔黄厚，脉滑数。

西医诊断：下肢深静脉血栓形成。

中医诊断：股肿，气虚血瘀，痰热瘀阻证。

治法：清利湿热，益气通络，活血消肿。

处方：金银花30g，黄柏15g，丹参30g，当归15g，红花15g，桃仁15g，赤芍20g，地龙15g，王不留行30g，白术30g，泽泻20g，茯苓15g，川芎15g，黄芪20g，牛膝20g，车前子15g（包煎），甘草10g。7剂，水煎服，每日一剂，分两次温服。

同时加用利伐沙班片15mg，每日2次，口服。

忌食辛辣刺激食物。

二诊：2024年4月1日。

左下肢肿胀减轻，活动后仍憋胀不适，纳可，寐安，二便调。舌淡暗，苔白，脉滑数。

上方白术加量至50g，继服7剂。

三诊：2024年4月7日。

左下肢肿胀明显减轻，无憋胀感，守方7剂。

同时调整抗凝药物为利伐沙班片20mg，每日1次，口服。

随访3个月，患者未再出现下肢肿胀情况，嘱常规抗凝治疗6个月。

按语：

案1为老年男性，脾胃虚弱，脾气不足，健运失司，水谷不化，聚而生湿，郁久化热，湿热阻滞于经络，发为脉痹，故治以清热解毒、化瘀通络、益气活血。湿热凝滞，不通则痛，故加用延胡索以活血行气止痛。

案2为女性，体型肥胖，倦怠懒动，素有气虚，又嗜食肥甘之品，气虚血瘀，湿热内生，凝滞于经脉，致使经脉痹阻，发为股肿，故治以清利湿热，益气通络，活血消肿。白术加量应用取其燥湿利水之功效，以减轻水肿。

以上两案，疾病不同，但均属气虚血瘀、湿热瘀滞之证，故治以清利湿热、活血化瘀等。益气活血解毒汤临床应用于外科尤其是下肢疾病，包括股肿、脉痹、脱疽等，凡证属湿热蕴结、瘀血留滞者，均可使用此方加减。

二、四妙散瘀汤治疗痛风病

○ 方剂组成

苍术15g，黄柏12g，薏苡仁30g，防己15g，赤芍15g，丹皮15g，桃仁12g，茯苓30g，桂枝10g，羌活15g，独活15g，萆薢15g，威灵仙20g，延胡索10g，五灵脂12g。

○ 主治病证

1.痛风病，症见足趾关节红肿热痛，重者痛如刀割虎啮，手不可近，伴见发热恶风，口渴烦躁，小便黄赤甚或灼痛，尿少，舌红，苔黄厚，脉数或细数。

2.其他疾病，如风湿性关节炎、下肢静脉血栓形成等，症见肢体或关节肿胀，伴或不伴小便不畅，舌暗红，苔黄，脉弦数。

○ 加减变化

1.热象明显者，加石膏、金银花、连翘等。

2.瘀血征象明显者，加川芎、地龙、红花、丹参等。

○ 组方原理

痛风是一种因嘌呤代谢障碍使尿酸累积而引起的疾病，又称代谢性关节炎。临床表现为突发的关节疼痛肿胀，活动受限，可能造成局部结石形成。痛风病一般间歇性发作，主要表现为蹋趾、踝及指关节等部位红肿，常伴随针刺、刀割般的锐性疼痛，可伴发高热。

中医将本病归属"痹证"范畴，《金匮要略》称其为"历节"。中医认为其病因有内外因之分，内因主要是饮食肥甘、七情劳倦，外因与感受风、寒、湿、热有关。外邪伤人，邪气搏结在肌肤、骨节，或从寒热而化，发为骨节烦痛，不能屈伸或疼痛，随发随止。饮食不节，嗜食膏粱厚味、醇酒肥甘、生猛海鲜等，碍胃滞脾，水谷精微，不得运化，停留中焦，滋生痰湿，湿邪从阳化热，形成湿热之邪，浸淫筋脉，则出现下肢关节尤其是大脚趾关节剧烈红肿热痛。又有因病久及肾，导致肾失分清泌浊，肾络瘀阻，阻碍肾气化生，从而形成痰饮血瘀，闭阻经络关节而致病。因此，痰饮、湿热、瘀血是痛风发病的病理因素，治疗当以清热利湿、健脾化痰、活血通络为法，方用四妙散瘀汤。

方中苍术，辛苦性温，苦香燥烈，能化湿浊，祛风胜湿健脾；黄柏苦以燥湿，寒以清热，其性沉降，长于清下焦湿热，《丹溪心法》言其"治筋骨疼痛，因湿热者"。二药相伍，清热燥湿，标本兼顾，为君药。薏苡仁甘淡、微寒，《本草经疏》曰："薏苡仁味甘补脾，兼淡能渗湿，故主筋急拘挛不可屈伸及湿痹而通利血脉也。"防己辛能散寒，苦寒降泄，最善治热痹之骨节烦痛、屈伸不利，与薏苡仁配伍，以增强清热除痹之功；赤芍以凉血散瘀见长，与牡丹皮、桃仁合用，增强凉血活血、祛瘀止痛之效。五药合用，清热利湿，兼以活血散瘀，为臣。茯苓为利水渗湿要药；桂枝温经通脉散寒止痛，又能温阳化气以助茯苓利水；羌活、独活辛散祛风，苦燥胜湿，善通痹止痛；威灵仙为治风湿痹痛要药，与羌活、独活共奏祛风湿、止痹痛之效；萆薢苦平，入肝、胃、膀胱经，长于分清泌浊、渗湿，味苦而降下，能治湿郁肌腠、营卫不得宣行致筋脉拘挛、手足不便；延胡索既善活血，又擅行气，为止痛之佳品，"能行血中气滞，气中血滞，故专治一身上下诸痛"；五灵脂为治血瘀诸痛要药，与延胡索相配，以增强活血祛瘀、行气止痛之力。诸药合用，共奏清热利湿、活血祛瘀止痛之效。

○ 医案选录

1. 痛风病案

张某，男，33岁，邯郸市邯山区南堡乡人。门诊号S0172488。2024年1月18日初诊。

主诉：间断双膝、双踝关节疼痛5年，加重5天。

现病史：患者体胖，吸烟酗酒，喜食肥甘厚味之品。5年前无明显诱因出现双膝、双踝关节红肿热痛，得热痛剧，当地医院诊断为痛风，间断口服"双氯芬酸钠缓释片、非布司他片"治疗，病情时常反复。5天前再次出现双膝、双踝关节红肿疼痛，口服双氯芬酸钠缓释片、非布司他治疗，症状缓解不明显，遂来诊。

刻下症：双膝及踝关节皮肤红肿疼痛，得热痛剧，痛如刀割，尿少且黄，大便正常，纳可，寐安。

舌脉：舌红，苔薄黄，脉滑数。

西医诊断：痛风。

中医诊断：痹证，湿热瘀阻证。

治法：清热利湿化痰，活血通络止痛。

处方：苍术15g，黄柏12g，薏苡仁30g，防己15g，赤芍15g，丹皮15g，桃仁12g，茯苓30g，桂枝10g，羌活15g，独活15g，萆薢15g，威灵仙20g，延胡索10g，五灵脂12g，泽泻15g，川牛膝

15g。5剂，每日一剂，水煎服。

低嘌呤饮食，忌食辛辣之品。

二诊：2024年1月23日。

服上方后患者关节红肿大好，仍有疼痛不适，隐隐作痛，舌尖红，苔薄黄，脉滑。继服7剂。

药后症状消失。控制高嘌呤类食物摄入，间断服用非布司他，随访6个月，痛风症状未再发。

2.下肢深静脉血栓形成案

骆某，女，63岁，邯郸市临漳县人。门诊号S0171748。2024年1月12日初诊。

主诉：左下肢肿胀20天。

现病史：患者于20天前无明显诱因突然出现左下肢肿胀，疼痛不适，偶有胸闷不适，伴有低热，体温在37.4℃上下波动，无咽痛、咳嗽、腹泻及味觉嗅觉减退等，于我院门诊行下肢静脉彩超检查：左下肢静脉血栓，右下肢静脉血流未见明显异常。自行回家于当地诊所口服药物治疗（具体用药用量不详），但20天来效果不明显，仍左下肢肿胀，无发热，遂再次来我院。

刻下症：左下肢肿胀，疼痛不适，皮色暗，左大腿沿大隐静脉走行分布区可触及多发局限性硬结，纳可，眠可，二便调。

舌脉：舌暗，苔薄黄，脉弦紧。

西医诊断：左下肢深静脉血栓。

中医诊断：股肿，痰瘀阻络证。

治法：化痰散结，活血通络。

处方：苍术15g，黄柏12g，猪苓20g，泽泻15g，赤芍15g，红花15g，桃仁12g，茯苓30g，地龙10g，川芎15g，益母草20g，当归15g，羌活15g，独活15g，延胡索10g，五灵脂12g，蒲黄

10g，炙甘草10g。7剂，每日一剂，水煎服。

同时加用利伐沙班片15mg，每日2次，口服。

忌食辛辣刺激之品。

二诊：2024年1月19日。

左下肢肿胀好转，皮肤松软，左侧大腿内侧沿大隐静脉分布的多发局限性硬结逐渐消散。舌暗，苔薄黄，脉弦。

上方加连翘20g，继服7剂。

三诊：2024年1月26日。

左下肢略有肿胀，无皮下硬结。舌质淡暗，苔薄黄，脉弦。上方继服7剂。

随访3个月余，下肢肿胀消失，皮下硬结消散。继续口服抗凝药物，6个月后停用。

按语：

案1为青年男性，过食肥甘及辛辣炙煿之品，加之饮酒，损伤脾胃，脾失健运，水谷精微失于输布，停留中焦，滋生痰湿，湿邪从阳化热，湿热之邪浸淫筋脉，发为痛风。除用药治疗外，应注重生活调护。

案2为老年女性，发病前无外伤、骨折等诱因，考虑与年老血液高凝有关。中医认为，年老肾气衰退，脏腑功能失调，其气化功能不足，形成痰饮血瘀，闭阻于肢体经络，而发为股肿。故治以活血散结，利湿消肿，加用连翘增加清热散结之功效。

三、治痹汤治疗风寒湿痹证

○ 方剂组成

制附子10g（先煎），桂枝12g，白术15g，羌活12g，独活

12g，寻骨风15g，老鹳草15g，千年健20g，当归12g，海桐皮12g，防己10g，甘草10g，威灵仙15g，苍术12g，薏苡仁30g。

○ 主治病证

风寒湿痹，症见肢体关节沉重酸胀、疼痛，甚则关节肿胀变形，活动不利，舌体胖大，舌质淡，舌苔厚腻，脉滑者。

○ 加减变化

1.上肢痛加姜黄，下肢痛加牛膝，腰痛加桑寄生。

2.肢体关节疼痛不移，遇寒则痛甚，得热则痛缓者，加干姜、细辛、淫羊藿。

○ 组方原理

风寒湿痹为外邪侵袭而致，属狭义"痹证"范畴，西医学"风湿性关节炎""类风湿关节炎"可参照辨治。

《内经》便对痹证有相关论述。针对痹证的发病原因，其明确指出是风寒湿邪所致，"风寒湿三气杂至，合而为痹也"（《素问·痹论》），并指出痹证迁延日久会累及脏腑。张仲景在《金匮要略》中对痹证（历节）进行了论述，并采用除湿散寒温阳的方法治疗，制订"桂枝芍药知母汤""乌头汤"。隋代巢元方强调体虚感邪是引起痹证的主要原因，"人腠理虚者，则由风湿气伤之，搏于血气，血气不行，则不宣，真邪相击，在于肌肉之间，故其肌肤尽痛"（《诸病源候论·风湿痹身体手足不随候》）。明代张景岳认为，痹证病在血气，并认为寒证多热证少，"痹者闭也，以血气为邪所闭"（《景岳全书》）。清代吴瑭阐述和发展了热痹的辨治，并创"宣痹汤""加减木防己汤"。王清任强调"瘀血致病"，主张从瘀血辨治痹证，创制"身痛逐瘀汤"对痹证进行治疗。现代焦树德提出"尪痹"理论，路志正提出"燥痹"理论，这都大大丰富了痹证的辨治体系。

风寒湿痹属狭义"痹证"，为风、寒、湿三邪中人而发，初在筋肉肌肤，日久则深入经脉筋骨关节乃至脏腑，成为痼疾。其根本病机在于"阳虚寒凝"。寒、湿皆为阴邪，风为寒湿二邪之导，侵袭人体之后凝闭气血经脉，深入筋骨关节，伤阳遏气，使得血脉凝泣，产生瘀血。日久寒湿之邪累及脏腑，则变证丛生。治疗上以"治病必求于本"为原则，依人身气血阴阳特性，"益火之源"，温阳以散阴寒之邪，兼除关节血脉中湿邪。得自风来，散自风去。和血通络，使凝涩的经脉重新恢复畅达，则疼痛自然能够缓解。笔者以温阳化湿、祛风通络、和血止痛之法治疗本病，拟治痹汤一方。

方中制附子辛热，温中散寒止痛，助元阳守而不走；桂枝辛甘温，行而不守，温通经脉，散寒止痛；白术苦甘温，温中健脾燥湿。三药合用，温阳散寒，通络祛湿，共为君药。千年健辛温走窜，功能宣通经络，疏风逐痹；羌活、独活，一行上焦，一行下焦，疏风散寒，除湿通痹，活络止痛；苍术健脾补中除湿，合防己、薏苡仁利湿。诸药共用，助附子、桂枝通行阳气，祛经络、肌腠、关节中邪气外出，为臣药。寻骨风、老鹳草、当归、海桐皮共用，疏风活血通络，为佐药。甘草为使，调和诸药。诸药合用，共奏温阳化湿、祛风通络、和血止痛之效。

○ 医案选录

1. 类风湿关节炎案

胡某，女，74岁，邯郸市邯山区人。门诊号S0163218。2021年3月13日初诊。

主诉：四肢小关节疼痛，进行性加重3年。

现病史：患者3年前受凉后出现左手中指指间关节疼痛肿胀，未予诊治，以后逐渐波及全身多个关节，以四肢小关节为甚，呈对称性，晨起关节僵硬，辗转多家医院，诊断为"类风湿关节炎"，治疗效果不理想，症状进行性加重，出现关节肿胀变形。

刻下症：四肢小关节肿胀疼痛，晨僵，阴雨天加重，影响日常生活，神疲，脘满，纳差，大便黏腻不爽。

舌脉：舌体胖大，舌质淡，舌苔厚腻，脉滑。

西医诊断：类风湿关节炎。

中医诊断：痹证，尪痹。

治法：温阳化湿，祛风通络，和血止痛。

处方：制附子10g（先煎），桂枝12g，白术15g，羌活12g，独活12g，寻骨风15g，老鹳草15g，千年健20g，当归12g，海桐皮12g，防己10g，甘草10g，威灵仙15g，苍术12g，薏苡仁30g。7剂，水煎服，每日一剂，分两次温服。

避风寒，注意保暖，忌冷水洗手，避免劳累。

二诊：2021年3月20日。

药尽7剂，诸关节疼痛略减轻，服药后大便稀，每日2～3次，舌体胖大，舌质淡，舌苔厚腻，脉滑。

上方当归减量至10g，加麸炒白术15g。7剂。

三诊：2021年3月27日。

患者肢体关节疼痛明显减轻，晨僵时间缩短，由1小时缩短至45分钟。舌体胖大，舌质淡，舌苔厚腻，脉滑。守方7剂继服。

四诊：2021年4月3日。

患者肢体关节疼痛明显减轻，晨僵时间半小时左右。舌体胖大，舌质淡，舌苔厚腻，脉滑。效不更方，上方7剂继服。

五诊：2021年4月10日。

患者肢体关节疼痛减轻，上方继用1月。

之后肢体关节症状明显减轻，不影响日常生活。1年后随访，病情稳定。

2. 类风湿关节炎案

田某，女，65岁。邯郸市邯山区人。门诊号S0138721。2023年8月15日初诊。

主诉：四肢小关节疼痛10年，加重半月。

现病史：患者10年前受凉后出现四肢小关节疼痛，僵硬，呈对称性，自行口服"布洛芬缓释胶囊"后症状减轻。之后每于阴雨天气及受凉后出现四肢小关节肿胀疼痛，程度进行性加重，范围从指间关节扩展到掌指关节和腕踝关节，伴有关节僵硬，晨起明显。5年前就诊于市内三甲医院，诊断为"类风湿关节炎"，口服西药治疗，症状减轻，后因畏惧药物不良反应，自行停药。半月前受凉后关节疼痛加重，屈伸受限，晨僵持续2小时，影响日常生活。

刻下症：双手、腕、踝关节肿胀疼痛，关节变形，肌肉萎缩，晨僵，活动受限，畏寒怕冷，纳差，夜寐欠安，二便调。

舌脉：舌体胖大，舌质淡，苔厚腻，脉滑。

西医诊断：类风湿关节炎。

中医诊断：痹证，尪痹。

治法：温阳化湿，祛风通络，和血止痛。

处方：制附子10g（先煎），桂枝12g，白术15g，羌活12g，独活12g，寻骨风15g，老鹳草15g，千年健20g，当归12g，海桐皮12g，防己10g，甘草10g，威灵仙15g，苍术12g，薏苡仁30g。7剂，水煎，每日一剂，分两次温服。

避风寒，注意保暖，忌冷水洗手，避免劳累。

二诊：2023年8月22日。

药尽7剂，手足、腕、踝关节肿胀疼痛减轻，仍有晨僵，程度减轻，影响日常生活。守方继服7剂。

三诊：2023年8月29日。

患者四肢关节疼痛明显减轻，晨僵时间缩短至1.5小时，行动较前方便，畏寒怕冷减轻，纳可，夜寐较前好转，二便调，舌淡，苔厚腻，脉滑。

患者痹证日久，上方加地龙10g搜风通络，通经止痛，继服7剂。

四诊：2023年9月6日。

患者四肢关节变形，肿胀疼痛、畏寒怕冷减轻五成，晨僵缩短至1小时，自觉活动较前灵活，纳可，夜寐安，二便调，舌质淡暗，舌苔白腻，脉滑。守方继服14服。

五诊：2023年9月20日。

患者服药5周，症状明显减轻，自觉周身轻松，关节疼痛、活动受限减轻，晨僵时间逐渐缩短。治疗有效，守方服用3月。

随访1年，症状于阴雨天略有加重，基本不影响日常生活。

按语：

案1为典型类风湿关节炎，四肢小关节肿胀疼痛，晨僵，结合遇阴雨天加重，脘满纳差，大便黏腻不爽，中医诊断为痹证，以湿邪为主，选用治痹汤，温阳化湿，祛风通络，和血止痛。

案2亦为类风湿关节炎，痹证日久，关节畸形，肌肉萎缩，晨僵明显，功能受限，辨证为尪痹。病程既久，服药亦需较长时间才能逐渐见效，万万不可操之过急，昨方今改。只要辨证准确，服药后无不良反应，则应坚持服用，见效后更应守方，这也是慢性病治疗的基本原则。

四、独活寄生汤加味治疗退行性骨关节病

○ **方剂组成**

独活15g，秦艽15g，桑寄生15g，防风15g，细辛6g，川芎15g，当归15g，熟地黄20g，白芍20g，桂枝15g，杜仲12g，牛膝15g，党参20g，茯苓20g，黄芪30g，威灵仙15g，炙甘草10g。

○ **主治病证**

1.退行性骨关节病，症见腰膝酸软无力，肢节屈伸不利，或麻木不仁，疼痛。

2.其他疾病见腰膝疼痛酸软者。

○ **加减变化**

1.疼痛甚者，加雷公藤、琥珀。

2.寒邪重者，加制附子、千年健。

3.湿邪重者，加防己、薏苡仁、苍术。

○ **组方原理**

退行性骨关节病属于中医"骨痹"范畴。骨痹其名始见于《内经》，属于五体痹之一。骨痹的发生与年老体衰及外感病邪有关。"病在骨，骨重不可举，骨髓酸痛，寒气至，名曰骨痹。"（《素问·长刺节论》）"邪之所凑，其气必虚。"（《素问·评热病论》）"营气虚则不仁，卫气虚则不用，营卫俱虚则不仁且不用。"（《素问·逆调论》）《中藏经》强调了骨痹的形成与脾肾关系密切。"骨痹者，乃嗜欲不节，伤于肾也。肾气内消，则不能关禁；不能关禁，则中上俱乱；中上俱乱，则三焦之气痞而不通；三焦痞而饮食不糟粕；饮食不糟粕，则精气日衰；精气日衰，则邪气妄入；邪气妄入……中犯脾胃，则为不充；下流腰膝，则为不遂；旁攻四肢，则为不仁。"隋代巢元方《诸病源候论》言汗出入水亦可致

骨痹。唐代孙思邈对本病给出了"独活寄生汤"方剂，"治腰背痛，独活寄生汤。夫腰背痛者，皆由肾气虚弱，卧冷湿地，当风所得也，不时速治，喜流入脚膝，为偏枯冷痹，缓弱疼重，或腰痛挛脚重痹，宜急服此方。"（《备急千金要方·诸风·偏风第四》）

　　虽然骨痹在青年人群中可以见到，但是骨痹仍多发于老年人。老年人其生理上呈现肝肾不足、气血渐亏的特点，又因肝肾同源，且肾主骨生髓，今气血亏少，肝肾不足，筋骨肌肉失其充养，又年高积损，复感外邪，则更容易传入筋骨肝肾，乃发为退行性骨关节病（骨痹）。因此在治疗本病时应采取"标本同治"的方法，以独活寄生汤加味治之。

　　方中重用独活为君，辛苦微温，善治伏风，除久痹，且性善下行，以祛下焦与筋骨间之风寒湿邪。臣以细辛、防风、秦艽、威灵仙、桂枝。细辛入少阴肾经，长于搜剔阴经之风寒湿邪，又除经络留湿；秦艽、威灵仙祛风湿，舒筋络，而利关节；桂枝温经散寒，通利血脉；防风祛一身之风而胜湿。佐以桑寄生、杜仲、牛膝补益肝肾而强壮筋骨，且桑寄生兼可祛风湿，牛膝尚能活血以通利肢体筋脉；当归、川芎、地黄、白芍养血活血；党参、黄芪、茯苓、甘草补气健脾。且白芍与甘草相合，尚能柔肝缓急，以助舒筋。当归、川芎、牛膝、桂枝活血，寓"治风先治血，血行风自灭"之意。甘草调和诸药，兼使药之用。纵观全方，以祛风寒湿邪为主，辅以补肝肾、益气血之品，邪正兼顾，祛邪不伤正，扶正不留邪。

　　○ 医案选录

　　1．退行性骨关节病案

　　胡某，女，74岁，邯郸市邯山区人。门诊号S0166663。2023年3月13日初诊。

主诉：双膝关节疼痛，进行性加重5年。

现病史：患者5年前劳累后出现双膝关节疼痛，以左侧为甚，卧床休息后减轻，未予诊治，之后每于劳累、受凉后症状加重，逐渐出现双膝关节肿胀变形，屈伸不利，上下楼梯及蹲起困难。两年前行双膝关节X片及MRI检查，考虑"双膝关节退行性病变"，对症治疗后症状改善不明显。

刻下症：双膝关节变形、疼痛、僵硬，屈伸不利，遇冷加重，上下楼梯及蹲起困难，气短乏力，少气懒言，面色萎黄。

舌脉：舌淡，苔白，脉细弱。

西医诊断：退行性骨关节病。

中医诊断：骨痹，肝肾亏虚，气血不足证。

治法：祛风湿，止痹痛，益肝肾，补气血。

处方：独活15g，秦艽15g，桑寄生15g，防风15g，细辛6g，川芎15g，当归15g，熟地黄20g，白芍20g，桂枝15g，杜仲12g，牛膝15g，党参20g，茯苓20g，黄芪30g，威灵仙15g，炙甘草10g。7剂，水煎服，每日一剂，分两次温服。

避风寒，注意保暖，避免劳累。

二诊：2023年3月20日。

药尽7剂，患者双膝关节疼痛略减轻，气短乏力好转，服药后大便稀，每日2～3次，舌淡，苔白，脉细弱。

上方当归减量至10g，加麸炒白术15g。继服7剂。

三诊：2023年3月27日。

患者双膝关节疼痛明显减轻，屈伸不利好转，气短乏力、少气懒言减轻，面色转润，二便调，舌淡红，苔白，脉沉。

上方加骨碎补12g温补肾阳，强筋骨，益虚损。继服7剂。

四诊：2023年4月3日。

患者双膝关节疼痛基本缓解，僵硬感减轻，短距离行走后症状无加重，气短乏力、少气懒言症状不明显，纳可，寐安，二便调，舌淡红，苔白，脉沉。效不更方，守方继服14剂。

随访半年，患者症状未复发。

2．腰椎管狭窄症案

王某，女，67岁，邯郸市丛台区人。门诊号S0166582。2023年7月13日初诊。

主诉：腰痛伴左下肢放射痛3年，行走困难2个月。

现病史：患者3年前劳累后出现腰部疼痛，并向左下肢放射，卧床休息后减轻，未予诊治，之后每于劳累、受凉后症状加重，近2个月逐渐出现行走时下肢沉困，行走距离逐渐缩短，1个月前行腰椎CT检查，提示"L5～S1椎间盘突出，L4～L5椎管狭窄"，未系统治疗。近日阴雨天气，患者症状加重，行走200米左右即需停下休息。

刻下症：腰痛，遇冷加重，行走困难，气短乏力，少气懒言，面色萎黄。

舌脉：舌淡，苔白，脉细弱。

西医诊断：腰椎管狭窄症。

中医诊断：腰痛，肝肾亏虚，气血不足证。

治法：祛风湿，止痹痛，益肝肾，补气血。

处方：独活15g，秦艽15g，桑寄生15g，防风15g，细辛6g，川芎15g，当归15g，熟地黄20g，白芍20g，桂枝15g，杜仲12g，牛膝15g，党参20g，茯苓20g，黄芪30g，威灵仙15g，炙甘草10g。7剂，水煎服，每日一剂，分两次温服。

避风寒，注意保暖，避免劳累。

二诊：2023年7月20日。

药尽7剂，腰部疼痛略减轻，无左下肢放射痛，气短乏力好转，舌淡，苔白，脉细弱。守方继服7剂。

三诊：2023年7月27日。

患者腰部疼痛大减，可连续行走约350米，气短乏力、少气懒言减轻，面色转润，二便调，舌淡，苔白，脉沉。效不更方，守方14剂。

14剂中药断续服完，症状缓解。嘱停药，天气变化及季节变换时注意尽早加衣，注意保暖，注意腰部过度用力。

随访半年未复发。

3．产后身痛案

张某，女，44岁，肥乡县人。门诊号S0189999。2024年1月29日初诊。

主诉：周身肌肉关节拘紧疼痛10年。

现病史：患者10年前生二胎坐月子期间过早使用冷水盥洗，致周身肌肉关节拘紧疼痛，双下肢无力，畏风怕冷，多方诊治无效。

刻下症：周身肌肉关节拘紧疼痛，双下肢无力，少气懒言，易疲劳，畏风怕冷，面色无华。

舌脉：舌淡，苔白，脉沉细。

西医诊断：产后身痛待诊。

中医诊断：骨痹，肝肾亏虚，气血不足证。

治法：祛风湿，止痹痛，益肝肾，补气血。

处方：独活15g，秦艽15g，桑寄生15g，防风15g，细辛6g，川芎15g，当归15g，熟地黄20g，白芍20g，桂枝15g，杜仲12g，牛膝15g，党参20g，茯苓20g，黄芪30g，威灵仙15g，炙甘草10g。7剂，水煎服，每日一剂，分两次温服。

避风寒，注意保暖，避免劳累。

二诊：2024年2月5日。

药尽7剂，诸症减轻，自觉周身轻松，舌淡暗，苔白，脉沉细。

上方加乌药、木香各10g，继服7剂。

三诊：2024年2月12日。

患者诸症大减，活动耐力增加，可正常操持家务。舌淡暗，苔白，脉沉细。

上方继服14剂。

2024年6月3日，患者带他人来诊，言服药后症状消失，现正常操持家务，参加田间劳作。

按语：

案1患者年过七旬，年老体衰，肝肾亏虚，气血不足，劳伤积损，加之风寒湿邪乘虚而入，流注于肢体关节，故致肢体关节疼痛，屈伸不利，以独活寄生汤加减补正气之不足，同时祛风湿，止痹痛，祛邪外出。

案2为腰椎管狭窄症患者，虽未追问出受凉史，但遇阴雨天气加重，腰痛，行走耐力下降，气短乏力，少气懒言，面色萎黄，为肝肾亏虚、气血不足之征，舌苔脉象亦相符，故用之。

案3为产后感伤风寒湿邪，邪气留滞肢体关节肌肉，致周身肌肉关节拘紧不适，符合独活寄生汤正虚邪扰之病机，故用之。

五、顽痹经验方治疗类风湿关节炎

○ 方剂组成

雷公藤15g（先煎），寻骨风15g，老鹳草20g，松节20g，熟地黄15g，当归12g，忍冬藤30g，桂枝12g，防己10g，薏苡仁30g，白芍20g，全蝎6g，白僵蚕12g，刘寄奴12g，郁金10g，甘草10g。

注：雷公藤需先煎1～2小时。或用雷公藤多苷片代替，每次20mg，每日3次，饭后服用。

○ 主治病证

类风湿关节炎，症见肢体关节疼痛、酸沉、肿大、变形、僵硬，屈伸不利，甚则肌肉萎缩，筋脉拘紧，肢冷畏寒，舌淡暗，脉细涩，辨证为风寒湿痹阻者。

○ 加减变化

1.疼痛甚者，加制川乌、白花蛇、地龙。

2.寒邪重者，加制附子、干姜。

3.湿邪重者，加苍术、泽兰。

○ 组方原理

类风湿关节炎属于中医"痹证"范畴。早在《内经》就对"痹证"设专篇论述，并对本病的病因、发病机理、证候分类及演变规律进行了论述。《内经》认为风寒湿邪是引起痹证的原因，"风寒湿三气杂至，合而为痹也"（《素问·痹论》）。张仲景在《金匮要略》中对"痹证"（历节）进行了论述，并采用除湿散寒温阳的方法治疗。唐宋之际出现了大量治疗痹证的方剂，如独活寄生汤、蠲痹汤、萆薢丸等。清代吴瑭对热痹的辨治有了进一步发挥，并创加减木防己汤、宣痹汤。王清任和唐容川强调瘀血致病，扩充了痹证治疗方法。

本病的病机为寒邪内据，血液凝泣，湿邪遏阻，三者相互作用，治疗当"本于气血"，以宣痹通络治其标，养血温经治其本，兼以祛湿，如此才能邪去正安，痹痛得止，关节柔利，拟顽痹经验方。

方中雷公藤、寻骨风、老鹳草、松节四药均善祛风湿，除痹痛，疏通经络，为君药；熟地黄甘温补肾养血，当归辛温补血，二药温养兼以补益肝肾治其本，忍冬藤、桂枝通络助行经气，防己、薏苡仁祛湿邪，六药共奏补肝肾、益精血、通经络、祛湿邪之功，助君药行事，为臣药；刘寄奴、郁金活血止痛，白芍缓急止疼痛，全蝎通络止痛，白僵蚕息风止痉、祛风止痛、化痰散结，且虫类药走窜经络，能破瘀止痛，为佐药；甘草一者缓急止痛，二者减毒药之弊，三者调和诸药，为使药。全方祛邪的同时，不忘扶正，共奏祛风湿、止痹痛之功。

○ 医案选录

1．类风湿关节炎案

王某，女，54岁，邯郸市邯山区人。门诊号S0152673。2023年4月13日初诊。

主诉：四肢小关节疼痛5年，加重1个月。

现病史：患者5年前受凉后出现四肢小关节疼痛、僵硬，呈对称性，自行口服"布洛芬缓释胶囊"后症状减轻，未予重视，之后每于阴雨天气及受凉后出现四肢小关节肿胀疼痛，且进行性加重，范围从指间关节扩展到掌指关节和腕踝关节，伴有关节僵硬，晨起明显。3年前查类风湿因子阳性，诊断为"类风湿关节炎"，口服西药治疗，症状减轻。1个月前受凉后关节疼痛明显，屈伸受限，晨僵持续2小时，影响日常生活。

刻下症：双手、腕、踝关节肿胀疼痛，关节变形、晨僵，活动受限，肢冷畏寒，纳差，夜寐欠安，二便调。

舌脉：舌淡暗，苔白，脉细涩。

西医诊断：类风湿关节炎。

中医诊断：痹证，风寒湿痹阻证。

治法：祛风除湿，通络止痛。

处方：雷公藤15g（先煎），寻骨风15g，老鹳草20g，松节20g，熟地黄15g，当归12g，忍冬藤30g，桂枝12g，防己10g，薏苡仁30g，白芍20g，全蝎6g，白僵蚕12g，刘寄奴12g，郁金10g，甘草10g。7剂，水煎服，每日一剂，分两次温服。

避风寒，注意保暖，避免劳累。

二诊：2023年4月20日。

药尽7剂，手足、腕、踝关节肿胀疼痛减轻，仍有晨僵，程度减轻，影响日常生活。守方继服7剂。

三诊：2023年4月27日。

患者四肢关节疼痛明显减轻，晨僵时间缩短至1.5小时，行动较前方便，畏寒减轻，纳可，夜寐较前好转，二便调，舌淡暗，苔白，脉细涩。

患者痹证日久，上方加地龙10g搜风通络，通经止痛，继服7剂。

四诊：2023年5月5日。

四肢关节疼痛、畏寒减轻五成，晨僵缩短至1小时，自觉活动较前灵活，纳可，夜寐安，二便调，舌质暗，舌苔白，脉细。守方继服14服。

五诊：2023年5月19日。

患者症状明显减轻，自觉周身轻松，关节疼痛、活动受限减轻，晨僵时间逐渐缩短。守方服用3个月。

随访1年，症状于阴雨天略有加重，基本不影响日常生活。

2．周身关节疼痛待诊案

兰某，男，34岁，肥乡县人。门诊号S0148721。2022年3月

29日初诊。

主诉：周身关节疼痛1个月。

现病史：患者1个月前在新建房屋地面上睡觉后出现周身关节酸沉疼痛，屈伸不利，无关节肿胀、变形，皮温不高，曾就诊于市内多家医院，查类风湿因子阴性，HLA-B27阴性，各关节X线片未见异常，口服"布洛芬缓释片"，效果不佳。

刻下症：周身关节酸沉疼痛，屈伸不利，脘腹胀满，纳少，大便黏腻，小便正常，夜寐安。

舌脉：舌淡暗，苔白腻，脉涩。

西医诊断：周身关节疼痛待诊。

中医诊断：痹证，风寒湿痹阻证。

治法：祛风除湿，通络止痛。

处方：雷公藤15g（先煎），寻骨风15g，老鹳草20g，松节20g，熟地黄15g，当归12g，忍冬藤30g，桂枝12g，防己10g，薏苡仁30g，白芍20g，全蝎6g，白僵蚕12g，刘寄奴12g，郁金10g，甘草10g。7剂，水煎服，每日一剂，分两次温服。

二诊：2022年4月5日。

药尽7剂，诸症减轻，自觉周身轻松。守方继服7剂。

药后患者诸症皆减，无其他不适。

3个月后随访，无不适。

按语：

案1为诊断明确之类风湿关节炎，病史5年，关节肿胀疼痛变形，晨僵明显，结合舌脉，中医诊断为风寒湿痹阻之痹证。该患者痹证日久，应用顽痹经验方，以祛风除湿、通络止痛为主。痹证日久必伤肝肾，辅以熟地黄、当归补益肝肾，又能防祛风湿药过于温燥伤阴血。

案2为感受寒湿后周身关节疼痛，各项辅助检查正常，虽然西医不能诊断确切疾病，然符合中医"痹证"诊断，且感邪而发，病程较短，属新病，方证相对，遂投此方。

六、壮腰补肾蠲痹汤治疗强直性脊柱炎

○ **方剂组成**

制附子12g（先煎），桂枝15g，金狗脊40g，淫羊藿15g，鹿角胶10g（烊化），骨碎补15g，续断15g，羌活12g，独活15g，熟地黄20g，赤芍15g，地鳖虫10g，白僵蚕10g，牛膝20g，杜仲15g，炙甘草10g。

○ **主治病证**

1.强直性脊柱炎，症见腰脊疼痛，两髋活动受限，严重者脊柱弯曲变形，甚至强直僵硬，腰部酸痛，肌肉僵硬沉重感，畏寒喜暖，得热则舒，舌质淡，苔薄白，脉沉细，辨证为肾虚督寒者。

2.其他疾病，见脊柱强直僵硬，腰酸背痛，活动受限，辨证为肾虚督寒者。

○ **加减变化**

1.脘胀纳呆者，加苍术、砂仁、焦麦芽。

2.湿重者，加白芥子、苍耳子、猪苓。

3.腰痛重者，加苍术、五加皮、补骨脂。

○ **组方原理**

强直性脊柱炎是一种以侵犯骶髂关节、脊柱等中轴关节为主的炎症性免疫病，属于中医"脊痹"范畴，亦称之为"大偻""肾痹"。

早在《内经》中对本病便有记载，其认为是在先天不足的基

础上，风、寒、湿、瘀等病邪相互作用，导致经络气血运行不畅而发病。隋代巢元方认为外邪侵袭，经脉筋骨受邪，为本病发病的根本原因，"如气有乖逆，而升降开合，不循轨则，外寒因而从之，使筋脉拘急，乃生大偻者"（《诸病源候论》）。近代张锡纯强调本病与督脉虚而受邪密切相关，"凡人腰痛，皆脊梁处作痛，此实督脉主之……肾虚者，其督脉必虚"（《医学衷中参西录》）。

笔者认为，强直性脊柱炎所发本在肾脏，邪在督脉，是肾阳虚损，督脉为外邪侵袭，经脉气血凝泣，久则筋骨、肌肉、血脉皆受其累，使得腰脊僵硬、疼痛、动转不遂，日久深及骨髓，则骨受其伤而变形，形成"尻以代踵，脊以代头"的状态。因此辨治之时要温补肾阳治其本，兼以通经和血，遂拟壮腰补肾蠲痹汤。

方中重用金狗脊补肾填精，坚骨脊，强督脉，壮腰膝，制附子辛甘大热，补命门真火，助阳散寒止痛，桂枝温通经脉，三药温肾阳、强督、通经，共为君药；熟地黄味甘性温，质重而沉，善补肝肾二经，生血填精益髓，补肾中之精，鹿角胶通督脉，补肾生精，淫羊藿补肾壮阳，坚筋骨，祛风湿，助附子升阳，三药专治肾，益精血，温元阳，骨碎补活血续伤，补肾强骨，杜仲、续断补肝肾，壮腰膝，强筋骨，六药共为臣药；羌活辛苦温，祛风散寒，胜湿止痛，入太阳、督脉二经，主治脊强而厥，独活善搜少阴肾经伏风而治脊痉湿痹，僵蚕祛风止痛，三药共桂枝以通经散寒，赤芍、地鳖虫破血逐瘀，散经脉之中为病邪所遏之血，共为佐药；牛膝引药入肾，治腰膝骨痛，炙甘草缓急止痛，调和诸药，共为使药。诸药合用，共奏补肾温督、散寒通经、活血止痛之功。

○ 医案选录

1．强直性脊柱炎案

吕某，男，32岁，邯郸市临漳县人。门诊号S0163527。2021年3月8日初诊。

主诉：腰脊僵硬疼痛进行性加重5年。

现病史：患者5年前受凉后出现腰部疼痛，弯腰转侧受限，针灸、理疗后减轻，上述症状时轻时重，多于受凉、劳累后加重，4年前就诊于市内某三甲医院，诊断为"强直性脊柱炎"，间断用药物治疗，效果不理想，且症状进行性加重。现腰痛僵硬，弯腰受限，颈部僵硬不适。

刻下症：腰脊僵直，酸沉疼痛，活动受限，畏寒怕冷。

舌脉：舌质淡，苔薄白，脉沉细。

西医诊断：强直性脊柱炎。

中医诊断：脊痹，肾虚督寒证。

治法：补肾温督，散寒通经，活血止痛。

处方：制附子12g（先煎），桂枝15g，金狗脊40g，淫羊藿15g，鹿角胶10g（烊化），骨碎补15g，续断15g，羌活12g，独活15g，熟地黄20g，赤芍15g，地鳖虫10g，白僵蚕10g，牛膝20g，杜仲15g，炙甘草10g。7剂，水煎服，每日一剂，分两次温服。

避风寒，注意保暖，避免劳累，忌烟酒。

二诊：2021年3月15日。

服药后自觉周身舒畅，僵硬感减轻，仍有腰骶、颈肩部疼痛，舌淡，苔薄白，脉沉细。守方继服7剂。

三诊：2021年3月22日。

脊柱疼痛渐减轻，效不更方。

守方服用2个月，患者腰脊酸沉缓解，疼痛僵硬感明显减轻，活动受限改善。随访1年，症状无加重。

2．强直性脊柱炎案

王某，男，34岁，肥乡县人。门诊号S0167021。2022年5月13日初诊。

主诉：腰背疼痛进行性加重7年。

现病史：患者2年前无明显诱因出现腰背部疼痛、僵硬，自认为劳累所致，未予重视，逐渐出现髋部疼痛，弯腰受限，脊背僵硬，不能转侧，于当地医院查HLA-B27阳性，诊断为"强直性脊柱炎"，对症治疗效果不理想，仍腰背疼痛。

刻下症：腰及两侧髋部疼痛，脊柱僵硬，颈部不舒，晨起僵硬明显，夜间疼痛明显，纳可，寐欠安，二便调。

舌脉：舌质淡，苔薄白，脉沉细。

西医诊断：强直性脊柱炎。

中医诊断：脊痹，肾虚督寒证。

治法：补肾温督，散寒通经，活血止痛。

处方：制附子12g（先煎），桂枝15g，金狗脊40g，淫羊藿15g，鹿角胶10g（烊化），骨碎补15g，续断15g，羌活12g，独活15g，熟地黄20g，赤芍15g，地鳖虫10g，白僵蚕10g，牛膝20g，杜仲15g，炙甘草10g。7剂，水煎服，每日一剂，分两次温服。

避风寒，注意保暖，避免劳累。

二诊：2022年5月20日。

药尽7剂，诸症减轻，自觉周身轻松，守方继服7剂。

三诊：2022年5月27日。

诸症继续减轻，言"从未有过的轻松感""身体活了"。效不更方，守方再进14剂。

四诊：2022年6月10日。

服药1个月，患者颈部不舒缓解，腰背疼痛明显减轻，脊柱活动较前灵活，舌质淡，苔薄白，脉沉细。效不更方，守方继服14剂。

随访半年，患者症状无加重。

按语：

以上两案均明确诊断为强直性脊柱炎，中医辨证为肾虚督寒证，以补肾温督、散寒通经、活血止痛为治法，遂予壮腰补肾蠲痹汤。本病原非一日而成，必难迅速取效，需徐徐图之，切不可频频改变思路，更换处方。

七、蠲痹药酒方治疗强直性脊柱炎

○ **方剂组成**

当归100g，川芎100g，赤芍100g，白芍100g，红花100g，威灵仙100g，老鹳草100g，全蝎60g，蜈蚣20条，白僵蚕60g，小白花蛇3条，白酒3000mL。

浸泡10天。每次服30mL，每日2次，早晚饭前服。

○ **主治病证**

1.强直性脊柱炎，症见腰脊疼痛，两髋活动受限，严重者脊柱弯曲变形，甚至强直僵硬，阴雨天及劳累后加剧。

2.其他疾病，见腰脊强直僵硬，酸痛，活动受限者。

○ **加减变化**

1.寒湿重者，加狗脊、独活、羌活。

2.湿热偏甚者，加秦艽、防己、薏苡仁。

3.肝肾亏虚者，加杜仲、桑寄生。

○ **组方原理**

强直性脊柱炎是一种慢性炎症性自身免疫疾病，主要表现为进行性的脊柱炎症、骶髂关节炎，并可伴发关节外表现，严重者可出现脊柱畸形和关节强直。其基本病机为肾督阳虚，寒凝血瘀，治当补肝肾，温督脉，散寒凝，化瘀血。

本病病程长，迁延难愈，大部分患者不能接受长期口服汤剂，故易汤剂为酒剂，拟蠲痹药酒方，取酒性辛散，有走窜经络关节之效，本就能温中散寒邪，行血脉，又加活血之品，药假酒性，酒助药力，亦能增强疗效。同时省去煎煮中药的麻烦，口感也更易于接受。

方中当归性温，为补血要药，既能补血活血，又能散寒止痛，川芎为血中气药，行气活血，祛风止痛，赤芍清热凉血，散瘀止痛，白芍养血敛阴，缓急止痛，红花活血通经，祛瘀止痛，以上诸药合用，补血活血，缓急止痛。威灵仙、老鹳草祛风湿，通经络，止痹痛；全蝎、蜈蚣、白僵蚕、小白花蛇均为虫类药，善走窜，可深达病所，息风止痉，通络止痛。以上诸药，浸泡于白酒，借酒之辛散，以增活血通络止痛之效。

○ 医案选录

1. 强直性脊柱炎案

吕某，男，45岁，邯郸市临漳县人。门诊号S0166663。2022年5月25日初诊。

主诉：颈、腰、髋僵硬疼痛20年。

现病史：患者20年前受凉后出现腰痛，脊柱僵硬不舒，注意保暖休息后减轻，之后间断出现腰背疼痛，周身关节僵硬，肌肉酸困，口服"布洛芬"有效，但作用不持久，且效果越来越差。5年前于市内三甲医院诊断为"强直性脊柱炎"，未规律西医治疗，间断口服中药汤剂，疗效甚微。

刻下症：周身关节疼痛，以腰骶部为甚，脊柱强直僵硬，骶髂关节压痛（＋），脊柱前屈后伸侧弯转动均受限。

舌脉：舌质淡暗，有瘀斑，舌苔薄白，脉弦涩。

西医诊断：强直性脊柱炎。

中医诊断：脊痹，瘀血痹阻证。

治法：祛风湿，活血通络，止痛。

处方：当归100g，川芎100g，赤芍100g，白芍100g，红花100g，威灵仙100g，老鹳草100g，全蝎60g，蜈蚣20条，白僵蚕60g，小白花蛇3条，白酒3000mL。浸泡10天。每次服30mL，每日2次，早晚饭前服。

二诊：2022年7月15日。

服用药酒40天，颈、腰、髋僵硬疼痛减轻，按上方配制药酒3000mL继服。

三诊：2022年9月5日。

服药酒90天，疼痛症状明显减轻，守方继服。

服药酒1年后随访，患者疼痛基本缓解，偶遇阴雨天气有酸痛之感，天晴则止。

2．外伤后周身疼痛案

王某，男，54岁，肥乡区人。门诊号S0163271。2023年5月19日初诊。

主诉：外伤后周身疼痛半年。

现病史：患者半年前因车祸致周身多处软组织损伤，肋骨骨折，于当地中医院保守治疗，住院1个月后出院，卧床3个月后下地活动，自觉周身疼痛僵硬，酸困不适，多方诊治未效。

刻下症：面色晦暗无华，精神萎靡，懒动，周身肌肉关节疼痛僵硬，屈伸不利。

舌脉：舌质淡暗，有瘀斑，舌苔薄白，脉弦涩。

西医诊断：外伤后周身疼痛。

中医诊断：脊痹，瘀血痹阻证。

治法：祛风湿，活血通络，止痛。

处方：当归100g，川芎100g，赤芍100g，白芍100g，红花100g，威灵仙100g，老鹳草100g，全蝎60g，蜈蚣20条，白僵蚕60g，小白花蛇3条，白酒3000mL。浸泡10天。每次服30mL，每日2次，早晚饭前服。

避风寒，注意保暖，避免劳累。

二诊：2023年6月15日。

服用药酒半月，自觉周身肌肉关节疼痛大减，生活可以自理，活动量较前增加。继服药酒。

药后疼痛完全消失。随访1年，患者周身肌肉关节疼痛未再发作，已能正常参加田间劳作。

按语：

案1为强直性脊柱炎，患者方证契合，服用该方后症状得以减轻。

案2患者为外伤，经脉筋骨受伤，以致脉络断损，经气不畅，故发作周身疼痛，为瘀血作祟，故以药酒方治疗，药借酒力，酒助药势，周行全身皮肤、筋肉、经脉、肌骨、关节，使得因外伤所致瘀阻尽皆消散，则疼痛自然得止。

八、灵仙骨增平方治疗骨质增生症

○ 方剂组成

威灵仙30g，淫羊藿30g，鹿衔草30g，鸡血藤30g，骨碎补15g，木瓜20g，熟地黄20g，当归15g，制鳖甲20g（先煎），川芎

12g，桂枝 10g，细辛 6g。

　　○　主治病证

　　骨质增生症，症见颈、腰、膝、足等部位疼痛，屈伸、转侧不利，轻微活动稍缓解，气候变化加重，反复缠绵不愈，甚则活动时关节弹响声，关节畸形。

　　○　加减变化

　　1.病在颈椎者，加葛根、姜黄、羌活。

　　2.病在腰椎者，加制附子、桑寄生、川续断。

　　3.病在膝关节者，加牛膝。

　　○　组方原理

　　骨质增生症属中医"骨痹"范畴，严重影响患者的生活质量。

　　骨痹是由于老年体衰，骨失滋养，气血失调所致局部或全身骨关节退化的一种病证。骨痹病名出自《内经》，"病在骨，骨重不可举，骨髓酸痛，寒气至，名曰骨痹"（《素问·长刺节论》）。骨痹的形成与脾肾的关系密切。"四肢皆禀气于胃，而不得至经，必因于脾，乃得禀也。今脾病不能为胃行其津液，四肢不得禀水谷气，气日以衰，脉道不利，筋骨肌肉皆无气以生，故不用焉"（《素问·太阴阳明论》）。"骨痹者，乃嗜欲不节，伤于肾也。肾气内消，则不能关禁；不能关禁，则中上俱乱；中上俱乱，则三焦之气痞而不通；三焦痞而饮食不糟粕；饮食不糟粕，则精气日衰；精气日衰，则邪气妄入；邪气妄入……中犯脾胃，则为不充；下流腰膝，则为不遂；旁攻四肢，则为不仁"（《中藏经》）。现在对于骨质增生多从肝肾亏虚、痰湿内阻、外感风寒湿邪进行辨治。

　　笔者认为，骨质增生的发生不能单纯地归结为某一个原因，而是在年老脾肾亏虚、气血衰少的生理状态基础上，外感邪气、跌仆损伤、痰瘀阻滞等综合作用而导致的。本病病位在骨，而本于肾，伤在气血，因此治疗时以温肾散寒、养血通络止痛为法，拟灵仙骨增平方。

方中重用威灵仙，其性猛善走，通行十二经，既能祛风湿，又能通经络而止痛，为治疗风湿痹痛之要药，且能软坚而消骨鲠，合淫羊藿、鹿衔草、补骨脂，辛温补肾壮阳，祛风除湿，强筋健骨，共为君药；木瓜舒筋活络，为治久风顽痹、筋脉拘急之要药，鸡血藤行血补血，舒筋活络，熟地黄入肝肾二经，补血滋阴，益精填髓，川芎、当归补血活血止痛，共为臣药；佐以咸寒之鳖甲以软坚散结，桂枝、细辛温经散寒止痛。诸药相合，共奏温肾散寒、养血通络止痛之功。

○ 医案选录

1. 骨质增生症案

王某，女，48岁，邯郸市丛台区人。门诊号S0132657。2022年3月1日初诊。

主诉：颈肩部疼痛不适3年，加重伴右上肢麻木1个月。

现病史：患者3年前劳累后出现颈肩部酸困疼痛不适，以右侧为甚，活动受限，就诊于市内三甲医院，颈椎CT检查提示"颈椎生理曲线变直，颈椎4～7椎体缘见轻度唇状骨质增生影，后缘较明显"，予针刺等对症治疗后症状减轻，之后每于伏案工作多时症状加重。近1个月出现右上肢麻木，复查颈椎CT提示"颈椎生理曲度变直，椎体序列连续，第3～7颈椎椎体缘见不同程度唇刺状骨质增生影，颈椎5/6椎间隙变窄，项韧带钙化影"。予针刺治疗，症状改善不明显。

刻下症：颈肩部酸困疼痛，活动受限，右侧为甚，伴右上肢麻木，遇冷、遇劳累加重，小便频数。

舌脉：舌暗，苔白，脉沉。

西医诊断：骨质增生症。

中医诊断：骨痹，肾虚邪闭证。

治法：温肾散寒，养血通络，止痛。

处方：威灵仙30g，淫羊藿30g，鹿衔草30g，鸡血藤30g，骨碎补15g，木瓜20g，熟地黄20g，当归15g，制鳖甲20g（先煎），川芎12g，桂枝10g，细辛6g，葛根20g。7剂，水煎服，每日一剂，分两次温服。

避风寒，注意保暖，避免劳累，注意颈部姿势。

二诊：2022年3月8日。

药尽7剂，颈肩部酸困疼痛症状略减轻，右上肢麻木无明显改善，舌暗，苔白，脉沉。

上方加姜黄10g，羌活10g，继服7剂。并嘱注意休息，避免长时间伏案工作。

三诊：2022年3月15日。

患者颈肩部酸困疼痛及右上肢麻木均减轻，颈部僵硬活动受限减轻，舌淡暗，苔白，脉沉有力。效不更方，守方继服7剂。

四诊：2022年3月22日。

诸症均明显减轻，舌淡暗，苔白，脉沉。守方继服14剂。嘱注意颈部姿势，适度做颈部保健操。

半年后因其他病来诊，诉未复发。

2．骨质增生症案

张某，女，63岁，临漳县人。门诊号S0115270。2022年11月3日初诊。

主诉：双膝关节疼痛进行性加重5年。

现病史：患者5年前无明显诱因出现双膝关节疼痛，劳累后加重，上下楼梯时疼痛明显，蹲起受限，未系统诊治，自认为

"缺钙"，间断口服"钙片"，效差，并逐渐出现膝关节肿胀、变形，关节活动时有弹响声，遇劳累、阴雨天气加重。

刻下症：双膝关节拘紧疼痛，上下楼梯及蹲起困难，活动受限，有弹响声，畏风怕冷，面色无华。

舌脉：舌淡，苔白，脉细。

西医诊断：骨质增生症。

中医诊断：骨痹，肾虚邪闭证。

治法：温肾散寒，养血通络，止痛。

处方：威灵仙30g，淫羊藿30g，鹿衔草30g，鸡血藤30g，骨碎补15g，木瓜20g，熟地黄20g，当归15g，制鳖甲20g（先煎），川芎12g，桂枝10g，细辛6g，牛膝20g。7剂，水煎服，每日一剂，分两次温服。

二诊：2022年11月10日。

药尽7剂，患者自觉双膝关节拘紧感减轻，仍疼痛，活动受限，舌淡，苔白，脉细。守方继服7剂。

三诊：2022年11月17日。

患者双膝关节疼痛减轻，膝关节拘紧感减轻，行走距离较前加长，舌淡，苔白，脉细。守方继服14剂。

四诊：2022年12月1日。

患者双膝关节疼痛明显减轻，膝关节拘紧感缓解，行走距离较前加长，舌淡，苔白，脉细。守方继服14剂。

药后患者日常短距离活动膝关节无疼痛，可蹲起。半年后随访，膝关节疼痛无反复。

按语：

案1为颈椎骨质增生症，患者颈肩部酸困疼痛，活动受限，右侧为甚，伴右上肢麻木，遇冷、遇劳累加重，小便频数，结合舌脉，辨证为肝肾亏虚，风寒湿闭阻证，病在颈肩，在灵仙骨增平方基础上加葛根、姜黄、羌活获效。葛根解肌治项背强痛，羌活治风寒湿痹，酸痛不仁，诸风掉眩，颈项难伸，姜黄长于行肢臂而除痹，作为引经药，使诸药直达病所，药到病除。

案2为膝关节骨质增生症，以灵仙骨增平方为基础方，加牛膝补肝肾，强筋骨，同时作为膝关节的引经药，《本经》云："牛膝主寒湿痿痹，四肢拘挛，膝痛不可屈伸。"

九、补肾利湿汤治疗肾虚腰痛

○ 方剂组成

炒杜仲20g，炒白术30g，续断15g，熟地黄20g，山茱萸10g，枸杞子15g，山药15g，茯苓20g，牛膝20g，薏苡仁40g，桑寄生15g，补骨脂10g，威灵仙20g，鹿角胶15g（冲服），炙甘草10g。

○ 主治病证

腰痛，症见腰痛绵绵，酸楚如折，时作时止，遇劳加剧，得逸则缓，揉按则痛减，舌淡，苔白，脉沉细。

○ 加减变化

1.肾阳虚者，加制附子、肉桂。

2.脾虚湿重者，加党参、泽泻。

○ 组方原理

腰痛是以腰部疼痛、活动不利为主要症状的一类疾病。现代医学中的"腰肌劳损""腰椎骨质增生""腰椎间盘突出"等疾病均可参照本证辨治。

关于腰痛，自《内经》始便有丰富的论述，《内经》首先明确了肾脏与腰部疾病发生的密切关系，"腰者，肾之府，转摇不能，肾将惫矣"（《素问·脉要精微论》），并认为内外邪气留着经脉均可引发腰痛，并对针刺治疗腰痛做了介绍。张仲景在《金匮要略》中对虚劳、水气、伏饮、五脏风寒积聚等引起的腰痛进行了详细的论述，并开腰痛辨治之先河，"肾著之病，其人身体重，腰中冷，如坐水中，形如水状，反不渴，小便自利，饮食如故，病属下焦，身劳汗出，衣里冷湿，久久得之，腰以下冷痛，腹重如带五千钱，甘草干姜茯苓白术汤主之"（《金匮要略·五脏风寒积聚病脉证并治》）。隋代巢元方强调了肾虚在腰痛发病中的重要性，"肾经虚，风冷乘之""劳损于肾，动伤经络，又为风冷所侵，血气击搏，故腰痛也"（《诸病源候论·腰背病诸候》）。金元时期朱震亨强调肾虚、湿热、痰积是腰痛的主要病因。李东垣认为，腰痛外感寒湿居多，又劳伤肾气，发为腰痛，主张以六味丸、滋肾丸、封髓丹之类治疗。明代张景岳更言"腰痛之虚证十居八九"。

《内经》言："腰者，肾之府。"肾虚则腰无以养，故可见腰痛隐隐，酸软无力，劳则加重。肾为五脏六腑之根本，水火之宅，内寄真阴真阳，肾气亏虚，则肾阴肾阳俱伤，阳虚气化不及，则内生水湿，水湿之邪注流下焦，聚于肾府，又加重腰痛，且重如"五千钱"。因此笔者辨治肾虚腰痛之时，在补益肾精的基础上，尤重祛湿，其一本有湿邪在内，其二可以防补肾药的滋腻之弊，拟补肾利湿汤。

方中熟地黄补血滋阴，益精填髓，枸杞子补益肝肾，益精血，山茱萸味酸微温质润，其性温而不燥，补而不峻，既能补肾益精，又能温肾助阳，既能补阴，又能助阳，为补益肝肾之要药，山药能健脾补虚，滋精固肾，治诸虚百损，疗五劳七伤，四药相合，滋肾阴，益肾精，为君药；补骨脂温补肝肾，益精血，鹿角胶补肾助阳固精，杜仲、续断甘温，补肝肾，强筋骨，炒白术、茯苓、薏苡仁健脾利湿，共为臣药；牛膝、桑寄生、威灵仙补肝肾，祛湿通络止痛，为佐药；炙甘草调和诸药，为使药。全方以滋补肾精为主，微益元阳，利湿止痛。

○　医案选录

1．肾虚腰痛案

王某，男，74岁，邯郸市邯山区人。门诊号S0115243。2023年10月13日初诊。

主诉：腰痛进行性加重5年。

现病史：患者5年前，劳累后出现腰痛，休息后减轻，未引起重视，后每遇活动量稍大时即出现腰部酸软隐痛，喜揉喜按，畏寒怕冷，休息后减轻，症状进行性加重，渐不能完全缓解，曾就诊于多家医院，行腰椎CT、MRI检查，双肾超声及生化、尿液分析等检查，未见明显异常。

刻下症：腰部酸软隐痛，喜揉喜按，畏寒怕冷，活动稍多时腰痛酸楚如折，休息后减轻，面色㿠白，手足不温，少气乏力。

舌脉：舌淡，苔白，脉沉细。

西医诊断：腰痛待查。

中医诊断：腰痛，肾虚夹湿证。

治法：补肾健脾，祛湿止痛。

处方：炒杜仲20g，炒白术30g，续断15g，熟地黄20g，山茱萸10g，枸杞子15g，山药15g，茯苓20g，牛膝20g，薏苡仁40g，桑寄生15g，补骨脂10g，威灵仙20g，鹿角胶15g（烊化），炙甘草10g。7剂，水煎服，每日一剂，分两次温服。

避风寒，注意保暖，避免劳累。

二诊：2023年10月20日。

药尽7剂，腰痛略减轻，少气乏力好转，舌淡，苔白，脉沉细。守方继服7剂。

三诊：2023年10月27日。

患者面色好转，腰痛减轻一半，二便调，舌淡苔白，脉沉细。守方继服14剂。

半年后因他病来诊，言服上药4周，腰痛尽消。

2. 肾虚腰痛案

蔡某，女，30岁，肥乡区人。门诊号S0135178。2023年5月7日初诊。

主诉：腰痛半年。

现病史：患者半年前生二胎产褥期过早下地活动劳作，逐渐出现腰部酸困如折，弯腰后直起困难，腰部喜揉喜按，喜暖，畏寒怕冷，尤以经期腰部困痛为甚，多方诊治效差。

刻下症：腰痛绵绵，酸楚如折，经期及弯腰劳作时加重，休息或热敷后稍减轻，喜揉喜按，畏寒怕冷，面色少华，手足不温，少气乏力。

舌脉：舌淡，苔白，脉沉细。

西医诊断：产后腰痛待查。

中医诊断：腰痛，肾虚夹湿证。

治法：补肾健脾，祛湿止痛。

处方：炒杜仲20g，炒白术30g，续断15g，熟地黄20g，山茱萸10g，枸杞子15g，山药15g，茯苓20g，牛膝20g，薏苡仁40g，桑寄生15g，补骨脂10g，威灵仙20g，鹿角胶15g（烊化），炙甘草10g。7剂，水煎服，每日一剂，分两次温服。

二诊：2023年5月14日。

药尽7剂，患者腰痛略减轻，自觉周身轻松，舌淡，苔白，脉沉细。守方继服7剂。

三诊：2023年5月21日。

患者腰痛减轻，但弯腰劳作后仍腰痛明显，喜暖怕冷，舌淡，苔白，脉沉细。

上方加制附子6g，肉桂6g，继服7剂。

四诊：2023年5月28日。

患者腰痛大减，面色好转，少气乏力减轻，舌淡红，苔白，脉沉。守方继服14剂。

药后患者腰痛缓解，可正常劳作。随访半年，无复发。

按语：

案1年过七旬，年老体衰，"八八，天癸竭，精少，肾脏衰，形体皆极，则齿发去"。腰为肾之府，乃肾之精气所溉之域。肾虚则腰酸困如折，喜揉喜按。肾虚日久及脾，脾虚则少气乏力、懒言。故以补肾利湿汤治疗，补肾健脾，祛湿止痛。

案2为产后劳伤，巢元方言"肾主腰脚，而妇人以肾系胞，产则劳伤肾气，损动胞络"（《诸病源候论·产后腰痛候》），该案患者产后过早下地活动劳作，劳则气耗，脾肾俱虚，故腰痛绵绵，酸楚如折。治其本，补肾中精气，健脾祛湿，使得气血生化有源，肾精得后天充养，气血充盛，则肾府得安，而疼痛得以缓解。

十、小续命汤加减治疗周身疼痛

○ 方剂组成

麻黄10g，制附子10g（先煎），党参20g，黄芩10g，桂枝10g，防风15g，白芍15g，川芎12g，防己12g，干姜10g，甘草

10g，威灵仙15g。

○ **主治病证**

周身疼痛，症见痛有定处或痛无定处，周身皆痛或某一处疼痛，或疼痛位置游移不定，痛如针刺，或痛势绵绵，或酸痛无力，可兼见恶寒，肢体沉困，麻木。

○ **加减变化**

1.湿重者，加苍术、薏苡仁、羌活。

2.伴筋脉拘紧者，加木瓜、全蝎、蜈蚣。

○ **组方原理**

周身疼痛属中医"周痹""众痹"的范畴，此二者均属广义"痹证"。现代医学的风湿性关节炎、类风湿关节炎、皮肌炎、肩周炎等都可参照本证辨治。

《内经》对痹证有较为全面的论述，其认为痹证是正虚外邪侵袭人体而发病。关于周痹，《内经》认为病邪中于血脉，引发血脉痹阻，气血凝涩，而产生疼痛症状，"周痹者，在于血脉之中，随脉以上，随脉以下，不能左右，各当其所"（《灵枢·周痹》）。众痹则表现为游走性的疼痛等，"各在其处，更发更止，更居更起，以右应左，以左应右，非能周也，更发更休也"（《灵枢·周痹》）。这两个疾病都是正虚新感外邪而出现肌腠、血脉的病变，"不通则痛"，故可以见到周身的疼痛症状。

笔者认为，周身疼痛的病机在于"正虚邪中"，此证的治疗关键在于扶正祛邪，即益气温阳，散寒通络，邪气退却，正气得复，则疼痛自能消散，以小续命汤加减治疗。

方中附子、桂枝、干姜、党参温阳益气，温通经脉，共为君药；麻黄辛温解表，功能开腠理，透皮毛，发汗解表以散风寒，威灵仙辛散温通，性猛善走，通行十二经脉，既能祛风湿，又能通经止痹痛，为治风湿痹痛要药，防风、防己祛风散寒，胜湿止痛，共为臣药；白芍、川芎养血活血，取"血行风自灭"之意，黄芩苦寒，制君药之温热，为佐药；甘草调和诸药，为使药。诸药相合，共奏温阳益气、祛风散寒、通络止痛之效。

○ 医案选录

1．雨后身痛案

王某，女，45岁，邯郸市邯山区人。门诊号S0135271。2023年10月8日初诊。

主诉：周身疼痛2天。

现病史：患者2天前正值经期，外出冒雨后出现周身疼痛，恶寒，肢体沉困、麻木，头重如裹，自认为"感冒"，自行口服"复方氨酚烷胺片""布洛芬缓释胶囊"，症状无改善。

刻下症：周身疼痛，恶寒，肢体沉困、麻木，头重如裹。

舌脉：舌淡，苔白，脉弦。

西医诊断：周身疼痛待查。

中医诊断：痹证，周痹。

治法：温阳益气，祛风散寒，通络止痛。

处方：麻黄10g，制附子10g（先煎），党参20g，黄芩10g，桂枝10g，防风15g，白芍15g，川芎12g，防己12g，干姜10g，甘草10g，威灵仙15g。3剂，水煎服，每日一剂，分两次温服。

二诊：2023年10月11日。

服药3剂后，恶寒缓解，周身疼痛明显减轻。守方继服3剂。

药后症状完全缓解。1个月后随访，患者症状无复发。

2．产后冒风身痛案

李某，女，32岁，肥乡区人。门诊号S0121352。2023年8月22日初诊。

主诉：周身疼痛1月。

现病史：患者1个月前（产后1个月）天热外出，汗出较多，返家后空调调至25℃，直接吹风，此后出现身体困重，周身疼痛，头重如裹，因在哺乳期未予诊治，症状持续不缓解，遇阴雨天气症状加重。

刻下症：身体困重，周身疼痛，头重如裹，纳差，寐安，大便黏腻，小便调。

舌脉：舌淡，苔白腻，脉滑。

西医诊断：周身疼痛待查。

中医诊断：痹证，周痹。

治法：温阳益气，祛风散寒，通络止痛。

处方：麻黄10g，制附子10g（先煎），党参20g，黄芩10g，桂枝10g，防风15g，白芍15g，川芎12g，防己12g，干姜10g，甘草10g，威灵仙15g。7剂，水煎服，每日一剂，分两次温服。

二诊：2023年8月29日。

药尽7剂，自觉周身疼痛减轻，纳差，大便黏腻，舌淡，苔白腻，脉滑。

上方加苍术10g，薏苡仁30g，继服7剂。

三诊：2023年9月5日。

药后患者患者症状缓解。半年后随访，症状未复发。

按语：

案1为冒雨身痛案。患者中年女性，正值经期，气随血泄，气虚则卫外功能不固，又冒雨，寒湿之邪乘虚而入，闭阻经络，气血运行不畅，故致周身疼痛，符合正虚邪袭病机。方取小续命汤温阳益气，祛风散寒，通络止痛，3剂见效，6剂痊愈。此患者病程短，病邪轻浅，早诊早治，以防传变。

案2为产后冒风身痛案。患者产后1个月，产则伤动血气，又劳伤肾气，身体尚未恢复之时汗出当风，风寒之邪乘虚而入，寒邪凝结阻滞，经脉气血阻滞，致周身疼痛。病机亦为正虚邪袭，应用小续命汤加减获效。

素体阳气不足，脾肾虚损，复感风、寒、湿邪，均可在小续命汤基础上随症加减，不必拘于后世"内风""外风""真中""类中"之争。

十一、五苓三妙方加味治疗足踝部水肿

○ **方剂组成**

茯苓15g，猪苓15g，泽泻15g，白术15g，桂枝10g，苍术12g，黄柏10g，薏苡仁30g，防己15g，木瓜15g，紫苏梗15g，槟榔10g，吴茱萸8g，牛膝15g，炙甘草10g。

○ **主治病证**

1.下肢尤其是足踝以下肿胀，局部红肿热痛，活动受限，伴或不伴小便不利，大便偏干，舌质红，苔黄腻，脉弦滑。

2.其他疾病如肾病、心衰、尿潴留、肝硬化腹腔积液等，症见颜面或四肢浮肿，小便少，大便偏干，舌红，苔黄厚，脉弦滑。

○ **加减变化**

1.伴皮肤红肿热甚者，加玄参、栀子、白鲜皮。

2.肿甚伴胀痛，兼有瘀血者，加元胡、川芎、益母草。

○ **组方原理**

足踝水肿，为水肿病的一种。中医学认为，水肿是指因感受外邪、饮食失调或劳倦过度，使肺失通调、脾失传输、肾失气化、膀胱开阖不利，导致体内水湿潴留，泛溢肌肤，表现以头面、眼

睑、四肢、腹背甚至全身浮肿为主要临床表现的病证。水肿既是一个有独立意义的病证，又是多种疾病的一个症状。水肿的形成与风邪袭表、外感水湿、饮食不节、体虚劳伤有关。其病位在肺、脾、肾三脏。基本病机为肺失通调，脾失传输，肾失开阖，三焦气化不利，清热利水渗湿是为常用之法，笔者常用五苓三妙方加味。

此方乃五苓散、四妙丸及鸡鸣散加减。方中重用泽泻为君，以其甘淡，直达肾与膀胱，利水渗湿，不但能使有形之水下行，且能使无形水气上滋泽润诸脏。茯苓、猪苓淡渗，增强其利水渗湿之力；黄柏取其寒以胜热，苦以燥湿，且善除下焦之湿热；苍术苦温，健脾燥湿除痹。四者共为臣药。佐以白术健脾以运化水湿；桂枝温阳化气以助利水，解表散邪以祛表邪；牛膝活血通经络，补肝肾，强筋骨，且引药直达下焦；薏苡仁入阳明，祛湿热而利筋络；槟榔行气逐湿；木瓜柔肝化湿通络；紫苏梗宣通肺气以散水气，寓有"提壶揭盖"之意；吴茱萸温散寒邪；防己苦寒，归脾、肾、膀胱经，既能助诸药祛湿利水，使湿从小便而走，又能通络止痛。九者共为佐药。炙甘草调和诸药。诸药合用，化中有利，利中有化，共奏清热利水之效。

○ 医案选录

1. 足踝水肿案

卢某，男，49岁，邯郸市邯山区人。门诊号S0134530。2023年9月7日初诊。

主诉：左足踝关节以下红肿疼痛1周。

现病史：患者于1周前因左足脚癣出现左足踝以下水肿，皮肤红肿热痛，触痛，皮温高，伴发热，体温最高达37.8℃，不伴肢体活动障碍，于当地诊所静滴头孢类抗生素及外用脚癣膏治疗，体温降低，但足踝以下仍红肿疼痛明显。

既往长期饮酒。

刻下症：左足踝以下皮肤红肿热痛，心烦，口干，纳差，二便调。

舌脉：舌红，苔黄腻，脉弦滑。

西医诊断：丹毒。

中医诊断：青蛇毒，湿热壅滞证。

治法：清热利湿，消肿止痛。

处方：茯苓15g，猪苓15g，泽泻15g，白术15g，桂枝10g，苍术12g，黄柏10g，薏苡仁30g，防己15g，木瓜15g，紫苏梗15g，槟榔10g，吴茱萸8g，川牛膝15g，栀子12g，白鲜皮20g，玄参15g，炙甘草10g。7剂，水煎服，每日一剂，分两次温服。

清淡饮食，避免辛辣刺激之品。

二诊：2023年9月14日。

服上方7剂后，患者肿胀疼痛减轻，无热感，心安，纳可，寐安，二便调。舌红，苔黄，脉弦滑。继服7剂。

三诊：2023年9月21日。

患者足踝处略有红肿，皮肤无发热、无疼痛感，纳可，寐安，二便调。舌红，苔薄黄，脉弦滑。继服上方5剂。嘱其节制饮食。

随访1年未复发。

2．臁疮案

卢某，女，79岁，邯郸市邯山区退休工人。门诊号S0061657。2022年9月20日初诊。

主诉：右下肢青筋迂曲10余年，右足靴区肿胀破溃1个月。

现病史：患者右下肢静脉迂曲10余年，右足靴区色素沉着5年余，1个月前出现右足靴区皮肤肿胀，抓挠后伴破溃，有黄白色渗液流出，伴瘙痒灼痛，低热，体温在37.6℃上下，先后至多家医院诊治，予静脉滴注抗生素及口服"迈之灵"等，发热好转，但足靴区红肿破溃不消，瘙痒灼痛不解。

刻下症：右下肢浅表静脉迂曲成团，青筋暴起，右侧足靴区皮肤黑紫、肿胀，表皮多处破溃，有黄白色渗液，伴瘙痒灼痛，夜寐欠安，纳欠佳，小便量少，大便偏干。

舌脉：舌质暗红，苔黄略厚，脉弦滑数。

西医诊断：下肢静脉曲张伴溃疡。

中医诊断：臁疮，湿热下注证。

治法：清热利湿解毒，活血消肿止痛。

处方：茯苓15g，猪苓15g，泽泻15g，白术15g，桂枝10g，苍术12g，黄柏10g，薏苡仁30g，木瓜15g，紫苏梗15g，槟榔10g，吴茱萸8g，川牛膝15g，川芎15g，丹参30g，红花12g，白鲜皮20g，防己15g，炙甘草10g。7剂，水煎服，每日一剂，分两次温服。

卧床休息，抬高患肢，饮食清淡，避免辛辣刺激之品。

二诊：2022年9月27日。

服上方7剂后，左足靴区肿胀明显减轻，仍有灼痛感，疮面仍有少许渗液。舌暗红，苔黄，脉弦滑。

上方加延胡索10g，继服7剂。

三诊：2022年10月8日。

患者足靴区肿胀消失，色素沉着，疮面破溃处已结痂，无灼热疼痛。舌暗红，苔薄黄，脉弦滑。继服上方7剂。嘱其节制饮食，避免辛辣刺激及油腻之品，遇有瘙痒及时外用润肤膏剂以免过度抓挠，配合每日温水泡脚。

随访1年，其青筋腿未再出现肿胀及溃疡。

按语：

案1为足踝水肿案。患者为中年男性，平素痰湿体质，嗜酒肥甘，痰湿内盛，郁久化热，又加辛辣炙煿之品刺激，湿热相搏，下注于肌肤经络而致水肿，因湿热之邪甚，故关节红肿热痛明显。方用五苓三妙方加玄参、白鲜皮以清热利湿，消肿止痛。

案2为臁疮案。本案患者年近八旬，有筋瘤病史，足靴区色素沉着伴肿胀、破溃，小腿溃烂久不收口，其病机为脏腑虚衰，痰湿内生，郁而化热，湿热之邪下注肌肤经络，发为臁疮，治以清热利湿解毒，活血消肿止痛，五苓三妙方加川芎、丹参、红花、白鲜皮以清热凉血，活血止痛。

十二、乳腺散结汤治疗急性乳腺炎

○ 方剂组成

瓜蒌30g，青皮12g，丝瓜络15g，郁金12g，白芷12g，浙贝母15g，乳香10g，没药10g，天花粉20g，当归12g，赤芍15g，金银花30g，黄芩12g，皂角刺10g，甘草10g。

○ 主治病证

1. 急性乳腺炎，症见乳汁流出不畅，乳房硬满胀痛，甚或红肿，舌质红，舌苔薄黄，脉弦细。

2. 其他乳腺疾病如乳腺结节、乳腺增生症等，症见乳腺肿块，伴见情绪急躁，寒热往来，小便少，大便干，舌质红，舌苔薄黄，脉弦细。

○ 加减变化

1. 伴发热、红肿热甚者，加石膏、知母、黄芩、蒲公英。

2. 伴急躁易怒、心烦失眠者，加黄连、焦栀子、柴胡、川楝子。

3.伴五心烦热、舌红少苔、脉细者，加生地黄、玄参、麦冬。

○ 组方原理

急性乳腺炎是乳房部位急性感染性疾病。本病多发生于哺乳期妇女，以初产妇多见，好发于产后第3～4周。其临床表现为初起乳房内有疼痛性肿块，微红或皮肤不红，排乳不畅，可有乳头破裂糜烂。化脓时乳房红肿疼痛加重，肿块变软，有应指感，溃破或切开引流后肿痛减轻。如脓液流出不畅，肿痛不消，可有"传囊"之变，严重者可并发脓毒血症。

急性乳腺炎，中医称之为"乳痈"，又名"妒乳""乳毒""乳风""吹乳"。乳痈之名出自晋代葛洪《肘后备急方》。常发生于哺乳期妇女，尤以尚未满月的初产妇多见。《诸病源候论》云："此由新产后，儿未能饮之，及饮不泄，或断儿乳，捻其汁法不尽，皆令乳汁蓄积，与气血相搏，即壮热，大渴引饮，牵强掣痛，手不得近是也。"

本病多因产后乳汁淤积，化热酿脓，或肝胃积热，气滞血瘀所致。治疗以疏肝理气、散结消瘀、清解郁热为主，拟乳腺散结汤。

方中金银花为"疮家圣药"，量大重用以清热解毒消肿排脓。瓜蒌荡涤胸膈之邪热，疗乳痈，天花粉苦甘寒，清热生津，泻火排脓，两药合用，散结消痈，同时顾护阴津，防热盛伤阴。青皮苦辛温，入肝、胆、胃经，性峻烈，疏肝破气，散结消滞；郁金辛苦寒，归心、肝、胆经，疏肝行气以解郁，活血祛瘀以止痛，兼清热凉血。皂角刺溃坚排脓，药力直达患处，配合白芷消肿止痛，使未溃者能散、已溃者排脓。黄芩、浙贝母苦寒，清泻热毒，散结消痈。当归补血活血，赤芍凉血祛瘀，两药并用，直入血分，以清血分热毒，散瘀滞而不耗血。乳香、没药止痛力强，消肿生肌；丝瓜络通络下乳，引药入络；甘草生用，调和药性，同时清热解毒，兼佐使之功。

○ 医案精选

1．乳腺炎案

冯某，女，29岁。门诊号S0142382。2023年6月25日初诊。

主诉：左侧乳房肿胀疼痛8天。

现病史：患者在哺乳期内，8天前发现左侧乳房肿胀，轻压痛，表面皮肤红肿，伴乳汁分泌减少。症状逐渐加重，时有恶寒发热，心烦急躁。

刻下症：左乳房乳汁不畅，红肿胀痛，乳房内肿块触之坚硬、疼痛，恶寒发热，心烦急躁，纳欠佳，寐欠安，大便干。

舌脉：舌质红，舌苔黄，脉弦数。

西医诊断：急性乳腺炎。

中医诊断：乳痈，肝郁胃热证。

治法：疏肝解郁，散结消痈。

处方：瓜蒌30g，青皮12g，丝瓜络15g，郁金12g，白芷12g，浙贝母15g，乳香10g，没药10g，天花粉20g，当归12g，赤芍15g，金银花30g，黄芩12g，皂角刺10g，枳实15g，大黄10g，甘草10g，3剂，水煎服，每日一剂，分两次温服。

忌食刺激性及油腻食物，调畅情志，保持情绪舒畅。

二诊：2023年6月28日。

服上方后患者乳房肿胀疼痛大减，仍左侧乳汁分泌量少，恶寒发热消失，左侧乳房硬块缩小，情绪稳定，纳可，寐安，大便正常。舌红，苔薄黄，脉弦数。

上方去大黄，继服5剂。

三诊：2023年7月3日。

服上方5剂后，患者乳房硬块进一步缩小，乳汁分泌可，乳房肿胀疼痛基本消失，纳可，寐安，二便调。舌红，苔薄黄，脉弦。上方继服7剂。

药后患者乳房肿块消失，劝其调畅情志，规律饮食。随访3个月，未再发。

2. 乳腺结节案

张某，女，47岁。门诊号S0151421。2023年8月23日初诊。

主诉：发现乳腺肿物4年，增大20天。

现病史：患者4年前体检时行彩超检查提示"双侧乳腺结节"，无明显疼痛不适，未做治疗，此后定期检查。近1年来，患者情绪波动较大，伴忽冷忽热、心烦、失眠明显。20天前复查彩超时发现乳腺肿物较前增大，彩超检查：双乳腺体层多发低回声及等回声结节，最大约为1.2cm×0.6cm（BI-RADS3类），建议定期复查；双乳腺体层增生样改变（BI-RADS1类）。因惧怕结节恶化遂来诊。

刻下症：双乳结块，触之质坚，压之无疼痛，情绪急躁，寒热往来，失眠，忧虑，纳可，小便黄，大便偏干。

舌脉：舌尖红，苔薄黄，脉弦。

西医诊断：乳腺结节。

中医诊断：乳癖，肝郁化火证。

治法：清热疏肝，解郁散结。

处方：瓜蒌30g，青皮12g，丝瓜络15g，郁金12g，柴胡12g，浙贝母15g，白芍15g，川楝子12g，薄荷5g（后下），当归12g，赤芍15g，黄芩12g，连翘12g，枳实15g，香附10g，甘草10g。7剂，水煎服，每日一剂，分两次温服。

忌食刺激性及油腻食物，调畅情志，避免紧张，保持情绪舒畅。

二诊：2023年9月1日。

服上方后寒热往来症状减轻，情绪仍易激惹，失眠，舌尖红，苔薄黄，脉弦。

上方加珍珠母30g（先煎），首乌藤30g，继服7剂。

三诊：2023年9月8日。

服上方7剂后，心情渐好，忧虑减少，睡眠增加。触诊乳腺肿块同前。舌尖略红，苔薄，脉弦。守上方继服7剂。

四诊：2023年9月15日。

药尽7剂，患者情绪平稳，未诉明显不适，纳可，寐安，二便调。舌淡红，苔薄，脉弦。

上方去连翘，继服7剂。

后患者转服成药"乳癖消片"2个月余。10个月后随访，患者复查乳腺彩超结果同前，其乳腺结节未出现增大趋势。

按语：

案1为青年女性，在哺乳期内，因情志不舒而致肝失疏泄，乳汁排泄不畅，最终导致乳腺壅滞结块，郁久化热，热胜肉腐，发为乳痈，方用乳腺散结汤加大黄以增强通腑泄热之力。二诊时大便得通，热邪逐减，故停用大黄。在用药治疗同时，注意生活起居的调护也很重要，嘱患者节制饮食、调畅情志。

案2为绝经前后妇女，符合更年期妇女焦虑表现，一般中医多将其归为郁证之类，从该患者临床表现来看，其乳腺结节病史多年，因近期情绪不稳加忧虑过度而就诊，临证取乳腺散结汤疏肝行气散结之效，加用柴胡、白芍、川楝子、薄荷等以增强疏肝解郁之力，也取得了很好的效果。

十三、生乳汤治疗产后乳汁不下

○ 方剂组成

黄芪20g，当归12g，天冬12g，麦冬12g，漏芦12g，王不留行12g，川芎10g，柴胡10g，熟地黄15g，天花粉20g，甘草10g。

○ 主治病证

产后无乳可下或乳汁过少，兼见神疲，面色少华，言语声低，四肢不温，舌淡胖，苔薄白，脉沉弱。

○ 加减变化

1.纳少、便溏者，加炒白术、茯苓、炒山药。

2.情志不舒者，加川楝子、香附、白芍。

3.乳房胀痛、发热者，加金银花、连翘。

○ 组方原理

产后缺乳又称乳汁不足，指产妇乳汁甚少或全无，不能满足哺育婴儿的需要，多发生在产后数天至15日内，也可发生在整个哺乳期。

产后缺乳属中医学"产后乳汁不行""无乳""乳难""缺乳""乳少"等范畴。《诸病源候论》有"产后乳无汁候"，《经效产宝》有"产后乳无汁"方论。临床所见有虚实两证。虚者为气血虚弱，一般乳房柔软，乳汁清稀。《傅青主女科》云："夫乳乃气血所化而成也，无血固不能生乳汁，无气亦不能生乳汁。然二者之中，血之化乳，又不若气之所化为尤速。""乳全赖气之力，以行血而化之也。"说明了气血与乳汁生成的重要关系。气血来源于水谷精微，由水谷精微所化生。若素体脾胃虚弱、中气不足，或产后失血过多、气血亏虚，则致产后乳汁不行或行而甚少。实证者为乳络瘀滞，有气滞、乳淤之别，常见乳房硬满而痛，乳汁浓稠。《三因极一病证方论》云："乳脉不行，有气血盛而壅闭不行者"，"盛当疏之"。产后情志抑郁，肝失条达，气机不畅，以致经脉涩滞，阻碍乳汁运行，因而乳汁不行。又有产妇孕期、产后多食油腻食物或进食补药，损伤脾胃，脾胃升清降浊功能失调，津液不能化生乳汁，反变浊为痰，痰湿壅阻经脉，气机不畅，阻滞乳络，乃致产后缺乳。

笔者在辨治虚证乳汁不下时强调气血同治理论，在补气养血同时兼以理气活血，拟方生乳汤。

方中黄芪甘温，入足太阴脾经，大补元气，脾气旺盛，运化水谷精微化生气血，当归味甘以养血，味辛以活血，两药同用，气血双补而不留瘀，为君药。熟地黄甘温，归肝肾经，为补血要药，能养血滋阴；天冬、麦冬甘寒，两药合用，滋阴增液力强，兼以清热，防乳汁不下日久郁而化热；天花粉生津清热消肿。四药并用，阴津血液旺盛，化乳有源，为臣药。乳汁不下日久，壅滞成瘀，阻塞乳络，或乳络空虚，干涩不畅。漏芦、王不留行两药共用，通经下乳力强；柴胡疏肝解郁理气，川芎活血行气开郁，两药共用，行气血，给气血以通路。四药并用，通经下乳，行气活血，为佐药。甘草甘平，补脾益气，调和药性，功兼佐使。

○ 医案精选

杨某，女，22岁，第一胎产后。门诊号S0127555。2023年3月4日初诊。

主诉：产后10天，乳汁不足。

现病史：患者平素体弱，怀孕后身材仍显弱小。10日前第一胎顺产，3日后方开始有少量母乳，但其后乳汁稀少，不足以维持新生儿一顿量，经催乳手法按摩后，乳汁仍量少不足以喂食，遂来求诊于中医。

刻下症：乳汁分泌不下，乳汁量稀少，周身乏力，言语声低，面色少华，四肢不温，口干不欲饮，食欲不佳，寐安，二便调。

舌脉：舌淡胖，苔薄，脉沉细。

西医诊断：产后缺乳。

中医诊断：乳少，气血亏虚证。

治法：益气健脾，养血通经，活血下乳。

处方：黄芪20g，当归12g，天冬12g，麦冬12g，柴胡10g，红枣20g，漏芦12g，王不留行12g，熟地黄15g，天花粉20g，川芎10g，甘草10g。5剂，水煎服，每日一剂，分两次温服。

调畅情志，保持情绪舒畅，规律进食，保证饮食营养均衡。

二诊：2023年3月9日。

服上方后乏力症状减轻，食欲大增，乳汁较前略有增多。舌淡苔薄，脉沉细。效不更方，上方继服7剂。

三诊：2023年3月16日。

药尽7剂，患者乳汁分泌大增，食欲可，面色渐红润，舌淡苔薄，脉沉。方用归脾汤善后，嘱饮食营养均衡。

随访半年有余，乳汁分泌可。

按语：

此案为产后乳少，乳汁分泌不足。患者为青年女性，平素体质虚弱，加之生产耗伤气血，以致气血虚弱无力化乳，产后乳汁甚少。方用生乳汤加红枣补益气血，方证契合，疗效显著。

"三分治疗，七分调养。"凡遇有产后乳汁不足者，在治疗同时也要注意生活、饮食、精神等方面的调理，要保证哺乳期妇女有充足的营养和足够的休息时间，保持产妇乐观、舒畅的心情。

十四、橘核汤加减治疗睾丸炎

○ **方剂组成**

橘核15g，枳实15g，厚朴15g，川楝子12g，延胡索12g，桃仁12g，夏枯草20g，浙贝母15g，玄参30g，生牡蛎30g（先煎），赤芍15g，川芎10g，蒲公英30g，败酱草20g，土茯苓30g，炙甘草10g。

○ **主治病证**

1.急性睾丸炎或附睾炎，症见睾丸疼痛、肿胀，常伴有阴囊皮肤红肿和阴囊内鞘膜积液，并有阴囊、大腿根部和腹股沟区域放射痛，可伴见高热，小便短赤，舌暗红，苔薄黄，脉弦滑数。

2.其他外科炎症或非炎症性肿块、结节等疾病，如皮脂腺脓肿、甲状腺结节、疝气、乳腺肿物等，症见局部红肿疼痛，按之有块，舌暗红，苔黄，脉弦滑。

○ **加减变化**

1.热象明显者，加黄连、黄柏、苦参。

2.湿浊较甚者，加薏苡仁、猪苓、滑石。

○ **组方原理**

睾丸炎是男性生殖系统常见疾病之一，发病率占男科疾病的12%～18%。其主要临床表现为一侧或两侧睾丸肿大疼痛，质地坚硬，压痛明显等，严重时还会引发不育等并发症。它是由多种致病原因引发的睾丸炎性病变，引发睾丸炎的原因很多，譬如感染、外伤、肿瘤等均能够引发。

本病属中医"子痈"范畴。清代许克昌记录了子痈的症状，"肾子作痛，下坠，不能升上，外观色红者，子痈也"（《外科证治全书》）。王维德对子痈的症状及预后做了论述并提出了治疗方剂，"肾子作痛而不上升，外现红者是也。迟者成患，溃烂致命。其未成脓者，用枸橘汤，一服即愈。""枸橘等品，正治子痈之法"（《外科证治全生集》）。子痈者其病因多为湿热下注，气血瘀滞，湿热蕴结，热盛肉腐而成脓；或为跌打损伤，睾丸络物血瘀，兼感邪毒，化热酿脓；亦有痄腮之后，余毒未尽，窜入肝经而睾丸肿痛者，多不化脓。其病机多属于气血瘀滞，湿热瘀阻，治疗当以清热解毒、消肿止痛为法，拟橘核汤加减。

方中橘核苦平，善于行气散结止痛，为治疗睾丸炎之要药，为君。夏枯草、川楝子入气分，以行气散结止痛；桃仁、赤芍、延胡索入血分，行血中之滞以活血散结，为臣药。佐以枳实、厚朴破气分积滞，下气除湿，并行气散结；浙贝母、玄参、牡蛎清热滋阴，软坚散结；川芎为血中气药，行气活血，兼祛风止痛；蒲公英、败酱草、土茯苓散滞气，消肿痛，清解余毒。炙甘草调和药性。诸药合用，共收行气散结、化湿消肿、清解余毒之效。

○ 医案选录

1．睾丸炎案

曹某，男，35岁，邯郸市邯山区南堡乡人，自由职业者。门诊号S0030008。2023年11月29日初诊。

主诉：突发右侧睾丸红肿疼痛2天。

现病史：患者于2天前酗酒大睡醒后发现阴囊处红肿，右侧睾丸肿大伴有疼痛，无坠胀感及其他特殊不适，痛势隐隐，可忍受，咨询某诊所医生后自行服用"阿莫西林胶囊"，今晨起后右侧睾丸红肿疼痛明显，痛势难忍。

刻下症：右侧睾丸肿胀疼痛，不可触摸，阴囊处皮肤红肿，伴发热，小便黄，大便正常，纳食一般，睡眠欠安。

舌脉：舌淡胖，有齿痕，苔黄，脉弦滑数。

西医诊断：急性睾丸炎。

中医诊断：子痈，湿热毒邪壅滞证。

治法：清热利湿，解毒行气，散结消肿。

处方：橘核15g，枳实15g，厚朴15g，川楝子12g，延胡索12g，桃仁12g，夏枯草20g，浙贝母15g，玄参30g，生牡蛎30g（先煎），赤芍15g，川芎10g，蒲公英30g，败酱草20g，土茯苓30g，炙甘草10g。3剂，水煎服，每日一剂，分两次温服。

忌食刺激性及油腻食物，禁止房事。

二诊：2023年12月2日。

服上方1剂，即感疼痛减轻，服3剂后痛势大减，可忍受，阴囊皮肤红肿消退，右侧睾丸仍肿胀，舌淡胖，有齿痕，苔薄黄，脉弦滑。守上方继服5剂。

后患者睾丸肿胀疼痛消失，劝其节制饮食、戒烟限酒，随访半月，未再发。

2. 皮脂腺囊肿伴感染案

董某，女，70岁，邯郸市邯山区退休工人。门诊号S0169981。2024年1月27日初诊。

主诉：发现背部肿物2年。

现病史：患者于2年前无意间发现后背部长一肿物，如花生米大小，皮肤无红肿，无破溃，无异常分泌物，无压痛，无感觉障碍，未给予特殊处理，后肿物逐渐增大。1天前出现肿块压痛，伴周边皮肤潮红，来我院行浅表肿物彩超检查示背部皮下脂肪层低回声团，因惧怕加重致手术而寻求中医药治疗。

既往史：高血压及糖尿病病史10余年。

刻下症：后背部有鹌鹑蛋大小肿块，压痛，局部皮肤潮红，有烧灼感，无发热，纳可，寐安，二便调。

舌脉：舌淡暗，苔黄略厚，脉滑数。

西医诊断：皮脂腺囊肿伴感染。

中医诊断：疖肿，痰热瘀血痹阻证。

治法：清热凉血，解毒散结，消肿止痛。

处方：橘核15g，枳实15g，厚朴15g，川楝子12g，生牡蛎30g（先煎），蒲公英30g，败酱草20g，土茯苓30g，赤芍15g，川芎10g，丹参30g，益母草20g，延胡索12g，桃仁12g，炙甘草10g，黄连10g，双花15g，连翘15g，玄参30g。7剂，水煎服，每日一剂，分两次温服。

忌食辛辣、刺激及油腻食物，不要揉按疖肿处。

二诊：2024年1月31日。

服上方7剂后，患者后背部疖肿大小同前，皮肤潮红消失，轻压痛，无灼痛。舌淡暗，苔黄，脉滑数。守方不变，继服7剂。

3个月后随访，后背部疖肿大小未变，未再出现红肿疼痛症状。

按语：

以上两案，疾病不同，但均见有湿热壅滞证候，选用此方治疗以清热解毒、散结消痈，均获良效。案1为睾丸炎案，中年男性，平素体胖，嗜食肥甘厚味，且又酗酒，脾虚湿盛，久而化生湿热毒邪，下注于肾子，发为子痈，以此方清利湿热毒邪，行气散结消肿，方证契合而药到病除。

案2为皮脂腺囊肿感染案，患者为女性，年老体衰，脾胃不足，痰湿内生，化生郁热，湿热瘀血痹阻于肌肤，发为疮疡，治以清热凉血解毒，散结消痈止痛，加用连翘、双花、黄连增强清热解毒之功效，丹参、益母草凉血活血。

十五、利湿解毒汤治疗湿疹及皮肤瘙痒症

○ 方剂组成

苍术12g，黄柏12g，黄连10g，土茯苓30g，路路通30g，紫草30g，丹参30g，赤芍15g，川芎10g，海桐皮20g，白鲜皮20g，甘草10g。

○ 主治病证

1.湿疹，症见头面、四肢等部位多发皮损，呈多形性，可见红斑、丘疹、水疱，伴有瘙痒者。

2.其他皮肤疾病见上述症状者。

○ 加减变化

1.出现脓疱者，加金银花、连翘。

2.大便干结者，加大黄、瓜蒌。

3.瘙痒重者，加地肤子、蝉衣、浮萍。

○ 组方原理

湿疹是一种由多种内外因素引起的有渗出倾向的炎症性皮肤病。属中医学"湿疮""湿疡""湿癣""浸淫疮"范畴。

最早关于本病的记录见于《内经》，"诸痛痒疮，皆属于火"（《素问·至真要大论》），认为其发病为火热病邪所致。张仲景在《金匮要略》中提出了治疗方法，"浸淫疮，黄连粉主之"（《金匮要略·疮痈肠痈浸淫病脉证并治》）。隋代巢元方指出了湿疹的致病因素为风、湿、热三邪，"诸病久疮者，为风湿所乘，湿热相搏，故头面身体皆生疮"（《诸病源候论》）。明代陈实功补充了湿疮病因，认为饮食不当，内生湿热是湿疹发病原因之一。《医宗金鉴·外科心法要诀》云："浸淫疮，此证初生如疥，瘙痒无时，蔓延不止，抓津黄水，浸淫成片，由心火、脾湿受风而成。""血风

疮……此证由肝、脾二经湿热，外受风邪，袭于皮肤，郁于肺经，致遍身生疮，形如粟米，瘙痒无度。抓破时，津脂水浸淫成片，令人烦躁、口渴，瘙痒日轻夜甚。"历代医家对于本病多以湿热立论。

笔者认为，湿疹由湿热两种病邪蕴结而发病，然而病位在血中，因而治疗湿疹乃至其他皮肤疾患之时尤重气血分治，以清血热、利湿浊、祛风邪为治法，拟利湿解毒汤。

方中黄柏、黄连苦寒，清热燥湿，泻火解毒，苍术燥湿健脾，为君药；紫草、丹参、赤芍、川芎凉血活血，祛血中之热，消风止痒，有"血行风自灭"之义，同为臣药；佐以土茯苓、海桐皮、白鲜皮、路路通通络，祛风湿止痒；甘草清热解毒，调和诸药，为使药。全方以清热祛湿、凉血通络之品，共奏消疹止痒之功。

○ 医案选录

1．湿疹案

孙某，女，45岁，邯郸市武安人。门诊号S0152986。2023年8月10日初诊。

主诉：四肢远端多发皮疹、瘙痒1年。

现病史：患者1年前无明显诱因出现双小腿及双前臂皮肤色红，散在丘疹、水疱，融合成片，瘙痒难耐，搔抓后有渗液，就诊于市内某三甲医院，诊断为"湿疹"，予药膏外用，症状减轻，但反复发作，逐渐发展至手足，伴有皮肤脱屑，症状时轻时重。

刻下症：四肢远端皮肤色红，可见融合成片的丘疹、水疱，有渗液，部分有抓痕及皮肤脱屑，伴身热心烦，大便干结，小便黄赤。

舌脉：舌红绛，苔黄腻，脉滑数。

西医诊断：湿疹。

中医诊断：湿疮，湿热浸淫证。

治法：清热利湿，凉血消风。

处方：苍术12g，黄柏12g，黄连10g，土茯苓30g，路路通30g，紫草30g，丹参30g，赤芍15g，川芎10g，海桐皮20g，白鲜皮20g，甘草10g。7剂，水煎服，每日一剂，分两次温服。

保持皮肤清洁干燥，避免搔抓，避免接触洗衣粉、洗衣液等物，忌食辛辣、鱼腥，不饮醇酒、浓茶等。

二诊：2023年8月17日。

药尽7剂，四肢远端皮疹未再增多，皮肤瘙痒减轻，皮肤仍色红，有渗液，纳可，大便干结，小便黄赤，舌红绛，苔黄腻，脉滑数。

上方加大黄6g（后下），继服7剂。

三诊：2023年8月24日。

患者四肢远端皮疹减少，皮肤颜色转淡，渗液减少，瘙痒减轻，大便二日一行，质软，排解顺畅，心烦减轻。舌红绛，苔腻略黄，脉滑数。治疗有效，守方继服14剂。

四诊：2023年9月7日。

症状继续减轻，皮损范围缩小，瘙痒不明显，纳可，寐安，二便调。舌红，苔白略腻，脉滑数。效不更方，守方14剂继服。

半年后随访，湿疹无复发。

2. 湿疹案

李某，男，59岁，临漳县人。门诊号S0125631。2022年3月2日初诊。

主诉：周身皮疹伴瘙痒10天。

现病史：患者10天前食辛辣食物并饮酒后出现周身皮疹，伴瘙痒，皮肤色红，粟粒样红疹，有抓痕，部分破溃，有渗液，就诊于当地医院，诊断为"湿疹"，应用"地塞米松"及"氯雷他定片"，效果不佳。

刻下症：皮肤色红，散在粟粒样红疹，部分融合成片，瘙痒剧烈，有抓痕，部分破溃，有渗液，烦躁不安，坐卧不宁，夜不能寐，大便干，小便黄。

舌脉：舌红绛，苔黄腻，脉滑数。

西医诊断：湿疹。

中医诊断：湿疮，湿热浸淫证。

治法：清热利湿，凉血消风。

处方：苍术12g，黄柏12g，黄连10g，土茯苓30g，路路通30g，紫草30g，丹参30g，赤芍15g，川芎10g，海桐皮20g，白鲜皮20g，甘草10g，大黄6g（后下）。7剂，水煎服，每日一剂，分两次温服。

保持皮肤清洁干燥，避免过度搔抓，避免接触洗衣粉、洗衣液等刺激性物品，忌食辛辣、鱼腥，不饮醇酒、浓茶等。

二诊：2022年3月9日。

药尽7剂，皮肤色红明显减轻，粟粒样皮疹减少，仍有渗液，瘙痒减轻，烦躁不安减轻，夜间能入睡，大便正常，小便略黄，舌红绛，苔黄腻，脉滑数。守方继服7剂。

三诊：2022年3月16日。

服药后患者皮疹明显减少，无渗液，瘙痒不明显，烦躁减轻，睡眠改善，二便调，纳差，舌红，苔略腻，脉滑。

上方加藿香10g，佩兰10g，7剂。

药后皮疹完全消退，无瘙痒，无其他不适。半年后随访，湿疹无复发。

按语：

案1湿疹日久，反复发作，案2为进食辛辣后湿疹初发，二者虽病程长短不同，但辨证均为湿热浸淫为主，兼有血热，应用利湿解毒汤清热利湿，凉血消风，均获效。湿疮以湿热型为多，湿疮患者多心绪烦乱，眠差，乃血分有热，故在清热利湿的基础上，加用凉血消风之品，订利湿解毒汤，以皮肤色红灼热、疹色红、身热心烦、舌红绛为辨证要点。

十六、凉血祛风汤治疗顽固性荨麻疹

○ **方剂组成**

生地黄20g，丹皮15g，赤芍15g，荆芥15g，防风15g，羌活12g，葛根20g，苍耳子10g，双花30g，连翘20g，蒲公英30g，龙胆草10g，海桐皮20g，白鲜皮20g，甘草10g。

○ **主治病证**

1.荨麻疹，症见皮肤散在大小不等、形状不一的斑丘疹，边界清楚，时起时落，剧烈瘙痒，发无定处，风团色红，遇热瘙痒，得冷减轻，或风团处有热感，伴见有发热、咽痛、腹痛、口唇肿胀，舌边尖红，苔薄黄，脉浮数。

2.其他皮肤病，症见皮疹、瘙痒，伴或不伴皮肤色泽改变，舌尖红，苔薄黄，脉数。

○ **加减变化**

1.瘀血明显者，加桃仁、红花、丹参、川芎。

2.湿热偏盛者，加黄连、竹茹、土茯苓。

○ **组方原理**

荨麻疹是常见过敏性皮肤疾病，可发生于任何年龄，无明显的性别差异。任何季节均可发病。因其皮疹"形如豆瓣"，"堆累成片"，高出皮肤，遇风易发，故又俗称"风疙瘩"。其临床表现以皮肤黏膜出现瘙痒性风团、发无定处、消退后不留痕迹、反复发作、缠绵难愈为特征。

荨麻疹属于中医学"瘾疹""风疹块""赤白游风"等范畴。病机主要责之于风。风之所生，有内风外风之别。外风者主要由卫外不固，风寒、风热之邪客于肌表；内风者多为阴血不足致虚风内生，即因虚而病，且多为血虚、气虚或气血两虚。客观而言，本病系内、外因共同作用而发，内因比外因更为重要。对此《内经》早有明确论述："风雨寒热不得虚，邪不能独伤人。卒然逢疾风暴雨而不病者，盖无虚，故邪不能独伤人。"

笔者认为，风邪是荨麻疹发病的关键因素，贯穿疾病病程的始终。痒自风而来，止痒必先疏风，所以祛风是治疗本病的首要目的。风为阳邪，其性善行而数变。风邪入中或虚风内动，郁于肌腠之间，久羁不去，故风团时隐时现，顽固不愈。风邪不独伤人，多依附于其他病邪致病，表现为夹热、夹寒或夹湿热之邪侵袭致病。因而，临证遣药组方，当需针对风邪的兼夹而配伍相应的药物进行治疗。然则风疹块病久不愈，久病必瘀，瘀血阻于经络肌腠之间，营卫之气不宣，致使营卫气血壅滞，不得疏达，终致内不得疏泄，外不得透达，郁于皮毛腠理之间，而发为风疹块。故久病者病机在于风、瘀，当治凉血祛风，拟凉血祛风汤。

痒自风来，止痒必先疏风。荆芥为血分风药，配合防风、羌活、苍耳子祛风解表，葛根透疹止痒，海桐皮杀虫止痒，白鲜皮、龙胆草燥湿止痒，共奏止痒之功效。金银花、连翘清解表热，蒲公英清血分之热，三药共用，清热解毒之力更强。风疹块病久必瘀，生地黄、丹皮、赤芍滋阴凉血，活血祛瘀，即取"治风先治血，血行风自灭”之意。甘草清热解毒，调和诸药。全方表里同治，气血同调，共奏清热凉血消瘀、祛风通络止痒之效。

○ 医案选录

1. 荨麻疹案

郭某，女，68岁，邯郸市临漳县退休工人。门诊号S0123987，2023年2月7日初诊。

主诉：周身散在风团反复发作半年余。

现病史：患者于半年余前突发躯干、四肢散在红色斑疹，边界清楚，时起时落，伴瘙痒，发无定处，于外院诊断为"荨麻疹"，予以外用药膏但效果不佳，患者风团疹仍时起时落、反复难愈。

刻下症：周身散在红色斑疹，高出皮面，边界清楚，伴瘙痒，口干，咽干，咽痛，纳可，寐欠安，小便黄，大便正常。

舌脉：舌质暗，边尖红，苔薄黄，脉浮数。

西医诊断：荨麻疹。

中医诊断：风疹块，风邪侵袭，郁而化热，瘀血内生证。

治法：清热疏风，凉血解毒。

处方：生地黄20g，丹皮15g，赤芍15g，荆芥15g，防风15g，羌活12g，葛根20g，苍耳子10g，双花30g，连翘20g，蒲公英30g，龙胆草10g，海桐皮20g，白鲜皮20g，地肤子20g，泽泻15g，牛蒡子10g，薄荷5g（后下），甘草10g。7剂，水煎服，每日一剂，分两次温服。

二诊：2023年2月14日。

服上方后，周身仍有散在风团疹，不痒，无口干、咽痛等，纳可，寐安，大小便正常。舌淡暗，舌尖红，苔薄黄，脉数。

上方去牛蒡子、薄荷，继服7剂。

三诊：2023年2月21日。

药尽7剂，风团疹明显消退，偶见新疹，不痛不痒，纳可，寐安，二便调。舌淡暗，苔薄黄，脉数。守上方不变，继服7剂。

后再服上方2周，随访3个月，风疹块未再发。

2．慢性湿疹案

孟某，女，68岁，邯郸市电影厂退休工人。门诊号S0138477。2023年5月16日初诊。

主诉：周身散在皮疹6个月，加重1周。

现病史：患者于6个月前出现周身散在皮疹，前胸、后背、腹股沟、腋下、腘窝下及腹部多发皮疹，潮红渗出，瘙痒难忍，抓痕累累，抓挠后皮疹破裂，结痂脱屑，皮肤粗糙，于外院诊断为"湿疹"，外用药膏涂抹治疗，皮疹略有减轻，但仍时起时落。1周前患者皮疹加重，瘙痒难忍。

刻下症：周身散在皮疹，潮红渗出，形状大小不一，皮肤瘙痒，抓痕累累，无发热，纳可，寐安，二便调。

舌脉：舌暗，有瘀斑，苔薄黄，脉弦细数。

西医诊断：慢性湿疹。

中医诊断：湿疮，湿蕴血热证。

治法：清热解毒，凉血活血。

处方：生地黄20g，丹皮15g，赤芍15g，白芍15g，川芎15g，桃仁12g，丹参30g，土茯苓15g，紫草10g，蒲公英30g，双花30g，连翘20g，玄参15g，地肤子20g，海桐皮20g，白鲜皮20g，甘草10g。7剂，水煎服，每日一剂，分两次温服。

同时使用他克莫司软膏外涂。

忌食辛辣刺激之品。

二诊：2023年5月23日。

服上方后，患者湿疹略有减少，但瘙痒明显减轻。舌暗红，苔薄黄，脉弦细。守方同前，继服7剂。

三诊：2023年5月30日。

患者湿疹隐退，舌淡暗，苔薄白，脉弦细。

上方去双花、连翘，继服7剂。

随访3个月余，患者湿疹未再发作。

按语：

案1为荨麻疹，患者女性，年老卫表不固，风邪侵袭，郁而化热，加之久病，瘀血内生，风邪夹热夹瘀侵犯经络肌腠，而发为风疹块。此案患者有口干、咽痛之症，方中加用牛蒡子、薄荷利咽。

案2为慢性湿疹，此患者为老年女性，脾胃运化功能减弱，痰湿凝聚，日久化热，热入营血，熏蒸于肌肤而发为皮疹，再者久病不愈必致血瘀，故瘀血内热是其病机。二诊后热邪减退，故用药去双花、连翘。

在用药治疗时注意保持饮食清淡，忌食鱼腥海味、辛辣酒酪等食物。适当调摄生活起居，适应气候寒温变化，保持精神安然，也很重要。

十七、凉血解毒汤合升降散治疗治疗面部痤疮

○ 方剂组成

生地黄20g，赤芍15g，丹皮12g，金银花30g，连翘30g，黄芩12g，黄连10g，荆芥12g，白芷12g，白鲜皮30g，白僵蚕12g，蝉蜕10g，姜黄10g，大黄10g（后下）。

○ 主治病证

1.面部痤疮，症见颜面部粉刺、丘疹、脓疱、结节、囊肿，伴见口干、失眠、心烦，或伴咽红肿痛、面肿发热，大便干结，

小便短赤，舌红苔黄，脉数。

2.其他皮肤科疾病，如带状疱疹、银屑病、丹毒等，症见周身散在皮疹，伴或不伴水疱、脓疱、灼热疼痛，舌红苔黄，脉数。

○ 加减变化

1.热像重者，加石膏、茵陈、紫花地丁。

2.兼有血瘀者，加用桃仁、红花、丹参。

○ 组方原理

痤疮是一种毛囊皮脂腺的慢性炎症。好发于男女青春期的颜面及胸背皮脂腺丰富的部位，临床上以面部的粉刺、丘疹、脓疱、结节、囊肿为特征，易反复发作。西医认为痤疮是一种多因素所致的皮肤病，其详细发病机理尚未完全清楚，内分泌失调、皮脂腺分泌旺盛以及毛囊内微生物感染是痤疮发病的主要因素。

痤疮属于中医外科"疮疡"病范畴，面部痤疮在中医学也称为"肺风""粉刺""酒刺""面疮"等。《外科大成》云："肺风因肺经血热郁滞不行而生酒刺也。"《外科启玄》云："肺气不清，受风而成，或冷水洗面，热血凝结而成。"《外科正宗》云："肺风、粉刺、酒渣鼻三名同种，粉刺属肺，酒渣（鼻）属脾，皆血热郁滞不散所致。"《医宗金鉴·外科心法要诀》云："此证由肺经血热而成。每发于面鼻，起碎疙瘩，形如黍屑，色赤肿痛，破出白粉汁。"并外用颠倒散，内服枇杷清肺饮、犀角升麻丸治疗粉刺。

《内经》云："诸痛疮疡，皆属于心。"面部皮肤主要由肺胃二经所司。或因素体阳热偏盛，肺经蕴热，复受风邪，熏蒸面部而发，或因过食辛辣厚味，助湿化热，湿热互结，上蒸颜面而致，或因脾气不足，运化失常，湿浊内停，郁久化热，热灼津液，煎炼成痰，湿热瘀痰凝滞肌肤而发。其治疗当以清热解毒、凉血疏风为法，方用凉血解毒汤合升降散。

方中生地黄甘苦寒，归心、肝、肾经，能清热凉血滋阴，配合苦微寒之赤芍与辛苦微寒之丹皮，清热凉血，又活血散瘀，可收化斑之功。黄芩、黄连苦寒，清气分之热，泻三焦实火，祛肌表邪热，而化斑疹；配以金银花、连翘轻清宣透之剂，寓有"透热转气"之意，透营热转气分而解，使病情由重转轻。佐以荆芥、白芷、白鲜皮疏风清热；升降散（白僵蚕、蝉蜕、姜黄、大黄）有升有降，使阳升阴降，内外通和，起升清降浊、清热疏风之效，使表里三焦之热全清。

○ 医案选录

1．面部痤疮案

王某，男，20岁，邯郸学院学生。门诊号00084480。2020年3月27日初诊。

主诉：额面部红色丘疹半年余。

现病史：患者半年来因饮食不节（饮酒、嗜食辛辣炙煿之品）出现额面部丘疹，皮色红，时有脓点，伴有疼痛，不痒，时起时落，自行口服清热解毒类中成药效果不佳。

刻下症：额面部散在丘疹，红肿疼痛，不痒，面色潮红，口干不欲饮，小便短赤，大便秘结。

舌脉：舌尖红，苔薄黄，脉细数。

西医诊断：痤疮。

中医诊断：粉刺，热毒蕴结证。

治法：凉血解毒，清热疏风。

处方：生地黄20g，赤芍15g，丹皮12g，金银花30g，连翘30g，黄芩12g，黄连10g，荆芥12g，白芷12g，羌活12g，白僵蚕12g，蝉蜕10g，姜黄10g，大黄10g（后下），白鲜皮30g，海桐皮15g，栀子12g，竹茹10g。7剂，每日一剂，水煎服。

饮食节制，忌食辛辣。

二诊：2020年4月2日。

服上方7剂后，额面部丘疹散在，不痛不痒，心烦、口干消失，小便正常，大便仍偏干。舌尖红，苔薄白，脉细数。

上方去栀子、竹茹，继服7剂。

三诊：2020年4月9日。

服药后患者额面部丘疹减退，偶有新发丘疹，小便正常，大便偏稀，舌淡红，苔薄白，脉细数。

上方去大黄，继服7剂。

半月后随访，额面部丘疹基本消退，未再新发。

2. 带状疱疹案

李某，女，73岁，邯郸市邯山区罗城头人。门诊号00072841。2021年7月6日初诊。

主诉：右侧面颊、颈部及后枕部散在疱疹伴疼痛1天。

现病史：患者于1天前突发右侧面颊区、颈部及后枕部散在红色疱疹，顶端伴有水疱，皮肤灼热红肿，疼痛剧烈，难以忍受。

刻下症：右侧颜面及颈部枕部散在红色疱疹，皮肤灼热疼痛，面色潮红，心烦不安，难以入睡，纳差，尿赤，大便秘结。

舌脉：舌质红，苔白厚，脉弦数。

西医诊断：带状疱疹。

中医诊断：蛇串疮，湿热毒盛证。

治法：清热利湿，凉血解毒。

处方：生地黄20g，赤芍15g，丹皮15g，金银花30g，连翘30g，黄芩15g，黄连10g，苍术15g，白芷12g，枳实15g，地肤子20g，僵蚕10g，姜黄10g，大黄10g，白鲜皮30g，海桐皮15g，栀子12g，丹参30g。7剂，每日一剂，水煎服。

另：阿昔洛韦片口服，炉甘石洗剂及阿昔洛韦软膏外敷，痛剧时口服普瑞巴林胶囊。

忌食辛辣刺激之品。

二诊：2021年7月13日。

服上方后原有疱疹逐渐干燥结痂，偶有新发水疱，皮肤灼痛症状减轻，纳食可，大便通畅，小便利。舌红，苔薄白，脉弦。

上方去苍术，继服7剂。

嘱3天后停服阿昔洛韦片，继续外用炉甘石及阿昔洛韦膏。

三诊：2021年7月20日。

服药后患者疱疹干燥、结痂、脱落，未再出现新的水疱，皮肤灼痛减轻，纳可，寐安，二便调。舌红，苔薄白，脉弦。

上方去大黄，继服7剂。

随访1个月，疱疹未再出现，无皮肤疼痛症状。

按语：

案1患者为青年男性，饮食不节，过食辛辣炙煿之品，加之青春期内分泌旺盛，致使湿热之邪上蒸颜面而发粉刺。除用药治疗外，应注重生活调护，青春期应节制饮食，少食辛辣之物。

案2为老年患者，年老而脾胃不足，脾失健运，水谷精微不化，聚生湿热，湿热凝滞于肌肤，发为蛇串疮。

上述两案均属湿热毒邪凝滞肌肤而发病，临床有三焦热邪炽盛而致皮肤疮疡病者，皆可应用此方加减。

十八、养血润肤熏洗方治疗手足皲裂症

○ 方剂组成

熟地黄30g，当归15g，赤芍15g，何首乌20g，肉苁蓉20g，

丹皮15g，桃仁10g，黑芝麻20g，墨旱莲20g，海桐皮15g，荆芥
10g，防风10g。

水煎外洗，每日早晚熏洗浸泡患病手足40分钟。

○ 主治病证

手足皲裂，症见手掌足底皮肤皲裂，肥厚粗糙，有干燥鳞屑，
舌质淡，舌苔薄黄，脉沉细。

○ 加减变化

1.伴皮肤红肿热者，加黄柏、土茯苓、地肤子。

2.伴瘙痒、皮肤破溃者，加苦参、白鲜皮、蛇床子等。

○ 组方原理

手足皲裂，又名皲裂症，是指手足部皮肤由于各种原因所致
的皮肤干燥和线状裂隙的一种疾病。手足皲裂是常见皮肤病，好
发于成年人尤其是中老年人及妇女，有些长年皲裂，常在冬季加
重。常见导致手足皲裂的因素包括手足癣致裂、湿疹皲裂、掌跖
角化燥裂。

本病中医称之为"手足皲裂""手足破裂""皲裂伤口"等，
病机主要为脾肾不足，气虚血燥，肌肤失养。《诸病源候论·虚荣
手足皮剥候》云："此由五脏之气虚少故也。血行通荣五脏，五脏
之气，润养肌肤，虚劳内伤，血气衰弱，不能外荣于皮，故皮剥
也。"《外科正宗》"手足破裂，破裂者干枯之象，气血不能荣养故
也。因热肌腠被风寒所逼，凝滞血脉，以致皮肤渐枯渐槁，乃生
破裂；日袭于风，风热相乘，故多作痛。以玉肌散洗擦，润肌膏
润之。"

笔者认为，手足皲裂主要责之于血少生风。现代社会，饮食
结构及生活习惯较前明显改变，肥胖或脾虚湿盛体质多见。脾虚
则气血化源不足，血虚不能荣养四肢末端皮肤，故见手足皮肤皲

裂、瘙痒、疼痛、出血。手足皲裂治疗以健脾养血、祛风润燥为大法，因病情复杂，病程缠绵，内外治法相结合可以增强疗效，故拟养血润肤熏洗方。

方中熟地黄、何首乌、黑芝麻补血滋阴，益精填髓，大补血虚，通畅血脉。"当归，其味而甘，故专能补血；其轻而辛，故又能行血。行中有补，诚血中之气药，亦血中之圣药也"，故用当归补血活血、和血养肌，配合牡丹皮、赤芍、桃仁活血祛瘀。荆芥、防风祛风解表止痛，可缓解皲裂者瘙痒、疼痛等症。肉苁蓉补肾助阳，与熟地黄配伍，阴阳互助，增强补益之力。墨旱莲滋阴益肾，凉血止血，海桐皮祛风通络止痒，可止疼痛。诸药合用，共奏养血润肤、止痛止痒、和血养肌之功。

○ 医案精选

1．手足皲裂案

张某，男，67岁，邯郸市建安公司工人。门诊号S0115443。2022年11月27日初诊。

主诉：反复手足皮肤皲裂、瘙痒、刺痛5年，加重1个月。

现病史：患者5年前开始出现手足部皮肤皲裂，沿皮纹处出现深浅、长短不一的裂隙，伴瘙痒、刺痛、出血，每于秋冬季节发作或加重，无发热，无关节肿痛，曾多次在某皮肤病诊所就诊，诊断为"手足皲裂、湿疹"，予抗过敏、止痒、抗炎、润肤等处理后症状改善不明显。1个月前手足皮肤皲裂、瘙痒、刺痛症状加重，遂来诊。

刻下症：双手、足皮肤皲裂、瘙痒、刺痛，皲裂处出血，无皮疹，无红斑，无发热寒战，纳可，寐安，二便调。

舌脉：舌淡胖，苔薄黄而干，脉沉细。

西医诊断：手足皲裂。

中医诊断：皲裂症，血虚风燥证。

治法：滋阴养血，祛风润燥。

处方：熟地黄30g，当归15g，赤芍15g，何首乌20g，肉苁蓉20g，丹皮15g，桃仁10g，黑芝麻20g，墨旱莲20g，海桐皮15g，荆芥10g，防风10g，白鲜皮20g。7剂，水煎外洗，每日早晚熏洗浸泡患病手足40分钟。

熏洗手足待充分干燥后方可外出，避免风寒刺激。

二诊：2022年12月3日。

外用上方7剂后，手足仍有深浅不一裂痕，但无痛感，同时瘙痒、出血消失。舌淡，苔薄黄，脉沉细。守方再用7剂。

随访1年半，未再发。

2．臁疮案

杨某，男，77岁，建筑公司退休工人。门诊号S00215964。2021年10月21日初诊。

主诉：双下肢青筋迂曲20余年，左足内踝皮肤破溃2个月余。

现病史：患者有下肢静脉曲张史20余年，左足靴区色素沉着，2个月前因皮肤瘙痒搔抓后出现左足内踝皮肤溃破不敛，有黄色渗液流出，未予重视，后疮面渐扩大，呈多处小破溃面伴表面渗液，瘙痒灼痛，并伴低热，体温在37.4℃上下，先后至多家医院诊治，予静脉滴注抗生素，发热好转，但疮面不消，且疮面渗液、瘙痒灼痛不解。

刻下症：双下肢浅表静脉迂曲成团，左足靴区皮肤暗紫、肿胀，表面多处溃烂，有黄白色渗液，疮面瘙痒灼痛，影响夜寐，乏力，懒言，纳食欠佳，二便调。

舌脉：舌质淡暗，苔黄略厚，脉弦细。

西医诊断：下肢静脉曲张伴溃疡。

中医诊断：臁疮，血虚风燥，夹湿夹热证。

治法：祛风养血，润燥清热，利湿解毒。

处方：熟地黄30g，当归15g，赤芍15g，何首乌20g，肉苁蓉20g，丹皮15g，桃仁10g，黑芝麻20g，墨旱莲20g，海桐皮15g，荆芥10g，防风10g，白鲜皮20g，黄柏15g，地肤子20g，土茯苓20g。7剂，水煎外洗，每日早晚熏洗浸泡患足40分钟。

卧床休息，饮食清淡，避免辛辣刺激之品。

二诊：2021年10月28日。

外用上方7剂后，左足踝处疮面渗液消失，肿胀灼痛减轻，破溃面有结痂之象。舌淡暗，苔薄黄，脉沉细。守方继服。嘱其坚持使用，饮食避免辛辣刺激及油腻之品。

随访1年，其青筋腿未再发作溃疡。

按语：

案1为手足皲裂症，患者为男性，年老体虚，肝肾不足，阴津亏虚，气血生化乏源，加之常年风雨劳作，饱受风寒之气侵袭，致手足皲裂出现，选养血润肤熏洗方外用，补肾益精养血，祛风通络止痛。

案2为臁疮，本案患者年近八旬，有筋瘤病史，小腿因搔抓后染毒溃烂久不收口，其病机为脏腑虚衰，气血亏虚，血少风浮而发病，故治以养血活血、祛风通络为法，方用养血润肤熏洗方加减。因其夹湿夹热，所以加黄柏、土茯苓、地肤子、白鲜皮等苦寒燥湿之品。

第四章 医论医话

一、急慢性病治疗策略不同

中医就是慢郎中，这是许多人对于中医的直观认识。许多人认为，中医只能慢慢调理，治疗急症仍需西医，对于一些西医治疗效果差或者西医认为无法治疗的疾病才会想到去找中医"试一试"。其实不然，中医学历经千年的传承与发展，对于许多急危重症救治有着丰富的经验。慢性疾病多是病情复杂，虚实夹杂，甚至有的疾病长期迁延，容易反复，例如慢性乙型肝炎、肿瘤、肺气肿等，西医学因为对其了解"深入"，认为只能对症治疗，且并无特效疗法，但是中医通过辨证论治，详审病机，采用中药进行治疗，往往能够取得较好的疗效。

临床中还是常见病、多发病比较集中，即便是少见的疑难杂症或者急危重症，中医对其也有明确的病机认识，因此笔者主张"多读书以拓宽思路，熟经典以由博返约，明药性遣方用药似将兵"。选方不必左右搜刮，寻找不常用的偏僻处方，而应当仔细梳理病机，详细辨证，确立治法治则，遵循法度选择方剂以及加减化裁，切不可堆砌用药，所选无论经方、时方都要中正平和，思路清晰。对于急危复杂病证，往往是诸症蜂起，变证丛生，性命危殆，因此在治疗时必须要抓住主症，辨证精确，选方用药要主攻要害，即便是随症化裁也要慎重，必须要契合病机。慢性疾病，病程日久，诊治切不可操之过急，必须重视脏腑气化功能，徐徐图之，假以时日，才能取效。

1. 治急重症，药专力宏，要随证更方

急危重症，往往病情复杂，因此中医辨治时必须要做到抓主症，审病机，用药专精，"破贼于一役"。临证辨治选方时特别强调要抓住主要病证，详细分析病机，分清患者诸般症状中的真假虚实，切不临证慌乱，见到一个症状，便选择一个药物，从而形成处方用药堆积的情况。在选用处方时无论经方、时方抑或经验方都要用药精炼，直中病机。如中风病痰热内闭证，这类患者多是急性期的脑卒中（大面积脑梗死、大量脑出血等），西医往往给予手术、脱水降颅压等治疗，但是患者往往持续处于昏迷状态或者并发症丛生，如并发顽固性呃逆、中枢性高热等，余每投以牛黄承气汤，以荡涤内在痰热，豁痰通腑开窍，使得患者神机清明、腑气通畅、体温正常，随后再施以调补之法，从而促进患者的恢复。因此对急重症治疗当如治"乱世"，必须"重典"以求迅速收功，免得久受其殃，危及性命。

用经方、时方治疗疾病的时候，应当力求方证相对。方证相对时可以谨守原方，不加化裁。对于主证相对，兼证有所不同的疾病，可通过详审病机，适当化裁原方。曾治疗一便秘患者，中年男性，患"脑干出血"月余，患者神识不清，留置空肠管，仅能经空肠管注食，且频频发生胃食管反流。腹部胀气，大便十余日未排，无矢气，经腹部CT检查诊断为"不完全肠梗阻"，先前曾给予"承气汤""厚朴排气合剂""蓖麻油"等药物治疗不效。余诊患者症状同前，舌体胖大，舌质淡，舌苔白腻，脉细，遂投以香砂六君子汤合平胃散加滑石、杏仁、白蔻仁、薏苡仁，水煎服，每日一剂。患者服药1剂大便自行排出，伴有频频排气。此方所用便是"塞因塞用"之法。因患者病情危重，且前番治疗多用攻伐之品，损伤中焦，又致湿邪内阻，从而导致上述症状。因而投以健脾燥湿之品，又加用杏、蔻、薏苡、滑石，取三仁汤之意，渗利湿邪，以脾胃为中心，三焦同治，因此取得效果。

2. 治慢性病，守方续进，使气化布行

慢性病病情复杂，常反复发作，患病时间长，经过多方诊治而迁延不愈。在慢性疾病的治疗中，切记不可求功心切，猛药强攻，应当稳中求效，守方续进，尤其要注重脏腑气化功能，因为只有气化功能恢复正常，周身气机才能升降出入有度，疾病才能痊愈。慢性病往往涉及正邪交争、虚实夹杂、气血失和、脏腑传变等多方面的因素，因此在治疗时强调攻邪不应尽数清除。为求一时之效，而行"赶尽杀绝"的做法，必然损伤正气，戕伤脏腑气血，适得其反。而应当邪去其七八，待正气恢复，则疾病自能痊愈。在应用补益扶正之法的时候，切不可一味堆砌补益之药，使得残存病邪反被资助而出现"助盗伤民"的情况，或者过用滋腻壅遏气机或腻碍脾胃。在治疗上余对李东垣从脾胃论治的方法深以为是，其注重脏腑气机的功能，认为脾胃为人身后天之本，一身气血化生的本源。在对慢性疾病治疗中，需要认识到无论外感、内伤都是影响了脏腑的气机升降出入，疾病过程中的瘀血、痰湿等次生病邪也是气机失常、气血失和的产物。对慢性疾病的治疗，要做到"治内伤如相"，不可操之过急，应当守方续进，不可急于求功，频频调换处方，而使病情反复难以向愈。治法上要重视脏腑的气化功能，注意梳理气机，气化得以恢复正常，机体便能重回"阴平阳秘"的健康状态。例如针对围绝经期女性的不寐证，采用柴胡加龙骨牡蛎汤化裁，去铅丹、桂枝、大黄、茯苓，加珍珠母、炒酸枣仁、夜交藤治疗，可取得良好效果。围绝经期患者病证复杂多样，尤其是此时女性脏腑气血逐渐衰退，且女子本就多思多虑，所出现的症状多端和较"重"，常见的症状如心烦、不寐、忧虑、恐惧、烘热、汗出种种，有的可以持续十数年之久，此病虽不至于危及生命，但是多缠绵难愈苦不堪言。余以为，此病虽可见脏腑气血亏虚之候，但病机重点在少阳郁热，治疗选用小柴胡加龙骨牡蛎汤化裁。此病患者已过"七七"之数，且女子以肝为先天，以血为用，因此裁去原方重镇的铅丹、泻火的大黄以及行水的桂枝、茯苓，而留取柴胡汤和解机枢郁热的本意，又加入养血安神的酸枣仁和夜交藤。此从少阳气郁、血虚失养、内有郁热的角度进行治疗，取得了良好的效果。

只要临证之时详审病机，抓住主症，分析主要矛盾，都能够取得良好的临床效果。对急危重症要重视主要症状和病机，用药务求精准打击；对于慢性病应当在注重正邪盛衰的基础上，注意脏腑气机的调整，使得气机升降出入恢复正常。

二、气血辨治浅说

1. 气血是人体生命活动的基础

气血是构成人体的基本物质，同时也是促进人体发育生长以及维持人体正常生理功能的基础物质，所以《内经》中就有"人之所有者，血与气耳"（《素问·调经论》）的论述。天地万物从无化气（炁），气分阴阳，阴阳交泰，化生万物，正所谓"道一生二，二生三，三生万物，万物负阴而抱阳，冲气以为和"（《老子》四十二章）。人秉气血而生，一如天地万物，在人身将成之际，受父亲的精气和母亲的阴血，搏结交融，化生成为胎元，此时所受的父精母血便是"气"分阴阳，精气为阳，阴血为阴，阴阳抱负，气血冲和，则成就人身。其后在母胎之中受到母亲的气血充养，脏腑、筋骨、经脉、官窍渐趋成形。所以说气血是构成人体的基本物质。

人自受孕，得父母阴阳气血成胎，而后在母亲体内发育成胎儿，所依靠的是母亲通过饮食水谷精微所化生的气血，十月怀胎期满，呱呱坠地之后，婴儿又得母乳哺育，渐长至能够独立进食之后，则全靠自身脾胃受纳、运化水谷的精微之气生长发育，逐至成人，所以李中梓才有"气血者，人之所赖以生者也"（《医宗必读》）的论断。

气血不仅是构成人体各个组织器官的基本物质，也是促进人体生长发育的基本动力，是人体脏腑维持正常生理活动的物质基础。人身的气血，相因相随，两者之间互为助力，保持着脏腑功能的正常。正如张景岳所言："人有阴阳，即为气血。阳主气，故气全则神旺；阴主血，故血盛则形强。人有所赖，惟斯而已。"（《景岳全书》）反之则是疾病丛生，也就是所谓的"血气未并，五脏安定""血气以并，病形以成"（《素问·调经论》），可见维持人体正常的生理功能的关键在于气血的旺盛和冲和。

中医学的气源于中国古代哲学之气的理论。气不仅是构成人体的基本物质，更是推动、维持和统摄人体生命活动的基本物质。人体的脏腑、经络、气血的正常功能得以维持，依赖于气的"气化"作用。就人体脏腑的生理活动而言，"气化"是一种简单朴素的表述。在气化的作用之下，借助气机的升降出入，完成人体内物质的转化和气血的化生，如《内经》所言，"味归形，形归气，气归精，精归化，精食气。形食味，化生精，气生形……阴味出下窍，阳气出上窍"（《素问·阴阳应象大论》），就是对体内物质代谢过程的描述，也是气化的作用结果。气也是人体脏腑经络生理活动的原动力，它维持着人体内在脏腑环境和与外界环境的平衡。喻昌就对气的统摄和调控作用做出过详尽的论述，"所以统摄营卫，脏腑经络，而令充周无间，环流不息，通体节节皆灵者，全赖胸中大气为之主持"（《医门法律·大气论》）。

血是人身脏腑乃至精神活动的基本物质。血对脏腑、官窍、肌骨、经络都有荣养作用，使各个组织器官乃至人身精神活动得以正常运行，因此《难经》即言"血主濡之"。朱丹溪把血的作用总结为"目得之而能视，耳得之而能听，手得之而能摄，掌得之而能握，足得之而能步"（《金匮钩玄》）。张景岳更是详细地阐述了血的各类作用，"顾凡为七窍之灵，为四肢之用，为筋骨之和柔，为肌肉之丰盛，以至滋脏腑，安神魂，润颜色，充营卫，津液得以通行，二阴得以调畅，凡形质之所在，无非血之用也"（《景岳全书·血证论》）。

综上所述，气血既是构成人体的基本物质，也是促进人体生长发育和维持人体脏腑生理活动的物质基础，所以说"人之所有者，血与气耳"（《素问·调经论》），"气血者，人之所赖以生者也"（《医宗必读》）。

2．气血是功能与脏腑的体现

中医学是在中国古代哲学思想基础上，在历代医家的临床实践中逐渐形成和完善的医学体系，中医学在人的生理状态、病理状态、疾病的诊断治疗乃至预防保健方面包含了深深的哲学思辨，这也体现了中医学与中国传统哲学的密切关系。中国古代哲学思想有着许多关于气血阴阳与生命、气血阴阳与人体之间关系的论述。古代哲学与中医学的密切关联，以及二者之间的相互渗透，使得气血理论成为从哲学范畴向医学范畴进行沟通的桥梁。从此气血阴阳便不再是单纯的哲学范畴的气血阴阳，而是具备了更加鲜明的医学特性。

中国传统哲学认为，天地万物皆具备阴阳属性，正所谓"一阴一阳之谓道"（《易传》），"万物负阴而抱阳"（《老子》）。阴阳是世界的本源，是"道"，也是化生和构成世间万物的基础。人也秉受天地阴阳二气所生，"人以天地之气生，四时之法成"，"天地合气，命之曰人"（《素问·宝命全形论》），在天地而言是阴阳二气，在人身则是气血，正如张景岳所言，"夫人之有生，无非受天地之气化耳。及其成形，虽有五行五志五脏六腑之辨，而总惟气血之用"（《景岳全书》）。再者，人身是一个以脏腑为核心的整体，通过经络络属四肢、皮毛、官窍、筋肉骨骼。脏腑在人身之中虽然各自具备各自的功能，然而脏腑都是"血聚气固"而成的组织，即是阴血在气的作用下凝聚在一起，聚成形态不一、功能各异的组织器官，其形态的维持也是气固摄作用的体现。脏腑的功能就是阴血为体、气化为用的体现，正所谓"五脏主藏精也，不可伤，伤则失守而阴虚，阴虚则无气，无气则死已"（《灵枢·本神》）。

3．人体气血阴阳体用论

人受阴阳气血而成。气本无形，聚则成形，气散则形灭，正如喻昌所言，"气聚则形成，气散则形亡"（《医门法律》）。气是维持人生命活动的最基本物质，通过气化活动反映人身各个组织的生命现象。张景岳言"人之有生，全赖此气"（《类经·摄生类》）。

中医学根据气的不同作用将其归纳为推动、温煦、防御、固摄、气化五个方面。关于气的生理功能，管子做过归纳："精（气）存自生，其外安荣，内脏以为源泉，浩然和平以为气渊，渊之不涸，四肢乃固，泉之不竭，九窍遂通。"（《管子·内业》）气虽然是无形之物，不可闻视，但是在人体的生命活动中气的运动变化是能够被感知的，是以气可以"集于颜色，知于肌肤"，通过人的能视、能触、能知、能闻、能行等反映出来，一如管子所言，"故口为声也，耳为听也，目有视也，手有指也，足有履也，事物有所比也"（《管子·白心》），都是气作用于脏腑、官窍、肌肉、四肢生理功能的体现。

人身源于母血阴气与父精阳气的和合，气（精）血搏结为胎元初始，而后气动血化，分化出五脏六腑、经脉官窍、肌骨筋肉，乃至毛发爪牙，终成胎儿。可见人身体的各个组织器官都是血所化生，在母胎之中通过脐带受母体气血充养，得以发育完整。出生之后，又赖后天水谷充养，气血旺盛，人的身体方能生长、发育、壮大，各个脏腑官窍才能逐渐成长完备，而具有正常的生理功能。人身的各个组织器官，如脏腑、肌肉、毛发、官窍、经脉等，皆是在气的协助（凝聚、固摄）下由血凝聚而成。

人身之中，气血互用，凝聚成为人体，气为阳而血为阴，阴成形而阳化气，血聚成人为体，以气为用，在气血的作用之下人才有生、长、壮、老、已的成长过程。正如《内经》所说："女子七岁，肾气盛，齿更发长。二七天癸至，任脉通，太冲脉盛，月事以时下，故有子。三七肾气平均，故真牙生而长极。四七筋骨坚，发长极，身体盛壮。五七阳明脉衰，面始焦，发始白。七七任脉虚，太冲脉衰少，天癸竭，地道不通，故形坏而无子也。丈夫八岁肾气实，发长齿更。二八肾气盛，天癸至，精气溢泻，阴阳和，故能有子。三八肾气平均，筋骨劲强，故真牙生而长极。四八筋骨隆盛，肌肉壮满。五八肾气衰，发堕齿槁。六八阳气衰竭于上，面焦，发鬓颁白。七八肝气衰，筋不能动，天癸竭，精少，肾藏衰，形体皆极。八八则齿发去。"（《素问·上古天真论》）可见人的生长发育和气血关系密切。关于疾病、寿夭，

《内经》就有"血气经络，胜形则寿，不胜形则夭"（《灵枢·夭寿刚柔》）"血气虚，脉不通，真邪相攻，乱而相引，故中寿而尽"（《灵枢·天年》）的论述，也体现了人的健康与气血的密切关系。

总而言之，人的构成与健康状态的保持，都是气血作用的结果。气血阴阳是统一的，只是属性不同而分出不同概念，气为阳、血为阴，血为体、气为用。血在气的作用下凝聚形成脏腑，反之在血的作用下气才能发挥正常的生理作用，因而，在人身之中脏腑即是"血"，也就是人之本体，气是血的作用，两者相互为用，形成人体的"阴平阳秘""体用合一"的状态。

4．气血阴阳冲和说

既然人秉阴阳气血而生，以血为体，以气为用，则人的正常生理状态也一定与阴阳的"冲气以为和"一致，在人体就是"气血冲和"，也可以讲是脏腑功能的"冲和"，正如朱丹溪所言"气血冲和，万病不生，一有怫郁，诸病生焉"（《丹溪心法·六郁》）。

阴阳的划分在人体中是无穷的，人体虽然是以五脏为核心的整体，但各个脏腑、官窍、筋肉、脉络皆由气血构成，各具有阴阳属性，又因为各个器官的生理作用不同，气血阴阳亦是不同，有重阴血、轻阳气，有轻阴血、重阳气的不同。阴阳气血互用，诸多脏器统一于人体中，在气化状态下，相互协调，升降出入，从而达到血安气和，人体处于健康的状态。

总而言之，万物皆有阴阳，在人身之中，气为阳、血为阴，气为用、血为体，气主动而生变化，血主凝聚而成形。人体的生理状态不是简单的"阴阳平衡"，也不能简单地理解为阴阳动态的平衡，而应当是阴阳对应的"气血"所化生的各个脏腑与功能在单个脏腑单元和人身整体环境下功能的相互影响的"平衡"，其本质是"阴平阳秘，气血冲和"。

5. 气血深浅说

伤寒以六经脏腑论治，温病以卫气营血、三焦脏腑论治，两者虽然都是因外感而病，辨治的方法无论是"六经""卫气营血"还是"三焦"，都表达的是病邪由轻浅渐及深入。仲景《伤寒论》、吴瑭《温病条辨》乃至叶桂诸般法门，不单是用于外感病的治疗，内伤杂病亦可审视病机择法而用。叶天士倡导卫气营血辨证之法，以卫、气、营、血四分证来表示病邪深浅，曾言"其初在经在气，其久入络入血"（《临证指南医案》）；吴瑭三焦辨证，也有"始于上焦，在手太阴"的温病初起论述，至于后期，则深入下焦肝肾阴血，勉为制复脉辈、定风珠等方剂治之。病在"气"，只是对脏腑功能有影响，其病情尚且轻浅，治疗及时可以快速痊愈，然深及"血"，则是脏腑实质受损，疾病治疗的难度增大，很难在短时间内痊愈，有时可危及生命。

6. 疾病的产生源自气血不和

人体作为一个整体，不仅与自然界是统一的整体，自身也是一个统一的整体。中医学认为，人体是以五脏为中心，通过经络把六腑、五体、五官、九窍、四肢百骸等全身的组织器官有序联络的有机整体。各个组织的正常生理功能的维持都是气血冲和的结果。在人身之中气起到推动、固护、温养、气化等作用，是人身功能正常的动力基础。血聚成形，在气的作用下形成脏腑、经络等各种组织，作为气作用的实体结构，反过来又对气起到充养的作用，也就是"气者血之帅也"（《本草纲目》），"守气者，即是血"（《血证论·阴阳水火气血论》）。无论外感还是内伤，必然影响到气血冲和状态，才能发生疾病。

无论外感还是内伤，发病必是损伤了气血。或言有外感病邪直中脏腑，或内伤初发便在脏腑的病证，是否是病之初始并未损伤"气"的功能？需知《内经》有言，"正气存内，邪不可干"（《素问·刺法论》），"邪气所凑，其气必虚"，"阴虚者，阳必奏之"（《素问·评热病论》），"两虚相得，乃客其形"（《灵枢·百病始生》），这就表明了无论内伤还是外感，任何疾病的发生都有内在因素的影响，也就是说必有某一方面的不足才在某一特定情况下发生疾病。病邪微弱或者病位轻浅，人体有足够的能力将其祛除而不发病；若病邪已中人体，也有在脏腑气血功能较好的情况下不立即发生疾病的，等待某一时机即"气血冲和"状态被打破才发生疾病。

总而言之，疾病必定是气血失和、脏腑功能失常的产物。

7．次生病邪的发生源于气血不和

痰邪、瘀血之类的病理产物是由人身的"气血失和"所致的。无论内因、外因乃至不内外病因，伤及人体总是不离气血，无论病在气还是在血，都可以引起瘀血的发生。在气，气虚、气滞、寒凝、湿滞，在血，血虚、血热，扑跌损伤，都可以引起瘀血的发生。王清任曾对瘀血因虚、因寒热进行了论述，"元气既虚，必不能达于血管，血管无气，必停留而瘀"，"血受寒，则凝结成块；血受热，则煎熬成块"（《医林改错》）。

痰邪是中医学特有的概念名词，存在狭义与广义之分，狭义的痰邪指的是肺部或呼吸道所产生的分泌物，可以被咳出；广义的痰邪是人体气血失和、脏腑功能失调所产生的病理产物，也是疾病的致病因素之一。广义的痰邪无具体形态，是人体气血脏腑功能失常的产物，正所谓"人之气道贵于顺，顺则津液流通，绝无痰饮之患"（《济生方》）。关于痰液的生成，赵献可云："盖痰者……原非人身之所有，非水泛为痰，则水沸为痰。"依据赵献可的论述，痰液的形成也有水凝成痰的情况。关于痰液形成与脏腑的关系，张景岳云："夫人之多痰，悉由中虚而然，盖痰即水也。其本在肾，其标在脾。在肾者，以水不归源，水泛为痰也。在脾者，以食欲不化，土不能治水也。"（《景岳全书》）由此可见，痰邪是人体本身的津液物质因脏腑功能失常所产生的，与脾、肾二脏有密切的关系。由于痰邪的生成是人体水液代谢失常的病理产物，因此肺脏的宣肃、三焦的气化传导也与痰邪的形成有着密切的关系。"痰本吾身之津液，随气运行。气若平和，津液流布，百骸受其润泽，何致成痰为病？苟气失其清肃，而过于热，则津液受火煎熬，转为稠浊，或气失其温和，而过于寒，则津液因寒凝滞，渐致凝结，斯痰成矣。"（《医碥·痰饮》）

痰、瘀病邪的产生，都与脏腑气血失和有着密切的关系，是气血失和的产物。

8. 治疗目标的"以平为期"

治疗的目标是使阴阳气血的关系重新回到阴平阳秘的状态，也就是气血冲和的状态。朱丹溪曾言："气血冲和，万病不生。一有怫郁，诸病生焉。"（《丹溪心法》）虽然朱丹溪的论述重点在于气郁衍生气血不和从而发生疾病，但是也从另一个角度说明人体的正常生理活动有赖于气血功能的协调来保持，气血失和，则必然会导致疾病的发生。因此，在疾病的辨治中笔者强调，在阴阳、表里、寒热、虚实的基础上，重在审视气血的状态，"气血就是阴阳"。在气的层面，依据脏腑、经络的特性，补气之虚，泄气之郁，理气之逆，使得人体的气机得以恢复正常，则血行顺畅，机体得以荣养，人体脏腑功能正常；在血的层面，补血之亏，散逐血瘀，则可以使得新血生、旧血去，脏腑得以荣养，气有所依托、生化。

三、从三焦辨证看中医整体观

整体观是中医学的基本特征之一，它体现了中医学独特的世界观，其从宏观的角度阐明人体本身、人与自然、人与社会之间的联系以及统一性。三焦辨证的学术渊源可以追溯到《内经》时代，经历了历代医家的阐释和发挥，直至清代，吴瑭创立三焦辨治体系，以三焦概括脏腑，分论三焦、脏腑的功能特点，借以阐释温病的传变规律，弥补了卫气营血辨治的不足，从而使得温病的辨治体系更加完善。三焦辨证以三焦划分脏腑，并概括为"上焦如雾""中焦如沤""下焦如渎"，将上焦心肺、中焦脾胃、下焦肝肾与膀胱等脏腑依据功能特性从协调配合的角度进行关联，形成了"三焦为纲，脏腑为目"的辨治思想体系，这也体现了中医学的整体观，进一步地阐释了人体脏腑功能之间的联络，以及生理和病理状态下的统一，是人体本身"整体观"和辨治"宏观论"的体现。

1．中医学的整体观

整体观是中医学的根本特征。中医学是我国古代劳动人民在长期的生产实践活动中，在对生老病死的观察及与疾病做斗争中逐渐形成的一门科学。其将人的生理和疾病放置在自然和社会的背景下进行认知，这使得中医学在辨治疾病时具有更加突出的整体观和宏观论。"古者，民茹草饮水，采树木之实，食蠃蚨之肉，时多疾病毒伤之害，于是神农乃教民播种五谷，相土地，宜燥湿肥硗高下，尝百草之滋味，水泉之甘苦，令民之所辟就，当此之时，一日而遇七十毒。"（《淮南子·修务训》）《黄帝内经》就是古人"上穷天纪，下极地理，远取诸物，近取诸身，更相问难"（《重广补注黄帝内经素问序》）的著作。认识和辨治疾病更应当做到将人置于人与自然、社会的背景之下，否则必然出现"动手便错"的状况。正如明代方孝孺所言："天下之疾，万变无穷，而风气古今之殊，资禀厚薄之异，服食之品，劳逸之差，静躁之度，奉养，嗜好，居处，习业，所遭之时，所遇之变，人人相悬也，苟非深思博考以周知其故，而欲按既试之法，铢比而较之，此奚用乡射之仪于临敌制变之顷哉，其取败必矣。"（《原医》）

2．三焦辨证

《内》《难》之时多以伤寒统温病，之后，仲景《伤寒杂病论》以六经阐释伤寒，然重于伤寒，轻于温病，以至于后世医家多以伤寒法治温病。刘河间以"寒凉"立论，明代王安道始言"温病不得混称伤寒，因伏热在内，虽见表证，惟以里证为多，法当清里热为主，佐以清表之法，亦有里热清而表自解者"，将伤寒和温病分开论述。至清代，叶、薛、吴、王诸家多有论述，尤其是《温热论》《温病条辨》的成书，标志着卫气营血辨证和三焦辨证理论体系的形成。

三焦在脏腑理论中是人体的一个"腑"，是六腑之一。历史上一直有着关于三焦"有名无形"和"有名有形"的争论，直至今日尚无统一定论，然而这并不影响我们对于三焦以及三焦辨证的认识。

关于三焦的生理功能，一般被认为是通行元气和运行水液，"三焦者，原气之别使也"（《难经·六十六难》），"三焦者，水谷之道路，气之所终始也"（《难经·三十一难》）。《黄帝内经》对于三焦的生理功能做了详细的论述："上焦出于胃口，并咽以上，贯膈而布胸中，走腋，循太阴之分而行，还至阳明，上至舌，下足阳明，常与营俱，行于阳二十五度，行于阴亦二十五度，一周也，故五十度而复大会于手太阴矣。""中焦亦并胃中，出上焦之后，此所受气者，泌糟粕，蒸津液，化其精微，上注于肺脉，乃化而为血，以奉生身，莫贵于此，故独得行于经隧，命曰营气。""下焦者，别回肠，注于膀胱而渗入焉。故水谷者，常并居于胃中，成糟粕而俱下于大肠，而成下焦，渗而俱下，济泌别汁，循下焦而渗入膀胱焉。"（《灵枢·营卫生会》）三焦的生理功能可概括为"上焦如雾，中焦如沤，下焦如渎"（《灵枢·营卫生会》）。据此可知，上焦包括心肺，生理功能主要是宣陈输布精微物质以充养人体，正所谓"上焦如雾"；中焦包括脾胃，生理功能主要是腐熟水谷，化生水谷精微，正所谓"中焦如沤"；下焦包括肝肾、大小肠、膀胱，生理功能主要是渗利泌别以及排出糟粕，正所谓"下焦如渎"。

　　按照解剖部位进行三焦脏腑的划分，肝脏本来应该归属于中焦，然而在温病传变时候，温热病后期所出现的证候，多是肝肾的证候，而且精血同源，肝肾一体，因此吴瑭将肝脏在生理功能的层面上划归到下焦，这也是放下三焦"形名"争论，注重在三焦"功能"层面的理解，进而完善了三焦辨证体系。吴瑭"三焦辨证"体系是以三焦为纲、脏腑为目的辨治框架，在三焦"分类"的基础上，依然注重脏腑之间的相互协同作用。如心肺居上焦，能够输布精微荣养全身，这是二者的协同作用，又有"肺主气属卫""心主血属营"的脏腑个性。脾胃同居中焦，又有"胃主受纳水谷""脾主运化"的区别。这样就从宏观的人体、三焦以及各脏腑具体的生理功能三个层次对于疾病进一步细化，达到精准的定位和辨证。同时又结合了卫气营血辨证和不同"病（病名）"的特征进行区分，弥补了"卫气营血辨证"的不足，更加完善了温病学的辨治体系。

　　三焦辨证的创制和阐发基于"温热病"，这是历代医家温病临床实践的结果。在历史长河中，疾病谱随着社会的发展而不断变化。如仲景时代生产力低下，民众衣食堪忧，且有连年战乱，故多"伤寒"，因此仲景倡"六经辨证"，著《伤寒杂病论》。明清之际，生产力较汉代大有发展，且经历了历代医家不停地探索和临床实践，温病学派逐渐成形，才有叶、薛、吴、王等温病学家，也才有《温热论》《温病条辨》等温病学巨著。这是社会发展的产物，也是人与社会相统一的体现。吴瑭上承先贤，下而临证，真正地做到"进与病谋，退与心谋"，创"三焦辨证"，以人身为整体，以三焦对脏腑进行归类，又以脏腑为根本，旁参卫气营血及六经辨证之法，以病名为目，条分缕析，对温病进行了梳理总结，这完善了理法方药体系，也是人体整体观的体现。

在实际的临床实践中"三焦辨证"同"六经辨证"一样，并非单用于外感热病的辨治，也可以用于临床内科杂病的辨治，因为其辨治的落脚点是脏腑气血。或言，三焦辨治临床上多适用于"湿温病"的辨治，然而依余所看，现在社会发展，民众衣食丰足，且少有辛劳，多食肥甘膏粱厚味，再者生活及工作压力巨大，多有所愿不遂或隐曲难言的情况，从而导致多食伤脾、气郁伤脾的状态，脾虚则气血生化乏源，内生痰湿病邪，引发诸般疾病，因此完全可以应用三焦辨证的思想对于内科疾病进行辨治。

可以说"三焦辨证"不是单纯为温病而立，它是中医学整体观在温病学辨治中的具体体现，同样也可以依据整体观的辨治思维，将"三焦辨证"应用于内科疾病的辨治中。

四、从卫气营血辨证看气血形层和辨治

卫气营血辨证是外感温热病的主要辨证方法。清代名医叶桂

对卫气营血辨证进行了详细且系统的阐述，是对温病发生、发展、传变的规律性总结。如"温邪上受，首先犯肺，逆传心包。肺主气属卫，心主血属营"(《温热论》)。指出了各个阶段的症状和病机特点，如"风夹温热而燥生，清窍必干，谓水主之气不能上荣，两阳相劫也；湿与温合，蒸郁而蒙蔽于上，清窍为之壅塞，浊邪害清也。""营分受热，血液受劫，心神不安，夜甚无寐，或斑点隐隐。"(《温热论》)并确定治法及指导用药，如"大凡看法，卫之后方言气，营之后方言血，在卫汗之可也，到气才可清气，入营犹可透热转气"。

卫气营血辨证作为辨证论治的"工具"之一，同六经辨证、八纲辨证、脏腑辨证、三焦辨证等辨证方法一样，都是对于疾病特征的归纳与总结，虽然各具特点及适用范围，但其根本是对于人体的整体认识，自然也可以广泛应用于临床辨治。正如六经辨证，虽是张仲景在《伤寒论》中所倡导，然而六经不单用于辨治伤寒，对于内伤杂病的辨治也有着巨大的指导意义，卫气营血辨证亦如是。外感温热邪气侵袭人体后，病邪作用于人体，产生不同的症状，由于病变脏腑不同，处于的阶段不同，其病机特点也不同，如"伤阴""耗气""动血""阻遏气机""痰邪阻滞"等，这些特点也广泛见于除外感热病之外的疾病之中，因此说卫气营血辨证虽为温病所设，却不独为温病所用，可以用于临床各科疾病的辨治。例如血液系统疾病就可参照"血分证"进行辨治，脑卒中所致的昏迷、谵妄可以参照"营分证""血分证"进行辨治。

卫气营血辨证将外感温热病邪侵袭人体之后的传变总结为卫分证、气分证、营分证、血分证四个阶段，然其本质是气血辨治。《温热论》言："肺主气属卫，心主血属营。""属，连也"(《说文解字》），有统属、关联的意思。因此，肺主气，气统属卫，而卫归于气中；心主血，血统属营，营含于血中。卫与气、血与营本是一体，因此说卫气营血辨证的本质是气血辨证，只是在此基础上进一步细化，而便于临床识别疾病的深浅层次。卫气营血辨证或者说气血辨证就是层次辨证，也就是脏腑功能与脏腑实质层次的区别，在卫分证和气分证只是功能的改变，病情尚轻，等到深及营分与血分，则是损伤到了脏腑实质，病情较重了。

　　在卫气营血的阶段划分中，表热证在则有卫分证，身热壮盛、舌绛、发斑、神蒙则为营分，不在卫、不在营则是气分证，出血动风则病在血分。在疾病的诊断治疗过程中，不能脱离开脏腑而单独地进行卫气营血形层辨证，这也是所有辨证论治方法的共同特点。"治病必求与本"，本者，阴阳也。阴阳的对应属性之一就是气血，气为阳，是为功能，血为阴，是为本质；阴阳互根互用，气血亦是互根互用，反映在脏腑上则是脏腑气机的升降出入正常。血作为阴性的物质，是脏腑的物质属性。在气的固摄作用下血聚成形，形成具有独特功能的脏腑器官。同时血为充养、承载气的基础，也是气所作用的物质。气血的旺盛、顺畅、冲和是人体生理功能正常、不产生疾病的前提，疾病的产生必是气血失和的结果。因而临证之时，必须详审气血的盛衰，详审病机，知犯何逆，气血同治，才能使得疾病快速痊愈。

五、金木同治理气机

　　人体是一个以脏腑为中心，通过经络联络官窍、肌肉、筋脉、骨骼的整体，人体的气机状态是各个脏腑气机状态整合的结果。人体脏腑，有赖于气机的升降出入，实现各个脏腑之间的协同与调和，实现脏腑的上下相济、动静相召，实现血液、阴精的疏布和濡养，从而维持人体的平衡。《黄帝内经》言："非出入，无以生长壮老已；非升降，无以生长化收藏。"(《素问·六微旨大论》)"流溢之气，内溉脏腑，外濡腠理。"(《灵枢·脉度》)如果气机运行出现障碍则出现疾病，"出入废则神机化灭，升降息则气立孤危"(《素问·六微旨大论》)。

人体的气机升降出入与五脏六腑皆相关联，尤其与肝、肺二脏关系密切。肺、肝二脏都是以血为体、以气为用的脏腑。肺居于上焦，主气，司呼吸，聚宗气，朝百脉，助心行血，其功能特性体现在肺的宣发肃降。肝脏居于膈下，肝为刚脏，主藏血，体阴而用阳，主气机疏泄。正如叶桂在《临证指南医案》中讲的"肝从左而升，肺从右而降，升降得宜，则气机舒展"。

人体清气的升发，浊气的下降，以及脏腑功能、气血津液的运行，都依赖肝脏与肺脏对于气机的调整。肺的宣肃体现在"南北升降"，肝的疏泄体现在"东西出入"，肝肺共同调节人体气的升降出入，共同形成气机的枢纽。肝肺气机升降得当则气机舒展，气血运行和脏腑功能正常，反之则百病丛生。如肺清肃功能障碍，进而升降气机也将壅塞，导致人体患病。如肝脏升发太过，则会出现"气有余便是火"的状态，一者可以导致肺气不降，二者可以导致出入失常，三者可以导致风木太过，内生风邪，也就是形成了"左升太过，右降无权"的局面。

笔者在治疗疾病过程中，疏理气机常用柴胡、枳壳二药。柴胡性升散，能够疏肝升阳，"行肝经逆结之气"，能够疏利机枢以退热，疏理郁结之肝气，且能升发肝气。在用量上，退热用量当大，每用20～30g；用于疏肝则需要中等剂量，10g左右足矣；若用于升发肝气，则用量宜小，3～5g便好。枳壳能降气宽中，"治胸中痞塞，泄肺气"。柴胡与枳壳配合，一升一降，调理气血，行气开郁，使得气血运行和畅。对于常见的肝经郁热证，可用黄芩、夏枯草两药相合。黄芩苦寒清肃，能够泻肺中的邪火。夏枯草"苦能泄降，辛能疏化，温能流通，善于宣泄肝胆木火之郁窒，而顺利气血之运行"（《本草正义》）。两药合用，清肝泻肺，和畅气机。

调整肝肺气机，则人体的气机上下内外、出入升降正常，津液、血液疏布正常，脏腑气血自然能够冲和无碍。

六、痰瘀同治理痼疾

疑难病是中医临床上最常遇见的问题，也最能考验医生临证辨治能力。疑难病不是单指某一种疾病，而是对致病因素复杂、治疗难度大、久治不愈的一系列疾病的统称。疑难病，中医古籍中称之为"痼疾"。痼，指的是经久难治、顽固不愈的疾病。张仲景对痼疾的治疗提出了思路，"夫病痼疾，加以卒病，当先治其卒病，乃后治其痼疾。"（《金匮要略》）。

疑难病具备虚实夹杂、阴阳偏颇、多脏虚损、寒热错杂等特点，临床辨证困难，无从下手，抑或是辨证明了，然而却屡治不效。余临床上多采用气血辨证之法，痰瘀同治，临床上取得了良好的效果。

痰邪和瘀血是导致疑难病久治难愈的关键，其根本因素是气血失和，因此在疑难病的辨治中尤其强调和畅气血、祛痰散瘀，使脏腑功能重归于"阴平阳秘"的状态，则疑难之病自是"不难"。

1. 痰邪为病

历代医家对于痰邪致病，尤其是导致疑难痼疾多有论述。"一切怪病，此皆痰实盛也"（《寿世保元》），"痰所以生异证"（《医学入门》），可见痰邪和疑难痼疾之间关系密切。之所以产生各种疑难痼疾怪病且对人身各个部位均有影响，沈金鳌云："痰之为物，流动不测，故其为害，上至颠顶，下至涌泉，随气升降，周身内外皆到，五脏六腑俱有。"（《杂病源流犀烛》）他认为："变怪百端，故痰为诸病之源，怪病皆由痰成也。"林珮琴云："痰则随气升降，遍身皆到，在肺则咳，在胃则呕，在心则悸，在头则眩，在肾则冷，在胸则痞，在胁则胀，在肠则泻，在经络则肿，在四肢则痹，变化百端。"（《类证治裁》）可见痰邪可以遍及全身脏腑、经络、四肢、官窍，从而引发诸多疾病，疑难痼疾亦是如此。针对痰邪所致疑难痼疾怪病的治疗，楼英指出："百药无效，痰也。"（《医学纲目》）朱丹溪也言："病似邪鬼，导去滞痰，病乃安也。"（《丹溪心法》）

痰邪是脏腑气血失和的产物，因此对于痰邪的治疗应以调和气血为根本，祛痰为关键。

2. 瘀血为病

疑难痼疾怪病多是病程日久，迁延不愈，病因复杂，症状万端，治疗颇为棘手。

人身秉气血充养，血行和畅则百病不生。内伤、外感乃至跌仆损伤等因素均可引发疾病，早期疾病尚且轻浅，容易治疗，病程日久，脏腑气血失和，则血脉瘀阻，难免形成痼疾，正所谓"久病成瘀""久病入于络入于血"。又因血脉遍行周身，内自脏腑，外至毛窍，上着颠顶，下及涌泉，莫不受累，故瘀血所致疾病症状变化多端，于头可见头痛、头晕、偏枯，于胸膈可见胸痹、惊悸，于脘腹可见胀满、癥瘕，于四肢可见拘挛、痿软，诸般症状，不一而终，正如李梴所言"血为百病之胎"。瘀血可以引发诸多疾病。久病在血，涉及全身脏腑、官窍、经络、四肢，疑难痼疾怪病莫不与瘀血有关。

内因、外因乃至不内外病因，伤及人体总不离气血，病在气在血都可以引起瘀血的发生。在气，气虚、气滞、寒凝、湿滞，在血，血虚、血热，扑跌损伤，都可以引发瘀血的产生。王清任曾对因虚、因寒热而瘀进行了论述："元气既虚，必不能达于血管，血管无气，必停留而瘀。""血受寒，则凝结成块；血受热，则煎熬成块。"（《医林改错》）

清代叶桂曾有"其初在经在气，其久入络入血"的论断。他认为，疾病的早期只是损伤了人体的功能，也就是停留在"气分"的功能阶段，即便是影响到"血"亦是比较轻浅，通过及时针对病因的治疗能够很快治愈；然久病伤及"血分"，就是损伤到了脏腑实质，血脉凝结，或在脏腑瘀结已久，病证痼结，难有向好。瘀血也可形成癥瘕，甚或癌肿，危及生命；或影响神机，表现为诸般精神情志病变；或消耗脏腑气血，致使形体枯槁羸弱。既是疑难痼疾，久病必致虚损、虚实错杂，因此笔者主张"治病必求于本"，本即气血。后天脾为气血生化之源，因此治瘀血"重本贵脾"，以脾胃功能为辨证基础，分析气血的盛衰壅滞，进而选方用药，达到"气通血活"的治疗目的。清代医家傅山言："久病不用活血化瘀，何除年深坚固之沉疾，破日久闭结之瘀滞？"时时注意固护脾胃之气，也可为祛瘀奠定治疗基础。

3. 痰瘀同治理痼疾

疑难痼疾与痰邪、瘀血关系密切，单纯痰、瘀为患的疑难杂症少之又少，多是痰瘀同病，且是痰瘀胶结。痰邪为患，必是阻遏脉道，瘀血必生；瘀血为患，气机不畅，气化失司，必生痰邪，进而痰瘀互结，狼狈为患。因此对于疑难杂病的治疗应强调"气血为本，痰瘀同治，贵脾扶正"的辨治思路。

在辨证之时，首先要审视病在气（功能）、在血（脏腑）。疑难杂症必是深及脏腑，辨治时不能忽略脏腑整体之间的联系以及气机的调畅。次辨病邪，审视痰、瘀轻重。在诊治之时笔者重视舌诊，认为舌象能够充分反映病邪之深浅和疾病的进退，能够指导临床。又因脾胃为后天之本，气血生化之源，久病疑难痼疾，虽有痰瘀病邪存在，然气血必虚，因此临证用药时时强调扶助脾胃，使得生化有源，气血源源不绝，即便是攻伐痰湿、瘀血，也力求"邪去其七八分"，待自身气血调和，则顽疾可愈，正如王清任所言："能使周身气血通而不滞，血活而不瘀，气通血活，何患疾病不出除。"（《医林改错》）

七、健脾补肾辨治老年病

老年病又称老年疾病，指的是人在老年期所患的或者与衰老有关的并且具有自身特点的疾病。随着社会的发展，人民群众的平均寿命不断延长，高寿的人群在不断增大，因此老年病的发生也在增加。进入老年期后，人体的组织器官进一步老化，各个脏器功能逐渐出现障碍，从而发生老年病。

老年病的发生具有明显的年龄特点，表现为：①老年病是多种因素综合作用的结果，并非仅有一个病因。②老年病的病程长，病势缠绵，恢复缓慢，甚至在特定情况下会突然恶化。③老年病没有明显或者典型的症状和体征，发病较为隐匿，疾病早期不易被察觉，出现症状后症状呈多样化。④即使是同一种疾病，在不同的个体上也会表现出差异。⑤多是几种疾病同时兼夹。

正是因为以上特点，在辨证论治的时候必须将疾病置于老年患者的基本体质因素和脏腑功能状态这一基础上进行分析，立法处方乃至选药用量都要全面考虑，才能真正地做到祛邪扶正，使得脏腑气血平和。

老年病的发生与先天后天都有着密切的关系。先天禀赋充足与否和后天饮食调摄都会对人的体质形成巨大影响，形成个体不同的体质基础，在此基础上，随着年龄的增长，机体逐渐衰老，因而罹患不同的老年病。患者基本的体质背景才是老年病发生的基础。因此笔者对老年病的辨证论治尤其重视先天之本"肾"和后天之本"脾"，倡导健脾补肾法治疗老年病。又因老年人气血亏虚，脏腑功能衰退，难耐峻补、攻伐，因此治疗上无论是健脾还是补肾，均应当以调为主。

1．补肾重少火

肾脏为水火之宅，寓真阴，含真阳，五脏六腑之阴，非肾阴不能滋，五脏六腑之阳，非肾阳不能温，人的生长发育、脏腑气化都根本于肾，因此又称肾脏为"五脏阴阳之本"。人身之肾中精气阴阳始得于父精母血，又赖后天水谷精气滋养，正所谓"先天生后天，后天养先天"。进入老年之后，脏腑功能衰退，肾所受的五脏之精逐渐减少，肾脏不再"受五脏六腑之精而藏之"（《素问·上古天真论》），则肾中阴阳不足，脏腑功能失常，出现老年病。

老年病，无论中风、喘咳、痹证，还是水肿、消渴等，均系脏腑气血失衡，不复冲和所致，其根在肾。笔者认为，辨治老年病，切不可忘记阴阳根本，又老年人体衰，病情复杂，不能够强行进补或者猛力攻伐，只能徐徐图之。《内经》云"少火生气，壮火食气"（《素问·阴阳应象大论》），张介宾也说"阳和之火则生物，亢烈之火反害物，故火太过则气反衰，火平和则气乃壮"

(《类经》)，因此补肾之时，切不可只补阴或者只补阳，又不可大剂量附子、肉桂、阿胶、龟板等。

曾治疗一例肺胀患者，男，70岁，"慢性阻塞性肺疾病肺气肿"病史20余年，每遇气候突变容易急性加重。平日频频咳嗽，咳清稀白痰，活动后气喘，双下肢轻度水肿。曾于市内某中医处服用参苓白术散加减汤剂月余，效差。左尺脉沉细，右关滑，尺脉沉，舌红，苔白水滑。处以"金匮肾气丸（水蜜丸）"，每次5g，每日2次，早晚口服。2周后复诊，咳痰症状减轻，双下肢水肿基本消失，活动后气喘，仍咳嗽。嘱患者继续服药，2个月后随访，患者活动后气喘症状减轻。该案中，用金匮肾气丸治疗"肺胀"特点有二：其一，患者年老久病，且患者在缓解期，故用丸药缓缓治疗，而非用汤药急治。其二，患者曾用培土生金之法治疗效果欠佳，可知久病及肾，因此选用金匮肾气丸口服，不求速效，而侧重在缓缓图之，步步为营。金匮肾气丸于阴中求阳，逐渐助长生机，也有"少火生气"之义。

2．健脾重气血

脾胃为后天之本，气血生化之源，五脏六腑皆赖脾胃运化的水谷精微充养，才能够发挥正常的生理功能。脾居中焦，与人身气机升降出入关系密切，肝气之左升，肺气之右降，心气之部表，肾气之治里，都需要依赖脾胃之气的斡旋。"中枢旋转，水木引之左升，火金引之右降"（《素问释义·玉机真脏论》），"能使心肺之阳降，肝肾之阴升"（《格致余论·鼓胀论》）。因此，气血的化生，气机的条畅，都与脾胃关系密切，脏腑官窍的形成和生理功能的维持有赖于脾胃功能的正常。随着年龄增长，脏腑功能衰退，必定会影响到气血的化生和气机的运行，更甚者会衍生瘀血、痰饮等病邪，从而产生疾病。

　　随着年龄的增加，老年人脾胃功能减退，因而食量逐渐减少，且老年人多有思虑，每每使得脾气郁结，气机失常，最终导致气血生化不足，脏腑官窍、四肢经络失养，气郁使得百病丛生。黄元御云："中气衰则升降窒，肾水下寒而精病，心火上炎而神病，肝木左郁而血病，肺金右滞而气病……四维之病，悉因于中气。中气者，和济水火之机，升降金木之轴。"（《四圣心源·劳伤解》）健运补益中土，使得脾胃运化功能增强，气血生化有源，卫外坚固，外邪则不易侵袭。气血充盛则脏腑坚实，气机条达则不易形成痰饮、瘀血等病邪。健运脾胃，气血充盛和畅，气血冲和，则疾病自然能够治愈。

　　曾治疗一结肠癌患者，72岁，既往有"脑卒中"病史，遗留偏瘫，素日乘轮椅生活。因突发"消化道出血"诊断为"结肠癌"，不具备手术及放化疗条件，西医预言其寿命仅余3个月。时患者仅觉轻度腹胀，大便不畅，质地略干燥，排出无力。左关略滑，右关尺沉，舌质暗，舌苔薄白。方以香砂六君子汤加当归30g，生白术用40g。患者服药2周后腹胀缓解，纳食正常，大便亦通畅，其后患者守方长服。18个月后患者因消化道出血去世。

　　该案之中，腹胀、便秘皆有肿瘤的影响。腹胀与便秘的产生都是因为气血不和，又六腑以通降为用，肠腑气血充养，气机调畅，方能传导有权。患者久病体弱，因而从脾论治，以香砂六君子为基础，健运脾胃，又加当归和血，大量白术健脾行津，与当归相互作用，从而使得脾气健运，气血生化有源，气机和畅，从而症状好转，可带癌延年。

　　综上而言，老年病的辨治要"贵脾重肾"，采用健脾补肾之法，这正是抓住了肾者阴阳之根本、脾者气血之根本。

八、从血论治皮肤病

中医素有"内不治喘，外不治癣"的俗语，可见皮肤疾患的顽固与难治性。皮肤疾患常见的症状有斑疹、瘙痒、脱屑、风团等，可以发生在任何人群、任何季节，许多患者久患癣疾（如牛皮癣），迁延不愈。外感六淫、内伤七情都可以导致皮肤疾病，现在皮肤病多从"毒邪""湿邪""风邪""血燥"等辨治。

皮肤病的病位在"血"，只有内在气血发生了病变，才会诱发外在的皮肤疾病，正如赵炳南教授所言："皮肤疮疡虽形于外，而实发于内。没有内乱，不得外患。"这也是对"有诸内者，必形诸外"（《丹溪心法》）论断在皮肤科疾病中的阐释。只有气血失和，才会给外邪、内伤等病因以可乘之机，而引发皮肤疾病。

对于瘙痒、脱屑、斑疹、风团等的辨治，应当从气血入手，首重气血阴阳的辨识。气血都是由水谷精微所化生，并且为人的生理活动提供营养，尤其是血，对人身的脏腑、官窍、筋肉、皮毛起到荣养作用，即《难经》所说的"血主濡之"。临床无论是血液本身的亏虚、瘀滞，或者外邪、内伤引发气机郁滞进而导致的血液循行障碍，都会引发皮肤疾病。在诸多皮肤疾病的症状中，瘙痒多因风，风有内外，外者无外乎六淫之中的风邪，风邪之所以袭中人身，皆因卫外不固；内风的产生原因则是血虚不养，水不涵木，化生内风。疮疡斑疹，初始红肿热痛，则是血热蕴结肌肤，日久则在肌肤表面形成色斑、硬节。血虚则可以见到肌肤干燥、皲裂、脱屑、瘙痒，这是因为血不能润养肌肤所导致，如刘河间所说："诸涩枯涸，干劲皴揭，皆属于燥。"（《素问玄机原病式》）因此，皮肤病治疗重在于血，在于凉血、养血、活血三法。

痤疮好发于青年人，是以颜面部、胸背部毛囊皮脂腺为单位的慢性炎症性皮肤病。笔者主张使用清热凉血、软坚散结法治疗。青年男女患痤疮可以有多种因素，例如青春期激素水平（青年人肾气充盛）、饮食不节、生活不规律、情志不遂、工作压力大等。患者痤疮多是新旧皆有，循环生成，陈旧者颜色变暗，形成皮下硬节，经久不散，新发者颜色鲜红，基底肿大，质地坚硬，间有部分破溃渗液。以面颊、鼻部、下颌、颈部多见，头为诸阳之会，可见是血中阳热亢盛，冲发肌肤而成。因此治疗当用"釜底抽薪"治法，直折其势，清血中之热，兼顾久病蕴结在皮肤脉络中的瘀血，消散结节。又因病在头面肌肤，因此笔者多选轻清之品，如金银花、连翘、荆芥、防风清热解毒祛风，牡丹皮、赤芍、生地黄、黄芩清热凉血，消瘰丸（玄参、生牡蛎、浙贝母）、白鲜皮、海桐皮入血分，泻火清热祛风。

曾治一老年患者，既往糖尿病史20余年，皮肤瘙痒多年，曾辗转市内多家医院，诊为"糖尿病并发皮肤瘙痒"，内服、外用多种药物，效果欠佳。患者周身皮肤瘙痒，干燥，并无脱屑，毛发枯少，舌质红，舌苔少，脉细，左关略弦。考虑为消渴病皮肤瘙痒，阴虚化风，遂投用养血息风方（经验方）以滋养阴血，涵木息风止痒，药用：熟地黄20g，赤芍15g，何首乌15g，肉苁蓉12g，当归15g，牡丹皮12g，桃仁10g，墨旱莲15g，荆芥10g，防风10g，海桐皮15g。服上方7剂，患者皮肤瘙痒症状大减，夜能安卧。继服30余剂，皮肤瘙痒症状完全缓解。

九、治脑血管病须建立病证结合体系

病证结合为现代中医临床的主要思维模式，按照标准规范治疗，充分发挥中医药的优势，就能够提升临床疗效。治疗脑血管病也不例外。建立脑血管病病证结合体系，可以便于年轻医师掌握中西医结合治疗脑血管病的理论和病证思路，从中西医两个方面把握脑血管病的发展规律和不同阶段、不同个体的中医病证类型，提高年轻医师运用中医疗法治疗脑血管病的准确性和工作效率，更好地服务于患者。

病证结合包含两个方面：一是中医病名加中医辨证。《伤寒论》中不仅辨六经病，还"观其脉证，知犯何逆，随证治之"，强调辨证，例如真武汤方证可见于太阳病和少阴病，吴茱萸汤方证可见于阳明病、厥阴病和少阴病。《金匮要略》也以病名作为篇名，并据此辨证处方。这可谓是病证结合在临床运用的鼻祖，同时也体现了异病同治和同病异治辨证思想。二是西医病名加中医辨证。现代中医临床大多采用这种模式，这是当下中医临床的主流。病证结合既要考虑疾病的病理、病性、病位等疾病层面，也要顾及症状、体征、舌脉的证候层面，既要明确西医的病，还要辨清中医的证。

脑血管病病证结合体系的建立，需要收集大量资料，包括临床症状、体征和检验资料，总结概括脑梗死、短暂性脑缺血发作、脑出血等脑血管病急性期、恢复期和后遗症期常见证候类型，并根据其不同证候类型确定不同的治疗方法，选用相应的方剂，同时还要有不同的调护措施，以建立基于症状体征、客观指标、临床结局指标、安全性指标和终点事件发生率等方面的立体评价体系，形成以现代医学疾病为纲，以中医证候类型为目，参考现代医学各种检查结果进行据证选方用药的脑血管病病证结合诊治思路。将该体系通过对脑病科医师进行培训后用于临床，不断总结和分析该体系的应用效果和存在的问题，逐渐完善，不断提高证候诊断的准确率。

脑血管病病证结合体系的建立有利于统一标准，便于对临床活动的同质化管理，利于不同单位之间的交流，便于开展多中心的临床观察和研究，最终提高脑血管病的救治水平。

十、中风病病因病机分析

中风是以猝然昏仆，不省人事，伴有口眼㖞斜，语言不利，半身不遂，或不经昏仆而仅以㖞僻不遂为主要特征的一种疾病。多由忧思恼怒、饮食不节、恣酒纵欲等，以至阴阳失调、脏腑失和、气血错乱所致。因本病起病急剧，变化迅速，与自然界善行而数变之风邪特点相似，故古人以此类比，名为中风。近年来，中医在中风病的防治，尤其在中风病的文献整理、古今临床经验的继承、辨证论治规律的探讨、诊疗标准的规范和研究、单方验方的验证、预防护理调摄的观察总结以及给药途径和康复治疗等方面取得了长足进展。

1. 中风病病因

（1）情志郁怒：情志郁怒是诱发中风的重要原因。思虑过度，情绪紧张，气机郁滞，五脏失和，气机失宜，都可导致风从内起而导致中风病发生。故调节情志，对预防本病意义十分重要。《灵枢·百病始生》说"喜怒不节则伤脏"，即七情太过，超过人体生理调节范围，则会伤及内脏，诱发疾病。

中风之病，以老年为多。其因是，人一旦进入老年期，天癸数穷，体质由盛渐衰，表现为气血不足，形体虚羸，骨质疏薄，精神减耗。在心理上又多性格孤僻，易于伤感。因此，任何不良精神刺激，都会使老年人"伤心"，从而诱发中风。

（2）饮食不节：饮食不节，也是诱发中风的原因之一。生冷恣意，辛辣无度，过食肥甘醇酒，导致脾失健运，聚湿生痰，痰郁化火，引动肝风，夹痰上扰，可导致本病的发生。尤以酗酒诱发最烈。脾胃对饮食的运化和摄纳功能渐衰。正如宋代陈直所说："老人脾胃虚薄，不能消纳。"脾胃虚衰，饮食入少，生化无源，元气不充，故宜"先备饮食，调五脏六腑"。清代罗福至在《延龄篡要》告诫人们，"纵酒戕命"，"嗜味致痰"，"酸咸辛苦、生冷粗硬、饔腐煎炒，当之所节"，"勿食烟茶，伤胃损神"，主张"淡茹饮薄""新鲜食蔬，最可常餐"，"能疏通百脉"。

（3）劳累过度：过度劳累亦是诱发本病之因。《素问·生气通天论》曰："阳气者，烦劳则张。"即指人身阳气，若扰动太过，则亢奋不敛。本病亦可因操持过度，形神失养，以致阴血暗耗，虚阳化风扰动为患。再则纵欲伤精，水亏于下，火旺于上，也可发生本病。故起居得宜，劳逸适度，顺应自然，则阴阳平衡，康健无病。

劳逸适度，对老年人来说尤为重要，历代医家也非常重视，有很多养生方面的论述。如唐·孙思邈指出："养生之道，常欲小劳，但莫大疲及强作不能堪耳。"又说："多思则神殆，多念则志散，多欲则志昏，多事则形劳，多语则气乏，多笑则脏伤……此十二多不除，则营卫失度，血气妄行，丧失之本也。"可见多方面的过度劳累都可使精气暗耗，阴阳气血失调，罹患中风。

（4）气候变化：中风病一年四季均可发病，但与气候季节变化，尤其寒热变化有关。如入冬骤然变冷，寒邪入侵，可影响血脉的循行。《素问·调经论》谓"寒独留，则血凝泣，凝则脉不通"，是以容易发病；或早春骤然转暖之时，正值厥阴风木主令，内应于肝，风阳暗动，亦可导致本病发生。故起居得宜，顺应四时，适寒温，是预防本病又一重要方面。《医学心悟·保生四药》曰："二曰慎风寒，人体之中，曰荣与卫。寒则伤荣，风则伤卫。百病之长以风为最，七十二候，伤寒传变，贼风偏枯，歪斜痿痹，寒邪相乘，经络难明，初在三阳，次在三阴……方其汗浴，切莫当风，四时俱谨，尤慎三冬，非徒衣厚，惟在藏精。"提示要当心风寒邪气的侵袭。尤其老年人，肾气虚衰，气血循行缓慢，在寒冷季节尤应注意保暖御寒，固肾藏精。

（5）积损正衰：高年之体，阴气自半，气血亏虚，或素体阴阳偏盛偏衰，或见消渴等大病久病之后，元气耗伤，脏腑阴阳失调，若遇诱因，则气血逆乱，直冲犯脑，发为本病。

2．中风病病机

（1）肝肾阴虚，内风动越：内风皆由脏腑失调而生。除火极可以生风外，肝肾阴虚，血虚液燥，亦可导致风阳动越而发为中风之病。《内经》曰："风阳通于肝"，"诸风掉眩，皆属于肝"。肝主藏血，体阴用阳；肾主藏精，为阴阳之根。精充则血旺，血虚则精亏，故有"精血同源""肝肾同源"之说。若素体阴虚阳亢，或将息失宜，操劳过度，精血暗耗，或恣情纵欲，房事不节，阴精亏乏等，均可导致肝肾亏损，水不涵木，木少滋荣，而肝阳偏亢，内风动越，发为中风。《中风斠诠》说："五脏之性肝为暴，肝木横逆则风自生，五志之极皆生火，火焰升腾则风亦动，推知而阴虚于下，阳浮于上，则以虚为暗煽，营血不充则风以燥而猖狂。"这里明确提出了火极可以生风，血虚液燥可以动风，内风旋转，必气火俱浮，迫血上涌，致成中风危候，可见肝肾阴虚，风阳动越是导致中风的重要机制。临床上肝之风阳上扰可见眩晕头痛，耳鸣目糊；内风鸱张则手足抽搐，强直拘挛；若风夹痰夹瘀闭塞清窍，则出现失语，黑蒙，吞咽困难，甚则神识昏蒙；若窜扰经络，则出现不同程度的单肢或半身肢体麻木、瘫痪、口眼歪斜诸症。

（2）情志过极，五志化火：五志化火亦是中医发病的病机之一。喜、怒、思、悲、恐乃人之常情，分别为心、肝、脾、肺、肾五脏所主。正常时乃是人对外界事物的本能反应，若五志过极，则可以化火伤阴而动风，火越旺，阴更伤，风欲动；阴越伤，火越旺，风火相扇，火助风威，风助火势，更能加重病情。刘河间《素问玄机原病式·六气为病》说："所以中风瘫痪者，非谓肝木之风实甚而卒中之也，亦非外中于风雨，由乎将息失宜而心火暴甚，肾水虚衰，不能制之，则阴虚阳实，而热怫郁，心神昏冒，筋骨不用，而猝倒无所知也，多因喜怒思悲恐之五志有所过极而卒中者，有五志过极，皆为热甚故也。"可见"心火暴甚""五志过极化火"是中风的又一重要发病之机。临床常见心火暴盛或肝阳暴亢所致阳升风动，血随气逆而上涌，蒙蔽清窍则突然昏倒，不省人事；风火相扇，痰热内闭症见面赤身热，气粗口臭，口噤不开，便闭舌燥诸症。

（3）湿浊内生，风痰阻络：中风之因较多，由痰浊为患者亦属常见。在中风病变中，痰所引起的病理损害很广，内可至脏腑，外可达经络，上下左右无可不到。无怪乎朱丹溪力主中风由于痰湿，其言中风"多是湿土生痰，痰生热，热生风也"，并具体指出："中风大率主血虚有痰……半身不遂，大率多痰。"久嗜酒肉肥甘多湿之品，或劳倦内伤脾胃，或肝阳素旺，横逆犯脾，而致脾虚运化失职，水湿内停而成痰。痰郁可化火，或阻滞经络，或痰迷心窍，致痰热血气并逆于脑而发中风。或肝阳素旺，引动肝风，风痰互结，窜扰经络，蒙蔽清窍，亦可引致中风。或素体内热，或肝郁化火，或久郁化火，或久瘀化热，火热上炎，煎熬津液而成痰，痰热互结，或窜扰经络，或扰蔽清窍，亦可引致中风。不难看出，中风之病与痰浊关系较为密切，故有"百病皆因痰作祟"之说。

（4）脏腑失调，本虚标实：本虚标实是对中风发病及其临床表现特征的高度概括。

所谓本虚是指脏腑功能的失调和脏腑气血阴阳的不足。随着年龄增长，生命活动已开始由旺渐衰，出现脏腑功能失调和气虚血亏等特征。《内经》有"四十岁，腠理始疏，荣华颓落，发鬓斑白，平盛不摇，故好坐；五十岁，肝气始衰；六十岁，心气始衰，血气懈惰，故好卧"等记述，表明人到四十岁左右开始衰老。当此之时，无论情志郁怒，或饮食不节，或劳累过度，或季节气候变化，或将息失宜等，皆可加重脏腑功能的失调和脏腑气血的亏损。正气不足，脉络空虚，风邪乘虚入中经络，气血痹阻，肌肉筋脉失于濡养；或形盛气衰，痰湿素盛，外风引动痰湿，闭阻经络，而喝僻不遂；或年老体衰，肝肾阴虚，肝阳偏亢；或思虑烦劳过度，气血亏损，其气耗散，复因将息失宜，致使阴亏于下，肝阳鸱张，阳化风动，气血上逆，上蒙元神，突发本病。可见本虚是导致中风的根本。正如张景岳所言"本皆内伤积损颓败而然"，他认为："凡此病者，多以素不能慎，或七情内伤，或酒色过度，先伤五脏之真阴"，导致"阴亏于前，而阳损于后；阴陷于下，而阳泛于上，以致阴阳相失，精气不交，所以忽而昏愦，猝然仆倒"。

所谓标实是指中风表现出的临床证候以邪实为主。如中经络中的肝阳暴亢、风火上扰证，痰瘀阻络、气虚血瘀证等，中脏腑中的风火上扰清窍证、痰湿蒙蔽心神证、痰湿内闭心窍证等，皆表现出邪气盛实的外候。

掌握本虚标实之中风的病机，对于指导治疗和预防有非常重要的意义。

（5）气血逆乱，瘀血内阻：瘀血在中风发病中，既是多种病因作用之病理产物，又是产生中风的直接病因。瘀血既可瘀于脉外，亦可瘀于脉中，既可瘀于脑络，亦可瘀于机体其他部位，从而形成和加重本病，甚至是导致后遗症的主要原因，所以瘀血在中风发病各个阶段均至关重要。瘀血理论的形成，始于《内经》，清代唐容川、王清任等医家都有详尽的论述，并广泛用于指导临床实践。瘀血之因种种，不外乎离经之血，未出体外，停滞于内；或脉中之血，痰火、湿热阻塞为瘀；或气虚，血失其帅，血行缓慢涩滞，滞于经脉为瘀；或脾气虚，失于统摄，络破血溢，积于局部为瘀；或内热炽盛，或过食肥甘化热，或嗜烟酒辛辣而动火，或五志之火内燔，或恣情纵欲，阴虚火旺，所化之火热灼络为瘀。血行瘀滞，阻塞络窍，表现出复杂多变的临床症状。

十一、脑小血管病认知障碍病机

脑小血管病所导致认知功能障碍及痴呆是血管性认知功能障碍和血管性痴呆的重要亚型。脑小血管病认知功能损害主要表现为注意力和执行功能减退，包括信息处理速度减慢，语言流利程度下降，有效而持续的注意力减退，延迟自由回忆能力下降等。其行为症状表现为淡漠、抑郁、情绪不稳。执行功能障碍可导致对日常生活处理能力下降。

脑小血管病认知障碍的临床症状复杂多样，但从西医角度讲，脑小血管病认知障碍属脑血管病，有着和脑血管病同样的发病机制和原因，多由生活起居失调、饮食不节、宿疾（原发性高血压、糖尿病、血脂异常等）不愈等导致动脉硬化而致。

脑小血管病虽多不属于中医中风范畴，但与中风有着相似的发病机制。又该病为老年病，老年身体健康取决于是否"天寿过度，气脉常通，肾气有余"（《素问·上古天真论》）。中风病机多以肝肾不足、脉络阻滞不畅为主，因脑小脑血管病认知障碍多为中风之始或轻型中风，肝肾亏虚多不显著，而痰浊阻滞者甚，故痰瘀浊毒阻滞经络，蒙蔽心窍及神明贯穿疾病的始终。

1. 参乎社会，病多痰湿为患

随着人民生活水平的提高，饮食结构和生活方式发生了巨大变化，人们饮食摄入增加，运动量减少，导致肥胖者增多。患者或嗜食肥甘、醇酒、厚味，或暴饮暴食，损伤脾胃；生活和工作节奏加快、竞争日益激烈导致人们或忧思伤脾，或情志抑郁，郁怒伤肝克脾；或久坐少动，脾阳不运。以上因素均可致痰湿内生，脉络瘀阻，气血津液运行输布受阻，髓海失其所养，则神明渐失所用，灵机记性可渐丧失，而发脑小血管病认知障碍。有鉴于此，笔者临床治疗中风和脑小血管病时经常运用调理脾胃之法，获效甚多。

2. 结合年龄，多兼肾精亏虚

肾为先天之本，水火之藏，寓真阴真阳，是一身阴阳之根本，五脏阴阳赖以滋润、温化的源泉。肾中精气盛衰，在人生长壮老已一生过程中起主导作用。

肾藏精，主骨生髓，脑为髓海，赖肾精以发育形成，并受肾所藏之先天之精及五脏六腑之精的濡养。人至老年，肾精渐亏，加之今人多饮食失节，劳逸失度，欲望较高，情志调摄失宜，心情浮躁，相火妄动，致内伤积损，精气亏虚，脏腑阴阳气血不足，肝肾渐虚，脑髓亦渐失所养，而发痴呆。故脑小血管病认知障碍多兼肾精亏虚之证。但是，由于人民生活的改善，脑小血管病认知障碍多为中风之始或轻型中风，肝肾亏虚常不显著。

3. 痰瘀蕴积，酿生浊毒乃肯綮

今人多痰湿之体，为病多痰湿为患。痰浊内生，壅塞经络清窍，脉络失畅，血由之瘀滞，逐渐形成痰瘀互结之势，诸邪蓄结壅积不解，湿痰浊邪郁而生热，浊蕴久聚成毒，浊毒诸邪复又阻伤经络，败坏脑髓，神机失运，神明失用，而发为痴呆。另外，浊毒可伤及五脏，上扰心神，心主神明之职失司，亦可导致痴呆发生。

笔者临床发现脑小血管病认知障碍患者多见痰浊、痰热壅盛或风痰瘀阻的表现，如双目呆滞明显，头昏沉，嗜睡懒动，痰涎增多，口中黏腻不爽，流涎，或口臭心烦，或头痛头晕，舌强肢麻，便干便难，或大便黏滞不爽，舌苔腻或厚腻，脉滑等，甚者表现为呆滞无神，不识事物，不辨亲疏，或神识昏蒙，面色晦暗秽浊如蒙污垢，或面红微赤如蒙油垢，口气臭秽等，兼见痰浊风火热毒扰神或痰湿浊毒蒙窍的症状。因此，笔者认为痰瘀壅滞，化生浊毒，郁热生风，是该病发生发展的主要机制。

4. 分析病机，痰瘀互结、阻滞络脉贯始终

《素问·上古天真论》认为，老年人能够健康长寿的主要原因是"此其天寿过度，气脉常通，而肾气有余也"。"气脉常通"为老年健康长寿的生理基础之一，与"天寿过度"及"肾气有余"相比是可以通过药物改善的条件之一。结合脑小血管病认知障碍西医病理机制，笔者认为经络闭阻不通乃发病的重要病理基础，从脑小血管病的发生发展到恶化，始终都存在着痰瘀互结、阻滞脉络这一病机。

十二、治疗中风，主痰与瘀

现代医学认为，中风（脑血管病）是由各种原因导致的脑部血管堵塞（脑梗死）或者破裂（脑出血）而引起的脑部功能损害的疾病，临床中，前者占大多数，为脑血管病的80%～90%。无论是脑梗死还是脑出血，瘀血阻滞脉络贯穿疾病始终，治疗脑血管病，全程要考虑瘀血这一问题。

随着社会进步和经济发展，人们的生活方式也发生了很大的变化，过食生冷、恣食肥甘厚味、夏季贪凉者很多，这些因素，都可导致人们的脾胃功能损伤，运化失司，痰湿由生，故今人又多痰湿之体，病多痰湿为患，中风病亦不例外。就笔者临床所见，中风患者舌质多红或淡，少有初发即见紫暗者。舌苔或黄或白，总多为厚腻之苔。形体肥盛者随处可见，又兼见头目昏沉、周身困乏等痰湿困脾表现。

中风病多由痰湿内蕴，阻碍气机，郁久化热，热盛动风，气机逆乱，血不循经，或瘀于经脉脑窍为梗死，或溢于脉外为出血，终成痰瘀互结，神窍不利，气行不畅，而成中风诸症。故此，痰和瘀是中风病的主要致病因素，痰瘀互结是中风病重要病机抑或是核心病机，在治疗中风病时，我们主张从痰瘀入手，临床治疗多用经验方涤痰活血汤（瓜蒌、半夏、胆南星、天竺黄、枳实、陈皮、石菖蒲、远志、黄芩、丹皮、丹参、土元、鸡血藤、川芎）加减治疗，多取良效。

2001年曾治患者吕某，男，65岁。头晕、不能行走3个月，伴视物旋转，恶心呕吐，经某医院CT检查诊断为小脑梗死、高血压病3级，住院治疗1个月未见好转，后口服补益肝肾、活血化瘀、镇肝息风等中药也不见好转。症见头晕，行走不能，视物模糊，恶心呕吐，纳呆食少，大便黏滞不畅，舌红绛，苔黄厚腻，脉弦尺弱。诊断为眩晕，由痰瘀交阻，中焦气机不畅，浊气上蒙清窍，元神被扰所致。治宜涤痰活血，清利头目，方选涤痰活血汤加味：全瓜蒌30g，胆南星10g，陈皮10g，清半夏10g，枳实15g，黄芩15g，天竺黄10g，川芎10g，牡丹皮15g，丹参10g，土鳖虫10g，地龙10g，鸡血藤30g，木香12g，远志10g，大黄10g。水煎服，每日1剂。5剂后，已不呕吐，但余症均不见好转。纳食稍增，为病有转机，上方继服7剂后，进食及大便正常，头晕好转，但仍不能行走，舌红绛，苔黄不似前厚，脉滑尺弱。中焦气机已复，痰瘀之浊未清，上方去大黄，加槟榔9g，藿香10g，水煎，分2次口服，每日1剂。7剂后头晕、视物旋转均缓解，可以行走，仅觉头目不清，视物模糊，舌暗红，苔薄略黄，脉尺弱，后以杞菊地黄汤加健脾之剂调治而愈。

此例眩晕久治不愈，为痰瘀互结之象，故选用该方治疗。初服数剂，虽眩晕未见减轻，但纳谷已有改善，病有转机，乃守方继进，此即"不效也守方"，即认证准确后，要善于守方，以俟转机。

十三、辨治中风十法

笔者临床对中风病证治多有心得，在运用中医药治疗中风病方面积累了丰富的经验。通过总结前人经验，结合自己临床体会，根据中风病急性期、恢复期和后遗症期三期的疾病发展特点，将中风病的中医治法概括为十法，有执简驭繁之功，现介绍如下。

中风病相当于当今之脑血管病，分出血性中风和缺血性中风两类，包括脑出血、蛛网膜下腔出血和缺血性脑血管病。根据疾病的演变过程，其临床过程多分为三期。

1．分期

（1）急性期：此为中风急性发作阶段（两周）。其危重者，可分为闭证或脱证两大类型。此阶段病情急，变化快，有的危重，宜密切观察，及时治疗。一般可使用平肝潜阳法、涤痰活血法、祛风通络法等。其危重者，临据其床表现分别使用开窍醒神法、化痰通腑开窍法、凉血息风法和回阳固脱法等。

（2）恢复期：此期为发病两周后，病情趋于平稳阶段。在辨清风、火、痰、瘀、脏腑气血、邪正虚实的基础上，分型施治。大体可用涤痰活血法、平肝潜阳法、祛风通络法、益气活血法和滋补肝肾法等。

（3）后遗症期：中风发病半年后，病情较为稳定，但遗留有不同程度的功能不全，称为后遗症阶段。此期患者多表现有半身不遂、口眼歪斜、语言障碍等症状。证属气虚血瘀、肝肾不足、血不荣筋者为多，或有虚实夹杂，或夹痰，或夹瘀等。临床可根据具体情况选用滋阴补肝肾法、益气养血法、养血荣筋法等治之。

2．治法

（1）开窍醒神法：开窍醒神是治疗中风中脏腑急性期的一种常用方法。本法具有清心化痰、凉肝息风、芳香开窍、清醒神志等作用。多运用于中风突然发病，神识昏迷为主的类型。治疗当醒神开窍为先，根据疾病寒热性质不同，可用凉开、温开等法。

1）凉开法：适用于痰热内闭心窍之阳闭证。

主要症状：起病骤急，神志昏愦，鼻鼾痰鸣，半身不遂而肢体强痉拘急，项强身热，躁扰不宁，甚则手足逆冷，频繁抽搐，偶见呕血。常伴有面赤、身热、气粗、口臭、口噤、便闭等阳闭之证。舌质红绛，舌苔褐黄干腻，脉滑数。

病机分析：本病为中脏腑之阳闭证，患者多因暴怒，或过度用力、过劳，使肝阳暴亢，阳升风动，血随气逆而上涌，上蒙清窍。内闭心窍，则神志昏愦，不省人事；痰热动风，则鼻鼾痰鸣，半身不遂而肢体强痉拘急；舌苔、脉象均为痰热炽盛之征。若见手足逆冷，频繁抽搐，则是阳气闭于内而脱于外的表现，为病入险境。面赤、身热、气粗、口臭、口噤、便闭等为阳闭之佐证。

治法：辛凉开窍，清肝息风。

方药：

①安宫牛黄丸1丸，立即灌服或鼻饲，每日可用2～3丸。

②羚羊角汤：水牛角30～50g（先煎），石决明30g（先煎），代赭石30g（先煎），菊花30g，黄芩15g，夏枯草30g，钩藤30g（后下），龟甲20g（先煎），白芍15g，牡丹皮15g，天竺黄15g，胆南星10g。

方中水牛角、石决明、夏枯草、钩藤、菊花清肝息风；龟甲、白芍育阴；代赭石潜镇；牡丹皮凉血清热；天竺黄、胆南星清化痰热。痰涎壅盛者用竹沥液30～50mL灌服或鼻饲，间隔4～6h一次。

兼有腹实便闭者，可选用星蒌承气汤（胆南星、全瓜蒌、大黄、芒硝）送服安宫牛黄丸。

2）温开法：适用于痰湿蒙塞心神之阴闭证。

主要症状：神昏，半身不遂而肢体松懈，瘫软不温，甚则四肢逆冷，面白唇暗，痰涎壅盛，静卧不烦，舌质暗淡，舌苔白腻，脉沉滑或沉缓。

病机分析：本证为中脏腑之阴闭证。患者素体阳虚，湿痰内生，风夹湿痰之邪上壅清窍，而成内闭之证。痰气内阻，则神昏、口噤，痰涎壅盛；风痰阻闭脉络，则半身不遂而肢体松懈瘫软；

阳虚于内，则面白唇暗，四肢逆冷；舌质白腻是湿痰内盛之征；脉沉主里，主阳虚，滑主湿痰重。

治法：辛温开窍，除痰息风。

方药：

①《局方》苏合香丸，每次1粒，每日2次，以生姜汁、鲜竹沥灌服或鼻饲。

②《济生方》涤痰汤加减：清半夏15g，茯苓15g，橘红10g，竹茹10g，枳实10g，人参10g（先煎，对服），石菖蒲15g，郁金10g，制南星10g，地龙10g，钩藤15g（后下）。

方中制南星、清半夏、橘红、茯苓除痰理气；地龙、钩藤息风通络；石菖蒲、郁金开窍豁痰；人参大补元阳之气；枳实、竹茹降气和中消痰。诸药同用，共奏开窍醒神、除痰息风之功。

若四肢厥冷较重，可加制附子10g，桂枝10g，或用参附注射液静脉滴注。

（2）化痰通腑开窍法：适用于阳闭神昏，大便秘结，数日不行者。

主要症状：神识昏迷或谵妄，喉间痰鸣，肢体瘫痪，大便秘结不下，舌质红绛，舌苔黄燥，脉弦滑大数。

病机分析：风中脏腑，阳闭于内，气血逆乱，中焦痰热蕴结，消灼津液而致。腑气不通，则大便不行；邪热上扰心神，则见神识昏迷，或谵妄。舌红苔黄燥，脉弦滑大数，是邪热郁闭之征。治须及时通腑泄热，一可使大便得泻，腑气得通，痰热积滞得除，浊邪不得上扰心神，达到泻热开窍之目的，使病者神识清醒，另则使气血得以输布，通痹达络，有利于半身不遂等症状恢复。还可促使脾胃机能恢复，得以水谷之气，有利于病情的转复。

治法：化痰通腑开窍。

方药：星蒌承气汤加减。

胆南星 10 ～ 15g，全瓜蒌 30g，生大黄 10 ～ 15g（后下），芒硝 20 ～ 30g（分冲）。

方中胆南星、全瓜蒌清化痰热，生大黄、芒硝通腑导滞（芒硝、大黄用量宜根据病情及体质而定）。

神昏高热者可以上方煎汤送服安宫牛黄丸。

服药以大便通泻、痰热积滞涤除为度，不可过量，以免伤正。

本法亦可用于中经络患者，除表现半身不遂外，还有痰热夹滞证，腑气不通而大便秘结者。

（3）凉血息风法：适用于热盛迫血妄行的患者。

主要症状：神昏或谵妄，抽搐，偏瘫，面赤身热，烦躁不宁，呼吸粗深，鼾声高亢，舌质红绛，苔黄或干裂，脉弦数有力。

病机分析：该类患者大多是由于肝阳暴亢，风火相扇，痰火内盛，致气血逆乱，邪热炽盛，迫血妄行。常见于出血性中风或中风并有上消化道出血者。

治法：凉血息风。

方药：犀角地黄汤加减。

水牛角 30g（先煎），生地黄 15 ～ 20g，牡丹皮 15g，赤芍 15g。

方中水牛角清心凉血息风，生地黄、牡丹皮、赤芍凉血活血。若中风并有上消化道出血（应激性溃疡），用大黄粉冲服或鼻饲，亦可用大黄 20 ～ 40g 煎汁顿服，或三七粉、白及粉适量冲服，均可收到较好的临床疗效。

（4）回阳固脱法：适用于元气败脱、心神散乱证。

主要症状：突然神识昏愦，肢体瘫痪，手撒肢冷，汗多，重则周身湿冷，二便自遗，舌痿，舌质紫暗，苔白腻，脉沉缓或沉微。

病机分析：元气败脱，五脏衰弱欲绝，故见昏愦，肢体瘫痪，手撒肢冷，二便自遗，舌痿。若汗出不止，周身湿冷，为阴阳离决之象。舌质紫暗，脉沉缓或沉微，为元气涣散，脏气衰败之征。急当回阳固脱。

治法：回阳故脱。

方药：《世医得效方》参附汤。

人参15g，附子15g，急煎灌服或鼻饲。也可用参附注射液静脉滴注。

汗出不止者加黄芪、龙骨、牡蛎、山茱萸、五味子等敛汗固脱。阳气恢复后如患者又见面赤肢冷，虚烦不安，脉极弱或突然脉大无根，是真阴亏损，阳无所附而出现的虚阳上浮欲脱之证，可选用独参汤、加减复脉汤等固脱复脉。

（5）涤痰活血法：适用于痰热湿浊壅滞，瘀血阻痹经络的痰瘀互结证。

主要症状：突然半身不遂或偏身麻木，口舌歪斜，便干或便秘，头晕头痛，语言謇涩，吞咽不利，痰涎壅盛，胸脘满闷，舌质紫暗，苔黄腻，脉弦滑或滑数有力。或者中风病恢复期，症见头目昏沉，偏瘫失语，或心烦不寐，或认知障碍等症，舌暗或红绛，苔厚腻，脉滑。

病机分析：当今之人多饮食不节，嗜食肥甘厚味，或嗜酒过度，或过食生冷，均可导致脾胃运化失职，致聚湿生痰，痰郁化热，内风陡动，夹痰动血，阻扰经络，常可引起半身不遂，偏身麻木、口舌歪斜。若痰热夹滞阻于中焦，传导功能失司，升清降浊受阻，下则腑气不通而便秘，上则清阳不升而头晕头痛。痰瘀阻于清窍，致脉络不畅，则语言謇涩，吞咽不利。舌苔黄腻，舌质紫暗，脉弦或滑数有力，为痰热瘀血互结之征。亦有病后调护失宜，致痰瘀互结，阻塞经脉或神窍而出现偏瘫不愈、神识受损者。

治法：豁痰行气，化瘀通络。

方药：涤痰活血汤。

瓜蒌15～30g，胆南星10g，枳实15g，天竺黄10g，陈皮10g，丹参30g，土鳖虫10g，鸡血藤30g，川芎10g，石菖蒲15g，远志9g，黄芩12g。

方中瓜蒌、胆南星、天竺黄涤荡痰浊；枳实、陈皮、石菖蒲、远志理气化痰开窍，合黄芩以清痰热；丹参、地鳖虫、鸡血藤、川芎活血化瘀，通经达络。急性期兼有头痛头胀，恶心欲吐，大便秘结，口中秽浊者，可以合星蒌承气汤。

本方使用范围较广，用于中风病各期见有痰热湿浊壅滞、瘀血阻痹经络的痰瘀互结证。若兼有失语者，加郁金10g，全蝎9g。若痰热滞于阳明，症见烦躁发狂，彻夜不眠，神昏谵语，配以礞石滚痰丸加减。

（6）平肝潜阳法：适用于肝肾阴虚、肝阳上亢之证。

主要症状：头痛头晕，面赤气粗，口干耳鸣，少寐多梦，肢体麻木或震颤抽搐，或突然半身不遂，口舌歪斜，舌强语塞，舌质红，舌苔白或薄黄，脉弦滑或弦细而数。

病机分析：肝肾阴虚，肝阳偏亢，血菀气逆，形成上盛下虚之候，故见头晕头痛，面赤气粗，口干耳鸣，少寐多梦，甚则肢体麻木或震颤抽搐；肝为厥阴风木之脏，体阴而用阳，肝阴亏损，肝阳亢盛而动肝风，风为阳邪，若夹痰上扰，风痰流窜经络，故突然出现舌强语塞、口舌歪斜、半身不遂等症。脉弦滑主肝风夹痰；弦细而数，为阴虚内热，热动肝风之象。舌质红为阴不足，舌苔薄黄是化热之征。

治法：滋阴潜阳，平肝息风。

方药：天麻钩藤饮加减。

天麻9g，钩藤15～30g（后下），夜交藤20g，茯神15g，怀牛膝15g，益母草30g，罗布麻30g，黄芩12g，生杜仲15g，桑寄生30g，栀子10g，白芍30g，石决明30g（先煎）。

方中天麻、罗布麻、钩藤、益母草、石决明、怀牛膝引血下行，使亢盛之阳气复为平衡，加黄芩、栀子以清肝火，白芍柔肝缓急，使肝火平息；再加杜仲、桑寄补养肝肾；夜交藤、茯神养心神。诸药同用，共奏平肝潜阳、清火息风之效。

痰涎壅盛者，可加瓜蒌、胆南星、竹沥；心中烦热者，可加黄连、生石膏；头痛重者，可加夏枯草。另外还可酌情加入通窍活络的药物，如菖蒲、远志、地龙、红花、鸡血藤等。若舌苔黄腻，大便秘结者，可加全瓜蒌、枳实、生大黄。若肢体抽搐，加蜈蚣3条，全蝎9g，或轧细面，分3次冲服。

若偏身麻木，一侧手足不遂，因肝经郁热，复受风邪者，以《验方》清肝散风饮加减，药用夏枯草、黄芩、薄荷、防风、菊花、钩藤、地龙、乌梢蛇、赤芍、红花、鸡血藤。方中夏枯草、黄芩可清肝热；薄荷、防风、钩藤、菊花四味皆入肝，对外风可散，于内风可息；赤芍、红花、鸡血藤为活血通络之品；地龙、乌梢蛇配用，既可辅助祛风，又能活血通络。若肝热得清，风邪得散，阴阳平复，气血循环正常，则麻木不遂之症自除。若因肝热受风而致面瘫，运用本方治疗亦可获效。

肝肾阴虚，肝阳上亢，致血菀气逆，上盛下虚者，症见头晕头痛，面赤气粗，口干耳鸣，少寐多梦，肢体麻木或震颤抽搐，也可选镇肝息风汤加减。

（7）祛风通络法：适用于风痰痹阻，脉络不通证。

主要症状：肌肤不仁，手足麻木，突然口眼㖞斜，言语不利，口角流涎，甚则半身不遂，或兼见恶寒发热、肢体拘急、肢节酸痛等症，舌苔薄白，脉浮数。

病机分析：正气不足，气血衰弱，脉络空虚，卫外不固，风邪得以乘虚入中经络，故表现肌肤不仁，手足麻木。风邪痹阻气血，故口眼㖞斜，言语不利，口角流涎，甚则半身不遂。风邪外袭，营卫不和，正邪相争，故恶寒发热，肢体拘急，关节酸痛，舌苔薄白，脉浮数。

治法：祛风通络，养血活血。

方药：大秦艽汤加减。

秦艽15g，羌活10g，防风10g，白芷10g，葛根15～30g，当归15g，白芍15g，黄芩10g，生地黄15g，茯苓15g，白术15g，党参15g，丹参30g，川芎10g，鸡血藤30g，桑寄生30g。

方中秦艽祛风而通行经络；羌活、防风散太阳之风；白芷、葛根祛阳明之风；风药多燥，配白芍敛阴养血；白术、茯苓健运脾气；黄芩、生地黄凉血清热，是为风夹邪热而设；桑寄生补益肝肾；川芎、丹参、鸡血藤活血化瘀，也有"治风先治血，血行风自灭"之意。

若正气虚弱者，加黄芪30～60g；汗出多者，去葛根；无内热者，加白附子、全蝎祛风痰，通经络。若有风热表证者，可去羌活、防风等辛温之品，加桑叶、菊花、薄荷以疏风清热。若呕逆痰盛，苔腻脉滑，可加清半夏、南星、橘红祛痰燥湿。若手足麻木，肌肤不仁，加指迷茯苓丸（茯苓、枳壳、清半夏、风化硝、生姜）通利经络。

（8）益气活血法：适用于因气虚帅血无力而致经络瘀阻之证。

常用于中经络各期和中脏腑恢复期、后遗症期。

主要症状：半身不遂，口舌歪斜，语言謇涩或不语，偏身麻木，面色㿠白，气短乏力，流涎，自汗出，心悸便溏，手足肿胀，舌质暗淡，舌苔薄白或白腻，脉沉细、细缓或细弦。

病机分析：患者素体气虚，或急性期病情危重，正气损耗太过，由于气虚不能运血，气不能行，血不能荣，气血瘀滞，脉络痹阻，而致半身不遂，偏身麻木，口舌歪斜，言语謇涩或不语；其面色㿠白，气短乏力，流涎，自汗出，心悸便溏，手足肿胀，舌质暗淡等，均为气虚血瘀之征。

治法：补气活血，散瘀通络。

方药：补阳还五汤加减。

黄芪30～120g，当归10g，赤芍15g，川芎10g，桃仁15g，红花15g，地龙10g，土鳖虫15g。

方中重用黄芪益气，配当归养血，合川芎、地龙、赤芍药、红花、地鳖虫以活血化瘀通络。本方临床应用颇多，关键在于掌握黄芪的用量。一般在病初阶段，肝阳亢盛，痰浊壅滞，风火相扇等邪实未除时，要以祛邪为主，黄芪不用或慎用。若邪实去其大半，渐见正虚表现，先以小剂量投之，逐渐增加用量。气虚明显，肢体瘫软无力者，非重用黄芪不能为功，可用到120g，甚至更多。

本方常加入全蝎、乌梢蛇、川牛膝、桑枝、续断以增强通经活络之力。如小便失禁者，可加桑螵蛸、山萸肉、肉桂、益智仁、五味子等补肾收涩之品。如下肢瘫软无力者，加桑寄生、怀牛膝、地黄、何首乌、山茱萸等补肾壮筋之品。如上肢偏废者，加桑枝、桂枝以通络。如患侧手足肿胀者，可加茯苓、泽泻、薏苡仁、防己等淡渗利湿。兼见语言不利者，加郁金、石菖蒲、远志以祛痰利窍；兼口眼歪斜者，加白附子、全蝎、僵蚕等以祛风通络；如肢体麻木者，可加陈皮、清半夏、茯苓、胆南星以理气燥湿而祛风痰；大便秘结者，加首乌、肉苁蓉等润肠通便；兼有心悸而心阳不足者，加人参、桂枝、炙甘草。若有半身不遂后遗症者，可加穿山甲（用代用品）、水蛭、桑枝等药，以增强活血通络、祛瘀生新的作用。

（9）滋补肝肾法：适用于素体肝肾不足，或中脏腑重症病情好转后，肝肾精血大亏，筋骨失于荣养之证。

主要症状：肢体痿软无力，下肢较重或软瘫，语音低怯，精神疲惫，二目少神，舌红少苔或无苔，脉弦细无力。

病机分析：素体肝肾不足，或中脏腑之重症病情好转后，肝肾精血大亏，真阴虚损，筋骨失于荣养，则肢体痿软无力，下肢较重或软瘫；肾为气之根，肾气不足，则语言低怯（临床见到患者口唇启动，但声音极弱，须靠近方可听清）；肝肾同源，肝血不足，则二目少神，精神疲惫。舌红少苔，脉弦细无力，均为精血亏虚之征。

治法：滋补肝肾，通经活络。

方药：补肾活血汤（经验方）。

熟地黄15g，山茱萸20g，肉苁蓉20g，桑寄生15g，当归12g，石斛15g，麦门冬15g，茯苓15g，丹参20 ～ 30g，红花10g，蜈蚣1 ～ 2条，石菖蒲15g，远志12g。

方中熟地黄、山茱萸、肉苁蓉、桑寄生滋补肝肾；当归、石斛、麦门冬滋阴养血荣筋；茯苓健脾和中，并可防止滋腻药物碍伤脾胃；丹参、红花、蜈蚣、石菖蒲、远志可通经活络，启闭开窍。全方共奏滋补肝肾、养血荣筋、通经活络之功。本方为河间地黄饮子化裁，中风凡属肝肾不足，腰膝痿软无力，音喑失语，患肢功能不复者都可应用。

语言低怯，加全蝎6g，补骨脂6g；腰膝酸软，加续断15g，炒杜仲15g；阳虚，加附子9g，肉桂9g，淫羊藿15g，巴戟天15g；若患侧肌肉瘦削，爪甲不荣，上肢屈曲难伸，下肢僵直难屈，加白芍60g，甘草10g，茯苓30g，薏苡仁30g，蜈蚣3条。若患肢末梢肿胀发凉，色泽紫暗，需加入大剂量益气活血药，如补阳还五汤。

（10）养血荣筋法：适用于中风病后遗症阶段，表现为气血虚弱，筋脉失养者。

主要症状：患肢不用，肌肉瘦削拘挛，爪甲不荣，上肢屈曲难伸，下肢僵硬难屈，甚或患肢末梢肿胀，色泽紫暗，面色不华，表情呆滞，腰背酸痛，时有头眩耳鸣，视物不清，舌质淡，或舌体瘦小颤动，脉沉。

病机分析：慢病积损，伤及气血，或病后调护失养，耗伤精血，致血虚不荣，髓海及肢体失血之养。肢体不荣，则患肢不用难复，肌肉瘦削不充；筋失血之濡润，则拘挛不伸或僵硬难屈。其爪甲不荣，面色不华，舌质淡或舌体瘦小颤动，皆为血虚不荣所致。

治法：养血荣筋。

方药：养血荣筋煎（经验方）。

当归12g，熟地黄15g，何首乌15g，鸡血藤30g，川芎10g，白芍药30g，甘草6g，地龙10g，丝瓜络6～10g，全蝎6g，蜈蚣2～3条，僵蚕10g。

方中当归、熟地黄、何首乌、鸡血藤、川芎养血活血，濡养筋脉；白芍（该药用量要大，30～60g）、甘草酸甘化阴，柔肝润筋，缓解肢体拘挛；地龙、丝瓜络通经达络；全蝎、蜈蚣、僵蚕搜剔内风，以治痉挛。全方共奏养血活血、荣筋濡脉、缓解肢体拘挛之效。临床常与益气活血法交替使用，并配以针灸、中药熏洗等法综合治疗，可收到较好疗效。

中风病病情错综复杂，症状不一，临证之时，又当详辨，据证选法，也不必拘于一方一药，总以方证相应为要。

十四、中风后偏身疼痛辨治

脑卒中后中枢性疼痛是一种与脑血管损伤后中枢神经系统损害引起的躯体感觉异常相关的病理性疼痛综合征。表现为偏瘫侧躯体浅表的，呈烧灼样、撕裂般或者针刺样的感觉，通常因触摸、接触水或者运动而加重，因其难以忍受的疼痛，给患者带来巨大的痛苦，严重影响患者的恢复。脑卒中后中枢性疼痛的发病机理尚不明确，治疗上也缺乏有效的治疗措施，只是根据不同的患者和症状选择不同的药物如普瑞巴林、加巴喷丁、奥卡西平等，必要时联合用药以期获得镇痛效果，也可以酌情联合电刺激、针刺、激光治疗等。当保守治疗无效的时候则考虑外科毁损手术。

中医学对于疼痛的原因最早认为是邪气阻遏经脉，"寒气入于经而稽迟，泣而不行，客于脉外则血少，客于脉中则气不通，故卒然而痛……脉泣则血虚，血虚则痛"（《素问·举痛论》），因此才有了"不通则痛""不荣则痛"的认识。后世医家通过长期的临床实践，总结出了导致疼痛的多重病因，包括内伤七情、外感六淫乃至食积痰郁、结石虫扰等。对于中风后偏身疼痛，中医学也多从"不通""不荣"的角度进行阐释，但是仍需结合疼痛部位、疼痛性质乃至伴随症状，对其病因进行分析，进行辨证论治。

辨证时需做到"病证结合"，治疗时应当"气血同治"。病证结合有利于从整体、宏观的角度对于疾病的发生、发展、演变以及转归有所掌握，同时对于一些疾病通过"专病专方"治疗便能够取得良好的效果。辨证是对疑难重症或者病状复杂的病进行审症求因，分析病机，以确定治则、治法乃至方药。

中风病的根本病机为"气血逆乱（失和）"，其所夹杂的痰邪、瘀血都是气血失和的产物，在某一时刻机体不能自行调节气血的平和，使得气血逆乱横窜则发生中风，或因脉道瘀阻，或因血虚不荣，都能产生偏侧肢体疼痛，其基本的病机在于气不行、血脉瘀，故肌肤肢体失养而作疼痛。

临床上余常用补阳还五汤合活络效灵丹治疗中风病偏身疼痛。补阳还五汤出自清代王清任《医林改错》，其言"此方治半身不遂，口眼㖞斜，言语謇涩，口角流涎，下肢痿废，小便频数，遗尿不禁"。方由生黄芪、当归尾、赤芍、地龙、川芎、红花、桃仁组成。活络效灵丹出自张锡纯《医学衷中参西录》，由当归、丹参、生乳香、生没药组成，全方具有活血祛瘀、通络止痛的作用，主治气血瘀滞引起的肢体顽固性疼痛。两方合用，气血同治。以补阳还五汤重治气兼治血，用生黄芪补荣气，使得气足则能行血，兼用桃仁、地龙、当归尾、赤芍、红花、川芎诸味，根本着眼在补气兼以治血。又因为肢体疼痛必是经脉不畅，肌肤不荣，用乳香、没药、丹参破血散瘀，行气止痛。二方同用，使得元气充沛，脉道通畅，营卫和利，则肢体、经脉、肌肤得气血充养，疼痛自然能够得以缓解。

乳香、没药是临床常用的"对药"，二者均有活血止痛的功效，常用于跌仆损伤、瘀血疼痛、痈疽肿毒等疾病，二者相伍被称之"伤科之要药"。在历代医家中善用此二药者莫过于张锡纯，其在《医学衷中参西录》中曾言："乳香，气香窜，味淡，故善透窍以理气。没药，气则淡薄，味则辛而微酸，故善化瘀以理血。

其性皆微温，二药并用，为宣通脏腑、流通经络之要药。"余甚是赞同张锡纯对于乳香、没药的论述，然而结合多年临床经验又有更进一步体会。乳香、没药均为舶来品，魏晋时期伴随佛教传入，开始作为香料，后来转为药用。二者都是橄榄科灌木的树脂，味苦，难以下咽，而且煎煮后容易导致药液浑浊，服药后最易发生呕吐，因此药典中多建议入汤剂每服3～6g，且两药同用时应酌情减量，尤其慎用于脾胃虚弱者。然自异域传入的药品，且为历代医家所常用，必定是有着良好的临床效果，倘若疗效差、不良反应多，则必然在临床中被逐渐淘汰。由此可见，乳香、没药是有良好临床效果的。因其碍胃，常导致呕吐，余在临床中单用没药一味，也取得良好的止痛效果。《本草汇言》云："乳香，活血祛风，舒筋止痛之药也。……又跌仆打斗，折伤筋骨，又产后气血攻刺，心腹疼痛，恒用此，咸取其香辛走散，散血排脓，通气化滞为专功也。"正是乳香的辛散之气，最能扰动胃气，使得胃气不和而出现呕吐。没药气薄、微酸，无香窜之弊，因此少有碍胃、呕吐反应。临床曾以"补阳还五汤合活络效灵丹"治疗一例中风病后偏身剧烈疼痛患者，方中单用没药15g，未用乳香，患者服药5剂身痛大减，且并未出现恶心呕吐等碍胃状况，后继续服药15剂，偏身疼痛症状完全缓解。

十五、眩晕可从脾胃论治

眩晕是以头晕目眩为主症的疾病，为临床常见病证。现代医家对眩晕有着不同的认识和独到的诊治经验。

随着人民生活水平的提高，饮食结构和生活方式发生了巨大变化，导致肥胖者增多。人们或嗜食肥甘、醇酒，或暴饮暴食，或经常食用快餐等，均可损伤脾胃；生活和工作节奏的加快，竞争的日益激烈，可使人们或忧思伤脾，或情志抑郁，郁怒伤肝克脾，或久坐少动，脾阳不运，均可导致痰湿或痰热内生，中阻脾胃，清阳不升，浊阴不降，而发眩晕。目前临床上眩晕多痰湿之证，余治疗常运用调理脾胃之法，多获良效。

眩晕为病，不外内伤外感。由外感者，风寒湿热诸邪侵犯相关脏腑，使脏腑受损，或功能紊乱，而发眩晕；由内伤者，则为肝肾不足，气血亏虚，或肝阳偏亢，虚风内动，或痰湿为患，清阳不升，或瘀血阻络等。眩晕之成，总由脏腑气血功能失和，气机运动失调所致。

再者该病多见于老年人，老年人脏腑气血渐衰，而调治之法，以调理脾胃为最佳。脾胃为水谷之海，气血生化之源，人至老年，脾胃的运化和摄纳功能渐趋衰弱，生化无源，元气失其所养，精血自然不充。又今人多痰湿之体，病则多痰湿为患，脾胃又是生痰之源，故调治该病尤以调理脾胃为佳。

脾胃为后天之本，气血生化之源，五脏六腑均赖后天脾胃为养，脾胃有病，化源不足，则可致他脏受累。又五脏配五行，以五行生克制化形式维持着五脏气血津液的正常运行，而脾胃居中州，为人体气机升降之枢，执中央以运四旁，主斡旋气机。心肾相交，水火既济，肝气升于左，肺气降于右，肺之通调水道，肾之气化蒸腾，亦无不以脾为枢纽。五脏之精，悉运于脾，脾旺才能使清气上升敷布。可见脾胃功能正常，则气机升降有序，脏腑气血运行和调。不然则升降失序，致清阳不升，浊阴不降，痰随逆乱之气，四处走窜，上扰清阳，则眩晕陡作。

基于以上认识，余在辨治眩晕时非常重视脾胃，治疗多从脾胃入手，即使其他证型的治疗，也常常注意顾护脾胃，如此，则眩晕缓解后不易复发。常用的方剂为验方清眩汤。

热象较重者，可加黄连、连翘、薏苡仁、胆南星等；湿邪较重者，合达原饮或藿朴夏苓汤；痰盛者，加天竺黄、僵蚕、鲜竹沥、竹茹等；脾虚较重者，合补中益气汤加山药；心脾两虚或气血亏虚者，合归脾汤；阳虚，合理中汤或附子理中汤；阳虚水饮偏盛者，合苓桂术甘汤或苓甘五味姜辛汤；肝风内动者，合镇肝息风汤或天麻钩藤饮，或者先以镇肝息风汤或天麻钩藤饮加减治疗，症状减轻后改用该方治疗；肾精不足者，合左归丸；肾阳亏虚，火不暖土者，合右归丸或金匮肾气丸；瘀血阻窍者，合血府逐瘀汤或通窍活血汤。

○ **典型病例**

秦某，女，63岁，工人。

因发作性眩晕6天于2012年4月3日来诊。

患者于6天前因劳累而突发眩晕，视物晃动，不敢行走，伴见恶心、汗出、心悸，休息约10分钟后缓解，缓解后无不适症状，遂就诊于某医院，经CT等检查诊断为短暂性脑缺血发作，收住院治疗，给予抗血小板、扩容等治疗，症状时有发作，每日1～2次。医生告知随时有形成脑梗死之虞，建议使用抗凝剂，患者拒绝，自动停用西药，求诊于中医。

刻诊症状同上，舌淡红，苔厚腻水滑，脉沉滑略弦。

此为痰风内动，上扰清窍之证，治宜化痰息风定眩，拟清眩汤加减。

处方：天麻15g，菊花20g，党参15g，茯苓15g，甘草10g，白术10g，陈皮10g，姜半夏12g，荆芥6g，防风6g，川芎10g，苏梗9g，荷叶15g，泽泻30g，生姜15g。3剂，每日一剂，水煎，分两次温服。

2012年4月6日二诊。

服1剂后再未发作，舌苔不似前厚，脉不似前弦，守方再进5剂。

随访半年未发。

十六、胸痹辨治

胸痹病名首见于《黄帝内经》，至张仲景《金匮要略》设立专篇加以论述，以后历代医家均对胸痹进行了研究与探索。但是由于古人论述胸痹范围较广，既包括了心肺疾病，也包括了胃、食管、胸廓等部位的病变，直至近代，一些学者才将胸痹与心脏病变相关联，并且逐渐成为主流观点。现今一般认为胸痹包括了西医学中的冠心病、心绞痛、心肌梗死等见胸膺满闷疼痛症状的疾病。笔者认为胸痹应包含心力衰竭。

首先，关于"痹"字的理解，《说文解字》云："痹，湿病也。"《素问·痹论》云："风寒湿三气杂至，合而为痹也。"《素问·诊要经终论》云："冬刺夏分，病不愈，气上，发为诸痹。"《中藏经》云："痹者闭也，五脏六腑，感于邪气，乱于真气，闭而不仁，故曰痹。"可见关于"痹"字的理解有二，一是疾病名称，二是气机的郁滞状态。其次，"胸痹"名称首见于《内经》，"肺大则多饮，善病胸痹。"（《灵枢·本藏》）《金匮要略》中"阳微阴弦，即胸痹而痛，所以然者，责其极虚故也。今阳虚知其在上焦，所以胸痹、心痛者，以其阴弦故也"表述的是胸中"气闭血停"而引发的疾病。可见在"胸痹"之中的"痹"字当为瘀滞之义，与胸合成胸痹，则是胸中气血为之壅滞痹阻，气血运行不畅，从而引发的疾病。气血壅塞则症状可见胸闷、胸痛、气喘、不得平卧等。又心主行血，胸中瘀滞，则周身气血运行不畅，可见下肢水肿、胸腔积液等，因此西医学的"心力衰竭"也应当参照"胸痹"进行辨治。

关于胸痹的辨治早在《金匮要略》中张仲景就辟出了专门的章节进行论述，形成了理、法、方、药完备的诊治体系。其认为"阳微阴弦"是胸痹的基本病机，胸痹是邪盛正虚、阳虚阴盛的结果。治疗上针对所谓的阴盛之邪如寒邪、痰饮水湿病邪等，采用豁痰、化饮、除湿等药物。又因正虚邪盛对于气机的影响，如气虚不运、邪阻气滞，因此治疗上也应当注意调理气机。气郁、气虚或者痰饮水湿病邪也会阻碍气机，必定会影响血液循环，形成瘀血痹阻之证。可见胸痹就是正虚、气郁、水湿痰饮阻遏、瘀血四方面共同作用的结果。创制瓜蒌薤白白酒汤、瓜蒌薤白半夏汤、瓜蒌薤白桂枝汤，为后世辨治胸痹奠定了基础。

明代王肯堂在《证治准绳》中首倡用失笑散治疗胸痹。清代王清任在《医林改错》中治疗胸痹用血府逐瘀汤，并提出了"瘀血"是胸痹的病机之一，阐明了"血病"在胸痹中的作用。笔者通过多年的临床实践认为，胸痹虽有虚实夹杂诸般情况，然而本质不离气血同病这一基本病机，病变中气病可见气虚、气滞，血病可见血亏、血瘀，并且气血二者相互影响，可以导致痰湿内生，继而引发诸般症状。气血虚，可见乏力倦怠，动则气喘；气滞，可见胸闷憋胀，呼吸困难；血滞，可见胸背痛；气血不行，则水液停滞，故下肢水肿。因此余在辨治胸痹时尤其重视气血的辨识。气虚、血瘀、痰阻是胸痹心痛的主要病因，据此治疗胸痹，应秉持益气、活血、祛痰三法。多用黄芪、人参、薤白之类治气，用丹参、川芎、降香、红花、赤芍、当归等治血，以白术、瓜蒌治痰，从而使得胸中宗气充盈，瘀血得散，痰湿化除，则心血推动有力，血行不滞，瘀血得散，脉道通畅，从而达到"阴平阳秘，精神乃治"的状态。

十七、益气活血法治疗糖尿病及其并发症

糖尿病属于中医学"消渴"的范畴。消渴在《内经》中有"消瘅""消中""内消""食消"等名称。历代医家对于消渴都有着精彩的论述。早在《内经》时代就对消渴的病因、病机乃至辨治方法有了详细的论述，"帝曰：有病口甘者，病名为何？何以得之？岐伯曰：此五气之溢也，名曰脾瘅。夫五味入口，藏于胃，脾为之行其精气，津液在脾，故令人口甘也，此肥美之所发也，此人必数食甘美而多肥也，肥者令人内热，甘者令人中满，故其气上溢，转为消渴，治之以兰，除陈气也。"(《素问·奇病论》) 其认为消渴病是饮食不节，嗜食肥甘厚味导致的，这与现代医学关于饮食是诱发糖尿病的原因之一的认识是一致的。仲景也在《金匮要略》中设立专篇对消渴进行了阐述，并且制订了相关的方剂，如"厥阴之为病，消渴，气上冲心，心中疼热，饥而不欲食，食即吐蛔，下之利不止。""脉浮，小便不利，微热消渴者，宜利小便、发汗，五苓散主之。""渴欲饮水，口干舌燥者，白虎加人参汤主之。"后世医家对消渴病多有论述，多认为饮食偏嗜、情志失调、先天不足等导致脏腑功能失常，进而发生消渴。消渴的病机颇为复杂，涉及三焦、脏腑、气血阴阳，历代医家认识不一，如朱丹溪主张肾虚论，张子和主张火热论，刘河间主张燥邪论，张景岳倡命门不足等。

通过长期临床实践，笔者认为消渴的基本病机是气阴亏虚兼瘀，对于消渴乃至其并发症多从益气活血散瘀角度论疗，取得了

良好的效果。人秉气血而生，气血即是人身之阴阳，因此"阴平阳秘，精神乃治"健康状态的本质就是"气血冲和"。气与血的关系不仅是功能与脏腑的关系，也体现了疾病的深浅层次的关系。病在气病尚轻浅，在血则更深入。消渴病主症在"渴"，渴者津液不及也，任何导致津液不能上荣咽喉者都是引起消渴的原因。笔者认为消渴的病因无外七情不遂、饮食内伤、元气损伤三方面。

因于情志者，现代人生活及工作节奏增快，压力增大，人们对物质的欲望增多，然现实中多有所愿不遂的情况，因此许多疾病的发生都与情志因素有关。忧思伤于心脾，或者愠怒及肝，长期的精神压力，都会使得人身的气机失常，此时病尚浅，虽有一时之渴，然而未成消渴之病，必及至血脉脏腑，最终才形成消渴。关于怒成消渴的原因，《内经》便有相关的论述，"刚则多怒，怒则气上逆，胸中蓄积，血气逆留，髋皮充肌，血脉不行，转而为热，热则消肌肤，故为消瘅。此言其人暴刚而肌肉弱者也。"（《灵枢·五变》）清代高鼓峰也认为："消之为病……然其病之始，皆由不节嗜欲，不慎喜怒。"（《医宗己任编·消症》）。人身之中气血相连，互为助力，相互影响，情志不畅日久则气机郁滞愈演愈烈，渐渐气耗无力行血，形成血瘀之证，最终成为"消渴"。

因于饮食者，现代人衣食丰足，且饮食多是膏粱厚味，辛辣肥腻，男性更有烟酒之嗜，使得脾胃损伤，湿热内聚，煎灼津液阴血，日久成消渴之症。《内经》曾讲，"夫五味入口，藏于胃，脾为之行其精气，津液在脾，故令人口甘也，此肥美之所发也，此人必数食甘美而多肥也，肥者令人内热，甘者令人中满，故其气上溢，转为消渴"（《素问·奇病论》）。"过食"易于损伤脾胃，导致中焦脾胃运化失司，并且饮食过于滋腻、辛热，更是雪上加霜，使得脾胃损伤更甚，日久气血生化无权，气虚不能行血，阴血亏少，难以涵养精气，进而形成瘀血之证。

因于元气损伤者，一者，房劳不节，恣情纵欲，耗伤肾中精气，再者年老体虚，元气渐渐消损，这些都是消渴的原因。肾精损耗，虚火内生，久则伤津耗气，气虚水液不化则小便频多，津不上荣则渴，内热煎烁阴液精血，日久则血脉瘀阻。巢元方对肾精亏损发生消渴的病机也早有论述，"房劳过度，致令肾气虚耗，下焦生热，热则肾燥，燥则渴"（《诸病源候论·消渴病诸候》）。

现在多认为阴虚燥热是消渴病的病机，然而人秉气血脏腑而生，疾病最终所损伤的必定是气血。五志过极会使得气机失常，日久郁而不达，血行涩滞成瘀，如《灵枢·百病始生》所言："若内伤于忧怒则气上逆，气上逆则六输不通，温气不行，凝血蕴里而不散。""经主气，络主血，凡气既久阻，血亦应病，循行之脉自痹。"（《医述》）疾病日久，血瘀气滞，则气亦虚。饮食损伤脾胃，则气血生化不足，且脾不运化湿邪，湿邪又困阻气机，且湿聚脉道，使得脉道黏滞，血液重浊，则生成瘀滞。本元受损，则虚损之象迭生，气虚不运，血行无力，久病入络，血行艰涩，或者阴火煎熬血液，凝聚成块，而成为瘀血。唐容川对于消渴和瘀血之间的关系做了详尽的论述："瘀血在里则渴……血与气本不相离，内有瘀血，故气不得通，不能载水津上升，是以口渴，名曰血渴，瘀血去则不渴矣。""瘀血发渴者，以津之生，其根在肾，有瘀血则气为血阻，不得上升，水津因不能随气上布，是以发渴。"（《血证论》）可见气愈虚而行血无力，使得血愈瘀，两者互为因果，形成恶性循环，从而导致消渴的发生，乃至并发症丛生。血瘀日久，津液疏布失常，可见水肿；心脉痹阻，可见胸痹心痛；瘀阻脑窍，可发为中风；瘀阻眼络，可见视物不清；瘀血阻滞四肢，可见肢体痛麻，甚者溃烂等等。

对于消渴病及其并发症的防治应当抓住"气阴亏虚兼瘀"这一病机，采取益气活血为主兼以滋阴的治法，拟定了益气活血滋阴方（经验方），取得了较好的临床疗效。

益气滋阴活血方：生黄芪30～50g，太子参30g，知母15g，生地黄30g，丹参30g，赤芍15g，天冬20g，枸杞子20g，玉竹20g，怀山药30g，女贞子15g，玄参20g。每日一剂，水煎取360mL，分两次早晚口服。

功能：益气活血养阴。

主治：消渴病，气阴亏虚，兼血瘀证。

医案举例

赵某，66岁，农民，邯郸市鸡泽县人。

主诉：皮肤瘙痒1年余。

病史：糖尿病病史20余年，平素口服"二甲双胍""消渴丸"，未曾控制饮食及规律监测血糖水平，餐前血糖常在7～10mmol/L。近1年来皮肤瘙痒难耐，时轻时重，曾多方求治，内服、外用多种中西药物，效果欠佳。

刻诊症见：口干，乏力，周身瘙痒，夜寐差，小便频，大便干，舌体胖大，边有齿痕，舌质红，苔少且干，脉细。

西医诊断：糖尿病。

中医诊断：消渴，气阴两虚，脉络瘀阻证。

治法：益气养阴，通络祛风。

方药：生黄芪40g，太子参30g，知母15g，生地黄30g，枸杞子20g，怀山药30g，女贞子15g，玄参20g，丹参30g，赤芍15g，防风12g。5剂。每日一剂，煎取360mL，分两次早晚温服。

二诊：服药后皮肤瘙痒症状已去八九，夜间睡眠好转，口干亦有所减轻，舌脉同前。继续守方7剂。

药后患者瘙痒缓解。

按语：

本案患者消渴日久，气阴耗伤，兼有血瘀脉络。气、精、血三者相互关联转化，精气损耗日久必致瘀血，肌肤不得荣养，则发为瘙痒。治当益气、养血、活血，用益气滋阴活血方。方以黄芪、丹参为君药。黄芪性味甘温，既可以补脾肺之气，又能益卫固表，《神农本草经》将其列为上品，《本草别录》称其"补丈夫虚损，五劳羸瘦"，《本草汇言》称其是"补肺健脾，实卫敛汗，祛风运毒之药也"；丹参味苦，微寒，功能活血化瘀，兼有清郁热的作用，《神农本草经》言其"主心腹邪气，寒热积聚，破除癥瘕，止烦满，益气"。二药合用为君，有益气活血功效，又取"气血相生"之义。臣以太子参、赤芍、枸杞子、女贞子、怀山药助君药行事。知母、玄参、生地黄为使。妙在加用防风一味，取"血得散则活"之意，使得全方补而不滞，络脉得通，则瘙痒自除。

十八、论小柴胡汤

小柴胡汤出自张仲景《伤寒杂病论》，为治少阳病主方，历来医家对小柴胡汤多有推崇。小柴胡汤主治半表半里、寒热虚实夹杂之证，但是治疗杂病也具有极好的疗效，以至于有"小柴胡汤可通治诸病"的说法。小柴胡汤临床应用广泛，笔者体会如下：其一，小柴胡汤为治少阳病主方，少阳涉及手足少阳经、胆腑和三焦，少阳为枢，与一身气机关系极大，气机郁则百病生。其二，少阳病的病机特点是气机郁滞，郁热内扰，湿邪内生。其三，"但见一证便是，不必悉具"应当理解为包括少阳病提纲症、柴胡汤本症及或然症，只要是病在少阳就可以应用。

1．对少阳的认识

少阳是一类相关联疾病和症状的总称，不单指少阳经或者少阳腑。少阳包括手少阳三焦经、足少阳胆经、胆腑和孤腑三焦。从少阳病的提纲"少阳之为病，口苦咽干目眩也"（第263条）可以知道，少阳病的病机在于少阳受邪后枢机不利。少阳胆腑内寄相火，又因气机郁滞，以至于火热上扰，沿着经脉走窜，而引发诸般症状。胆火郁热，逆行上冲胆经，则因胆热内郁而口苦，热熏咽喉则干，扰目则眩。少阳受邪后，气机不利，内外出入、上下升降都会受到影响，导致三焦气化失司，水液代谢无权，以致内生湿邪。因此，少阳病的病机关键在于气郁、内热、湿生，由此引发的脏腑、经络病变都可以归属于少阳病。

2．对柴胡证的认识

小柴胡汤是治疗少阳病的主方，也是对少阳病提纲和少阳病机以及症状的进一步延伸。《伤寒杂病论》云："伤寒五六日，中风，往来寒热，胸胁苦满，嘿嘿不欲饮食，心烦喜呕，或胸中烦而不呕，或渴，或腹中痛，或胁下痞硬，或心下悸，小便不利，或不渴，身有微热，或咳者，小柴胡汤主之。"（第96条）这便是张仲景对于小柴胡汤证的论述。对这些症状连同少阳证提纲里面的口苦、咽干、目眩进行分类，因为少阳经郁热导致的有往来寒热、身有微热、胸胁苦满、咽干、目眩、胁下痞硬、腹中痛；因为三焦气化失常导致的有小便不利、咳、心下悸；因为胆腑郁热导致的有嘿嘿不欲饮食、心烦喜呕、胸中烦、口苦、渴。但是少阳证根本的病机气郁、胆热、湿邪是不变的。

小柴胡汤应用广泛还在于其加减变化的多样性，《伤寒杂病论》中，小柴胡汤加减变化：胸中烦而不呕，去半夏、人参，加瓜蒌实涤痰清心；渴者，去半夏，加人参、瓜蒌根（天花粉）益气生津；腹中痛，去黄芩，加芍药清相火、止腹痛；胁下痞硬，去大枣，加牡蛎散痞结；心下悸，小便不利，去黄芩，加茯苓泄水祛湿；外有微热，去人参，加桂枝解太阳表邪。

3. 关于"但见一证便是"

关于小柴胡汤的应用，张仲景言"伤寒中风，有柴胡证，但见一证便是，不必悉具"（第101条）。之所以如此，是因为少阳证所涉及的脏腑众多，各个脏腑的气机正常与否都和三焦气化功能有着密切的关系。因此，一旦少阳受邪为病，必然会影响脏腑气机的运转、水湿的代谢，产生各个脏腑、系统的疾病，因此也就有了"小柴胡汤可通治诸病"的说法。

所谓的"但见一证"，是有前提的，根本在于少阳病的病机。或言一症为口苦、咽干、目眩、往来寒热、胸胁苦满、嘿嘿不欲饮食诸般少阳"主症"，但是笔者认为，无论是少阳病的口苦、咽干、目眩（少阳郁火）、往来寒热（邪在半表半里）、胸胁苦满、嘿嘿不欲饮食（气机郁滞），还是或然证中的渴、咳、小便不利等，都不能概括"一证"的含义，都应当是在少阳病基本病机的前提下出现的，或郁热，或气郁，或湿滞。所谓"不必悉具"，是在有热、有郁、有湿前提下具有其一种症状便可应用，且依据症状不同进行化裁，这样才是对于仲景柴胡证的理解。

仲景也有小柴胡汤兼证的应用举例，如兼有外邪的小柴胡加桂枝汤，兼有阳明病的大柴胡汤，兼有阳虚的小柴胡加干姜汤，兼有痰浊的小柴胡加龙骨牡蛎汤等。

4. 验案举隅

曾用小柴胡加龙骨牡蛎汤治疗不寐。患者系女性，年逾五旬，主诉夜间辗转难以入睡，心思烦乱，即便得以入眠，亦是梦境连连，症状持续已有年余。询问患者，素日多思，不欲饮食，大便黏滞。诊得舌质红，舌苔薄黄，脉弦滑。遂投以小柴胡加龙骨牡蛎汤加减，方药：柴胡12g，黄芩10g，姜半夏10g，太子参30g，生龙骨30g（先煎），生牡蛎30g（先煎），珍珠母30g（先煎），夜交藤30g，炒枣仁20g，茯神15g，知母12g，炙甘草10g。7剂，水煎服，每日一剂，分两次早晚温服。二诊之时患者不寐大减，夜能安席，梦境亦减。后守方四周而愈，随访一年未再发作。

该案以小柴胡加龙骨牡蛎汤化裁而治，去铅丹、桂枝、茯苓、大黄，加夜交藤、炒酸枣仁、茯神、知母。以患者系少阳枢机郁滞，兼郁热扰心，故予加炒酸枣仁、知母以清心热、养心阴；珍珠母、夜交藤、茯神安神。全方辨治重点在于疏少阳气郁，清郁热，安心神，故以小柴胡化裁，疏利枢机，清热安神，从而取得疗效。

临床辨治之时当"谨守病机"进行施治，抓住少阳病热郁、气郁、湿滞病机特点，有这三个病机特点之一，便可以应用。这样才能够真正地理解和运用好仲景"但见一证便是，不必悉具"的思想。